内科疾病治疗与用药指导

主编 柴倩倩 黄彩娜 张 清 焦信忠
杨胜楠 王 霞 彭丽萍

上海科学技术文献出版社
Shanghai Scientific and Technological Literature Press

图书在版编目（CIP）数据

内科疾病治疗与用药指导／柴倩倩等主编 .-- 上海：
上海科学技术文献出版社,2023
ISBN 978-7-5439-8881-1

Ⅰ.①内…　Ⅱ.①柴…　Ⅲ.①内科－常见病－治疗
Ⅳ.① R505

中国国家版本馆CIP数据核字（2023）第114811号

组稿编辑：张　树
责任编辑：王　珺
封面设计：宗　宁

内科疾病治疗与用药指导
NEIKE JIBING ZHILIAO YU YONGYAO ZHIDAO
主　　编：柴倩倩　黄彩娜　张　清　焦信忠　杨胜楠　王　霞　彭丽萍
出版发行：上海科学技术文献出版社
地　　址：上海市长乐路746号
邮政编码：200040
经　　销：全国新华书店
印　　刷：山东麦德森文化传媒有限公司
开　　本：787mm×1092mm　1/16
印　　张：18
字　　数：461千字
版　　次：2023年7月第1版　2023年7月第1次印刷
书　　号：ISBN 978-7-5439-8881-1
定　　价：198.00元

前 言

  临床医学被传统地分为内科学、外科学、妇产科学、儿科学、眼科学、耳鼻咽喉科学、皮肤病学和口腔医学。内科学是一门综合性应用学科,它涉及面广、整体性强,主要研究人体各系统疾病的病因、临床表现、诊断、鉴别及防治,因此也是临床医学其他学科的基础,并与各临床学科之间有着密切联系。由于专业发展的需要,内科学按不同系统进一步分出各专科,如呼吸病学、心血管病学、消化病学、肾病学、血液病学、内分泌和代谢病学,以及风湿病学等;又衍生出传染病学、精神病学和神经病学等。无论是专科医师还是全科医师,打好内科学基础,掌握并熟练运用常见疾病的临床诊疗流程,都是十分重要的。基于此,我们组织编写了这本《内科疾病治疗与用药指导》。

  本书以临床实际需求为目的,对内科各类疾病的病因、临床表现、实验室检查、诊断、治疗、预后、预防均进行了全方位讲解。讲解过程中,结合最新的文献资料和编者的临床经验,对临床用药进行了特色介绍,如高效和高特异性药物的选择、临床用药方法、疗效特点、常见不良反应及注意事项,以期进一步提高临床治疗效果。本书最大特点是既讲述疾病的诊疗流程,又介绍其临床用药特点;既强调预防又强调治疗。全书结构安排合理,框架清晰,层层递进,具有很高的临床参考价值,适合各级医院医师参考阅读。

  本书在编写过程中,虽然经过反复斟酌并多次修改,但由于编写时间紧张、编者水平有限,书中难免有不足之处,希望广大读者提出宝贵意见,以期进一步完善。

《内科疾病治疗与用药指导》编委会

2023 年 1 月

目 录

第一章

急诊内科疾病

第一节　急性氨基甲酸酯类杀虫剂中毒

急性氨基甲酸酯类杀虫剂中毒是短时间密切接触氨基甲酸酯杀虫剂后,因体内胆碱酯酶活性下降而引起的以毒蕈碱样、烟碱样和中枢神经系统症状为主的全身性疾病。

氨基甲酸酯类杀虫剂是近年来发展起来的一类新型有机合成农药。这类农药可分为五大类:①萘基氨基甲酸酯类,如西维因;②苯基氨基甲酸酯类,如叶蝉散;③氨基甲酸肟酯类,如涕灭威;④杂环甲基氨基甲酸酯类,如呋喃丹;⑤杂环二甲基氨基甲酸酯类,如异索威。在酸性溶液中相对稳定,在碱性溶液中易水解。温度升高,降解速度加快。它可经呼吸道和消化道侵入机体,经皮肤和黏膜吸收量小且缓慢。在体内代谢迅速,24 小时一般可排出摄入量的 $70\% \sim 80\%$,它与胆碱酯酶的结合是可逆的,逆转后重新获得有活性的酶。同时氨基甲酰化胆碱酯酶可迅速水解,脱氨基甲酰化,生成有活性的酶。若中毒后不再继续接触,胆碱酯酶活性可于数分钟后开始回升,数小时内完全恢复。

一、病因

亦可分为职业性中毒和生活性中毒,若在生产、使用过程中,违规操作,即可经呼吸道、皮肤黏膜进入机体导致中毒;但临床工作中,以口服中毒者最常见。

二、诊断要点

(一)农药接触史
短时间内有大量氨基甲酸酯农药接触史。

(二)临床表现
与有机磷农药中毒类似,但潜伏期较短,经皮吸收中毒为 $0.5 \sim 6.0$ 小时,经口中毒则更快。病程较短,恢复较快。

(1)毒蕈碱样症状:恶心、呕吐、流涎、多汗、瞳孔缩小等。

(2)中枢神经系统症状:头晕、头痛、视物模糊等。

(3)有的患者可出现肌颤等烟碱样表现,但持续时间短,一般在 24 小时内恢复。

（4）重度中毒时上述症状加重,并可出现肺水肿、昏迷、脑水肿和呼吸衰竭。死亡多发生于中毒发作后的 12 小时内。

（三）实验室检查

1.全血胆碱酯酶活性降低

由于被抑制的胆碱酯酶活性恢复快,所以测定时要求快速、简便,采血后必须尽快分析。

2.尿中氨基甲酸酯类代谢产物可作为接触指标

接触甲萘威者可测尿中 1-萘酚;接触克百威者测定尿 3-羟基呋喃丹。

三、病情判断

（1）轻度中毒:短期密切接触氨基甲酸酯后,出现较轻的毒蕈碱样和中枢神经系统症状,如头晕、头痛、乏力、视物模糊、恶心、呕吐、流涎、多汗、瞳孔缩小等,有的可伴有肌束震颤等烟碱样症状,一般在 24 小时以内恢复正常。全血胆碱酯酶活性一般在 70％以下。

（2）重度中毒:除上述症状加重外,并具备以下任何一项者,可诊断为重度中毒:①肺水肿;②昏迷或脑水肿。全血胆碱酯酶活性一般在 30％以下。

四、治疗

（一）彻底清除毒物,阻止毒物继续吸收

职业中毒患者应迅速脱离工作环境,脱去污染衣服,用肥皂水彻底清洗污染皮肤、头发、指甲。口服中毒者,如意识清醒,可首选催吐法;昏迷时,采用清水或 2％～5％碳酸氢钠溶液及时彻底洗胃,继之用硫酸镁或硫酸钠 30～60 g 导泻。

（二）特效解毒剂

应以阿托品、东莨菪碱等抗胆碱能药物为主。轻度中毒可用阿托品 0.6～0.9 mg 口服或 0.5～1.0 mg 肌内注射,必要时重复 1～2 次。重度中毒必须静脉注射,并尽快达阿托品化。总的用量比有机磷中毒时小,用药间隔时间可适当延长,维持时间较短。

单纯氨基甲酸酯中毒不用肟类复能剂,如遇到氨基甲酸酯与有机磷农药混合中毒时,仍以阿托品类治疗为主。根据病情需要,在中毒一段时间后,可酌情适量应用肟类复能剂。

（三）对症及支持疗法

（1）对重度中毒患者要保持呼吸道通畅,注意呼吸功能,积极防治呼吸衰竭。

（2）积极治疗和预防肺水肿,切忌大量输液。

（3）对脑水肿患者,限制进水量,给予甘露醇、糖皮质激素。

（4）有烦躁、惊厥症状者,可用地西泮,不宜用抑制呼吸的镇静药。

（熊冬兰）

第二节　拟除虫菊酯类杀虫剂中毒

拟除虫菊酯类杀虫剂是模拟天然除虫菊素的化学结构,用人工合成的拟除虫菊酯类杀虫剂。对光、热稳定,在碱性环境中易分解失效。包括溴氰菊酯(敌杀死)、氰戊菊酯(速灭杀丁)、氯氰菊

酯(兴棉宝、灭百可、安绿宝)等。这类杀虫药的特点是对昆虫的杀灭力大而对人畜毒性很小。主要通过消化道和呼吸道吸收,吸收后迅速分布于全身,主要在肝脏代谢。对人畜毒性主要作用于中枢神经系统的锥体外系统、小脑、脊髓和周围神经,其作用机制尚未明确。

一、病因

急性中毒主要在生产加工和使用过程中接触大量本类杀虫药或自服、误用所致。

二、诊断要点

(一)短期密切接触较大量拟除虫菊酯史
生产性中毒往往发生于田间施药时缺乏个人防护,导致污染衣裤及皮肤后发生急性中毒。

(二)潜伏期
生产性中毒出现症状的时间为喷药后 1～48 小时,多数在 4～6 小时出现。首发症状多为面部皮肤灼痒或头晕。口服中毒者多于 10 分钟至 1 小时后出现症状,主要为上腹痛、恶心、呕吐等。

(三)临床表现
1.皮肤黏膜反应

接触后迅速出现瘙痒感、紧缩感,少数可见畏光、流泪、眼睑红肿及红色丘疹或大疱样的皮肤损害,多见于面颊部,出汗或遇热水时加重,脱离接触 24 小时内自行消退。

2.急性中毒分级

轻度中毒:除上述临床表现外,出现明显的全身症状包括头痛、头晕、乏力、食欲缺乏及恶心、呕吐并有精神萎靡、口腔分泌物增多,或肌束震颤者;重度中毒:除上述临床表现外,具有下列一项者,可诊断为重度中毒:①阵发性抽搐;②重度意识障碍;③肺水肿。

(四)实验室检查
尿中检出拟除虫菊酯原形或其代谢产物。

三、病情判断

该类农药对人畜毒性较小,绝大多数中毒者预后良好。但出现肺水肿、昏迷或与有机磷农药混合中毒时预后相对较差。

四、治疗

(一)生产性中毒者,应立即脱离现场
用清水或肥皂水反复清洗污染的皮肤,口服中毒者宜用 2% 碳酸氢钠或清水彻底洗胃。

(二)镇静和解痉
选用地西泮 5～10 mg 或苯妥英钠 0.1～0.2 g 肌内注射。

(三)对症处理
患者应放置在安静处,适量补液。若呼吸困难或发绀者吸氧。选用有效抗生素防治感染。

（彭丽萍）

第三节　杀虫脒中毒

杀虫脒是一种高效广谱有机氮农用杀虫剂,易溶于水和乙醇,在酸性和中性介质中稳定,遇碱水解破坏。它可经口、皮肤和消化道侵入机体。它在动物体内代谢和排出迅速,在组织内无明显蓄积。中毒机制比较复杂,认为与中枢麻醉、单胺氧化酶抑制、心血管功能紊乱、高铁血红蛋白血症形成、杀虫脒及其代谢产物中的苯胺活性基团引起尿路刺激和出血性膀胱炎等有关。

一、病因

急性杀虫脒中毒主要是由于喷洒农药时未穿防护衣裤、未戴口罩、喷洒器渗漏和杀虫脒成品包装及工人防护手套破漏而有大量杀虫脒污染皮肤和由呼吸道吸入;误服或自服 25％杀虫脒原液时均可急性中毒。

二、诊断要点

(一)接触史

短期内有大量杀虫脒污染皮肤和呼吸道吸入者,或自服、误服杀虫脒原液史。

(二)临床上出现意识障碍、发绀和出血性膀胱炎为主要症状

1.轻度中毒

有头晕、头痛、乏力、胸闷、恶心、嗜睡等症状,血高铁血红蛋白量占血红蛋白总量的 30％;或化学性膀胱炎,有镜下血尿者;或有轻度中毒性心脏病,如一度房室传导阻滞、轻度 ST-T 改变、频发过早搏动等。

2.中度中毒

(1)浅昏迷。

(2)血高铁血红蛋白占血红蛋白总量 30％～50％。

(3)中度中毒性心脏病,如心房颤动或扑动、二度房室传导阻滞、心肌损伤改变等。

(4)化学性膀胱炎,有尿频、尿急、尿痛症状,伴血尿。

3.重度中毒

除上述症状加重外,具有下列情况之一:①昏迷;②血高铁血红蛋白超过血红蛋白总量50％以上;③持续性心率减慢、低血压,休克;④重度中毒性心脏病,如心室颤动或扑动、三度房室传导阻滞、心源性休克或充血性心力衰竭、心源性猝死等。

(三)实验室检查

(1)尿中杀虫脒及其代谢产物 4-氯-邻甲苯胺增高[正常值为(0.02±0.025)mg/L];并可出现红细胞、白细胞、蛋白和管型。

(2)血高铁血红蛋白总量增高,急性中毒时一般超过 10％。

(3)严重中毒时血清单胺氧化酶降低,少数患者丙氨酸转氨酶(ALT)升高。

(4)心电图可出现心律失常、心肌损害及 Q-T 间期延长。

三、病情判断

多数患者预后良好,少数患者出现肺水肿、急性肾衰竭、上消化道出血、溶血性贫血、弥散性血管内凝血、心力衰竭、呼吸衰竭、脑疝等症状时,则预后较差。

四、治疗

(1)立即脱离现场,脱去污染衣服,用肥皂水清洗污染的皮肤。若系口服,应用2%碳酸氢钠或清水洗胃。

(2)小剂量美蓝可使高铁血红蛋白还原成二价铁的血红蛋白。因此,当出现由于高铁血红蛋白血症引起的发绀时可采用。一般每千克体重用量为1～2 mg,溶于50%葡萄糖液20～40 mL缓慢静脉注射,必要时在1～2小时后重复注射半量或全量一次;维生素C、辅酶A及葡萄糖能增强其效果。

(3)出血性膀胱炎者应用5%碳酸氢钠静脉点滴以碱化尿液。

(4)维生素C和葡萄糖液静脉滴注或推注。

(5)心血管功能障碍者用儿茶酚胺类强心药物(如多巴胺、间羟胺等)纠正休克,并给予纠正心律失常药物和心肌营养剂。

(6)对脑水肿、肺水肿、昏迷患者可用糖皮质激素、甘露醇、呋塞米等。

(7)对症及支持疗法,防治感染和其他并发症。

(柴倩倩)

第四节 有机氯杀虫剂中毒

有机氯杀虫剂可分为:①氯化苯制剂;②环戊二烯类及有关化合物(如氯丹、七氯、狄氏剂、艾氏剂及硫丹、毒杀芬及其有关化合物)。纯品多为结晶或黏稠液体,不溶于水,易溶于有机溶剂、植物油和动物脂肪,化学性质稳定。在土壤中半衰期常达数年,在人体内不易被破坏。主要通过呼吸道、皮肤和消化道侵入人体,对脂肪和类脂质有特殊的亲和力,可在体内长期蓄积。其排出途径以肾、肠道为主,亦可由乳腺、皮脂腺少量排出。各种有机氯杀虫剂的毒作用和中毒表现基本相似,主要损害中枢神经系统并损害肝、肾。

一、诊断要点

(一)接触史
存在密切接触有机氯杀虫剂的病史,或自服、误服该农药史。

(二)临床表现
1.潜伏期

口服中毒一般经1～2小时出现症状。

2.轻度中毒

主要表现头痛、头晕、恶心、呕吐、上腹痛。

3.重度中毒

表现共济失调、癫痫样抽搐、昏迷、发热、血压下降、呼吸衰竭。

4.心肌损害

主要表现心悸、心前区疼痛、心律失常,严重者可发展为心室颤动。

5.其他

(1)病程中可有肝、肾功能损害。

(2)呼吸道吸入者可致咳嗽、咽痛、肺水肿。

(3)对皮肤黏膜有刺激作用,眼污染者可致剧痛、畏光、流泪等结膜炎症状。皮肤污染时局部有瘙痒、烧灼感、红肿、水疱等。

(三)实验室检查

胃内容物、尿中检出氯化烃类杀虫剂或其衍生物。

二、治疗

(1)吸入或经皮肤侵入者,应立即脱离现场,脱去污染衣服,用肥皂水清洗污染的皮肤。

(2)口服中毒者立即催吐、洗胃,洗胃液用2%碳酸氢钠溶液,并给予硫酸镁导泻,忌用油类泻剂,以免增加毒物吸收。活性炭能促进这类杀虫剂排出。

(3)眼部受污染者,宜用2%碳酸氢钠溶液冲洗。皮肤灼伤者,用2%碳酸氢钠溶液冲洗后局部用氢化可的松软膏涂敷。

(4)对症与支持疗法:对惊厥抽搐患者使用地西泮、苯巴比妥、水合氯醛等。保持呼吸道通畅,吸氧,注意保护肝、肾功能。

(5)忌用肾上腺素及其他交感神经兴奋剂,以免使受损心肌发生心室颤动。

(陈　玲)

第五节　急性巴比妥类药物中毒

巴比妥类药物在临床上广泛用于镇静、催眠、抗惊厥及麻醉前给药。常用的巴比妥类药物按作用时间长短分为四类:①长效类,包括巴比妥、苯巴比妥(鲁米那),作用时间6～8小时;②中效类,包括戊巴比妥、异戊巴比妥,作用时间3～6小时;③短效类,包括司可巴比妥,作用时间2～3小时;④超短效类,主要为硫喷妥钠,作用时间在2小时以内。该类药物主要抑制中枢神经系统,大剂量可抑制延脑呼吸中枢及血管运动中枢,引起昏迷、呼吸衰竭、休克等。

一、病因

主要中毒原因为自杀、误服或临床用药不当等。

二、诊断要点

(一)病史

有大剂量服用巴比妥类药物的病史。

（二）临床表现

1.轻度中毒

嗜睡但易唤醒、言语不清、感觉迟钝、有判断及定向力障碍、各种反射存在,体温、脉搏、呼吸、血压均正常。

2.中度中毒

沉睡,强力推动可唤醒,但并非全醒,不能答问,旋又进入昏迷状态。呼吸稍浅慢,血压正常,角膜、咽及腱反射存在,可有唇、手指或眼球震颤。

3.重度中毒

深度昏迷,早期可能有四肢强直、腱反射亢进、踝阵挛等,后期则全身弛缓、各种反射消失、瞳孔缩小或扩大、呼吸浅慢、不规则或呈潮式呼吸,可发生肺水肿(短效类中毒易发生),后期因坠积性肺炎而呼吸困难加重。脉搏细速、血压下降,严重者发生休克、尿少或尿闭、氮质血症等,最终可因呼吸中枢延髓性麻痹、休克或长期昏迷并发肺部感染而死亡。

（三）实验室检查

肝功能异常,呕吐物、血及尿中可检出巴比妥类药物。

三、病情判断

此类药物的中毒量和致死量与药物作用的快慢、维持时间的长短及个体耐受性有关。若出现深度昏迷、呼吸困难、肺水肿、血压下降、休克、尿少或尿闭、氮质血症等症状时则提示病情危重,甚至可引起死亡。该类药物中毒致死几乎全部是先抑制呼吸,随后心跳停止。若经积极抢救,能维持24～36小时者多预后较好。

四、治疗

（一）清除毒物

不论服毒时间长短,均可用温水或1/5 000高锰酸钾溶液彻底洗胃,洗胃后可用10～20 g硫酸钠导泻。

（二）保持呼吸道通畅

吸氧,呼吸衰竭者可施行气管插管或气管切开,采用机械通气,以纠正缺氧。

（三）促进毒物排泄

可予以5％葡萄糖盐水、5％葡萄糖溶液、5％碳酸氢钠溶液静脉滴注,呋塞米20～40 mg静脉注射或20％甘露醇250 mL静脉滴注,促进毒物排泄。严重中毒者可应用血液透析(对长效巴比妥制剂较有效),亦可用腹膜透析,速效或中等效巴比妥类制剂宜用血液灌流清除毒物。

（四）中枢兴奋剂的应用

贝美格50～150 mg加入5％葡萄糖250 mL内静脉滴注,可重复应用;哌甲酯30～50 mg静脉注射或肌内注射,每30～60分钟重复1次;纳洛酮0.4～0.8 mg静脉注射,每5～10分钟一次,或2～4 mg加入5％葡萄糖液500 mL内静脉滴注直至呼吸或意识状态明显改善;呼吸兴奋剂尼可刹米及洛贝林静脉滴注或静脉注射。

（五）抗生素

应用抗生素防治感染,同时应注意防治水电解质及酸碱平衡紊乱,合并休克者,加用血管活性药物如多巴胺、间羟胺等。

（涂　晶）

第六节　急性一氧化碳中毒

一氧化碳(CO)为无色无味无刺激性的气体,其中毒亦称煤气中毒。CO 进入机体后,与血红蛋白结合成稳定的碳氧血红蛋白(HbCO)。空气中的 CO 越多,HbCO 饱和度越大。活动时 HbCO 形成量比静止时高 3 倍。HbCO 无携氧能力,CO 与 Hb 的亲和力比氧与 Hb 的亲和力大 300 倍。HbCO 一旦形成,其解离又比氧合 Hb(HbO$_2$)慢 3 600 倍,且 HbCO 的存在还抑制 HbO$_2$ 的解离,阻碍氧的释放和传递,导致低氧血症,引起组织缺氧,CO 可与肌球蛋白结合,影响细胞内氧弥散,损害线粒体功能。CO 还与线粒体中细胞色素结合,抑制组织呼吸。故 CO 系细胞原浆毒物,对全身组织均有毒性作用,而体内对缺氧最敏感的组织-脑和心脏最易遭受损害。急性 CO 中毒导致脑缺氧后,脑血管迅即延髓性麻痹扩张,脑容积增大。脑内神经细胞 ATP 很快耗尽,钠泵不能运转,钠离子积累过多,结果导致严重的细胞内水肿。血管内皮细胞肿胀,造成脑血液循环障碍,进一步加剧脑组织缺血、缺氧。由于酸性代谢产物增多及血-脑屏障通透性增高,发生细胞内水肿。由于缺氧和脑水肿后的脑血液循环障碍,可造成皮质或基底节的血栓形成、缺血性局灶性软化或坏死,以及皮质下白质广泛的脱髓鞘病变,致使一部分急性 CO 中毒患者,在昏迷苏醒后,有 2~60 天的假愈期,随后又出现多种精神神经症状的迟发性脑病。心肌对缺氧可表现为心肌损害和各类心律失常。当空气中 CO 浓度为 0.02%,2~3 小时可出现症状;浓度达0.08%,2 小时即可昏迷;浓度越高,危险性愈大。

一、病因

(一)在冶金工业的炼焦、炼钢铁

在化学工业以 CO 为原料生产合成氨、甲醇、丙酮和光气;矿井放炮、内燃机车试车及煤气发生炉等作业中均可能吸入高浓度 CO 而发生中毒。

(二)家庭原因

在通风不良的情况下,家用煤炉产生的 CO 或在通风不良的浴室内使用燃气加热器淋浴则是生活性中毒最常见的来源。

二、诊断要点

(一)病史

有生活或生产过程中吸入一氧化碳的病史。

(二)急性中毒临床表现

1.轻度中毒

头痛、头晕、头胀、颞部搏动感、恶心、呕吐、耳鸣、心悸、全身无力。血液 HbCO 含量可达 10%~20%。

2.中度中毒

上述症状加重,颜面、口唇、甲床及其他部位皮肤黏膜呈樱桃红色,呼吸困难、站立不稳、步态蹒跚、肌肉痉挛或抽搐,可意识丧失、昏迷。血液 HbCO 浓度可达 30%~40%。

3.重度中毒

持续深度昏迷,各种生理反射消失、大小便失禁,肌张力增强,病理反射阳性,可有高热、阵发性或持续性去大脑强直、抽搐或惊厥、脑水肿、脑疝、呼吸衰竭等。部分患者可发生心肌损害、心律失常、肺水肿、消化道出血、休克等。偶有四肢或躯干部皮肤水疱、类丹毒样红肿。血液HbCO浓度可高于50%以上。

(三)急性一氧化碳中毒迟发脑病

急性一氧化碳中毒患者在意识障碍恢复后2个月内,临床出现下列表现之一者:①精神意识障碍,呈现痴呆木僵、谵妄状态或去大脑皮质状态;②锥体外系神经障碍,出现震颤延髓性麻痹综合征(表情淡漠、四肢肌张力增强、静止震颤、前冲步态);③锥体系统损害,如偏瘫、失语、病理反射阳性或大小便失禁;④大脑皮质局灶性功能障碍,如失语、失明、不能站立及继发性癫痫;⑤脑神经及周围神经损害,如视神经萎缩、听神经损害及周围神经病变等。

(四)实验室检查

1.血液HbCO

测定达10%以上。

2.脑电图检查

可见弥漫性低波幅慢波,与缺氧性脑病进展相并行。

3.头部CT检查

脑水肿时可见脑部有病理性密度减低区。

三、病情判断

轻度中毒可完全恢复,重度患者昏迷时间长者,多提示预后严重。迟发性脑病恢复较慢,有少数可留有持久症状。

四、治疗

(1)迅速移离现场,吸入新鲜空气或氧气,保持呼吸道通畅,注意保暖。应迅速纠正缺氧状态,吸入氧气可纠正缺氧和促使HbCO离解。吸入新鲜空气时,CO由HbCO释放排出半量约需4小时;吸入纯氧时可缩短至80分钟;吸入3个大气压的纯氧可缩短至25分钟,且在此条件下吸纯氧,物理溶解氧从0.3 mL提高到6.6 mL,此时溶解氧已可满足组织需要。故高压氧下既有利于迅速改善或纠正组织缺氧,又可加速CO的排出。高压氧治疗不但可以降低病死率,缩短病程,且可减少或防止迟发性脑病的发生,同时也可改善脑缺氧、脑水肿,改善心肌缺氧和减轻酸中毒。所以中、重度中毒者,应尽快应用高压氧治疗,最好在4小时内进行。如无高压氧可用0.3%双氧水60~80 mL缓慢静脉注射,4~6小时可重复应用。

(2)中、重度中毒者应积极防治脑水肿,可用20%甘露醇按1 g/kg的剂量快速静脉滴注,每天2~4次,同时每天地塞米松10~20 mg静脉注射。给予改善脑血液循环和促进神经恢复及清除自由基的药物,包括血管扩张剂、钙通道阻滞剂、ATP、细胞色素C、辅酶A、B族维生素、维生素E等。

(3)对症处理:维持呼吸循环功能,加强护理,积极防治并发症,注意水电解质及酸碱平衡。

(4)对迟发性脑病者,可给予高压氧、糖皮质激素、血管扩张剂、神经细胞营养药、抗帕金森病药物,以及其他对症和支持疗法。

（黄彩娜）

9

第七节　河豚毒素中毒

河豚的某些脏器(如肝、肠、卵巢、睾丸、血液等)都含河豚毒素。河豚毒素有河豚毒和河豚酸2种,属于神经毒素,具有箭毒样作用,主要抑制中枢神经及末梢神经,使神经传导发生障碍,严重者脑干延髓性麻痹,导致呼吸循环衰竭。

一、病因

误食或洗涤、烹饪不当而引起中毒。

二、诊断要点

(一)病史
有误食河豚的病史。

(二)临床表现
1.消化系统

恶心、呕吐、口渴、腹痛、腹泻。

2.神经系统

口唇、舌尖及肢端麻木,以致全身麻木;继而出现共济失调、眼睑下垂、肌肉轻瘫、腱反射减弱或消失,严重病例言语不清、昏睡、昏迷,最后呼吸中枢及血管运动中枢延髓性麻痹而死亡。

3.全身症状

全身乏力、心律失常(不同程度的房室传导阻滞),严重者呼吸表浅不规则、血压及体温下降。

(三)心电图
房室传导阻滞。

三、病情判断

患者一般在进食河豚后 0.5～3.0 小时发病,病情进展迅速,死亡病例的病程一般多在发病后 4～6 小时。河豚毒素在人体内解毒和排泄较快,若 8 小时后未死亡者多能恢复。

四、治疗

(1)洗胃:先用 1％硫酸铜溶液 100 mL 口服或皮下注射盐酸阿扑吗啡 5 mg(有呼吸衰竭者禁用)催吐,再用 1/2 000 高锰酸钾或 0.5％药用活性炭悬液洗胃,而后给硫酸镁导泻。

(2)静脉输液,应用利尿剂促进毒物排泄。

(3)抗胆碱药物有一定的对抗毒素作用:可选用阿托品 2 mg、东莨菪碱 0.5 mg 肌内注射或稀释后静脉注射,10～30 分钟一次,直至阿托品化、呼吸平稳。

(4)肌肉延髓性麻痹者用士的宁 2 mg 肌内注射或皮下注射,同时用维生素 B_1、维生素 B_{12} 肌内注射。

(5)尽早应用大剂量肾上腺皮质激素。

(6)呼吸循环衰竭的治疗:吸氧,尼可刹米 0.375 g 或洛贝林 3 mg 肌内注射或静脉注射,必要时气管插管、气管切开、呼吸机辅助呼吸;循环衰竭者要注意抗休克、纠正心律失常。

(黄彩娜)

第八节　急性肺栓塞

一、诊疗流程

急性肺栓塞的诊疗流程具体的见图 1-1。

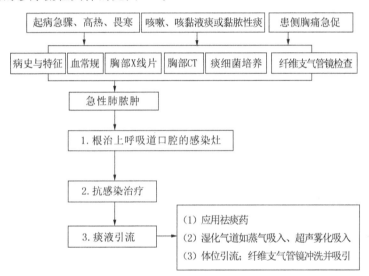

图 1-1　急性肺栓塞的诊疗流程

二、病因及发病机制

肺栓塞(pulmonary embolism,PE)是以各种栓子堵塞肺动脉系统为其发病原因的一组疾病或临床综合征的总称,包括肺血栓栓塞症、脂肪栓塞综合征、空气栓塞等。而肺血栓栓塞症为肺栓塞的最常见类型,占肺栓塞的绝大多数,本文所称肺栓塞即指肺血栓栓塞症。在欧美国家肺栓塞的发病率很高,美国每年大约有 65 万的新发患者,国内关于肺栓塞发病率的流行病学资料尚不完备,但近年肺栓塞的发病有明显增多的趋势,有一种说法,肺栓塞的发病率是急性心肌梗死发病率的一半,说明肺栓塞并不是一种少见病,应该引起足够的重视。

绝大多数患者存在肺栓塞的易发因素,仅 6％找不到诱因。

(一)血栓形成

肺栓塞常常是静脉系统的血栓堵塞肺动脉所引起的疾病,栓子通常来源于深静脉。据统计,有静脉血栓的患者,肺栓塞的发生率为 52.0％～79.4％。在肺栓塞的血栓中,90％来自下腔静脉系统,而来自上腔静脉和右心者仅占 10％。静脉血栓的好发部位是静脉瓣和静脉窦,特别是深

11

静脉,如腓静脉、髂静脉、股静脉、盆腔静脉丛等。静脉血栓形成的原因可能与血流淤滞、血液高凝状态和静脉内皮损伤等因素有关。因此,创伤、手术、长期卧床、静脉曲张和静脉炎、肥胖、糖尿病、长期口服避孕药物或其他引起凝血机制亢进的因素,容易诱发静脉血栓的形成。静脉血栓脱落的原因不十分清楚,可能与静脉内压力急剧升高或静脉血流突然增多等有关。血栓性静脉炎在活动期,栓子比较松软,易于脱落。脱落的血栓迅速通过大静脉、右心到达肺动脉,进而发生肺栓塞。

(二)心肺疾病

心肺疾病是肺动脉栓塞的主要危险因素。在肺栓塞患者中约有40％合并有心肺疾病,特别是心房纤颤、心力衰竭和亚急性细菌性心内膜炎者发病率较高。风湿性心脏病、动脉硬化性心脏病、肺源性心脏病也容易合并肺栓塞。栓子的来源以右心腔血栓最多见,少数也来源于静脉系统。

(三)肿瘤

恶性肿瘤患者易并发肺栓塞的原因可能与凝血机制异常有关。胰腺、肺、胃肠、泌尿系统肿瘤均易合并肺栓塞。肺栓塞有时先于肿瘤的发现,成为肿瘤存在的信号。

(四)妊娠和分娩

孕妇肺栓塞的发生率比同龄未孕妇高7倍,尤以产后和剖宫产术后发生率最高。妊娠时腹腔内压增加和激素松弛血管平滑肌及盆腔静脉受压可引起静脉血流缓慢,改变血液流变学特性,加重静脉血栓形成。此外,妊娠期凝血因子和血小板增加,血浆素原-血浆素溶解系统活性降低。这些改变对血栓形成起到了促进作用。

(五)其他

大面积烧伤和软组织创伤也可并发肺栓塞,可能因受伤组织释放的某些物质损伤肺血管内皮,引起了多发性肺微血栓形成。没有明显的促发因素时,还应考虑到遗传性抗凝血素减少或纤维蛋白溶酶原激活抑制剂增加等因素。

三、临床表现及特征

肺栓塞的临床表现多种多样,主要取决于栓子的大小、堵塞的肺段数、发生的速度,以及患者基础的心肺功能储备状况。包括以下几种类型。①猝死型:在发病后1小时内死亡,系有大块血栓堵塞肺动脉,出现所谓"断流"征,使血液循环难以维持所致;②急性肺心病型:突然发生呼吸困难,有濒死感,低血压、休克、发绀、肢端湿冷、右心衰竭;③肺梗死型:突然气短、胸痛、咯血及胸膜摩擦音或胸腔积液;④不能解释的呼吸困难:栓塞面积相对较小,无效腔增加;⑤慢性栓塞性肺动脉高压:起病缓慢,发现较晚,主要表现为肺动脉高压,右心功能不全,病情呈持续性、进行性。

(一)症状

(1)呼吸困难:占80％～90％,为肺栓塞最常见的症状,表现为活动后呼吸困难,在肺栓塞面积较小时,活动后呼吸困难可能是肺栓塞的唯一的症状。

(2)胸痛:占65％～88％,为胸膜或心绞痛的表现。胸膜痛提示可能有肺梗死存在。而当有较大的栓子栓塞时,可出现剧烈的胸骨后疼痛,向肩及胸部放散,酷似心绞痛发作。

(3)咳嗽:20％～37％的患者出现干咳,或有少量白痰,有时伴有喘息。

(4)咯血:一般为小量的鲜红色血,数天后可变成暗红色,发生率为25％～30％。

（5）晕厥：占 13％左右，系由大面积肺栓塞引起的脑供血不足，也可能是慢性栓塞性肺动脉高压的唯一或最早出现的症状，常伴有低血压、右心衰竭和低氧血症。

（6）其他：约有半数患者出现惊恐，发生原因不明，可能与胸痛或低氧血症有关。巨大肺栓塞时可引起休克，常伴有烦躁、恶心、呕吐、出冷汗等。有典型肺梗死的胸膜性疼痛、呼吸困难和咯血三联征者不足 1/3。

（二）体征

没有特异性提示肺栓塞的阳性体征，因而经常将肺栓塞的阳性体征误认为是其他心肺疾病的体征。

（1）一般体征：约半数患者出现发热，为肺梗死或肺出血、血管炎引起，多为低热，可持续 1 周左右，如果合并肺部感染时也可以出现高热；70％的患者出现呼吸急促；由于肺内分流可以出现发绀；40％有心动过速；当有大块肺栓塞时可出现低血压。

（2）呼吸系统：当出现一侧肺叶或全肺栓塞时，可出现气管向患侧移位，叩诊浊音，肺部可听到哮鸣音和干湿啰音及肺血管杂音，发生肺梗死时，部分患者可出现胸膜摩擦音，以及胸腔积液的相应体征。

（3）心脏血管系统：可以出现肺动脉高压及右心功能不全的相应体征，如肺动脉瓣区第 2 音亢进（$P_2 > A_2$）；肺动脉瓣区及三尖瓣区可闻及收缩期反流性杂音，也可听到右心性房性奔马律和室性奔马律。右心衰竭时可出现颈静脉充盈、搏动增强，第 2 心音变为正常或呈固定性分裂，肝脏增大、肝颈静脉回流征阳性和下肢水肿。

下肢深静脉血栓的检出对肺栓塞有重要的提示作用。双下肢检查常见单侧或双侧肿胀，多不对称，常伴有压痛、浅静脉曲张，病史长者可出现色素沉着。

（三）辅助检查

1.实验室检查

（1）血常规：白细胞数增多，但很少超过 $1.5 \times 10^9 / L$。

（2）血沉增快。

（3）血清胆红素增高，以间接胆红素升高为主。

（4）血清酶学（包括乳酸脱氢酶、AST 等）同步增高，但肌酸磷酸激酶（CPK）不高。

（5）D-二聚体：为特异性的纤维蛋白降解产物。D-二聚体敏感性和特异性取决于所用的检测方法。用酶联免疫吸附法（ELISA）检测证明诊断肺栓塞的敏感性为 97％。通常以 500 $\mu g/L$ 作为分界值，当 D-二聚体低于此值时可以除外肺栓塞或深部静脉血栓（DVT）。但是，D-二聚体的检测存在假阳性结果，在其他如感染和恶性肿瘤等病理状态下，D-二聚体也可以升高。用 D-二聚体诊断肺栓塞的特异性仅为 45％，因此，D-二聚体只能用来作为除外肺栓塞的指标，而不能作为肺栓塞或 DVT 的确诊指标。

（6）血气检查：患者可出现低氧血症和低碳酸血症，肺泡动脉氧分压差$[P_{(A-a)}O_2]$增加，但血气正常也不能排除肺栓塞。当 $PaO_2 < 6.7$ kPa（50 mmHg）时，提示肺栓塞面积较大。$P_{(A-a)}O_2$ 的计算公式为：$P_{(A-a)}O_2 = 150 - 1.5 \times PaCO_2 - PaO_2$，正常值为 0.7~2.0 kPa（5~15 mmHg）。

2.特殊检查

（1）心电图：心电图的常见表现为动态出现 $S_I Q_{III} T_{III}$ 征（即肢体导联 I 导出现 S 波，III 导出现 Q 波和 T 波倒置）及 $V_{1,2}$ T 波倒置、肺性 P 波及完全或不完全性右束支传导阻滞。

（2）胸部 X 线检查：常见 X 线征象为栓塞区域的肺纹理减少及局限性透过度增加。肺梗死时可见肺梗死阴影,多呈楔形,凸向肺门,底边朝向胸膜,也可呈带状、球状、半球状及肺不张影。另外可以出现肺动脉高压征,即右下肺动脉干增粗及残根现象。急性肺心病时可见右心增大征。

(3)放射性核素肺扫描:是安全、无创的肺栓塞的诊断方法。肺栓塞者肺灌注扫描的典型表现是呈肺段分布的灌注缺损。肺灌注扫描的敏感性高,一般内径>3 mm 的肺血管堵塞时,肺扫描的结果可全部异常。然而,肺灌注扫描的特异性不高,许多疾病也可引起肺灌注缺损,导致假阳性的结果。另外,对于小血管的栓塞,肺灌注扫描也可出现假阴性的结果。因而,必须结合临床,才能对缺损的意义做出全面的判断,提高诊断的准确性。为提高肺栓塞的诊断率,可将肺通气扫描和灌注扫描结合分析,如果通气扫描正常而灌注扫描呈典型改变,可诊断肺栓塞;如肺扫描既无通气区,也无血流灌注,可见于肺梗死和其他任何肺脏本身的疾病,如需进一步明确肺梗死诊断时,可行肺动脉造影检查。

(4)心脏超声检查:对于肺栓塞,超声诊断的直接依据是检出肺动脉内栓子。位于主肺动脉或左右肺动脉内的血栓可被超声检出,对于存在左右肺动脉以远的血栓则无法显示。超声检查主要通过检出肺栓塞所造成的血流动力学改变提供诊断信息。急性肺栓塞通常有以下发现。①心腔内径及容量改变:右心增大尤以右心室增大显著,发生率在 67%～100%,左心室减小,RV/LV 的比值明显增大,该比值越高,提示肺血管床减少的面积越大;②室间隔运动异常:表现为与左心室后壁的同向运动,并随着呼吸的加深变化幅度增大;③三尖瓣环扩张伴少至中量的三尖瓣反流;④肺动脉高压,如患者既往无肺部疾病史,出现急性心肺功能异常时,检出上述异常应高度怀疑急性肺栓塞。

(5)CT 及 MRI 检查:螺旋 CT 检查可直接显示肺血管,属于非创伤性检查,比经食管和经胸部的超声心动图具有更高的敏感性和特异性,目前正日益普及。其诊断段或以上的肺动脉栓塞的敏感性为75%～100%,特异性为 76%～100%。但尚不能可靠地诊断段以下的肺动脉栓塞。直接征象可见肺动脉半月形或环形充盈缺损或完全梗阻,间接征象包括主肺动脉扩张,或左右肺动脉扩张,血管断面细小缺支,肺梗死灶或胸膜改变等。有人认为,螺旋 CT 检查应完全替代肺通气灌注扫描并成为有肺栓塞症状患者的首选检查方法。当 CT 检查有禁忌证时,MRI 检查可以作为替代方法。

(6)肺动脉造影:选择性肺动脉造影可提供绝大部分肺血管性疾病的定性定位诊断和鉴别诊断的证据,是目前临床诊断肺栓塞的最佳确诊的方法。它不仅可明确诊断,还可显示病变部位、范围、程度和肺循环的某些功能状态。肺动脉造影常见的征象有:①肺动脉及其分支充盈缺损,诊断价值最高;②栓子堵塞造成的肺动脉截断现象;③肺动脉堵塞引起的肺野无血流灌注,不对称的血管纹理减少,肺透过度增强;④栓塞部位出现"剪枝征";⑤栓子不完全堵塞时,可见肺动脉分支充盈和排空延迟。

肺动脉造影检查属有创性检查方法,有一定的危险性,且价格昂贵,适用于临床高度怀疑肺栓塞,而灌注扫描不能明确做出诊断及需要鉴别肺栓塞还是肺血管其他病变者。对临床诊断清楚,拟采用内科保守治疗的患者,造影并非必要。

70%以上的肺动脉栓塞的栓子来自下肢深静脉血栓,因此静脉血栓的发现虽不能直接诊断肺栓塞,但却能给予很大的提示。但 50%的下肢深静脉血栓患者无临床症状和体征,需依靠检查明确。下肢静脉造影是诊断下肢深静脉血栓的最可靠方法,但需注意有引起栓子脱落的可能性,目前应用较少。多普勒超声血管检查、放射性核素静脉造影、肢体阻抗容积图等均是诊断深静脉血栓的常用方法,具有较高的敏感性和特异性。

四、诊断及鉴别诊断

肺栓塞的临床误诊、漏诊率相当高,国外尸检发现肺栓塞的漏诊率为67%,国内外医院资料显示院外误诊率为79%。究其原因主要是对肺栓塞的诊断意识不强,认为肺栓塞是少见甚至是罕见病,很少将它作为诊断和鉴别诊断内容。减少误诊、漏诊的首要条件是提高对肺栓塞的认识,当临床发现以下情况时,应高度疑诊肺栓塞,需进一步做相应检查以确诊:①劳力性呼吸困难;②原有疾病发生突然变化,呼吸困难加重或外伤后呼吸困难、胸痛、咯血;③发作性晕厥;④不能解释的休克;⑤低热、血沉增快、黄疸、发绀等;⑥胸部X线片示肺野有圆形或楔形阴影;⑦肺扫描有血流灌注缺损;⑧有发生肺栓塞的基础疾病,如下肢无力、静脉曲张,不对称性下肢水肿和血栓性静脉炎。

仅凭临床表现诊断肺栓塞是绝对不可靠的,但在进行辅助检查前对是否存在肺栓塞的临床可能性进行认真评价很有必要,而且有助于对怀疑肺栓塞的患者进行有针对性的辅助检查。Wells等根据临床表现将肺栓塞的可能性进行预测,对诊断有一定的指导意义,对存在可能性的患者应按程序进行诊断和鉴别诊断。

(1)肺炎:肺栓塞时可出现发热、胸痛、咳嗽、白细胞计数增多,胸部X线片有浸润阴影等易与肺炎相混淆。如果注意到较明显的呼吸困难、下肢静脉炎、胸部X线片示部分肺血管纹理减少及血气异常等,再进一步做肺通气/灌注扫描,多能予以鉴别。

(2)胸膜炎:约1/3肺栓塞患者可发生胸腔积液,易被误诊为结核性胸膜炎。但并发胸腔积液的肺栓塞患者缺乏结核中毒症状,胸腔积液多为血性、量少、吸收较快,胸部X线片同时发现吸收较快的肺浸润影。

(3)冠状动脉供血不足:在年龄较大的急性肺栓塞患者,可出现胸闷、胸痛、气短的症状,并同时伴有心电图胸前导联$V_{1,2}$甚至到V_4 T波倒置时易诊断为冠状动脉供血不足。通常肺栓塞的心电图除ST-T改变外,心电轴右偏明显或出现$S_I Q_{III} T_{III}$及"肺性P波",心电图改变常在1~2个月内好转或消失。

(4)胸主动脉夹层动脉瘤:急性肺栓塞剧烈胸痛,上纵隔阴影增宽,胸腔积液伴休克者需与夹层动脉瘤相鉴别,后者多有高血压病史,疼痛部位广泛,与呼吸无关,发绀不明显,超声心动图检查有助于鉴别。

五、治疗策略

(一)一般治疗

首先要区分高危和非高危患者。高危患者需全面监护,包括呼吸和血流动力学监测,必要时给以呼吸支持。大部分肺栓塞患者不需要入住重症监护室,除非是大面积肺栓塞或原有心肺基础病。需要准确调整输注肝素剂量及监测其效果的患者也应入住监护室,不能在普通病房进行。保持大便通畅,避免过度用力;对于有焦虑和惊恐症状的患者应予安慰并适当使用镇静剂;胸痛者可予止痛剂;如果预期需溶栓治疗,应慎重考虑中心静脉置管、反复静脉穿刺或动脉内穿刺抽血,针刺活检等有创性操作。

长期以来观点是要防止栓子再次脱落,深静脉血栓患者应绝对卧床休息。近来越来越多的研究证明早期活动对DVT患者并没害处。ACCP有关血栓栓塞指南第9版推荐只要可行,DVT患者尽早下床活动优于卧床休息(Grade 2C)。Zhenle.Liu等对包括3 269例患者的13个研究的荟萃分析显示,与卧床休息相比,正在接受抗凝治疗的急性DVT患者早期活动并不导致新的肺栓塞、DVT进展、DVT相关死亡的发生率增加。而且,对起病时局部有中到重度疼痛的患者,早期活动可使疼痛更快消失。

1.氧疗和呼吸支持

肺栓塞的患者经常出现低氧血症和低碳酸血症,但大多数为中度。卵圆孔未闭患者当右心房压力超过左心房时可发生右-左分流,加重低氧血症。低氧血症通常可通过鼻导管或面罩吸氧纠正。需要机械通气时要尽量减轻正压通气对血流动力学的不良影响,因正压通气可减少静脉回流,同时加重右心衰竭,特别是大面积肺栓塞的患者。要谨慎使用呼气末正压(PEEP)。使用低潮气量(大约6 mL/kg去脂体重),使吸气末气道平台压保持低于30 cmH$_2$O(1 cmH$_2$O=0.098 Pa)。实施机械通气应通过气管插管,尽量避免气管切开,以免在抗凝或溶栓过程中出现局部大量出血。

对猪的实验显示体外心肺支持可能对大面积肺栓塞有效。零星的病例报告也支持这一观点。

2.血流动力学支持

急性右心功能衰竭伴输出量降低是高危肺栓塞患者最主要的死亡原因。支持治疗十分重要。静脉补液对肺栓塞低血压的患者可能有益也可能有害。对狗的研究显示,积极补液扩容不但没有益处,还可能进一步损害右心室功能,其机制是心肌过度机械性伸张或通过反射机制抑制右心室功能。另一方面,可在密切观察收缩压和舒张压情况下试用少量液体冲击试验,一旦情况恶化应立即停止。对血压正常而心脏排血指数低的患者,适当地(500 mL)液体补充可增加心脏排血指数。

大面积肺栓塞患者正在进行或者等待再灌注治疗的同时,常常需用升压药。去甲肾上腺素可以通过直接正性肌力作用改善右心功能,同时通过外周血管α受体激动作用,改善右心室冠脉灌注和升高收缩压。其使用仅限于有低血压的患者。根据一系列小规模研究结果,血压正常而心排血指数降低的肺栓塞患者,可考虑使用多巴酚丁胺和/或多巴胺;但是如果心脏排血指数高于生理水平,可产生血流再分配,从完全(或部分)阻塞血管分流到没阻塞的血管,加重通气-灌注失调。肾上腺素同时具有去甲肾上腺素和多巴酚丁胺的优点,而没有后者的全身血管扩张作用。对肺栓塞合并休克的患者更加适合。

血管扩张剂可降低肺动脉压和肺血管阻力,但缺乏特异性,因通过静脉给药时药物并非仅作用于肺血管系统。根据小规模临床研究,大面积肺栓塞患者吸入一氧化氮可以改善血流动力学和气体交换。左西孟旦与肌钙蛋白相结合,使钙离子诱导的心肌收缩所必需的心肌纤维蛋白的空间构型得以稳定,从而使心肌收缩力增加,而心率、心肌耗氧无明显变化。同时具有扩血管作用,通过激活三磷酸腺苷(ATP)敏感的钾通道使血管扩张,使心脏前负荷降低,对治疗心力衰竭有利。初步数据显示,左西孟旦可增强急性肺栓塞患者右心室收缩能和舒张肺动脉,恢复右心室和肺动脉的协调。

(二)治疗策略

1.休克患者

有休克或低血压的肺栓塞患者院内死亡的风险很高,尤其是在入院后的头几个小时。除了血流动力学和呼吸支持,普通肝素静脉注射是初始抗凝治疗的首选(ES.ⅠC),因为低分子肝素或磺达肝癸钠没有在低血压和休克者身上作过研究,且起效慢,不能迅速达到有效的抗凝作用。

初始再灌注治疗,特别是系统溶栓,是高危肺栓塞患者首选的治疗方法(ES.Ⅰ B)。有溶栓禁忌证的患者,以及经溶栓治疗血流动力学状态没有改善的患者,如果有足够专业水准的外科团队和资源,推荐作外科栓子切除术(ESCⅠC)。如果有足够专业水准的介入治疗团队和资源,也可考虑行经皮导管治疗(ES.C)。在这些情况下,应该由一个跨学科的团队,包括呼吸科医师、胸外科医师、介入专科医师讨论决定治疗方案。

2.中危肺栓塞

临床评分肺栓塞概率为高或中的患者,在进行确诊检查的同时推荐立即予以胃肠外抗凝治疗(ES.Ⅰ C)。对于大多数没有休克或低血压的急性肺栓塞,如果没有严重的肾功能不全,根据体重确定剂量的低分子肝素或磺达肝癸钠皮下注射,是治疗的首选(ES.Ⅰ A)。推荐胃肠外抗凝治疗同时联合维生素K拮抗剂,目标INR2.5(2~3)。

PESI分级为PES.Ⅲ~Ⅳ或sPESI≥1属于中危患者。对这类患者是否需要溶栓一直存在争议。为解决这个问题,PEITHO(th.Pulmonary Embolis.Thrombolysis)研究探讨血压正常的中危急性肺栓塞患者溶栓治疗的疗效和安全性。该试验为随机双盲试验,比较溶栓药替奈普酶加肝素或安慰剂加肝素治疗中危肺栓塞患者的结果。主要结局终点是随机后7天内死亡或血流动力学失代偿,主要安全终点是随机后7天的颅外大出血、缺血性或出血性脑卒中。替奈普酶组的506例患者中13例(2.6%)死亡或出现血流动力学失代偿,安慰剂组499例患者,28例(5.6%)死亡或出现血流动力学失代偿(0.0.44,95%CI 0.23~0.87,P=0.02)。从随机开始到第7天期间替奈普酶组死亡6例(1.2%),安慰剂组死亡9例(1.8%)(P=0.42)。替奈普酶组颅外出血32例(6.3%),安慰剂组6例(1.2%)(P<0.001)。替奈普酶组脑卒中12例(2.4%),其中出血性脑卒中10例;安慰剂组脑卒中1例(0.2%),为出血性(P=0.003)。在第30天,替奈普酶组总共死亡12例(2.4%),安慰剂组16例(3.2%)(P=0.42)。结论是对中危肺栓塞患者,迅速溶栓治疗可以预防血流动力学失代偿,但增加大出血和脑卒中的危险。基于上述研究结果,ES.2014版指南建议对中危急性肺栓塞患者进一步分层,细分为中高危和中低危。推荐对中高危患者密切监测,早期发现血流动力学失代偿征象,以及时进行补救性再灌注治疗(ES.Ⅰ C):首选溶栓治疗(Ⅱ.B)。中低危肺栓塞患者应选择抗凝治疗。目前证据并不支持再灌注为主要的治疗手段。同样也没有任何证据支持卧床休息对这些患者的临床预后有任何的帮助作用。

有研究显示,对75岁或以上的ST段升高的心肌梗死患者,如果溶栓药剂量减少一半,没有发生颅内出血。这种降低剂量的策略也可考虑用于中危肺栓塞,值得进一步研究。

超声辅助导管局部溶栓也可以降低溶栓药物用量同时可取得相当的疗效。超声波本身不能溶栓,但可使交织在一起的纤维素纤维产生可逆性解体和分离,使溶栓药物易于渗入;此外,超声压力波也有助于溶栓药物的渗透。Kuche.N的研究显示,中危肺栓塞患者使用超声辅助导管局部溶栓,在24小时逆转右心室扩张方面,优于单纯肝素抗凝,而不增加出血并发症,值得进一步研究。

3.低危肺栓塞

PESI分级为Ⅰ或Ⅱ级,或者sPESI分级为0级的患者,属低危肺栓塞,如果患者及家属理解,可以早期出院或者门诊治疗。但要注意的是,尽管目前指南认为对PESI评分属低危或sPESI为0患者,并不需要常规影像学检查右心功能或做血液生物标志物检查,但如果被发现有心脏生物标志物升高或有右心室功能不全的影像学证据,也应被归于中低危,则不适宜门诊治疗。Vinso.R等对2010—2012年急诊低危肺栓塞患者进行回顾性多中心队列研究。比较对门诊治疗有相对禁忌证和没有相对禁忌证的患者 5 天和 30 天的结局,包括大出血、静脉血栓栓塞复发和全因病死率。总共有 423 例成人低危急性肺栓塞。其中 271 例(64.1%)没有门诊治疗相对禁忌证,152 例(35.9%)有至少一个相对禁忌证。结果:没有禁忌证组 5 天内没有一例发生不良事件,有禁忌证组有 2 例(1.3%,95%CI 0.1%～5.0%)。在 30 天期间,没有禁忌证组 5 例出现不良事件(1.8%,95%CI 0.7%～4.4%)(2 例血栓栓塞复发和 3 例大出血),有禁忌证组 9 例(5.9%,95%C.2.7%～10.9%,P<0.05)。结论:到急诊就诊的低危肺栓塞患者大约有 2/3 可以适合门诊治疗。门诊治疗相对禁忌证有 3 种类型:①肺栓塞相关因素;②患肺栓塞以外的疾病而需要住院治疗;③对治疗的依从性和随访的障碍,嗜酒或吸毒,精神病或老年性痴呆,社会问题,没有家,没有电话,或者是联系住址过远。

4.深静脉血栓形成的治疗原则

深静脉血栓形成治疗的主要目标是防止肺栓塞,减少并发症,防止或尽量降低血栓形成后综合征(PTS)的风险。

抗凝治疗是 DVT 的主要治疗手段,其他治疗包括药物溶栓、血管外科介入治疗、物理措施(弹性压力袜和行走)。

抗凝治疗主要药物是普通肝素和低分子肝素和华法林。间接 Xa 因子抑制剂(如磺达肝癸钠):剂量个体差异小,每天 1 次,无需监测,对肾功能影响小于低分子肝素,疗效和安全性与依诺肝素相类似。直接 Xa 因子抑制剂(如利伐沙班):服用更加简便,单药治疗急性 DVT 与标准治疗(低分子肝素与华法林合用)疗效相当。而且出血并发症减少,也可用于高危人群。

单次静脉溶栓治疗可改善静脉血栓的再通率,但目前已不再推荐,因为出血性并发症增高,死亡风险也略有增加。而且 PTS 的发生率也无明显改善。美国胸科医师学院(ACCP)的共识指南推荐溶栓治疗只适用于有肢体缺血或血管衰竭的大范围髂股静脉血栓形成患者。

经皮介入治疗包括导管定向溶栓,机械取栓,血管成形术和/或受阻塞静脉的支架植入术。

导管定向溶栓的出血风险与全身溶栓相类似。导管溶栓是否优于抗凝尚未作过研究。在介入治疗中机械取栓可优先考虑,因为可以更快地使血栓堵塞部位再通,降低溶栓药的剂量,因此出血风险可能会降低。介入治疗的适应证包括比较少见的股青肿,有症状的下腔静脉血栓形成,单靠抗凝治疗效果差,或有症状的出血风险较低的髂股或股腘 DVT 患者。

推荐抗凝治疗疗程为 3～12 个月,取决于血栓的部位和危险因素是否持续存在。如果深静脉血栓复发,或者存在慢性高凝状态,或者出现危及生命的 PE,推荐终身抗凝治疗。这种治疗方案累计出血并发症<12%。

六、抗凝治疗

(一)抗凝药物

推荐对急性肺栓塞患者行抗凝治疗,其目的是预防早期死亡及 VTE 的早期复发。标准的抗凝疗程至少 3 个月,包含最初急性期 5～10 天的胃肠外抗凝治疗,可选用普通肝素、低分子肝素或磺达肝癸钠。胃肠外抗凝药应该与维生素 K 拮抗剂在一开始时就重叠使用,也可在胃肠外抗凝药使用一周后接着用新型口服抗凝药物达比加群或依度沙班。新型口服抗凝药利伐沙班或阿哌沙班可在一开始时就单独使用,也可使用普通肝素、低分子肝素或磺达肝癸钠 1～2 天后使用。如果用于急性期治疗,利伐沙班在头 3 周内,阿哌沙班在头 7 天内必须增加剂量。对一些患者,在评估复发和出血风险后,有可能需要超过 3 个月的长时间或终身抗凝治疗。

1.胃肠外抗凝药

对于临床评分肺栓塞概率为中、高的患者,在等待检查结果时,应立即开始胃肠外抗凝治疗(ES.Ⅰ C)。可静脉注射普通肝素,皮下注射低分子肝素或磺达肝癸钠。对于肺栓塞的初始治疗,低分子肝素或磺达肝癸钠优于普通肝素,因为严重出血或肝素诱导血小板减少的发生率较低。

(1)普通肝素:对于可能需要再灌注治疗或有严重肾损害(肌酐清除率＜30 mL/min),或严重肥胖,皮下吸收有问题的患者,推荐首选普通肝素。因普通肝素半衰期短,容易监控抗凝效果,必要时可以快速被鱼精蛋白所拮抗。普通肝素剂量需根据 APTT 调整。在某些临床情况下,例如可能需要内科或外科有创操作或小手术,临床医师往往优先选择静脉注射普通肝素,因其半衰期短,方便暂时停止抗凝治疗,以减少手术过程中的出血风险。虽然这种策略缺乏支持证据,但不失为一种合理的选择。

肝素治疗的疗效取决于在治疗的第一个 24 小时内达到肝素治疗的临界水平。达到肝素治疗的临界水平的标志是达到基础值的 1.5 倍或正常范围的上限。这一水平与硫酸鱼精蛋白滴定法测定的0.2～0.4 U/mL,以及抗因子 X 分析法测定的 0.3～0.6 U/mL 的肝素水平相对应。各实验室应确定达到治疗水平的最低肝素浓度,其方法是测定 APTT,让每批次凝血活酶试剂测定的 APTT 均与 0.2 U/mL 的最低肝素治疗浓度相对应。

普通肝素用法是:先用 80 U/kg,或 5 000 U 的肝素静脉注射,以后静脉滴注 18 U/(kg·h)或1 300 U/h,以迅速达到并保持在治疗肝素水平的 APTT 的目标值。随机对照研究显示,按体重方法给药可更快达到治疗 APTT 的目标值,也较少出现复发或出血的并发症。也可选用有监测的固定剂量普通肝素皮下注射的方案。

(2)低分子肝素:美国 ACCP 建议低分子肝素治疗急性 PE 或 DVT 患者采用每天一次给药,优于每天两次(2C 级)。荟萃分析显示两者在病死率、VTE 复发和大出血方面的结局相似,先决条件是每天总的剂量必须相同。然而,由于资料的不精确性和不一致性,证据质量较低。

低分子肝素不需常规监测,但对孕妇需定期监测抗凝血因子 X a 的活性。抗凝血因子 X a 活性峰值测定时间应该是在最后一次注射后 4 小时测定,谷值测定时间是下一次注射低分子肝素之前。目标范围是:每天两次用药:0.6～1.0 IU/mL;每天一次用药:1.0～2.0 IU/mL。

对急性肺栓塞患者,磺达肝癸钠作为初始治疗优于普通肝素静脉注射(2B 级)和皮下注射(2C 级)。磺达肝癸钠是选择性因子 X a 抑制剂,根据体重决定剂量,每天一次皮下注射,不需要监测。在没有溶栓治疗指征的急性肺栓塞患者中使用磺达肝癸钠治疗,VTE 复发和大出血的发生率与静脉注射普通肝素相似。未有报道磺达肝癸钠诱发血小板减少的病例。磺达肝癸钠禁止用于严重肾功能不全(肌酐清除率＜30 mL/min)的患者,因可产生积蓄而增加出血的风险。积蓄也可发生在中度肾功能不全(肌酐清除率 30～50 mL/min)的患者,因此对这些患者剂量应减少 50%。

2.维生素 K 拮抗剂——华法林

维生素 K 拮抗剂一直是口服抗凝药的金标准,华法林目前仍然是治疗肺栓塞的最主要抗凝药物。华法林通过干扰维生素 K 依赖的凝血因子Ⅱ、Ⅶ、Ⅸ、Ⅹ 的活化而发挥抗凝血作用。此外,华法林还能抑制抗凝蛋白调节素 C 和 S 的作用,因而有短暂的促凝血作用。华法林经胃肠道迅速吸收,作用高峰在用药后 36～72 小时才出现,难以调节。在血液循环中与血浆蛋白(主要是清蛋白)结合,在肝脏中两种异构体通过不同途径代谢。监测华法林疗效及不良反应的指标是

INR,中文称为国际标准化比值,是从凝血酶原时间(PT)和测定试剂的国际敏感指数(ISI)推算出来的,INR=(患者 PT/正常对照PT)×ISI,采用 INR 使不同实验室和不同试剂测定的 PT 具有可比性,便于统一用药标准。

华法林对体内已合成的维生素 K 依赖的凝血因子没有抑制作用,只有当这些凝血因子代谢后,华法林才能发挥抗凝作用。给药后需数天才能达到最佳抗凝效果。ACCP 指南推荐维生素 K 拮抗剂如华法林应与胃肠外抗凝药在同一天开始使用(1B 级)。肠外抗凝药应与华法林一起使用至少 5 天,直到 INR 达到为 2.0 为止。

华法林起始剂量国内主张首剂 3~5 mg 口服,在接下来的 5~7 天根据 INR 调整每天剂量,目标为使 INR 水平在 2.0~3.0。一般维持量为 1.5~3.0 mg。国外使用剂量较高:起始剂量年轻(<60 岁)或健康门诊者为每次 10 mg,在年长和住院患者为每次 5 mg。住院患者口服华法林 2~3 天后开始每天或隔天监测 INR,直到 INR 达到治疗目标值并维持至少 2 天。此后,根据 INR 结果的稳定性,数天至每周监测一次。出院后可每 4 周监测一次。门诊患者剂量稳定前应数天至每周监测一次,当 INR 稳定后,可每4 周监测一次。美国胸科医师协会第 9 版抗栓指南建议,如果华法林的剂量和 INR 值的关系已经较长时间稳定。接受维生素 K 拮抗剂治疗的患者,建议 INR 监测频率一直到 12 周,而不是每 4 周(Grad.2B)。如需调整剂量,应重复前面所述的监测频率,直到剂量再次稳定。老年患者华法林清除减少,同时患其他疾病或合并药较多,应加强监测。

治疗过程中剂量调整应谨慎,频繁调整剂量会使 INR 波动。INR 连续测得结果位于目标范围之外再开始调整剂量,一次轻度升高或降低可不必急于改变剂量,而应寻找原因。华法林剂量调整幅度较小时,可计算每周剂量,比调整每天剂量更为精确。对于从前有着稳定 INR 值的接受维生素 K 拮抗剂治疗的患者,单次 INR 超出治疗范围减低或增加 0.5,建议维持原剂量不变,然后 1~2 周内监测 INR(Grade 2C)。INR 如超过目标范围,可升高或降低原剂量的 5%~20%(用 1 mg 规格华法林便于剂量调整)。调整剂量后注意加强监测。如 INR 一直稳定,偶尔波动且幅度不超过 INR 目标范围上下 0.5,可不必调整剂量,可数天或 1~2 周酌情复查 INR。

华法林治疗期间 INR 超范围和/或出血的处理如下。

(1)INR 高于治疗 INR 范围,但<4.5,无出血,无须快速逆转 INR:降低剂量或取消一次剂量,每天监测 INR,直到 INR 达标。

(2)INR 4.5~10,无出血:取消 1~2 次剂量,监测 INR,重新调整剂量。2001 ACCP 指南建议反对常规使用维生素 K_1(植物甲萘醌)。2001 ACCP 指南建议考虑维生素 K 1.0~2.5 mg 口服一次。其他推荐:维生素 K 1 mg 口服或 0.5 mg 静脉注射。应使 INR 在 24 小时内降低。

(3)INR>10,无出血:暂停华法林,监测 INR,重新调整剂量。2001 ACCP 指南推荐维生素 K_1 口服(未指定剂量);2001 ACCP 指南建议给予维生素 K 2.5~5.0 mg 口服一次。如果在 24~48 小时内观察到 INR 下降,继续监测 INR,必要时再给一次维生素 K_1。其他推荐:维生素 K_1 2.0~2.5 mg 口服,或0.5~1.0 mg,静脉注射。

(4)轻微出血,任何 INR 升高:暂停华法林,监测 INR,重新调整剂量,考虑维生素 K_1 2.5~5.0 mg口服一次;如有必要可 24 小时后重复。

(5)大出血,任何 INR 升高:暂停华法林,监测 INR,重新调整剂量,2001 ACCP 指南推荐用人凝血酶原复合物(PCC)加维生素 K_1 5~10 mg,静脉注射,为减少对维生素 K_1 的过敏的反应,可将药物加进50 mL 液体,使用输液泵在 20 分钟内输注。也可以考虑用新鲜冰冻血浆(FFP)或补充重组凝血因子Ⅶa(rⅦa)。高剂量的维生素K(例如≥10 mg)可产生一周或更长时间的华法林抵抗;对需要长期抗凝治疗的临床状况(例如,心房颤动的血栓预防),可考虑使用肝素,低分子肝素,或直接凝血酶抑制剂。

(6)危及生命的出血和INR升高:停用华法林,给予新鲜冰冻血浆和维生素10 mg缓慢静脉滴注,必要时根据INR重复使用。华法林的量效关系受遗传和环境等因素影响。与白种人比较,中国人对华法林的耐受剂量明显较低,目前已发现数个基因多态性与华法林剂量相关,主要是细胞色素P4502C9和VKORCl。药物遗传学路线图结合了患者的基因类型和临床信息,可根据这些整合的信息调整华法林的剂量。2012年发表的一个试验表明,与传统方法相比,药物遗传学方法确定华法林剂量可使一个月中INR值绝对超范围减少10%,主要是INR值<1.5出现的次数减少。这个改善与DVT发生率降低66%相对应。2013年发表了三个大型随机对比临床研究。三个研究都用开始治疗的头4~12周INR在治疗范围内的时间百分比(TTR)来反映抗凝治疗的质量,作为主要终点指标。在455例患者中,使用床边检测的华法林的基因引导用药方案,与传统的3天负荷剂量方案相比,头12周的TTR提高(67.4% vs.60.3%;P<0.001)。INR到达治疗水平的中位时间从29天下降到21天。另一项对1 015例患者的研究,比较了2种华法林负荷剂量的确定方法:基于基因类型数据加上临床变量和单纯基于临床资料相比,以治疗4~28天期间的TTR作为评判标准,2组间无明显差别。

总之,研究结果表明临床资料加药物遗传学检查不能提高抗凝质量。也提示根据患者临床资料决定剂量优于固定剂量方案。必须强调优化组织结构,以及时反馈INR测定结果用于个体化的剂量调整。

药物、饮食、多种疾病状态均可影响华法林的抗凝作用。至少186种食物或药物被报告与华法林有相互作用。临床上证明有明显相互作用的有常用的26种药物和食物,包括6种抗生素和5种心血管药。最常见的药物包括:胺碘酮、某些抗生素、解热镇痛药、抑酸药及某些中成药等。避免使用NSAIDs(包括环氧化酶-2选择性的NSAIDs)、特定的抗生素(Grad.2C)。尽量避免使用抗血小板制剂,除非是服用抗血小板药的益处明显大于出血危害,比如机械瓣膜患者、ACS患者或近期冠脉支架或搭桥患者(Grad.2C)。努力保持患者充分的抗凝,因为当华法林治疗不充分,促凝血因素首先恢复。对口服华法林比较难以保持充分抗凝的患者,要求限制食用含维生素K的食物。

如果患者适合停止维生素K拮抗剂治疗,建议骤停(迅速停止),而不是逐渐减小剂量停用。

(二)急性肺栓塞抗凝治疗的疗程

对首次有诱因的血栓栓塞患者,如卧床、手术、创伤,应该接受华法林治疗至少3个月。对于首次特发性(无诱因)血栓栓塞。2个抗凝治疗研究均未发现3个月和6个月的抗凝治疗在复发率方面有什么差别。目前对这些患者推荐抗凝治疗至少3个月,3个月后是否继续抗凝需要重新评估。

美国胸科医师协会第9版抗栓指南推荐对所有特发性血栓栓塞患者抗凝治疗3个月,而不是更短,3个月后作延续抗凝治疗的风险-获益评估(1B级)。对首次特发性VTE事件且出血风险为中低度的患者应延长抗凝疗程(2B级)。对首次VTE事件且出血风险为高的患者抗凝疗程限于3个月(1B级)。

对第二次特发性肺栓塞且出血风险为低或中的患者推荐延长抗凝治疗(分别为1B和2B级)。对第二次特发性肺栓塞且出血风险为高的患者,选择3个月的抗凝,不延长抗凝(2B级)。

对有过肺栓塞同时存在不可逆危险因素,如抗凝血酶Ⅲ,蛋白 S 和蛋白 C 缺乏,因子Ⅴ莱顿突变,或者存在抗磷脂抗体,应长期抗凝。

有活动性肿瘤的肺栓塞患者因其肺栓塞和 DVT 复发的危险持续增高,其长期治疗是一个挑战。ACCP 的第 9 版指南推荐,如果肿瘤患者出血风险为中低度,应给予延续抗凝治疗而不是3 个月的治疗。如果有活动性肿瘤同时出血风险高,仍然建议延续抗凝治疗,尽管支持证据较少(2B 级)。对肿瘤患者肺栓塞的长期治疗,推荐优先选用低分子肝素,维生素 K 拮抗剂如华法林。但有些肿瘤患者不愿选用低分子肝素,因为需要注射及费用问题。对这些患者推荐选用维生素K 拮抗剂如华法林,而不是达比加群或利伐沙班(2C 级)。

(三)抗凝治疗禁忌证

抗凝治疗的禁忌证包括大的活动性消化性溃疡,最近外科手术,创伤,颅内出血,裂孔疝,严重肝肾功能不全,凝血功能障碍,未控制的高血压,感染性心内膜炎,肝素过敏,妊娠,视网膜病变,以及酒精中毒。对于确诊急性肺栓塞的患者,以上的禁忌证均属于相对禁忌证,在抗凝之前要考虑患者的风险/获益比。

(四)抗凝治疗的并发症

1.出血

出血是抗凝治疗最重要的并发症,可以表现为皮肤紫斑、咯血、血尿,或穿刺部位、胃肠道和阴道出血。年龄越大出血的风险就越大,应当检查血小板计数和其他凝血指标。

应用肝素过程中如出现严重的出血,除了支持疗法和输新鲜血外,还可给予抗肝素治疗。普通肝素的抗凝作用可以被鱼精蛋白中和。鱼精蛋白能与肝素结合而形成稳定的盐。1 mg 鱼精蛋白可中和大约 100 U 普通肝素。因此 5 000 U 的肝素大约需要 50 mg 鱼精蛋白来中和。当静脉滴注肝素时,因为肝素的半衰期短(约 60 分钟),只需把前几小时给予的肝素剂量计算在内。如:普通肝素 1 250 U/h 静脉滴注的患者要中和肝素的抗凝作用约需要鱼精蛋白 30 mg。APTT值可评估抗肝素治疗的效果。应用低分子肝素一旦出现出血,停药后凝血能较快恢复,必要时用硫酸鱼精蛋白 0.6 mg 可拮抗 LMW.0.1 mL。应用鱼精蛋白有时可出现低血压和窦性心动过缓等严重不良反应,通过减慢给药速度(>3 分钟)可减少其发生。有输精管切除史、含鱼精蛋白胰岛素注射史、对鱼有过敏史的患者,形成抗鱼精蛋白抗体和发生变态反应的风险增加。鱼精蛋白过敏风险较高的患者可预先给予糖皮质激素和抗组胺药物。

华法林过量引起的出血,停药 2 天凝血功能可恢复,如同时应用维生素 K_1 10 mg 皮下或静脉注射,24 小时内可终止抗凝作用;紧急情况下,输新鲜血浆或浓缩凝血因子能迅速终止出血。

2.皮肤坏死

华法林可引起一些不良皮肤反应,如瘀斑、紫癜、出血性坏死、斑丘疹或水泡样荨麻疹隆起、皮肤坏死。Kipen 于1961 年发现美国第 1 例皮肤坏死并发症,迄今报道已达 300 例,发生率为0.01%～0.10%。常先表现为麻木或压迫感,伴边界不清的红斑。病灶突起疼痛,局限,常呈出血或红斑,在真皮和皮下层出现水肿,呈橘皮样征象。在最初 24 小时,在受累皮肤范围内出现瘀点和出血性大泡,后者提示损害已属不可逆性,全层皮肤坏死是不可避免的终末期结果。痂皮脱落后留有深及皮下脂肪层的缺损,范围小的可自行愈合,较大的常需清创和植皮治疗。本并发症常见于中年围绝经期妇女。一旦出现,应立即停用华法林。

3.肝素过敏

肝素、低分子肝素来源于猪黏膜提取物,里面不可避免的会有一些杂质、变应原,可引起变态反应。由抗凝药引发的严重肝素变态反应虽然临床较少见,但由于此类药物使用广泛,一旦发生变态反应会对患者的治疗策略、安全带来诸多困扰。

轻症患者常表现为皮肤潮红、发痒、心悸、皮疹,严重者可出现呼吸困难,休克或死亡。一旦发生应立即停用肝素,尽可能地多饮水。轻度的口服抗过敏药物如氯雷他定,部分需要加口服抗炎药物如泼尼松,重度需要静脉使用糖皮质激素,皮疹常需局部处理。

磺达肝癸钠是纯化学合成的高亲和力的戊糖结构,完全为化学合成,不含来源于动物的成分,减少了病原微生物污染和过敏的潜在风险,在临床疗效和安全性方面有着明显的优势。

七、溶栓治疗

(一)溶栓治疗的适应证

溶栓治疗的适应证是急性肺栓塞合并血流动力学不稳定,收缩压<12.0 kPa(90 mmHg),或者较基础值下降 5.3 kPa(40 mmHg),持续 15 分钟以上。同时出血风险低。美国胸科医师协会抗栓指南第 9 版建议对急性肺栓塞合并低血压[收缩压<12.0 kPa(90 mmHg)]而且出血风险低的患者,给予系统性溶栓治疗,优于没有全身溶栓治疗(2C 级)。欧洲心脏病学会 2014 年版肺栓塞诊疗指南推荐对高危肺栓塞患者进行溶栓治疗。溶栓治疗比单用普通肝素抗凝治疗可更快地恢复肺血流灌注,早期解除肺血管阻塞,加快肺动脉压力和肺血管阻力的下降,改善右心室功能。溶栓治疗对血流动力学的益处仅局限于最初几天,在存活的病例中,治疗后一星期的差别便不再明显。因此,有溶栓指征的病例宜尽早进行,症状出现后48 小时内溶栓效果最佳。溶栓时间窗通常定为出现症状 14 天以内。

对没有血流动力学损害的中危肺栓塞患者溶栓治疗的利弊多年来仍然存在争议。一项专门针对中危肺栓塞患者溶栓治疗的 PEITHO 研究,是一多中心、随机双盲对照研究,比较肝素加替奈普酶和肝素加安慰剂治疗的结果。纳入对象为急性肺栓塞,经超声心动图或 CT 肺动脉造影(CTPA)证实有右心功能不全,同时经肌钙蛋白 I 或 T 检测证实有心肌损伤的患者,共纳入1 006 例。主要疗效终点是:随机后 7 天内全因死亡或血流动力学失代偿,主要安全性终点是大出血和脑卒中。该研究的结论显示,对中危肺栓塞患者,溶栓治疗可以预防血流动力学失代偿,但增加大出血和脑卒中的危险,特别是 75 岁以上的患者。为了对比溶栓治疗与抗凝治疗对急性肺栓塞,包括中危肺栓塞的患者在存活率方面的获益和出血的危险。Chatterje.S 等对从开始有溶栓治疗到 2014 年 4 月 10 日的医疗文献数据库 PubMed、th.Cochran.Library、EMBASE 等进行搜索,找到 16 个符合条件的随机对照试验(RCTs),共 2 115 例患者的资料进行荟萃分析。其中低危肺栓塞 210 例(9.93%),中危肺栓塞 1 499 例(70.87%),高危肺栓塞 31 例(1.47%),不能归类 385 例(18.20%)。结果发现溶栓治疗可降低全因病死率,在平均 81.7 天的随访期间,溶栓治疗队列病死率 2.17%(23/1 061),抗凝治疗队列病死率 3.89%(41/1 054)。NNT(numbe.neede.t.treat)=59,要救活一个患者需治疗 59 个患者。溶栓治疗组的大出血发生率 9.24%(98/1 061),抗凝组3.42%(36/1 054),溶栓治疗具有较大的大出血风险,NNH(numberneede.t.harm)=18,平均每18 例溶栓治疗就出现一例大出血。溶栓组颅内出血发生率 1.46%(15/1 024),抗凝组 0.19%(2/1 019)。但对 65 岁或以下的患者,大出血发生率并没有明显上升。结论是:对于急性肺栓塞,包括血流动力学稳定而有右心室功能不全(中高危肺栓塞)的患者,溶栓治疗降低全因病死率,但增加大出血和颅内出血的危险。该结论并不适用于没有右心室功能不全的血流动力学稳定的患者。

（二）溶栓药物

1.溶栓药物的分类

目前使用的溶栓药物是丝氨酸蛋白酶，通过将纤维蛋白溶酶原转换成为纤维蛋白溶酶而起作用。纤维蛋白溶酶分解血凝块中的纤维蛋白原和纤维蛋白，发挥溶解血凝块的作用。

溶栓疗法的应用始于1933年，当时发现某些链球菌菌株（β-溶血性链球菌）肉汤培养物的滤液能溶解纤维蛋白凝块。链激酶最初的临床应用是纤维素性胸膜炎、血胸和结核性脑膜炎。1958年链激酶首次被用于急性心肌梗死（AMI），才改变了其应用方向。1986年意大利的GISSI研究才确定链激酶治疗急性心肌梗死的疗效。

1947年首次报道人尿具有纤溶的潜力，其活性成分被命名为尿激酶。与链激酶不同，尿激酶不具抗原性，能直接激活纤溶酶原，形成纤维蛋白溶酶。

组织型纤溶酶原激活剂（tPA）是一种存在于血管内皮细胞的天然纤溶剂，参与血栓形成和溶栓之间的平衡。tPA对纤维素有明显的特异性和亲和力。在血栓部位，tPA和纤维素表面的纤溶酶原相结合，诱发结构的变化，促使纤溶酶原转化为纤维蛋白溶酶，溶解血栓。

溶栓药物有时也被称为血浆纤维蛋白溶酶原激活剂，有两大类。

（1）纤维蛋白特异性溶栓药：该类药物在有纤维蛋白存在时，与纤溶酶原的亲和力可增至600倍，而无纤维蛋白存在时，纤溶酶原活性很少被激活，所以引起出血的不良反应明显减少。目前该类药物的代表有阿替普酶（alteplase，rt-PA）、瑞替普酶（reteplase，r-PA）和替奈普酶。

（2）非纤维蛋白特异性溶栓药：第一代的溶栓药都属于非纤维蛋白特异性的溶栓药，其激活纤溶酶原的作用不受纤维蛋白的影响，所以引起出血及严重出血等不良反应较多。包括尿激酶、链激酶、尿激酶原。

2.纤维蛋白特异性溶栓药

（1）阿替普酶（rt-PA）：阿替普酶是第一个重组组织型纤溶酶原激活剂，与天然的rt-PA相同。在体内，组织型纤溶酶原激活剂由血管内皮细胞合成。它是生理的溶栓剂，可以预防体内过多的血栓形成。

阿替普酶具纤维蛋白特异性，其血浆半衰期4～6分钟。常被用于冠状动脉血栓、肺栓塞和急性缺血性脑卒中（AIS）的治疗。阿替普酶已被FDA批准用于治疗ST段抬高心肌梗死（STEMI）、AIS、急性大面积肺栓塞和中央静脉导管堵塞的溶栓，也是目前是唯一被批准用于AIS溶栓的药物。

理论上，阿替普酶只是在纤维蛋白凝块的表面才有效。然而在实践中它有系统性溶解血栓的作用，血液循环中可发现中量的纤维蛋白降解产物，具有相当大的全身性出血的风险。阿替普酶在必要时可以重复使用，没有抗原性，几乎从未发现有变态反应。

（2）瑞替普酶（r-PA）：瑞替普酶是第二代重组组织型纤溶酶原激活剂。瑞替普酶起作用更快，出血风险比第一代阿替普酶低。它是一种合成的非糖基化的rt-PA突变蛋白，含有天然rt-P.527个氨基酸中的355个。该药是在大肠埃希菌中通过DNA重组技术而产生的。

瑞替普酶不像天然rt-PA那样与纤维蛋白紧密结合，它可以更自由地扩散通过血凝块，而不是像rt-PA那样仅仅与血栓表面结合。在高浓度，瑞替普酶不会与纤维蛋白溶酶原竞争纤维蛋白结合部位，从而使纤维蛋白溶酶原可以在血凝块部位转化成为能溶解血栓的纤维蛋白溶酶。这些特性有助于解释使用瑞替普酶患者血块溶解比使用阿替普酶患者更快。

对分子的生化改造使瑞替普酶的半衰期延长（13～16分钟），可以静脉注射。FDA批准瑞替普酶用于急性心肌梗死,用法是 2 次静脉注射,每次 10 U,在 2 分钟内注完,相隔 30 分钟。瑞替普酶这样的给药方法比阿替普酶更方便快捷,后者静脉注射后需静脉滴注。跟阿替普酶一样,瑞替普酶不具抗原性,必要时可以重复使用;几乎从未发现任何变态反应。

(3)替奈普酶:美国 FDA 在 2000 年批准替奈普酶用于临床溶栓治疗,是最新被批准的溶栓药。它是用中国仓鼠卵巢细胞利用重组 DNA 技术而产生。其作用机制类似于阿替普酶,目前用于急性心肌梗死的治疗。

替奈普酶是包含 527 个氨基酸的糖蛋白(GP),经过对氨基酸分子数的不断修改而成。包括以苏氨酸代替谷氨酰胺,天门冬酰胺代替谷氨酰胺,以及在蛋白酶结构区域氨基酸的四丙氨酸置换。这些变化使替奈普酶血浆半衰期延长,对纤维蛋白的特异性增强。替奈普酶的半衰期可长达 130 分钟。主要通过肝脏代谢。此外,氨基酸修改的结果使替奈普酶可以一次注射用药,同时对纤维蛋白有高的特异性,出血不良反应减少。

ASSENT-2 试验比较替奈普酶和阿替普酶治疗急性心肌梗死的疗效和安全性。使用替奈普酶 30 天的病死率并不高于阿替普酶。替奈普酶出血并发症较少,大出血较少(4.66% vs.5.94%),并且较少需要输血(4.25% vs.5.49%)。颅内出血率相似(0.93% vs.0.94%)随访研究表明,2 个治疗组 1 年后病死率相似。

(4)去氨普酶:去氨普酶是一种新的纤溶酶原激活剂,最初在吸血蝙蝠的硬纤维唾液腺中发现。与其他纤溶酶原激活剂相比具有纤维蛋白特异性高、半衰期长、没有神经毒性和不活化 β 淀粉样蛋白等优点。

3.非纤维蛋白特异性溶栓药

(1)尿激酶:尿激酶是介入放射科医师最熟悉的溶栓药,也常用于外周血管内血栓和被堵塞的导管的溶栓治疗。

尿激酶是一种由肾实质细胞产生的生理溶栓剂。不像链激酶,尿激酶直接裂解纤溶酶原产生纤溶酶。如果从人尿中提纯,约需要 1 500 L 的尿液才能生产足够一个患者用的尿激酶。商品尿激酶也可通过组织培养生产,也可利用大肠埃希菌培养通过重组 DNA 技术生产。

目前,美国 FDA 批准的尿激酶使用指征只有大面积肺栓塞和肺栓塞伴血流动力学不稳定。但目前大量医疗机构也用其来做静脉和动脉血栓的局部溶栓。在血浆中,尿激酶半衰期约 20 分钟。变态反应罕见,可以反复给药而无抗原性的问题。

(2)链激酶:链激酶由 β-溶血性链球菌产生。其本身并不是一个纤溶酶原激活剂,它与血液循环中的游离纤溶酶原(或纤溶酶)结合形成复合物,可以将额外的纤溶酶原转化为纤溶酶。在有纤维蛋白存在时链激酶活性并不增强。使用放射性链激酶研究证明有 2 种不同的清除率,"快"的半衰期约 18 分钟,"慢"的大约为 83 分钟。负荷量 25 000 IU,超过 30 分钟静脉输注,继以 10 000 IU/h,持续静脉滴注 12～24 小时。同时给予抗组织胺药物和氢化可的松以降低免疫反应。不良反应包括寒战、发热、恶心,皮疹常见(20%)。大约 10% 的病例在治疗过程中或治疗后不久可发生血压和心率下降。晚期并发症包括紫癜、呼吸窘迫综合征、血清病、吉兰-巴雷综合征、血管炎、肾或肝功能不全。应用时必须备用肾上腺素和复苏器械。

由于链激酶是从链球菌所产生,链激酶通常不能在 6 个月内重复使用,因为它具有高度抗原性和高水平的抗链球菌抗体。链激酶是最便宜的溶栓药。但其高发的不良反应限制了其临床应用。

(三)溶栓治疗的实施

1.溶栓药物的选择和用法

目前,美国FDA和欧洲心脏病学会(ESC)批准用于肺栓塞溶栓治疗的药物只有阿替普酶、尿激酶和链激酶。

肺栓塞患者病情可迅速恶化,因此首选起作用快的阿替普酶,多个对比研究显示,阿替普酶2小时滴注比尿激酶或链激酶12小时滴注更有效而且见效更快。对尿激酶和链激酶也首选2小时的快速滴注方案,优于12～24小时的静脉滴注方案。在所有溶栓药中链激酶是最没有优势的,因其具有抗原性和其他不良反应,导致大量患者因不良反应而需要停药。

(1)阿替普酶:FDA批准阿替普酶治疗肺栓塞的剂量为100 mg,用法是连续输注2小时。先用15 mg静脉注射,然后85 mg在2小时内滴完。在滴注阿替普酶期间必须停止肝素滴注。

用加速的90分钟的方案,似乎比2小时输注起效更快,更安全有效。对于体重<67 kg的患者,先静脉注射15 mg,然后0.75 mg/kg在接下来的30分钟内给药(最大剂量50 mg),和0.50 mg/kg在接下来的60分钟内给药(最大剂量35 mg)。对于体重超过67 kg的患者,100 mg的剂量分为先静脉注射15 mg,接下来的30分钟滴注50 mg,其后60分钟内滴注35 mg。

(2)瑞替普酶:FDA尚未批准瑞替普酶用于急性心肌梗死以外的疾病,但瑞替普酶仍被广泛用于急性深静脉血栓和肺栓塞的治疗,所用剂量与批准用于急性心肌梗死患者相同,即静脉注射2次,每次10 U,相隔30分钟。一个比较瑞替普酶和阿替普酶的前瞻随机研究发现,瑞替普酶组在用药后1.5小时总肺动脉阻力下降,而阿替普酶需要2小时。也有研究将阿替普酶分别与瑞替普酶和去氨普酶进行比较,结果是在血流动力学指标方面没大差别。

2.溶栓药与抗凝药的衔接问题

使用链激酶或尿激酶溶栓时,必须停止滴注普通肝素。溶栓治疗结束后,应每隔2～4小时监测APTT,待APTT小于基础值的2倍或<80秒时,开始规范化肝素治疗。考虑到溶栓治疗潜在的出血危险及可能需要马上停止或逆转肝素的抗凝效果,2014年肺栓塞指南认为合理的做法是溶栓结束后,先用普通肝素继续抗凝几个小时,再转换为LMWH或磺达肝癸钠。可持续静脉滴注肝素(不必用负荷剂量),监测APTT使其维持在对照值的1.5～2.5倍。病情改善,血流动力学稳定后,可改为低分子肝素,此时不用检查APTT。在用肝素或低分子肝素的同时,可以口服华法林。当INR达到2.0～3.0后,停用肝素或低分子肝素。开始溶栓时如果患者正在使用LMWH或磺达肝癸钠,则溶栓后普通肝素的滴注必须推迟至末次LMWH注射后12小时(LMWH注射每天2次),或LMWH或磺达肝癸钠注射后24小时(LMWH或磺达肝癸钠注射每天1次)。

3.溶栓注意事项

(1)患者应绝对卧床休息。溶栓前常规检查血常规、血型、出凝血时间、活化部分凝血酶时间(APTT)、肝肾功能及血气分析等;配血并做好输血准备。在溶栓治疗前,对于曾经做动静脉穿刺的部位需要进行加压包扎,防止溶栓后发生出血。

(2)在溶栓过程中及溶栓治疗后需要密切监测患者的神志情况及肢体活动情况,以判断有无脑出血的发生。溶栓前要保留外周血管套管针,避免反复血管穿刺,溶栓期间应避免肌内注射和穿刺。确需穿刺深静脉时以动脉穿刺法进行,尽量不穿透血管的后壁。穿刺后需要充分压迫止血,压迫部位应在皮肤穿刺点的略上方,以防止未压到血管穿刺部位而发生局部血肿。需机械通气的患者,勿行气管切开。

（3）溶栓后 3 天内需要每天监测血红蛋白、红细胞及尿常规和大便潜血等,以及时发现难以察觉的内脏出血,尤其是腹膜后出血。一旦发现血红蛋白有明显的下降,需要积极寻找原因,并采取相应措施。

（4）溶栓治疗疗效的判断:溶栓治疗是否有效要根据患者血流动力学和氧合情况判断,而不是根据影像学检查栓子是否减少来判断。溶栓过程中要监测患者的症状、生命体征和氧合功能。如果溶栓后患者的血压逐渐恢复正常,血氧分压上升,则说明溶栓有效。溶栓后 24 小时可复查超声心动图,如果右心室缩小,估测的肺动脉压力降低,右心室壁运动幅度增大,进一步说明溶栓有效。不建议用心电图,CTPA 作为判断疗效的指标。

（5）二次溶栓问题:通常急性肺栓塞只需进行一次溶栓治疗即可取得理想效果。二次溶栓的情况非常少见。

当第一次溶栓血流动力学和氧合恢复后,如果再次出现血流动力学和氧合的异常,考虑为栓子再次脱落所致,可考虑进行第二次溶栓。

首次溶栓后,如果血流动力学稳定,则继续抗凝治疗,不必急于复查 CT 肺动脉造影,即使 CTPA 发现肺动脉血栓负荷仍较大,建议仍继续抗凝治疗。

如果首次溶栓后血流动力学仍不稳定,则应在第二次溶栓或手术取栓之间权衡。与第二次溶栓相关的问题,如指征、时机、方案等目前尚无统一的共识。如果首次溶栓治疗效果不满意但不适合做介入治疗,或溶栓治疗后出现新的较大面积的肺栓塞,或医院不具备介入治疗的条件,加上首次溶栓时未发生出血并发症,可考虑第二次溶栓。第二次溶栓应在首次溶栓复查后,通常是在第一次溶栓结束后 24 小时,存在上述情况时进行。除链激酶外,第二次溶栓可使用与第一次相同的溶栓药,也可以更换另一种,剂量通常小于第一次。

（6）肺栓塞并发咯血,如具备下列情况仍可考虑溶栓:①血流动力学不稳;②无溶栓禁忌证或潜在性出血性疾病。此时应常规配血,准备新鲜冷冻血浆和对抗纤溶酶原活性的药物如氨基己酸等。

（黄彩娜）

第九节 休 克

一、过敏性休克

过敏性休克是指某些抗原物质(特异性变应原)再次进入已经致敏的机体后,迅速发生的以急性循环衰竭为主的全身性免疫反应。过敏性休克是过敏性疾病中最严重的状况。

(一)病因和发病机制
引起过敏性休克的抗原物质主要有以下几类。

1.药物
主要涉及抗生素(如青霉素及其半合成制品)、麻醉药、解热镇痛消炎药、诊断性试剂(如磺化性 X 线造影剂)等。

2.生物制品

异体蛋白,包括激素、酶、血液制品如清蛋白、丙种球蛋白等、异种血清、疫苗等。

3.食物

某些异体蛋白含量高的食物,如蛋清、牛奶、虾、蟹等。

4.其他

昆虫蜇咬、毒蛇咬伤、天然橡胶、乳胶等。

过敏性休克的发生是由于机体对于再次进入的抗原免疫反应过强所致,其发病的轻重缓急与抗原物质的进入量、进入途径及机体免疫反应能力有关。

(二)病理生理

抗原初次进入机体时,刺激B淋巴细胞产生IgE抗体,结合于肥大细胞和嗜碱性粒细胞表面(致敏细胞);当抗原再次进入机体时,迅速与体内已经存在于致敏细胞上的IgE结合并激活受体,使致敏细胞快速释放大量组织胺、5-羟色胺、激肽与缓激肽、白三烯、血小板活化因子等生物活性物质,导致全身毛细血管扩张、通透性增加,多器官充血水肿;同时,由于液体的大量渗出使有效循环血量急剧减少,回心血量减少导致心排血量下降,血压骤降,迅速进入休克状态。

(三)临床表现

大多数患者在接触变应原后30分钟内,甚至几十秒内突然发病,可在极短时间内进入休克状态。表现为大汗、心悸、面色苍白、四肢湿冷、血压下降、脉细速等循环衰竭症状。多数患者在休克之前或同时出现一些过敏相关症状,如荨麻疹、红斑或瘙痒;眼痒、打喷嚏、鼻涕、声嘶等黏膜水肿症状;刺激性咳嗽、喉头水肿、哮喘和呼吸窘迫等呼吸道症状;恶心、呕吐、腹痛、腹泻等消化道症状;烦躁不安、头晕、抽搐等神经系统症状。严重者可死于呼吸、循环衰竭。

(四)诊断

过敏性休克的诊断依据:有过敏史和变应原接触史;休克前或同时有过敏的特有表现;有休克的表现。当患者在做过敏试验、用药或注射生物制剂时突然出现过敏和休克表现时,应立即想到过敏性休克的发生。

(五)治疗

一旦出现过敏性休克,应立即就地抢救。患者平卧、立即吸氧、建立静脉通路。

1.立即脱离变应原

停用或清除可疑引起变态反应的物质。结扎或封闭虫蜇或蛇咬部位以上的肢体,减少过敏毒素的吸收,应注意15分钟放松一次,以免组织坏死。

2.应用肾上腺素

肾上腺素是抢救的首选用药。立即皮下或肌内注射0.1%肾上腺素0.5～1.0 mL,如果效果不满意,可间隔5～10分钟重复注射0.2～0.3 mL。严重者可将肾上腺素稀释于5%葡萄糖液中静脉注射。

3.糖皮质激素的应用

常在应用肾上腺素后静脉注射地塞米松,随后酌情静脉滴注,休克纠正后可停用。

4.保持呼吸道通畅

喉头水肿者,如应用肾上腺素后不缓解,可行气管切开;支气管痉挛者,可用氨茶碱稀释后静脉滴注或缓慢静脉注射。

5.补充血容量

迅速静脉滴注右旋糖酐-40 或晶体液(林格液或生理盐水),随后酌情调整。注意输液速度,有肺水肿者,补液速度应减慢。

6.血管活性药的使用

上述处理后血压仍较低者,可给予去甲肾上腺素、间羟胺、多巴胺等缩血管药,以维持血压。

7.抗过敏药及钙剂的补充

常用异丙嗪或氯苯那敏肌内注射,10%葡萄糖酸钙 10～20 mL 稀释后静脉注射。

(六)预后

由于发病突然,如抢救不及时,病情可迅速进展,最终可导致呼吸和循环衰竭而致死。如得到及时救治,则预后良好。

二、低血容量性休克

低血容量性休克是指各种原因引起的急性循环容量丢失,从而导致有效循环血量与心排血量减少、组织灌注不足、细胞代谢紊乱和功能受损的病理生理过程。临床上创伤失血仍是发生低血容量休克最为常见的原因,而与低血容量性休克相关的内科系统疾病则以上消化道出血(如消化性溃疡、肝硬化、胃炎、急性胃黏膜病变、胆管出血、胃肠道肿瘤)、大咯血(如支气管扩张、结核、肺癌、心脏病)和凝血机制障碍(血友病等)较为多见,过去常称为失(出)血性休克。呕吐、腹泻、脱水、利尿等原因也可引起循环容量在短时间内大量丢失,从而导致低血容量性休克的发生。

低血容量休克的主要病理生理改变是有效循环血容量急剧减少、组织低灌注、无氧代谢增加、乳酸性酸中毒、再灌注损伤,以及内毒素易位,最终导致多器官功能障碍综合征(MODS)。低血容量休克的最终结局自始至终与组织灌注相关,因此,提高其救治成功率的关键在于尽早去除休克病因的同时,尽快恢复有效的组织灌注,以改善组织细胞的氧供,重建氧的供需平衡和恢复正常的细胞功能。

(一)诊断

1.临床表现特点

(1)有原发病的相应病史和体征。

(2)有出血征象。根据不同病因可表现为咯血、呕血或便血等。一般而言,呼吸系统疾病如支气管扩张、空洞型肺结核、肺癌等,多表现为咯血,同时可伴有咳嗽、气促、呼吸困难、发绀等征象。此外,心脏病也是咯血常见原因之一,可由左侧心力衰竭所致肺水肿引起,也可由肺静脉、肺动脉破裂出血所致,临床上以二尖瓣病变狭窄和/或关闭不全、原发性和继发性肺动脉高压、肺动脉栓塞和左侧心力衰竭多见。上消化道出血可表现为呕血和/或黑便,大量出血时大便也可呈暗红色,而下消化道出血多表现为便血。

(3)有休克征象和急性贫血的临床表现,且与出血量成正比。一般而言,成人短期内失血达750～1 000 mL 时,可出现面色苍白、口干、烦躁、出汗,心率约 100 次/分,收缩压降至 10.7～12.0 kPa(80～90 mmHg);失血量达 1 500 mL 左右时,则上述症状加剧,表情淡漠、四肢厥冷,收缩压降至 8.0～9.3 kPa(60～70 mmHg),脉压明显缩小,心率 100～120 次/分,尿量明显减少;失血量达 1 500～2 000 mL 时,则面色灰白、发绀、呼吸急促、四肢冰冷、表情极度淡漠,收缩压降至 5.3～8.0 kPa(40～60 mmHg),心率超过 120 次/分,脉弱无力;失血量超过 2 000 mL,收缩压降至 5.3 kPa(40 mmHg)以下或测不到,脉搏微弱或不能扣及,意识不清或昏迷,无尿。此外,休克的严重程度不仅同出血量多少有密切关系,且与出血速度有关。在同等量出血的情况下,出血速度越快,则休克越严重。2007年中华医学会重症医学分会有关《低血容量休克复苏指南》中,以失血性休克为例估计血容量的丢失,根据失血量等指标将失血分成4级(表1-1)。

表1-1 失血的分级

分级	失血量 (mL)	失血量占血 容量比例(%)	心率 (次/分)	血压	呼吸频率 (次/分)	尿量 (mL/h)	神经系统症状
I	<750	<15	≤100	正常	14~20	>30	轻度焦虑
II	750~1 500	15~30	>100	下降	>20~30	>20~30	中度焦虑
III	>15 000~2 000	>30~40	>120	下降	>30~40	5~20	萎靡
IV	>2 000	>40	>140	下降	>40	无尿	昏睡

注:成人平均血容量约占体重的7%(或70 mL/kg),上表按体重70 kg估计。

2.实验室和其他辅助检查特点

(1)血红细胞、血红蛋白和血细胞比容短期内急剧降低。但必须指出,出血早期(10小时内)由于血管及脾脏代偿性收缩,组织间液尚未进入循环以扩张血容量,可造成血细胞比容和血红蛋白无明显变化的假象,在分析血常规时必须加以考虑。

(2)对于一开始就陷入休克状态,还未发生呕血及黑便的消化道出血者,此时应插管抽取胃液及进行直肠指检,有可能发现尚未排出的血液。

(3)某些内出血患者如宫外孕、内脏破裂等可无明显血液排出(流出)体外迹象,血液可淤积在体腔内,对这一类患者除详细询问病史、体检外,必要时应做体腔穿刺,以明确诊断。

(4)根据出血部位和来源,待病情稳定后可做相应检查,以明确病因和诊断。如咯血患者视病情可做胸部X线检查、支气管镜检、支气管造影等;心源性咯血可做超声心动图、多普勒血流显像、X线和心电图等检查;消化道出血者可做胃肠钡餐检查、胃镜、结肠镜、血管造影等检查;肝胆疾病可做肝功能和胆管镜检查,以及腹部二维超声检查,必要时做计算机断层摄影(CT)或磁共振成像检查;疑为血液病患者可做出凝血机制等有关检查。

3.低血容量性休克的监测和临床意义

《低血容量休克复苏指南》指出,以往主要依据病史、症状、体征,如精神状态改变、皮肤湿冷、收缩压下降或脉压减小、尿量减少、心率增快、中心静脉压降低等指标来诊断低血容量性休克,但这些传统的诊断标准有其局限性。近年发现,氧代谢与组织灌注指标对低血容量休克早期诊断有更重要的参考价值。有研究证实血乳酸和碱缺失在低血容量休克的监测和预后判断中具有重要意义。

(1)一般监测:其包括皮温与色泽、心率、血压、尿量和精神状态等监测指标。这些指标虽然不是低血容量休克的特异性监测指标,但仍是目前临床工作中用来观察休克程度和治疗效果的常用指标。①低体温有害,可引起心肌功能障碍和心律失常,当中心体温<34 ℃时,可导致严重的凝血功能障碍;②心率加快通常是休克的早期诊断指标之一,但心率不是判断失血量多少的可靠指标,比如年轻患者就可以通过血管收缩来代偿中等量的失血,仅表现为轻度心率增快;③至于血压,将平均动脉压(MAP)维持在8.0~10.7 kPa(60~80 mmHg)是比较恰当的;④尿量间接反映循环状态,是反映肾灌注较好的指标,当尿量<0.5 mL/(kg·h)时,应继续进行液体复苏。临床工作中还应注意到患者出现休克而无少尿的情况,例如高血糖和造影剂等有渗透活性的物

质可以造成渗透性利尿。

（2）其他常用临床指标的监测：①动态观察红细胞计数、Hb及血细胞比容的数值变化，可了解血液有无浓缩或稀释，对低血容量休克的诊断、判断是否存在继续失血有参考价值。有研究表明，血细胞比容在4小时内下降10％提示有活动性出血；②动态监测电解质和肾脏功能，对了解病情变化和指导治疗十分重要；③在休克早期即进行凝血功能的监测，对选择适当的容量及液体种类有重要的临床意义。常规凝血功能监测包括血小板计数、凝血酶原时间（PT）、活化部分凝血活酶时间（APTT）、国际标准化比值（INR）和 D-二聚体等。

（3）动脉血压监测：临床上无创动脉血压（NIBP）监测比较容易实施。对于有低血压状态和休克的患者，有条件的单位可以动脉置管和静脉置入漂浮导管，实行有创动脉血压（IBP）、中心静脉压（CVP）和肺毛细血管楔压（PAWP）、每搏量（SV）和心排血量（CO）的监测。这样可以综合评估，调整液体用量，并根据监测结果必要时使用增强心肌收缩力的药物或利尿剂。

（4）氧代谢监测：休克的氧代谢障碍概念是对休克认识的重大进展，氧代谢的监测进展改变了对休克的评估方式，同时使休克的治疗由以往狭义的血流动力学指标调整转向氧代谢状态的调控。传统临床监测指标往往不能对组织氧合的改变具有敏感反应。此外，经过治疗干预后的心率、血压等临床指标的变化也可在组织灌注与氧合未改善前趋于稳定。①指脉氧饱和度（SpO_2）：主要反映氧合状态，在一定程度上反映组织灌注状态。需要注意的是，低血压、四肢远端灌注不足、氧输送能力下降或者给予血管活性药物等情况均可影响 SpO_2 的准确性；②动脉血气分析：对及时纠正酸碱平衡，调节呼吸机参数有重要意义。碱缺失间接反映血乳酸水平，两指标结合分析是判断休克时组织灌注状态较好的方法；③动脉血乳酸监测：是反映组织缺氧的高度敏感的指标之一，该指标增高常较其他休克征象先出现。持续动态的动脉血乳酸及乳酸清除率监测对休克的早期诊断、判定组织缺氧情况、指导液体复苏及预后评估具有重要意义。肝功能不全时则不能充分反映组织的氧合状态；④其他：每搏量（SV）、心排血量（CO）、氧输送（DO_2）、氧消耗（VO_2）、胃黏膜内 pH 和胃黏膜 CO_2 张力（$PgCO_2$）、混合静脉血氧饱和度（SVO_2）等指标在休克复苏中也具有一定程度的临床意义，不过仍需要进一步的循证医学证据支持。

（二）治疗

1.止血

按照不同病因，采取不同止血方法，必要时紧急手术治疗，以期达到有效止血之目的。

（1）对肺源性大咯血者可用垂体后叶素5～10 U，加入5％葡萄糖液20～40 mL中静脉注射；或10～20 U，加入5％葡萄糖液500 mL中静脉滴注。也可采用纤维支气管镜局部注药、局部气囊导管止血及激光-纤维支气管镜止血。对于未能明确咯血原因和部位的患者，必要时作选择性支气管动脉造影，然后向病变血管内注入可吸收的明胶海绵做栓塞治疗。反复大咯血经内科治疗无效，在确诊和确定病变位置后，可施行肺叶或肺段切除术。

（2）心源性大咯血一般不宜使用垂体后叶素，可应用血管扩张剂治疗，通过降低肺循环压力，减轻心脏前、后负荷，以达到有效控制出血之目的。①对于二尖瓣狭窄或左侧心力衰竭引起的肺静脉高压所致咯血，宜首选静脉扩张剂，如硝酸甘油或硝酸异山梨醇的注射制剂；②因肺动脉高压所致咯血，则可应用动脉扩张剂和钙通道阻滞剂，如肼屈嗪25～50 mg、卡托普利 25～50 mg、硝苯地平 10～15 mg，均每天3次。也可试用西地那非 25～100 mg，每天3次；③若肺动静脉压力均升高时可联用动静脉扩张剂，如硝酸甘油 10～25 mg，加入5％葡萄糖液 500 mL 中缓慢静脉滴注；加用肼屈嗪或卡托普利，甚至静脉滴注硝普钠；④对于血管扩张剂不能耐受或有不良反应者,可用普鲁卡因 50 mg,加入 5%葡萄糖液 40 mL 中缓慢静脉注射,亦具有扩张血管和降低肺循环压力的作用,从而达到控制咯血之目的;⑤急性左心衰竭所致咯血尚需按心力衰竭治疗,如应用吗啡、洋地黄、利尿剂及四肢轮流结扎止血带以减少回心血量等。

(3)对于肺栓塞所致咯血,治疗针对肺栓塞。主要采用以下治疗。①抗凝治疗:普通肝素首剂 5 000 U 静脉注射,随后第 1 个 24 小时之内持续滴注 30 000 U,或者按 80 U/kg 静脉注射后继以 18 U/(kg·h)维持,以迅速达到和维持合适的 APTT 为宜,根据 APTT 调整剂量,保持APTT 不超过正常参考值 2 倍为宜。也可使用低分子肝素,此种情形下无须监测出凝血指标。肝素或低分子肝素通常用药 5 天即可。其他的抗凝剂还包括华法林等,需要做 INR 监测。肝素不能与链激酶(SK)或尿激酶(UK)同时滴注,重组组织型纤溶酶原激动剂(rt-PA)则可以与肝素同时滴注;②溶栓治疗:SK 负荷量 250 000 U 静脉注射,继以 100 000 U/h 静脉滴注 24 小时;或者 UK,负荷量 4 400 U/kg 静脉注射,继以 2 200 U/kg 静脉滴注12 小时;或者 rt-PA 100 mg,静脉滴注 2 小时。国内"急性肺栓塞尿激酶溶栓、栓复欣抗凝多中心临床试验"规定的溶栓方案中UK 剂量是 20 000 U/kg,外周静脉滴注 2 小时。

(4)上消化道出血的处理如下。①消化性溃疡及急性胃黏膜病变所致的上消化道出血可用西咪替丁(甲氰咪胍)600~1 200 mg,加入 5%葡萄糖液 500 mL 中静脉滴注;或雷尼替丁50 mg、或法莫替丁 20~40 mg,加入 5%葡萄糖液 20~40 mL 中静脉注射;或奥美拉唑 40 mg 稀释后静脉滴注,滴注时间不得少于 20 分钟,每天 1~2 次。必要时可在内镜下直接向病灶喷洒止血药物(如孟氏溶液、去甲肾上腺素)、高频电凝止血、激光光凝止血或注射硬化剂(5%鱼肝油酸钠、5%乙醇胺油酸酯、1%乙氧硬化醇)等;②肝硬化食管或胃底静脉曲张破裂出血可用垂体后叶素;对于老年肝硬化所致的上消化道大出血,有人建议垂体后叶素与硝酸甘油合用,即垂体后叶素加入生理盐水中,以 0.2~0.4 mg/min 的速度静脉滴注,同时静脉滴注硝酸甘油 0.2~0.4 mg/min。垂体后叶素对"前向血流"途径减少门静脉血流,降低门静脉高压而止血,硝酸甘油则针对"后向血流"而加强垂体后叶素的作用。近年来多采用生长抑素(施他宁)治疗胃底-食管静脉曲张破裂出血,250 μg 静脉注射后,继以 250 μg/h 静脉滴注,维持 1~3 天;或者使用奥曲肽 100 μg 静脉注射后,随后以 25~50 μg/h 静脉滴注,维持 3~5 天,对肝硬化等原因所致的上消化道出血,甚至下消化道出血也有效。亦可应用三腔二囊管压迫食管下段和胃底静脉止血;③对于急性上消化道大出血,若出血部位不明,必要时可施行紧急内镜下止血。方法是在适当补液后,使收缩压不低于10.7 kPa(80 mmHg)。此时可经内镜向胃腔喷洒止血药,0.8%去甲肾上腺素盐水 50~100 mL,凝血酶 1 000~8 000 U(稀释成 20~50 mL 液体),5%孟氏溶液 20~40 mL。也可局部注射硬化剂;5%鱼肝油酸钠 0.5~1.0 mL,血管旁(内)注射后喷洒凝血酶 4 000 U(稀释成 5 mL液体)。对于各种原因所致的大出血,除非患者并有凝血机制障碍,否则通常情况下目前临床上并不主张常规使用止血剂。中药三七粉、云南白药等可考虑试用。

2.补充血容量

低血容量休克时补充液体刻不容缓,输液速度应快到足以迅速补充丢失的液体量,以求尽快改善组织灌注。临床工作中,常做深静脉置管,如颈内静脉或锁骨下静脉置管,甚至肺动脉置管,这些有效静脉通路的建立对保障液体的输入是相当重要的。

(1)输血及输注血制品:对失血性休克者立即验血型配同型血备用。输血及输注血制品广泛应用于低血容量休克的治疗中。应引起注意的是,输血本身可以带来的一些不良反应,甚至严重并发症。失血性休克所丧失的主要成分是血液,但在补充血液、容量的同时,并非需要全部补充血细胞成分,也应考虑到凝血因子的补充。①目前,临床上大家共识的输血指征为血红蛋白≤70 g/L。对于有活动性出血的患者、老年人及有心肌梗死风险者,血红蛋白保持在较高水平更为合理。无活动性出血的患者每输注1 U(200 mL 全血)的红细胞其血红蛋白升高约 10 g/L,血细胞比容升高约 3%;②若血小板计数<50×10⁹/L,或确定血小板功能低下,可考虑输注血小板。对大量输血后并发凝血异常的患者联合输注血小板和冷沉淀可显著改善和达到止血效果;③对于酸中毒和低体温纠正后凝血功能仍难以纠正的失血性休克患者,应积极改善其凝血功能,在输注红细胞的同时应注意使用新鲜冰冻血浆以补充纤维蛋白原和凝血因子的不足;④冷沉淀内含凝血因子Ⅴ、Ⅷ、Ⅻ、纤维蛋白原等物质,对肝硬化食管静脉曲张、特定凝血因子缺乏所致的出血性疾病尤其适用。对大量输血后并发凝血异常的患者及时输注冷沉淀可提高血循环中凝血因子,以及纤维蛋白原等凝血物质的含量,缩短凝血时间、纠正凝血异常;⑤极重度出血性休克,必要时应动脉输血,其优点是避免快速静脉输血所致的右心前负荷过重和肺循环负荷过重;直接增加体循环有效血容量,提升主动脉弓血压,并能迅速改善心脏冠状动脉、脑和延髓生命中枢的供血;通过动脉逆行加压灌注,兴奋动脉内压力和化学感受器,能反射性调整血液循环。由于动脉内输血操作较复杂,且需严格无菌操作,故仅适用于重度和极重度休克患者。

(2)输注晶体溶液:①常用的是生理盐水和乳酸林格液等张平衡盐溶液。生理盐水的特点是等渗但含氯高,大量输注可引起高氯性代谢性酸中毒。乳酸林格液的特点在于电解质组成接近生理,含有少量的乳酸。一般情况下,其所含乳酸可在肝脏迅速代谢,大量输注乳酸林格液应该考虑到其对血乳酸水平的影响。输注的晶体溶液中,约有 1/4 存留在血管内,其余 3/4 则分布于血管外间隙。晶体溶液这种再分布现象可以引起血浆蛋白的稀释,以及胶体渗透压的下降,同时出现组织水肿。因此,若以大量晶体溶液纠正低血容量休克患者时,这方面的不良反应应引起注意;②高张盐溶液的钠含量通常为 400~2 400 mmol/L。制剂包括有高渗盐右旋糖酐注射液(HSD 7.5%氯化钠+6%dextran70)、高渗盐注射液(HS 7.5%、5%或 3.5%氯化钠)及11.2%乳酸钠高张溶液等,以前两者多见。迄今为止,仍没有足够循证医学证据证明输注高张盐溶液更有利于低血容量休克的纠正。而且,高张盐溶液可以引起医源性高渗状态及高钠血症,严重时可导致脱髓鞘病变。

(3)输注胶体溶液:在纠正低血容量休克中常用的胶体液主要有羟乙基淀粉和清蛋白。①羟乙基淀粉(HES)是人工合成的胶体溶液,常用 6%的 HES 氯化钠溶液,其渗透压约为 773.4 kPa(300 mmol/L),输注 1 L HES 能够使循环容量增加 700~1 000 mL。使用时应注意对肾功能、凝血机制的影响,以及可能发生的变态反应,这些不良反应与剂量有一定的相关性;②清蛋白作为天然胶体,构成正常血浆胶体渗透压的 75%~80%,是维持正常容量与胶体渗透压的主要成分,因此人血清蛋白制剂常被选择用于休克的治疗;③右旋糖酐也用于低血容量休克的扩容治疗。

(4)容量负荷试验:临床工作中,常遇到血压低、心率快、周围组织灌注不足的患者,分不清到底是心功能不全抑或血容量不足或休克状态,此时可进行容量负荷试验。经典的容量负荷试验的具体做法有以下几种。①在 10 分钟之内快速输注 50~200 mL 生理盐水,观察患者心率、血压、周围灌注和尿量的改变,注意肺部湿啰音、哮鸣音的变化;②如果有条件测量 CVP 和/或肺毛细血管楔压(PAWP),则可在快速输注生理盐水前后测量其变化值,也有助于鉴别;③快速输液后若病情改善则为容量不足,反之则为心功能不全,前者应继续补液,后者则应控制输液速度。对低血容量休克的患者,若其血流动力学状态不稳定时也应实施该项试验,以达到既可以快速纠正已存在的容量缺失,又尽量减少容量过度负荷的风险和可能的心血管不良反应的目的。

3.血管活性药物的应用

若血容量基本纠正,又无继续出血,收缩压仍<10.7 kPa(80 mmHg),或者输液尚未开始却已有严重低血压的患者,可酌情使用血管收缩剂与正性肌力药物,使血压维持在12.0~13.3 kPa(90~100 mmHg)为好。多巴胺剂量用至5 $\mu g/(kg \cdot min)$时可增强心肌收缩力,低于该剂量时有扩血管和利尿作用,剂量>10 $\mu g/(kg \cdot min)$时有升血压作用。去甲肾上腺素剂量0.2~2.0 $\mu g/(kg \cdot min)$、肾上腺素或去氧肾上腺素仅用于难治性休克。如果有心功能不全或纠正低血容量休克后仍有低心排血量,可使用多巴酚丁胺,剂量2~5 $\mu g/(kg \cdot min)$。此外,保温,防治酸中毒、氧自由基对细胞和亚细胞的损伤作用,保护胃肠黏膜减少细菌和毒素易位,防治急性肾衰竭,保护其他重要脏器功能,以及对症治疗均不容忽视。

三、内分泌性休克

内分泌性休克是指某些内分泌疾病,如希恩综合征(慢性垂体前叶功能减退症)、急/慢性肾上腺皮质功能减退、黏液性水肿、嗜铬细胞瘤等,在一定条件下发生低血压或休克。

(一)病因与诊断

1.希恩综合征

常有产后大出血或伴有休克史,产后无乳,闭经或月经过少,性欲减退,并表现为3个靶腺(性腺、甲状腺、肾上腺皮质)功能不全的症状。实验室检查表现为尿中卵泡刺激素(FSH)减少,血清促甲状腺激素(TSH)、三碘甲状腺原氨酸(T_3)、甲状腺素(T_4)降低,甲状腺吸^{131}I率降低,24小时尿中17-羟类固醇和17-酮类固醇明显低于正常。

2.慢性肾上腺皮质功能减退症

常有皮肤色素沉着、低血压,患者常感眩晕、乏力,抵抗力差。危象发作时可出现恶心、呕吐、休克。实验室检查表现为低血糖、低血钠、高血钾,24小时尿中17-羟类固醇与17-酮类固醇排量减少。

3.急性肾上腺皮质功能减退

多见由脑膜炎球菌败血症(华-弗综合征)引起,主要临床表现为头痛、发热、恶心、呕吐、皮肤苍白、湿冷、皮肤弥漫性出血或紫癜、脑膜刺激征和休克征象等。

4.嗜铬细胞瘤

少数患者可发生休克,这可能与下述原因有关:①大量儿茶酚胺分泌引起血管过度收缩,导致血容量降低,一旦儿茶酚胺作用解除,如瘤体减少(出血、坏死)或停止分泌、应用α受体阻滞剂等,可使全身血管扩张,加上血容量不足,可造成血压下降;②大量儿茶酚胺引起末梢血管持续而强烈的收缩,导致微循环障碍,组织缺氧,毛细血管渗透性增高,血容量降低;③若瘤组织主要分泌肾上腺素,则可通过β受体促使血管扩张。此外,嗜铬细胞瘤患者也可因心力衰竭或严重心律失常,导致心排血量锐减而出现低血压或休克症状。本病在发生休克前常先有恶心、呕吐、腹泻、大汗淋漓等症状,可发生高血压危象,也可产生低血压或休克。本病可通过B超、CT、磁共振及血和尿中儿茶酚胺浓度测定而确立诊断。

(二)治疗

内分泌性休克的治疗原则为:①抗休克;②积极治疗原发病和控制诱因;③内分泌制剂替代治疗。

1.垂体-肾上腺危象

主要疗法为抗休克,控制感染、外伤、手术、寒冷等诱因,并给予相应内分泌激素替代治疗。

2.急性肾上腺皮质功能不全

多见于流行性脑脊髓膜炎败血症,静脉注射有效抗菌药物如青霉素、磺胺嘧啶等控制感染;琥珀酸氢化可的松 50～100 mg 或地塞米松 5～10 mg 静脉注射,随即琥珀酸氢化可的松 200～400 mg/d 或地塞米松10～30 mg/d静脉滴注;按感染中毒性休克治疗,加强支持疗法和对症治疗,防治 DIC。

3.嗜铬细胞瘤

立即静脉穿刺,保持 2 条静脉输液通路,一条补充扩容剂,另一条可静脉滴注去甲肾上腺素或间羟胺,保持收缩压在 13.3～16.0 kPa(100～120 mmHg),待休克控制和病情稳定后,尽快争取手术切除肿瘤。

四、脓毒症和脓毒症休克

脓毒症的现代定义泛指任何病原体(细菌、真菌、病毒、寄生虫等)感染引起的全身炎症反应综合征(systemic inflammatory response syndrome,SIRS)。脓毒症休克是指由脓毒症导致的以休克为突出表现的危重综合征。典型患者除具备原发/迁徙性感染灶、寒战、高热、皮疹、肝脾大等脓毒症的表现外,同时出现血压下降、脉压缩小、脉搏细速、呼吸急促、面色苍白、皮肤湿冷或花斑、唇指发绀、尿量减少、烦躁不安或意识模糊等休克的临床表现。脓毒症休克的治疗是综合性的,其关键环节包括抗感染和抗休克治疗两个方面。

(一)病因要点

脓毒症休克的常见致病菌为革兰阴性细菌,革兰阳性球菌、真菌等也可引起休克。原有慢性基础疾病(如肝硬化、糖尿病、恶性肿瘤等)及长期接受糖皮质激素等免疫抑制剂、抗代谢药物、细胞毒性药物和放射治疗,或留置导尿管或静脉导管等的患者,在继发细菌感染后易并发脓毒症休克。

(二)诊断要点

1.脓毒症的基本表现

(1)毒血症状:常有寒战、高热,严重时可有体温不升。全身不适,软弱无力,头痛,肌肉酸痛。呼吸、脉搏加快。

(2)皮疹:瘀点最常见。也可为猩红热样皮疹、烫伤样皮疹、荨麻疹等。

(3)肝脾大:肝脾大多为轻度肿大,肝区胀痛、叩痛,可有黄疸等肝功能损害的表现。

(4)关节症状:可有红肿、疼痛、活动受限、关节积液或积脓,多见于革兰阳性球菌和产碱杆菌脓毒症。

(5)原发/迁徙性感染灶:原发感染灶可见于皮肤等软组织、呼吸道、泌尿生殖道、胆道、肠道等。迁徙性病灶主要见于病程长的革兰阳性球菌和厌氧菌脓毒症。

2.脓毒症休克的临床分期

(1)休克早期:面色、皮肤苍白,肢端厥冷。呼吸急促、脉搏细速,心率增快。脉压明显减小,血压正常或稍低于 12.0 kPa(90 mmHg),若并发严重失液或失血也可导致血压骤降。尿量减少。烦躁,焦虑,但因脑灌流尚可保证,故神志尚清楚。少数患者可呈暖休克。

(2)休克中期:随着休克的发展,收缩压降至 10.7 kPa(80 mmHg)以下,脉压显著减小;心率加快,心音低钝,脉搏细速;呼吸浅快,发绀;皮肤湿冷可见花斑;烦躁不安、嗜睡甚至神志淡漠、昏迷。尿量进一步减少,甚或无尿。

(3)休克晚期:发生 DIC,患者有顽固性低血压和广泛性出血,并出现多器官功能衰竭,主要包括以下几点。①急性肾功能不全:尿量明显减少或无尿,血尿素氮、肌酐和血钾升高;②急性心功能不全:患者常有心率加速、心音低钝,可有奔马律等心律失常,中心静脉压或肺动脉楔嵌压升高。心电图可示心肌损害、心内膜下心肌缺血、心律失常等改变;③急性呼吸窘迫综合征(ARDS):表现为进行性呼吸困难和发绀。肺底可闻及细湿啰音或呼吸音减低。胸部 X 线片示散在小片状浸润阴影,逐渐扩展、融合。血气分析示 $PaO_2<8.0$ kPa(60 mmHg),或 PaO_2/FiO_2 ≤200;④脑功能障碍:患者可出现昏迷、抽搐及瞳孔、呼吸改变等表现;⑤其他:肝衰竭患者出现昏迷、黄疸等症状。胃肠道功能紊乱可表现为肠胀气、消化道出血等。

3.辅助检查

(1)血常规:外周血白细胞增高,多为$(10\sim30)\times10^9/L$,中性粒细胞比例增高,可有明显核左移及细胞内中毒颗粒。血细胞比容和血红蛋白增高提示体液丢失、血液浓缩。

(2)病原学检查:①血培养,是诊断脓毒症最重要的依据,应在抗菌药物应用前、寒战、高热时不同部位采集血标本,多次送检。普通培养为阴性时,应注意厌氧菌培养、真菌培养、结核分枝杆菌培养;②骨髓培养,骨髓中细菌较多,受抗菌药物影响相对较小,因而骨髓培养阳性率常高于血培养;③体液培养,脓液、胸腔积液、腹水、脑脊液培养,瘀点挤液涂片或培养,均有检出病原菌的机会。

(3)炎症相关指标:测定 C 反应蛋白、降钙素原等的水平有助于判断炎症反应强度。

(4)DIC 检查早期血液呈高凝状态:在进展过程中血小板计数进行性降低。后期凝血因子显著减少,凝血时间、凝血酶原时间均延长,纤维蛋白原减少,FDP 增多,血浆鱼精蛋白副凝试验(3P 试验)阳性。纤维蛋白降解产物 D-二聚体是判断继发性纤溶亢进的重要指标。

(5)器官功能检查:尿中出现蛋白、红细胞、白细胞或管型,尿比重<1.015,尿钠>40 mmol/L,尿渗透压降低,尿/血肌酐比值<10:1,提示肾衰竭由功能性转为器质性。血尿素氮及肌酐可升高。血清 ALT、AST 及胆红素水平升高提示肝功能受损。肌酸磷酸激酶、乳酸脱氢酶同工酶升高提示心肌受损。血气分析有助于判断酸碱平衡紊乱及缺氧状况等。

(6)其他辅助检查:可按需要进行 B 超、X 线、CT、MRI 等检查。

(三)诊断

脓毒症休克的诊断必须具备脓毒症和休克综合征两个条件。

临床存在 SIRS 表现:①体温>38 ℃或<36 ℃;②心率>90 次/分;③呼吸急促,呼吸频率>20 次/分,或通气过度 $PaCO_2<4.3$ kPa(32 mmHg);④外周血白细胞计数>$12\times10^9/L$ 或<$4\times10^9/L$;或白细胞总数虽然正常,但未成熟中性粒细胞>10%。在除外运动、贫血、失血等生理和病理因素影响下,由损伤因子导致的上述指标高于等于 2 项,临床上可诊断为 SIRS。与此同时,存在血常规明显异常,尤其是存在局部感染灶、深静脉置管、相关基础疾病时,应注意脓毒症之可能。若大于等于 2 次血培养或骨髓培养发现相同致病菌,可明确诊断为脓毒症。

根据典型临床及血流动力学特征,不难做出脓毒性休克的诊断,但以下几点需特别注意:①低血压 12.0/8.0 kPa(90/60 mmHg)是休克的重要表现之一,但休克早期血压未必下降;②脉压明显下降[≤2.7 kPa(20 mmHg)]对早期判断休克比动脉血压更敏感;③微循环障碍往往在血压下降之前即已存在;④DIC、MODS 或 MOF 是休克晚期的重要并发症,但也可发生于非休克状态。

(四)鉴别要点

1.导致 SIRS 的非感染性疾病

在脓毒症休克的诊断中,必然涉及 SIRS,需要与急性重症胰腺炎、严重创伤、重症自身免疫性疾病及体外循环、大型外科手术等疾病所致的 SIRS 相鉴别。

2.其他不同类型的休克

低血容量性休克、心源性休克、过敏性休克、神经源性休克各有特点,与脓毒症休克易于鉴别。

(五)治疗要点

脓毒症休克的治疗是综合性的,成功的救治需遵循全面评估、早期干预、多元施救与整体管理的原则,其治疗的关键环节包括抗感染和抗休克治疗两个方面。

1.抗感染治疗

在病原体未明确前,可早期选用强力、抗菌谱广的、足量的杀菌剂进行经验性治疗。后期待致病病原体明确后,根据药敏试验结果调整用药方案。

2.抗休克治疗

(1)早期复苏:一旦临床诊断为脓毒症休克,应尽快进行积极的液体复苏。

(2)补充血容量:是治疗抢救休克最基本而重要的手段之一。输液宜先快后慢,先多后少,力争在短时间内逆转休克。选用液体应包括胶体和晶体的合理组合。

胶体液:①右旋糖酐-40(分子量 2 万～4 万):每天用量为 $500～1 500$ mL,有出血倾向和心、肾功能不全者慎用;②血浆、清蛋白:适用于低蛋白血症患者,如肝硬化、慢性肾炎、急性胰腺炎等。红细胞比容以维持在 $35\%～40\%$ 为宜;③其他:羟乙基淀粉亦可提高血浆胶体渗透压。

晶体液:碳酸氢钠或乳酸钠林格液等平衡盐溶液可提高功能性细胞外液容量,并纠正酸中毒,对明显肝功能损害者以碳酸氢钠为宜。

(3)纠正酸中毒:一般认为动脉血 pH<7.0 时可以使用,首剂为 5%碳酸氢钠 $100～250$ mL,补充 $1～4$ 小时后应复查动脉血气和电解质浓度,根据结果再决定是否需要继续输注及输液量。

(4)血管活性药物的应用:部分患者需要升压药治疗以维持最低限度的灌注压和血流量。

缩血管药物:推荐用去甲肾上腺素 $2～20$ $\mu g/(kg \cdot min)$ 或多巴胺 $5～20$ $\mu g/(kg \cdot min)$ 作为一线升压药,但必须在充分扩容的基础上使用,尽量经中心静脉导管给药。

扩血管药:适用于低排高阻型休克(冷休克),应在充分扩容的基础上使用。常用者有:①α 受体阻滞剂:酚妥拉明,剂量为 $0.1～0.5$ mg/kg,加入 100 mL 葡萄糖液中静脉滴注,情况紧急时可 $1～5$ mg 稀释后静脉缓注,余量静脉滴注。但不宜用于心肌梗死、心力衰竭者;②抗胆碱药:东莨菪碱每次 $0.01～0.03$ mg/kg,每次 $10～30$ 分钟静脉注射一次,其不良反应轻,可作为首选;山莨菪碱每次 $0.3～0.5$ mg/kg;阿托品每次 $0.03～0.05$ mg/kg。青光眼患者禁用;③多巴胺:剂量小时(每分钟 $2～5$ $\mu g/kg$),主要兴奋多巴胺受体,扩张内脏血管,尿量增加;中等剂量时(每分钟 $6～15$ $\mu g/kg$),主要兴奋 β 受体,增强心肌收缩力,但对心率影响较小;剂量过大时(每分钟 >20 $\mu g/kg$),则主要兴奋 α 受体,肾血管收缩。

(5)糖皮质激素的应用:现多推荐应用小剂量糖皮质激素,用于经过积极液体复苏及血管活性药物治疗后仍不能有效改善血流动力学的患者,一般选用氢化可的松 $200～300$ mg/d 静脉滴注,当患者不再需要应用血管活性药物时,则应停用糖皮质激素治疗。

(6)维护重要脏器功能：①心功能不全的防治,当出现心功能不全的征象时,应严格控制输液速度和总量;给予强心药物如毛花苷 C 或毒毛花苷 K 降低心脏前后负荷等;②肺功能的维护和防治,凡休克患者必须立即鼻导管或面罩间歇加压吸氧,保持气道通畅,必要时考虑气管插管或切开行辅助呼吸,清除气道分泌物以防止继发感染。控制输入液体量,尽量少用晶体液,输注清蛋白和呋塞米可减轻肺水肿;③肾功能的维护和防治,维持足够的有效循环血量是保护肾功能的关键。如血容量已补足,血压亦已基本稳定,而尿量仍少,应快速给予 20％甘露醇或呋塞米静脉推注,以上处理仍无效时,应按急性肾衰竭处理;④脑水肿的防治,应及时采取头部降温,以及早给予山莨菪碱等脑血管解痉药,使用渗透性脱水剂如甘露醇、呋塞米及大剂量肾上腺皮质激素,以防治脑水肿的发生和发展;⑤DIC 的防治,诊断一旦确立,应在去除病灶的基础上积极抗休克、改善微循环及迅速有效地控制感染,并酌情给予肝素治疗。肝素剂量为 0.5～1.0 mg/kg(首次一般 1.0 mg),以后每 4～6 小时静脉滴注 1 次,使凝血时间延长到正常的 2～3 倍,根据 DIC 控制与否决定用药时间。如凝血时间过于延长或内出血加重者,可用等量的鱼精蛋白对抗。

(7)其他：感染灶未涉及消化道者应尽量提供肠内营养,维持肠道黏膜的完整性、减少肠道菌群移位。积极使用质子泵抑制剂预防应激性溃疡的发生。

(六)防控要点

(1)积极防治原发病,以及时治疗创伤和各类局部感染。有肝硬化、糖尿病、恶性肿瘤、器官移植、免疫抑制等严重基础疾病者,应特别警惕合并各种感染的发生。

(2)脓毒症休克的治疗是综合性的,成功的救治需遵循全面评估、早期干预、多元施救与整体管理的原则,其治疗的关键环节包括抗感染和抗休克治疗两个方面。

(黄彩娜)

第十节 猝 死

猝死是指自然发生、出乎意料的突然死亡。世界卫生组织(WHO)规定：发病后 6 小时内死亡者为猝死,多数学者主张将猝死时间限定在发病 1 小时内。猝死的特点为死亡急骤,出人意料,自然死亡或非暴力死亡,根据美国的统计资料,猝死是仅仅排在肿瘤死亡(占 23％)之后的第二大死亡原因。Framingham 研究在长达 26 年的观察中发现,总死亡人群中 13％是猝死,而猝死中有 75％患者为心脏性猝死(SCD)。SCD 是严重威胁人类生存的疾病之一,约占所有心脏疾病死亡数量的一半。美国 SCD 的发生率在(30 万～40 万)/年。我国一项心脏性猝死的流行病学调查显示,SCD 的发生率为 41.84/10 万。

一、SCD 的病因和危险因素

各种心脏病均可导致猝死,非冠状动脉粥样硬化引起的冠状动脉异常少见,包括先天性冠状动脉畸形、冠状动脉栓塞、冠状动脉硬化、冠状动脉机械损伤或梗阻等,但这种冠状动脉异常具有较高的心脏性猝死的危险。SCD 常见的危险因素包括吸烟、缺乏锻炼、肥胖、高龄、高血压、高胆固醇血症、糖尿病等。

(一)冠心病和缺血性心脏病

病理解剖发现,多数 SCD 患者都有冠状动脉粥样硬化斑块形态学的急性病变(血栓或斑块破裂),所有 SCD 患者中约一半的患者有心肌瘢痕或活动性冠状动脉病变。在西方国家冠心病可能占猝死原因的 80%,20%~25% 的冠心病以猝死为首发表现。我国冠心病发病率低于美国和一些欧洲国家,但人口总基数大,所以绝对发患者数也很多。

SCD 患者常见的病理改变为广泛的多支冠状动脉粥样硬化,冠状动脉性闭塞导致心脏大面积严重急性缺血可引起 SCD。单支血管病变的冠状动脉内急性血栓形成及冠状动脉痉挛也可引起 SCD 发生。冠状动脉痉挛可引起严重的心律失常及猝死,冠状动脉痉挛可发生于动脉粥样硬化或正常冠状动脉。冠心病患者伴有左心室功能不全及频繁发生的窦性心律失常是 SCD 的高危人群,左室射血分数明显下降对于慢性缺血性心脏病患者是一个最强的预测因子,尤其是心肌梗死后心功能不全和多形性室性期前收缩是最有力的猝死预测因子。在心肌梗死急性期,即使是之前心功能正常的患者,由于严重心肌缺血导致的心肌代谢及电学异常而触发心室颤动,可导致 SCD。慢性的梗死瘢痕是室性快速性心律失常发生折返的基础。其次为缓慢心律失常或心搏骤停(占 10%~30%)。其他少见的如电-机械分离、心脏破裂、心脏压塞、血流的急性机械性阻塞和大血管的急性破裂或穿孔等。

(二)心肌病和心力衰竭

心力衰竭的现代治疗使患者的长期预后得到改善,可是部分血流动力学稳定的心力衰竭患者猝死发生率在增加。研究显示,40% 左右的心力衰竭患者死亡是突然发生的,猝死发生的危险性随着左心功能恶化而增加。对于心肌病患者,心功能较好者(Ⅰ级或Ⅱ级)总死亡率较心功能差者(Ⅲ级或Ⅳ级)低,而猝死的发生在心功能较好者发生率更高,特别是中度心功能不全的患者。室射血分数等于或少于 30% 是一个独立的心脏性猝死预测因子。对于左室射血分数 <30% 且发生过 SCD 的患者,即使电生理检查未能诱发出室性心律失常,随访 3 年也有 30% 患者死于再次 SCD。

(三)心律失常

典型的 SCD 与恶性心律失常有关。心电图监测技术证实 SCD 基本机制包括电机械分离、心脏停搏、心脏阻滞、室性心动过速(室速)和心室颤动(室颤)等,医院外 SCD 多数是由心室颤动引起的。由于心脏停搏和高度房室阻滞也可导致室速和室颤,因此室性心动过速和心室颤动是最常记录到的心律失常。80% 以上的患者先出现室性心动过速,持续恶化发生室颤。由于室颤自行转复非常少见,所以决定 SCD 患者生存的最重要因素是从心室颤动发生到除颤治疗和紧急药物干预的时间。医院外心脏停搏的总病死率很高,大约 95% 的患者在到达医院或接受紧急救助之前死亡,主要由于不能得到及时有效的除颤治疗,如果从第一时间内启动干预措施,存活率可高达 90%。多数心律失常是伴随器质性心脏病而出现的,但也有少数没有器质性心脏病史而发生猝死的病例。

(四)遗传因素

一些遗传性疾病,如先天性 QT 综合征、肥厚型梗阻性心脏病。Brugada 综合征及家族性婴儿和青年人猝死等都与 SCD 相关。原发性长 QT 综合征可导致不明原因晕厥和心搏骤停,患者表现为无症状或有症状的、潜在的致命的心律失常事件。60% 的长 QT 综合征患者表现为长 QT 综合征家族史或心脏猝死。由于遗传因素,家庭其他成员同样其有危险性。心脏猝死是肥厚型心肌病患者死亡的最普遍的原因,大约 10% 的肥厚型心肌病患者被认为具有心脏猝死的危险性。肥厚型心肌病是 35 岁以下运动员心脏猝死的最主要原因,大于 50％的高危患者十年内将发生心脏猝死。

二、SCD 的临床表现

SCD 的临床经过可分为前驱期、终末事件期、心脏骤停、生物学死亡 4 个阶段。

(一)前驱期

在猝死前数天至数月,有些患者可出现胸痛、气短、疲乏、心悸等非特异性症状。但亦可无前驱表现,瞬即发生心脏骤停。

(二)终末事件期

终末事件期是指心血管状态出现急剧变化到心脏骤停发生前的一段时间,自瞬间至持续 1 小时。心脏性猝死所定义的 1 小时,实质上是指终末事件期的时间在 1 小时内。由于猝死原因不同,终末事件期的临床表现也各异。典型的表现包括严重胸痛、急性呼吸困难、突发心悸或眩晕等。若心脏骤停瞬间发生,事先无预兆,则绝大部分是心源性。在猝死前数小时或数分钟内常有心电活动的改变,其中以心率加快及室性异位搏动增加最为常见。因室颤猝死的患者,常先有室性心动过速。另有少部分患者以循环衰竭发病。

(三)心脏骤停

心脏骤停后脑血流最急剧减少,可导致意识突然丧失,伴有局部或全身性抽搐。心脏骤停刚发生时脑中尚存少量含氧的血液,可短暂刺激呼吸中枢,出现呼吸断续,叹息样或短促痉挛性呼吸,随后呼吸停止。皮肤苍白或发绀,瞳孔散大,由于尿道括约肌和肛门括约肌松弛,可出现大、小便失禁。

(四)生物学死亡

从心脏骤停至发生生物学死亡时间的长短取决于原发病的性质,以及心脏骤停至复苏开始的时间。心脏骤停发生后,大部分患者将在 4～6 分钟内开始发生不可逆脑损害,随后经数分钟过渡到生物学死亡。心脏骤停发生后立即实施心肺脑复苏和尽早除颤,是避免发生生物学死亡的关键。心脏复苏成功后死亡的最常见的原因是中枢神经系统的损伤,其他常见原因有继发感染、低心排血量及心律失常复发等。

三、SCD 的危险分层及无创性评价

对 SCD 进行危险分层,识别高危患者并对其进行干预措施能够预测和阻止心脏骤停患者发生 SCD。SCD 与下列因素有关:①左心室射血分数(LVEF),LVEF 是缺血性心脏病 SCD 的最主要的独立危险因素。LVEF 低于 30％的患者 3 年内发生 SCD 的风险为 30％;②年龄,Framingham 研究显示,45～54 岁之间,死亡的男性冠心病患者中 SCD 的比例为 62％,而在 55～54 岁与 65～74 岁之间,这一比例分别下降至 58％与 42％,可见冠心病患者 SCD 的发生率与年龄呈负相关;③左室肥厚,左室肥厚是导致 SCD 的主要原因,其危险性与冠心病和心力衰竭的危险性相当。在 Framingham 研究中左室重量每增加 50 g/m²,SCD 的危险比增加 1.45。

心内电生理检查具有较高的诊断价值,而无创性技术因其安全、方便,可结合临床病史和病因综合分析做出综合判断,仍具有一定的筛查价值。

(一)静息 12 导联心电图(ECG)

静息 ECG 是诊断室性心律失常最简单、最实用、最可靠的方法,2006 年 ACC/AHA/ESC 室

性心律失常的诊疗和心源性猝死的预防指南(简称指南)指出,进行室性心律失常评价的患者均应接受静息 12 导联心电图检查。常规静息 12 导联 ECG 能提供室性期前收缩、QRS 时限、QT 离散度、ST 段和 T 波异常等多种诊断信息。

1.室性期前收缩

80%～90%的急性期心肌梗死患者可记录到室性期前收缩,与残余缺血、冠脉狭窄程度、左室受累程度及距心肌梗死时间有关,室性期前收缩可能会通过触发或折返机制诱发室颤而导致 SCD。55 岁以上正常人,多次发生的单个室性期前收缩,也是发生复杂室性期前收缩及各种原因死亡及急性心肌梗死的预测因素。对 45 402 例退伍军人观察 12 年证实,有室性期前收缩者因心血管病死率为 20%,无室性期前收缩者为 8%,频发、多形室性期前收缩并非是死亡的影响因素,但与心率有密切相关,心率增快者死亡明显增多。这些资料表明,对通常认为是无害的功能性室性期前收缩应重新认识,尤其是高龄患者,须给予积极而稳妥的诊疗措施。

2.QRS 时限

QRS 时限延长可能继发于束支阻滞、异常传导(WPW 综合征或起搏心律)、左室肥厚及其他传导系统疾病。在一般患者中,QRS 时限是重要的心血管病死亡独立预测因素,QRS 时限每增加 10 毫秒,心血管疾病死亡率增加 18%。观察 ST 段抬高的心肌梗死患者发现,QRS 时限对于 ST 抬高型心肌梗死是强烈的预测因子。42%猝死者有明显的 QRS 时限延长。因此指南建议既往心肌梗死病史、左室射血分数≤30%及 QRS 时限>120 毫秒者应置入 ICD。

3.QT 间期及离散度

55～68 岁 SCD 者猝死与 QT 间期程度相关,男性>450 毫秒,女性>470 毫秒是独立的预测 SCD 指标,超过 2/3 的猝死者有明显的 QT 间期延长。校正后的 QT>500 毫秒常导致严重致死性的室性心律失常。部分 QT 延长患者应用 β 受体阻滞剂有效,可能是复极离散及室性期前收缩期后除极减轻的结果。短 QT 综合征患者心房、心室有效不应期缩短,其 QT 间期不受心率影响,现在认为与基因和离子通道有关,患者易发生室性心律失常,常伴心房颤动家族史,此类患者应置入 ICD,同时辅以奎尼丁治疗。

QT 离散度是测定 8 个 QRS 波群的 QT 间期,最长 QT 和最短 QT 的差值,即 QTD。心脏复极时存在放射性离散及空间性离散,离散增加可诱发致命性心律失常。一般认为 QTD 基础值 40～60 毫秒,100 毫秒以上或超过基础值 1 倍则是危险信号。QT 离散度判断 SCD 危险分层尚存在争议,一些存在高危因素的患者 QTD 明显增大,原因可能与心率快慢、T 波形态异常或是 QT 延长所致。

(二)运动试验

运动试验广泛应用于室性心律失常患者的临床评价,包括:临床表现如年龄、性别、心肌缺血导致的症状等方面高度疑诊冠心病;同时合并室性心动过速的成年患者;已知或者疑诊由运动所诱发者,如儿茶酚胺依赖型室性心动过速及已经确定室性心律失常系由运动诱发,通过运动试验(药物或者消融)对治疗效果进行评价。但是对于中老年、没有冠心病证据的特发性室性期前收缩患者或年龄、性别、症状判断冠心病可能性低的室性心律失常患者不推荐运动试验,有运动试验禁忌证的患者不能应用。冠心病或心肌病患者,运动中或运动后频发室性期前收缩与高危严重心血管事件发生相关,但对 SCD 无特异性。运动诱发的室性期前收缩可见于正常人,除非与心肌缺血或持续室性心动过速相关,否则无须治疗,除 β 受体阻滞剂外,没有其他抗心律失常药物可以减少运动诱发室性期前收缩患者猝死发生率的证据。同静息时存在室性期前收缩患者相比,运动诱发室性期前收缩患者 12 个月死亡率增加 3 倍,诱发单个室性期前收缩或室性心动过速的患者生存率低于诱发单个室性期前收缩的患者,因此,运动试验可对这些患者预后进行评估。

(三)动态心电图

有助于确定心律失常的诊断,发现 QT 间期变化,T 波交替或 ST 改变,并可评价风险和判断治疗疗效。患者的症状(如晕厥)是否与一过性室性心律失常的发作相关,均应进行长时间事件记录。但是有些严重心律失常发作频率低,现有的体外心电装置不易捕捉心律失常状况,一些无症状性心律失常也不易评价,近年来出现的主要用于晕厥诊断的置入式环路记录仪(ILR)在此领域有独特优势。2006 年 ACC/AHA/ESC 关于应用动态心电图监测指南及 ESC 关于晕厥患者处理指南中指出:如果怀疑与心律失常相关的一些症状(如晕厥)发作不频繁,应用常规检测手段难以建立症状-心律之间的联系时,置入 ILR 具有一定诊断价值。与心律失常相关的晕厥可表现为:晕厥突然出现,且几乎不伴有前驱症状;伴有短暂的意识丧失,在症状发生数秒或数分钟后,意识可完全恢复正常。为保证诊断的阳性率,最好在过去 1 年中有 2 次以上的晕厥发生。

(四)心脏自主神经功能检查

主要包括 T 波交替、信号平均心电网(SAECG)、心室晚电位、心率变异(HRV)等。

(五)左心室功能和影像

包括超声心动图、核素心肌灌注显像检查(SPECT)及 MRI 和多排 CT 等。对于所有可疑器质性心脏病的室性心律失常患者或者具有高室性心律失常风险的器质性心脏病患者均应进行超声心动图检查。无论对于男性或女性患者,心力衰竭均显著增加猝死和全因死亡率,心力衰竭患者 SCD 发生率是普通人群的 6~9 倍。减低的左室射血分数是全因死亡率和 SCD 独立的、最强的危险因子,心肌梗死后左室功能不全的患者与心力衰竭人群的相似。超声心动图和心电图证实左室肥厚都具有独立的预测价值,两项检查同时提示左室肥厚时危险性较其中单项异常者更大。SPECT 主要适用于疑诊冠心病的室性心律失常患者,常规心电图不能确定心肌缺血与室性心律失常的关系时,尤其是无法进行普通运动试验时,配合药物应激试验可以增加对运动受限或运动相关性高室性心律失常和猝死风险患者的诊断。在心脏超声不能准确评估左室、右室的结构或功能改变情况下,使用 MRI 和多排 CT 不但能够测定心脏结构和心室功能,而且还能提供是否存在室壁结构异常或者冠脉解剖的信息。

四、SCD 的预防

已经证实,医院外 SCD 者多数是由心室颤动引起的,大部分患者先出现室性心动过速,持续恶化发生室颤。因为室颤自行转复非常少见,因此,决定室颤患者生存最重要的因素是从室颤发生至得到除颤治疗和紧急药物干预的时间。医院外心脏停搏的总病死率很高,大约 95% 的患者在到达医院或接受紧急救助之前死亡,主要由于不能得到及时有效的除颤治疗,如果从第一时间内启动干预措施,存活率可高达 90%。除了积极治疗冠心病等基础心脏病以外,近十几年来临床试验的结果充分证明埋藏式心律转复除颤器(ICD)治疗是预防 SCD 最有效的方法。ICD 能在十几秒内自动识别室颤和电击除颤,成功率 100%。

(一)SCD 的二级预防

SCD 的二级预防主要是针对 SCD 的幸存者,防止其再次发生 SCD。近年来研究显示,ICD 能明显降低 SCD 高危患者的病死率,是目前防止 SCD 的最有效力法。ICD 二级预防临床研究包括 AVID 试验、CASH 试验和 CIDS 试验。而 AVID 是第一个关于猝死的大规模多中心、随机性、前瞻性研究,其目的是比较室颤或只有血流动力学改变的顽固性室性心动过速患者应用 ICD 与抗心律失常药物胺碘酮或索他洛尔相比,是否可降低总病死率。研究平均随访 18.2±12.2 个月,结果显示,ICD 治疗与抗心律失常药物比较可降低病死率,提高生存率。对于室颤复苏者或持续性心动过速伴有症状和血流动力学障碍患者,与传统的药物治疗相比,ICD 使 SCD 患者 1 年、2 年的病死率分别下降 38% 和 25%。这三大实验 Meta 分析结果是,ICD 和抗心律失常药比较,总死亡率减少 27%,心律失常死亡率减少 51%。无论是在中度危险因素人群还是存在左室射血分数(LVEF)低或重度心力衰竭的患者,ICD 都显示了优于抗心律失常药物的效果。

另外,其他临床试验,如 CASH、CIDS、MUSTT 等均证明,ICD 与抗心律失常药物相比,可明显降低病死率。因此,对于致命性室性心律失常患者进行二级预防明显优于抗心律失常药物,应作为治疗的首选。

(二)心脏性猝死的一级预防

SCD 的一级预防主要是指对未发生过但可能发生 SCD 的高危患者采取不同的措施以预防 SCD 的发生。由于大部分的 SCD 发生于冠心病患者,因此,针对冠心病患者进行的一级预防和二级预防可能有利于降低 SCD 的发生率。

1.危险因素的预防

危险因素的预防包括高血压、高脂血症、糖尿病的规范化治疗,改变不良生活方式及不健康饮食习惯,戒烟限酒,控制体重及规律运动等,以期降低患者发生冠心病的危险,从而减少发生 SCD 的可能。

2.药物治疗

目前已有多种药物显示出在冠心病 SCD 的一级预防中的益处,如 β 受体阻滞剂、血管紧张素转换酶抑制剂及他汀类药物调脂治疗可降低 SCD 的发生。但是只有 β 受体阻滞剂对心律失常及猝死的预防作用在多项大样本临床随机对照试验中得到证实,并被推荐为室性心律失常一级预防的首选药物。β 受体阻滞剂,不但可降低心肌梗死后的猝死发生率,还可明显降低慢性稳定性心力衰竭患者的猝死率及总病死率,而且对缺血性及非缺血性心力衰竭均有益处。血管紧张素转换酶抑制剂可明显降低近期急性心肌梗死患者的总死亡、心血管死亡及 SCD 的发生率。但抗心律失常药物中,CAST 试验已证明 I c 类抗心律失常药物可增加心源性猝死的发生率。CHF-STAT试验显示胺碘酮仅在抑制室性心律失常上有一定作用,而总死亡率及 SCD 发生率与安慰剂组无明显差异。

3.冠状动脉血运重建

冠状动脉血运重建包括介入治疗(PCI)或冠状动脉搭桥(CABG)。冠脉血运重建能够解除冠状动脉的狭窄,恢复缺血心肌的血液供应,可降低冠心病患者 SCD 的风险。对急性心肌梗死患者进行急诊救治(溶栓、急诊 PCI 或急诊搭桥)利于减少心肌坏死面积,改善心室重构,从而减少严重心律失常的发生,降低 SCD 发生率。

4.ICD

ICD 能够终止危及生命的室性快速型心律失常,适用于恶性心律失常的高危人群。各种研究猝死的一级预防大规模临床试验已经证实,高危 SCD 患者可从 ICD 治疗中获益,包括与冠心病心肌梗死高危者有关的 MADIT 试验、MUSTT 试验、MAlDIT-Ⅱ试验等。MADIT 试验和

MADIT-Ⅱ实验证实,同传统药物治疗相比,ICD能够降低缺血性心脏病患者包括心肌梗死后患者总病死率,无论患者是否存在室性心动过速,而这种总病死率的降低是主要获益于ICD。美国和欧洲心脏学会(ACC/AHA/ESC)因此修改了SCD危险患者的临床处理指南,建议对左室射血分数降低的心肌梗死后患者预防性置入ICD。

研究显示,近一半的心力衰竭患者死于心律失常,因此ICD对心力衰竭患者而言非常重要。另外,部分肥厚型心肌病患者也会由于心律失常而发生猝死,同样可以从置入ICD中获益。这些患者是否需要置入ICD主要依据危险分层及患者的整体状况和预后,最终结果要因人而异。

五、ICD置入适应证

2008年ICD置入指南放宽了缺血性及非缺血性心肌病患者的ICD治疗适应证,更加强调ICD对SCD的一级预防作用,特别是ICD对缺血性及非缺血性心肌病、左室射血分数(LVEF)≤35%、中度心力衰竭患者的作用。在置入ICD前应进行独立的危险因素评估和危险分层,同时应充分考虑患者的治疗意愿。ICD一级预防中的LVEF标准以制订指南所依据临床试验的入选标准为基础。

ICD指南是通过参考大规模、多中心、前瞻性临床研究制订的。在适应证的描述上,Ⅰ类适应证是指应该置入ICD的情况。Ⅱb类适应证是指不建议置入,而Ⅲ类适应证指不应该置入。

(一)Ⅰ类适应证

(1)有器质性心脏病者无论血流动力学是否稳定,但有自发持续性室性心动过速。

(2)有晕厥史,电生理检查明确诱发血流动力学不稳定的持续性室性心动过速或室颤。

(3)心肌梗死40天后,左室射血分数≤35%,NYHAⅡ或Ⅲ级。

(4)非缺血性扩张型心肌病,左室射血分数≤35%,NYHAⅡ或Ⅲ级。

(5)心肌梗死前有左室功能不全,心肌梗死40天后,左室射血分数30%,NYHAⅠ级。

(6)心肌梗死后,左室射血分数≤40%,非持续性室性心动过速或电生理检查诱发出室颤或持续性室性心动过速。

(二)Ⅱa类适应证

(1)原因不明的晕厥,伴有显著左心室功能障碍的非缺血性扩张型心肌病。

(2)心室功能正常或接近正常的持续性室性心动过速。

(3)肥厚型心肌病,有一项以上的SCD主要危险因素。

(4)致心律失常性右室发育不良/心肌病,有一项以上SCD主要危险因素。

(5)服用β受体阻滞剂期间发生晕厥和/或室性心动过速的长QT综合征患者。

(6)在院外等待心脏移植的患者。

(7)有晕厥史的Brugada综合征患者。

(8)有明确室性心动过速记录但没有引起心脏骤停的Brugada综合征患者。

(9)儿茶酚胺敏感性室性心动过速,服用β受体阻滞剂后仍出现晕厥和/或室性心动过速。

(10)心脏结节病、巨细胞性心肌炎或Chagas病。

整合有ICD和心脏再同步化治疗(CRT)功能的CRT-D应用指征随着新试验结果的公布不断得以更新。CRT-D应用原理基于充血性心力衰竭患者的猝死发生率很高。2008年心力衰竭指南提升了CRT-D的应用地位,将其列Ⅰ类适应证,不再要求患者满足CRT治疗适应证的同时必须满足ICD应用Ⅰ类适应证。

CRT-D 置入适应证如下。

Ⅰ类适应证:①NYHAⅢ级或非卧床的Ⅳ级心力衰竭;②在最佳药物治疗基础上,LVEF ≤35%;③QRS 时限≥120 毫秒,尤其是呈左束支阻滞图形;④窦性心律。

以上患者应接受有或无 ICD 功能的 CRT 治疗。

Ⅱa 类适应证:①NYHA 心功能Ⅲ级或非卧床的Ⅳ级心力衰竭;②在最佳药物治疗基础 ≤35%;③QRS 时限≥120 毫秒;④心房颤动。

以上患者建议接受有或无 ICD 功能的 CRT 治疗。

(黄彩娜)

第十一节　糖尿病酮症酸中毒

糖尿病酮症酸中毒(DKA)为最常见的糖尿病急症,是由于体内胰岛素缺乏引起的以高血糖、高血酮和代谢性酸中毒为主要表现的临床综合征。当代谢紊乱发展至脂肪分解加速、血清酮体积聚超过正常水平时称为酮血症,尿酮体排出增多称为酮尿,临床上统称为酮症。当酮酸积聚而发生代谢性酸中毒时称为酮症酸中毒,常见于 1 型糖尿病患者或 B 细胞功能较差的 2 型糖尿病患者伴应激时。

一、病因

DKA 发生在有糖尿病基础,在某些诱因作用下发病。DKA 多见于年轻人,1 型糖尿病易发,2 型糖尿病可在某些应激情况下发生。发病过程大致可分为代偿性酮症酸中毒与失代偿性酮症酸中毒两个阶段。诱发 DKA 的原因如下。

(一)急性感染
以呼吸、泌尿、胃肠道和皮肤的感染最为常见。伴有呕吐的感染更易诱发。

(二)胰岛素和药物治疗中断
这是诱发 DKA 的重要因素,特别是胰岛素治疗中断。有时也可因体内产生胰岛素抗体致使胰岛素的作用降低而诱发。

(三)应激状态
糖尿病患者出现精神创伤、紧张或过度劳累、外伤、手术、麻醉、分娩、脑血管意外、急性心肌梗死等。

(四)饮食失调或胃肠疾病
严重呕吐、腹泻、厌食、高热等导致严重失水,过量进食含糖或脂肪多的食物,酗酒,或每天糖类摄入过少(<100 g)时。

(五)不明病因
发生 DKA 时往往有几种诱因同时存在,但部分患者可能找不到明显诱因。

二、发病机制

主要病理基础为胰岛素相对或绝对不足、拮抗胰岛素的激素(胰高血糖素、皮质醇、儿茶酚胺类、生长激素)增加及严重失水等,因此产生糖代谢紊乱,血糖不能正常利用,导致血糖增高、脂肪分解增加、血酮增高和继发性酸中毒与水、电解质平衡失调等一系列改变。本病发病机制中各种胰岛素拮抗激素相对或绝对增多起重要作用。

(一)脂肪分解增加、血酮增高与代谢性酸中毒的出现

DAK 患者脂肪分解的主要原因:①胰岛素的严重缺乏,不能抑制脂肪分解;②糖利用障碍,机体代偿性脂肪动员增加;③生长激素、胰高血糖素和糖皮质激素的作用增强,促进脂肪的分解。此时因脂肪动员和分解加速,大量脂肪酸在肝经 B 氧化生成乙酰辅酶 A。正常状态下的乙酰辅酶 A 主要与草酰乙酸结合后进入三羧酸循环。DAK 时,由于草酰乙酸的不足,使大量堆积的乙酰辅酶 A 不能进入三羧酸循环,加上脂肪合成受抑制,使之缩合为乙酰乙酸,再转化为 β-羟丁酸、丙酮,三者总称为酮体。与此同时,胰岛素的拮抗激素作用增强,也成为加速脂肪分解和酮体生成的另一个主要方面。在糖、脂肪代谢紊乱的同时,蛋白质的分解过程加强,出现负氮平衡,血中生酮氨基酸增加,生糖氨基酸减少,这在促进酮血症的发展中也起了重要作用。当肝内产生的酮体量超过了周围组织的氧化能力时,便引起高酮血症。

病情进一步恶化将引起:①组织分解加速;②毛细血管扩张和通透性增加,影响循环的正常灌注;③抑制组织的氧利用;④先出现代偿性通气增强,继而 pH 下降,当 pH<7.2 时,刺激呼吸中枢引起深快呼吸(Kussmaul 呼吸),pH<7.0 时,可导致呼吸中枢麻痹,呼吸减慢。

(二)胰岛素严重缺乏、拮抗激素增高及严重脱水

当胰岛素严重缺乏和拮抗激素增高情况下,糖利用障碍,糖原分解和异生作用加强,血糖显著增高,可超过 19.25 mmol/L,继而引起细胞外高渗状态,使细胞内水分外移,引起稀释性低钠。一般来说,血糖每升高 5.6 mmol/L,血浆渗量增加 5.5 mmol/L,血钠下降 2.7 mOsm/L。此时,增高的血糖由肾小球滤过时,可比正常的滤过率[5.8~11.0 mmol/(L·min)]高出 5~10 倍,大大超过了近端肾小管回吸收糖[16.7~27.8 mmol/(L·min)]的能力,多余的糖由肾排出,带走大量水分和电解质,这种渗透性利尿作用必然使有效血容量下降,机体处于脱水状态。此外,由此而引起的机体蛋白质、脂肪过度分解产物(如尿素氮、酮体、硫酸、磷酸)从肺、肾排出,同时厌食、呕吐等症状,都可加重脱水的进程。在脱水状态下的机体,胰岛素利用下降与反调节激素效应增强的趋势又必将进一步发展。这种恶性循环若不能有效控制,必然引起内环境的严重紊乱。

(三)电解质失衡

因渗透性利尿作用,从肾排出大量水分的同时也丢失 K^+、Na^+ 和 Cl^- 等离子。血钠在初期可由于细胞内液外移和排出增多而引起稀释性低钠,但若失水超过失钠程度,血钠也可增高。血钾降低多不明显,有时由于 DKA 时组织分解增加使大量细胞内 K^+ 外移而使测定的血钾不低,但总体上仍以低钾多见。

三、临床表现

绝大多数 DKA 见于 1 型糖尿病患者,有使用胰岛素治疗史,且有明显诱因,小儿则多以 DKA 为首先症状出现。一般起病急骤,但也有逐渐起病者。早期患者常感软弱、乏力、肌肉酸痛,是为 DKA 的前驱表现,同时糖尿病本身症状也加重,常因大量尿糖及酮尿使尿量明显增加,体内水分丢失,多饮、多尿更为突出,此时食欲缺乏、恶心、呕吐、腹痛等消化道症状及胸痛也很常见。老年有冠心病者可并发心绞痛,甚而心肌梗死及心律失常或心力衰竭等。由于 DKA 时心肌收缩力减低,每搏量减少,加以周围血管扩张,血压常下降,导致周围循环衰竭。

(一)严重脱水

皮肤黏膜干燥、弹性差,舌干而红,口唇樱桃红色,眼球下陷,心率增快,心音减弱,血压下降;并可出现休克及中枢神经系统功能障碍,如头痛、神志淡漠、恍惚,甚至昏迷。少数患者尚可在脱水时出现上腹部剧痛、腹肌紧张并压痛,酷似急性胰腺炎或外科急腹症,胰淀粉酶亦可升高,但非胰腺炎所致,系与严重脱水和糖代谢紊乱有关,一般在治疗2~3天后可降至正常。

(二)酸中毒

可见深而快的 Kussmaul 呼吸,呼出气体呈酮味(烂苹果味),但患者常无呼吸困难感觉,少数患者可并发呼吸窘迫综合征。酸中毒可导致心肌收缩力下降,诱发心力衰竭。当 pH<7.2 时中枢神经系统受抑制则出现倦怠、嗜睡、头痛、全身痛、意识模糊和昏迷。

(三)电解质失衡

早期低血钾常因病情发展而进一步加重,可出现胃肠胀气、腱反射消失和四肢麻痹,甚至有麻痹性肠梗阻的表现。当同时合并肾功能损害,或因酸中毒致使细胞内大量钾进入细胞外液时,血钾也可增高。

(四)其他

肾衰竭时少尿或无尿,尿检出现蛋白、管型;部分患者可有发热,病情严重者体温下降,甚至降至35 ℃以下,这可能与酸血症时血管扩张和循环衰竭有关;尚有少数患者可因 6-磷酸葡萄糖脱氢酶缺乏而产生溶血性贫血或黄疸。

四、实验室检查

(一)尿糖、尿酮检查

尿糖、尿酮强阳性,但当有严重肾功能损害时由于肾小球滤过率减少而导致肾糖阈增高时,尿糖和尿酮亦可减少或消失。

(二)血糖、血酮检查

血糖明显增高,多高达 16.7~33.3 mmol/L,有时可达 55.5 mmol/L 以上;血酮体增高,正常<0.6 mmol/L,>1.0 mmol/L 为高血酮,>3.0 mmol/L 提示酸中毒。

(三)血气分析

代偿期 pH 可在正常范围,HCO_3^- 降低;失代偿期 pH<7.35,HCO_3^- 进一步下降,BE 负值增大。

(四)电解质测定

血钾正常或偏低,尿量减少后可偏高,血钠、血氯多偏低,血磷低。

(五)其他

肾衰竭时,尿素氮、肌酐增高,尿常规可见蛋白、管型,白细胞计数多增加。

五、诊断及鉴别诊断

DKA 的诊断基于如下条件:①尿糖强阳性;②尿酮体阳性,但在肾功能严重损伤或尿中以β-羟丁酸为主时尿酮可减少甚至消失;③血糖升高,多为 16.7~33.3 mmol/L,若>33.3 mmol/L,要注意有无高血糖高渗状态;④血 pH 常<7.35,HCO_3^-<10~15 mmol/L。在早期代偿阶段血pH 可正常,但 BE 负值增大。关键在于对临床病因不明的脱水、酸中毒、休克、意识改变进而昏迷的患者应考虑到 DKA 的可能。若尿糖、尿酮体阳性,血糖明显增高,无论有无糖尿病史,都可

结合临床特征而确立诊断。

DKA 可有昏迷,但在确立是否为 DKA 所致时,除需与高血糖高渗状态、低血糖昏迷和乳酸性酸中毒进行鉴别外,还应注意脑血管意外的出现,应详查神经系统体征,特别要急查头颅 CT,以资鉴别,必须注意二者同时存在的可能性。

六、急诊处理

治疗原则为尽快纠正代谢紊乱,去除诱因,防止各种并发症。补液和胰岛素治疗是纠正代谢紊乱的关键。

(一)补液

输入液体的量及速度应根据患者脱水程度、年龄及心脏功能状态而定。一般每天总需量按患者原体重的 10% 估算。首剂生理盐水 1 000～2 000 mL,1～2 小时静脉滴注完毕,以后每 6～8 小时输 1 000 mL 左右。补液后尿量应在每小时 100 mL 以上,如仍尿少,表示补液不足或心、肾功能不佳,应加强监护,酌情调整。昏迷者在苏醒后,要鼓励口服液体,逐渐减少输液,较为安全。

(二)胰岛素治疗

常规以小剂量胰岛素为宜,这种用法简单易行,不必等血糖结果;无迟发低血糖和低血钾反应,经济、有效。实施时可分两个阶段进行。

1.第 1 阶段

患者诊断确定后(或血糖＞16.7 mmol/L),开始先静脉点滴生理盐水,并在其中加入短效胰岛素,每小时给予每千克体重 0.1 U 胰岛素,使血清胰岛素浓度恒定达到 100～200 μU/mL,每 1～2 小时复查血糖,如血糖下降＜30%,可将胰岛素加量;对有休克和/或严重酸中毒和/或昏迷的重症患者,应酌情静脉注射首次负荷剂量 10～20 U 胰岛素;如下降＞30%,则按原剂量继续静脉滴注,直至血糖下降为≤13.9 mmol/L 后,转第 2 阶段治疗;当血糖≤8.33 mmol/L 时,应减量使用胰岛素。

2.第 2 阶段

当患者血糖下降至≤13.9 mmol/L 时,将生理盐水改为 5% 葡萄糖(或糖盐水),胰岛素的用量则按葡萄糖与胰岛素之比为(3～4):1(即每 3～4 g 糖给胰岛素 1 U)继续点滴,使血糖维持在 11.1 mmol/L 左右,酮体阴性时,可过渡到平日治疗剂量,但在停止静脉滴注胰岛素前 1 小时酌情皮下注射胰岛素 1 次,以防血糖的回升。

(三)补钾

DKA 者会在尿中丢失钾,加上呕吐与摄入减少,必须补充。但测定的血钾可因细胞内钾转移至细胞外而在正常范围内,因此,除非患者有肾功能障碍或无尿,一般在开始治疗即进行补钾。补钾应根据血钾和尿量:治疗前血钾低于正常,立即开始补钾,最开始的 2～4 小时通过静脉输液每小时补钾为 13～20 mmol/L(相当于氯化钾 1.0～1.5 g);血钾正常、尿量＞40 mL/h,也立即开始补钾;血钾正常、尿量＜30 mL/h,暂缓补钾,待尿量增加后再开始补钾;血钾高于正常,暂缓补钾。使用时应随时进行血钾测定和心电图监护。如能口服,用肠溶性氯化钾 1～2 g,3 次/d。用碳酸氢钠时,鉴于它有促使钾离子进入细胞内的作用,故在滴入 5% 碳酸氢钠 150～200 mL 时,应加氯化钾 1 g。

（四）纠正酸中毒

患者酸中毒系因酮体过多所致，而非 HCO_3^- 缺乏，一般情况下不必用碳酸氢钠治疗，大多可在输注胰岛素及补液后得到纠正。反之，易引起低血钾、脑水肿、反常性脑脊液 pH 下降和因抑制氧合血红蛋白解离而导致组织缺氧。只有 pH<7.1 或 CO_2CP<4.5～6.7 mmol/L、HCO_3^-<5 mmol/L时给予碳酸氢钠 50 mmol/L。

（五）消除诱因，积极治疗并发症

并发症是关系到患者预后的重要方面，也是酮症酸中毒病情加重的诱因，如心力衰竭、心律失常、严重感染等，都须积极治疗。此外，对患者应用鼻导管供氧，严密监测神志、血糖、尿糖、尿量、血压、心电图、血气、血浆渗量、尿素氮、电解质及出入量等，以便及时发现病情变化，以及时予以处理。

（黄彩娜）

第十二节　甲状腺危象

甲状腺毒症是指血液循环中甲状腺激素过多，引起以神经、循环、消化等系统兴奋性增高和代谢亢进为主要表现的一组临床综合征。甲状腺危象也称"甲亢危象"，是一种甲状腺毒症病情极度加重的状态。甲亢危象是甲状腺功能亢进症（简称"甲亢"）最严重的并发症，患者起病急，病情危重，不仅可导致多脏器功能衰竭，而且可导致死亡。早期诊断、及时采取正确治疗是成功抢救甲亢危象的关键，但积极预防甲亢危象的发生才是最重要的。

甲亢危象与甲状腺毒症一样，好发于女性，可发生于任何年龄段，老年人多见，小儿少（罕）见。由各种原因导致甲状腺毒症的患者发生甲亢危象的危险都是存在的，其中以弥漫性毒性甲状腺肿（Graves 病）最常见，其次为多结节性毒性甲状腺肿，也可见于甲状腺损伤或甲状腺炎引起的甲状腺毒症。

一、病因及发病机制

（一）甲状腺毒症的病因

根据甲状腺的功能状态，甲状腺毒症可分为甲状腺功能亢进型和非甲状腺功能亢进型，前者的病因主要有 Graves 病、多结节性毒性甲状腺肿、甲状腺自主高功能腺瘤（Plummer 病）、碘致甲状腺功能亢进症（碘甲亢）、桥本甲状腺毒症、促甲状腺激素（TSH）分泌性垂体腺瘤等，后者包括破坏性甲状腺毒症和服用外源性甲状腺激素。由于甲状腺滤泡被炎症（如亚急性甲状腺炎、无症状性甲状腺炎、桥本甲状腺炎、产后甲状腺炎等）破坏，滤泡内储存的甲状腺激素过量进入循环引起的甲状腺毒症称为"破坏性甲状腺毒症"，该类型甲状腺毒症患者的甲状腺功能并不亢进。

（二）甲亢危象的诱因

多种原因可引发甲亢危象，这些原因可以是单一的，也可以由几种原因合并叠加引起。

1.内科诱因

(1)感染：感染是引发甲亢危象最常见的内科原因，主要包括上呼吸道感染、咽炎、扁桃体炎、气管炎、支气管肺炎,其次是胃肠道和泌尿系统感染,脓毒症及其他感染(如皮肤感染等)均少见。

(2)应激:精神极度紧张、工作过度劳累、高温、饥饿、药物反应(如药物过敏、白细胞明显减少、洋地黄中毒等)、心绞痛、心力衰竭、糖尿病酸中毒、低血糖、高钙血症、肺栓塞、脑梗死及其他脑血管意外、妊娠(甲亢患者妊娠后未治疗的,较给予治疗者发生甲亢危象的概率高出10倍以上)、分娩及妊娠高血压疾病等均可能导致甲状腺突然释放大量甲状腺激素,引起甲亢危象。

(3)不适当地停用碘剂药物:应用碘剂治疗甲亢时,如果突然停用碘剂,原有甲亢表现可迅速加重,因为碘化物可以抑制甲状腺激素结合蛋白质的水解,使甲状腺激素释放减少。此外,细胞内碘化物增加超过临界浓度时,可使甲状腺激素的合成受抑制。由于突然停用碘剂,甲状腺的滤泡上皮细胞内碘的浓度减低,抑制效应消失,甲状腺内原来贮存的碘又能合成甲状腺激素释入血中,使病情迅速加重。不规则使用或停用硫脲类抗甲状腺药偶尔也会引发甲亢危象,但这种情况并不多见。

(4)少见原因:由于放射性碘治疗甲亢引起的放射性甲状腺炎、甲状腺活体组织检查,以及过多、过重或反复触摸甲状腺使甲状腺损伤,均可使大量甲状腺激素在短时间内释放进入血中,引起病情突然加重。也有报告称给予碘剂(碘造影剂或口服碘)可引发甲亢危象。此甲亢并发症也会发生于以前存在甲状腺毒症且治疗不充分或始终未进行治疗的患者。

2.外科诱因

甲亢患者在手术后4~16小时内发生危象者,要考虑危象与手术有关;而危象在16小时以后出现者,尚需寻找感染病灶或其他原因。

由手术引起甲亢危象的原因包括:①甲亢病情未被控制而行手术,甲亢患者术前未用抗甲状腺药做好准备;或因用药时间短或剂量不足,准备不充分;或虽用抗甲状腺药,但已经停药过久,手术时甲状腺功能仍处于亢进状态;或是用碘剂做术前准备时用药时间较长,作用逸脱,甲状腺又能合成及释放甲状腺激素;②术中释放甲状腺激素,如手术本身的应激、手术时挤压甲状腺,使大量甲状腺激素释放进入血中。另外,采用乙醚麻醉时也可使组织内的甲状腺激素进入末梢血中;③剖宫产或甲状腺以外的其他手术。

一般来说,内科方面的原因诱发的甲亢危象,其病情较外科方面的原因诱发的甲亢危象更为常见,程度也更严重。

(三)发病机制

甲亢危象发生的确切机制尚不完全清楚,可能与下列因素有关,这些因素可以解释部分患者甲亢危象的发生原因,但不能概括全部甲亢危象的发生机制。

1.大量甲状腺激素释放至血循环

这不是导致甲亢危象发生最主要的原因,但与服用大量甲状腺激素、甲状腺手术、不适当地停用碘剂及放射性碘治疗后甲亢危象的发生有关。

2.血中游离甲状腺激素增加

感染、甲状腺以外其他部位的手术等应激,可使血中甲状腺激素结合蛋白质浓度减少,与其结合的甲状腺激素解离,使血中游离甲状腺激素增多。这可以解释部分甲亢危象患者的发病。

3.周围组织对甲状腺激素反应的改变

由于某些因素的影响,使甲亢患者身体各系统的脏器及周围组织对过多的甲状腺激素适应能力减低,并由于此种失代偿而引起危象。临床上可见到在甲亢危象时,有多系统的功能衰竭,血中甲状腺激素水平可不升高,一些患者死后尸检可见无特殊病理改变。

4.儿茶酚胺结合和反应力增加

在甲亢危象发病机制中,儿茶酚胺起着关键作用。甲亢危象患者的儿茶酚胺结合位点增加,对肾上腺素能刺激的反应力增加,阻断交感神经或服用抗交感神经或β-肾上腺素能阻断剂后,甲亢和甲亢危象的症状和体征可明显改善。

5.甲状腺激素在肝中清除降低

手术前、后和其他非甲状腺疾病的存在,进食量减少,热量不足,均可引起 T_4 清除减少,使血中甲状腺激素含量增加。

二、临床表现

多数甲亢危象患者原有明显的甲状腺毒症相关临床表现,在诱发因素的作用下出现临床表现,明显加重为甲亢危象,少数患者起病迅猛,快速进入甲亢危象。

(一)高热

本症发生时患者体温急骤升高,多常在 39 ℃以上,伴大汗淋漓,皮肤潮红,严重者继而汗闭,出现皮肤苍白和脱水。高热是甲亢危象的特征性表现,是与重症甲亢的重要鉴别点。

(二)中枢神经系统异常

患者出现精神变态、焦虑,肢体震颤,极度烦躁不安,甚至出现谵妄、嗜睡,最后陷入昏迷状态。部分患者可伴有脑血管病、脑出血或脑梗死。

(三)心血管功能异常

患者出现心动过速,>140 次/分以上,甚至超过 160 次/分。可伴有各种形式的快速心律失常,特别是快速房颤。有些患者可出现心绞痛、心力衰竭、收缩压增高、脉压显著增加,随着病情恶化,最终血压下降,陷入休克。一般来说,甲亢伴有甲亢性心脏病的患者容易发生甲亢危象,当发生危象以后,会促使心脏功能进一步恶化。

(四)消化功能异常

患者食欲极差,进食减少,恶心、呕吐频繁,腹痛、腹泻明显。腹痛及恶心、呕吐可发生在疾病的早期,病后患者体重锐减。患者肝脏可肿大,肝功能不正常,随病情的进展,肝细胞功能衰竭,常出现黄疸。黄疸的出现预示病情严重及预后不良。

(五)电解质紊乱

患者由于进食差、呕吐、腹泻及大量出汗,最终出现电解质紊乱,约半数患者有低钾血症,1/5 的患者血钠减低,一些患者出现酸碱失衡。

(六)其他表现

有些患者甲亢危象的临床征象不明显,称作"安静型",其临床表现为行为改变,睡眠及记忆力障碍,痴呆、抑郁、嗜睡及被动处事等。

很少一部分患者临床症状和体征甚至更不典型,表现为"淡漠型",其特点是表情淡漠,木僵,嗜睡,反射降低,低热,明显乏力,心率慢,脉压小及恶病质,甲状腺常仅轻度肿大,最后陷入昏迷甚而死亡,多见于老年及体质极度衰弱者。

三、诊断

(一)病史

任何一位甲状腺毒症的患者,特别是未经正规治疗或治疗中断,及有前述内科及外科方面的诱因存在时,出现原有的甲亢病情突然明显加重,应考虑甲亢危象的可能。

甲亢病史和一些特殊体征,如突眼、甲状腺肿大或其上伴血管杂音,以及胫骨前黏液性水肿、皮肤有白癜风及杵状指等表现提示存在甲亢的可能,对诊断甲亢危象均有帮助。临床上怀疑有甲亢危象时,可先取血备查甲状腺激素。

(二)诊断标准

甲亢危象尚无统一的诊断标准。有学者建议用打分法,即根据体温高低、中枢神经系统影响、胃肠功能的损害、心率的增加、充血性心力衰竭表现程度、心房纤颤的有无、诱因的存在与否来评分,依据打分后的最后积分低于 25 分、25～44 分及超过 45 分来判断为不能诊断、怀疑或确诊。

某医院通过多年的临床实践,将甲亢危象大体分为两个阶段:患者体温低于 39 ℃和脉率在 159 次/分以下,出现多汗、烦躁、嗜睡、食欲减退、恶心及大便次数增多等定为甲亢危象前期;而当患者体温超过 39 ℃,脉率多于 160 次/分,出现大汗淋漓或躁动、谵妄、昏睡和昏迷、呕吐及腹泻显著增多等定为甲亢危象。在病情处于危象前期时,如未被认识或未得到及时处理,会发展为危象。甲亢患者当因各种原因使甲亢病情加重时,只要具备上述半数以上危象前期诊断条件,即应按危象处理。

(三)实验室检查

甲亢危象时,患者血白细胞数可升高,伴轻度核左移,可有不同程度的肝功能异常及血清电解质异常,包括轻度的血清钙和血糖水平升高。

甲亢危象时,患者血清甲状腺激素水平升高,但升高的程度不一致,多数升高程度与一般甲状腺毒症患者相似,危象病程后期有些患者血清 T_3 水平甚至在正常范围内。因此,血中甲状腺激素水平的高低对甲亢危象的诊断帮助不大。

四、治疗

不论甲亢危象前期或甲亢危象,一经诊断就应立即开始治疗,一定不要等待血清甲状腺激素的化验结果出来才开始治疗。治疗的目的是纠正严重的甲状腺毒症和诱发疾病,保护脏器功能,维持生命指征。对怀疑有甲亢危象的患者,开始治疗时应当在 ICU 进行持续监护。

(一)保护机体脏器,防止功能衰竭

改善危重病况、积极维护生命指征是救治甲亢危象的首要目标。

1.降温

发热轻者用退热剂,可选用对乙酰氨基酚、冰袋、室内用电风扇(及)适当的空调降温也可。不宜用阿司匹林,因为大剂量的阿司匹林可增高患者的代谢率,还可与血中的 T_3 及 T_4 竞争结合甲状腺激素结合球蛋白(TBG)及甲状腺激素结合前白蛋白(TBPA),使血中游离甲状腺激素增多。有高热者须积极物理降温,如用电风扇、冰袋、空调降温,必要时可用人工冬眠哌替啶 100 mg、氯丙嗪及异丙嗪各 50 mg,混合后静脉持续泵入。

2.给氧和支持治疗

持续给氧是必要的,因患者高热、呕吐及大量出汗,极易发生脱水及高钠血症,需补充水及注意纠正电解质紊乱。补充葡萄糖可提供必需的热量和糖原,还应补充大量维生素。有心力衰竭或有肺充血存在者应积极处理,可应用洋地黄及利尿剂。对有心房纤颤、房室传导阻滞、心率增快的患者,应当使用洋地黄及其衍生物或钙通道阻滞剂。

(二)减少甲状腺激素的合成和释放

1.抑制甲状腺激素的合成与释放

甲亢危象确诊后,立即服用丙硫氧嘧啶(PTU)治疗,首次剂量 600 mg,可口服或经胃管注入,继用 PTU 200 mg,每天 3 次。PTU 可抑制甲状腺激素的合成和抑制外周组织的 T_4 向 T_3 转换。服用 PTU 后 1~2 小时再服用复方碘液,首次剂量 30~60 滴,以后每 6~8 小时使用 5~10 滴,一般使用 3~7 天。复方碘液可抑制甲状腺激素释放,对碘过敏者可改用碳酸锂,0.5~1.5 g/d,一天 3 次口服,连服数天。

2.抑制甲状腺激素的释放

患者用硫脲类抗甲状腺药 1 小时后开始给碘剂,迅速抑制 TBG 水解,从而减少甲状腺激素的释放。一般每天口服复方碘溶液(Lugol 液)30 滴(也可用 5 滴,每 6 小时一次),或静脉滴注碘化钠 1~2 g(或 0.25 g/6 h),或复方碘溶液 3~4 mL/(1 000~2 000 mL 5%的葡萄糖溶液中)。若碘化物的浓度过高或滴注过快,易引起静脉炎。既往未用过碘剂者,使用碘剂效果较好。有报告称在碘化物中用 5′-脱碘酶的强抑制剂胺碘苯丙酸钠 0.5 g,每天 2 次,或 0.25 g/6 h,可减缓甲状腺激素从甲状腺的释放。用碘番酸钠替代碘化物更有效。

(三)降低循环中甲状腺激素的水平

硫脲类抗甲状腺药和碘化物只能减少甲状腺激素的合成和释放,不能快速降低已经释放到血中的甲状腺激素水平,尤其是 T_4,它的半衰期为 6.1 天,且绝大部分是与血浆蛋白质结合的,在循环中保留的时间相当长。文献中介绍,可迅速清除血中过多的甲状腺激素的方法有换血法、血浆除去法和腹膜透析法,这些方法均较复杂,应用经验较少。

(四)降低周围组织对甲状腺激素的反应

对已经释入血中的甲状腺激素,应设法减低末梢组织对其的反应。抗交感神经药物可减轻周围组织对儿茶酚胺的作用。常用的药物有以下 2 种。

1.β-肾上腺素能阻断剂

对抗肾上腺素能的药物对循环中的甲状腺激素能间接发挥作用。在无心功能不全时,β-肾上腺素能阻断剂可用来改善临床表现。严重甲状腺毒症患者能发展为高排出量的充血性心力衰竭,β-肾上腺素能阻断剂的对抗可进一步减少心脏的排出。常用的是普萘洛尔,甲亢患者用本品后,虽然对甲状腺功能无改善,但用药后患者的兴奋、多汗、发热、心率增快等均有好转。目前认为本品有抑制甲状腺激素对交感神经刺激的作用,也可较快地使血中的 T_4 转变为 T_3 而降低。用药剂量需根据具体情况决定,危象时一般每 6 小时口服 40~80 mg,或静脉缓慢注入 2 mg,能持续作用几小时,可重复使用。患者心率常在用药后数小时内下降,继而体温、精神症状甚至心律失常(期前收缩、心房纤颤)也均可有明显改善。严重的甲状腺毒症患者可发展为高排出量的充血性心力衰竭,β-肾上腺素能阻断剂可进一步减少心排血量,但对心脏储备功能不全、心脏传导阻滞、心房扑动、支气管哮喘等患者应慎用或禁用。使用洋地黄制剂后如果心力衰竭已被纠正,在密切观察下可以使用普萘洛尔或改用超短效的艾司洛尔,静脉给药。

2.利血平

利血平可消耗组织内的儿茶酚胺,大量时有阻断作用,减轻甲亢在周围组织的表现。首次可肌内注射 2.5~5.0 mg,以后每 4~6 小时注射 2.5 mg,约 4 小时以后危象表现可减轻。利血平可抑制中枢神经系统及有降血压作用,用时应予考虑。

（五）糖皮质激素的使用

甲亢危象时对肾上腺皮质激素的需要量增加,此外甲亢时糖皮质激素代谢加速,肾上腺存在潜在的储备功能不足,在应激情况下,激发代偿可分泌更多的糖皮质激素,导致肾上腺皮质功能衰竭。另外,肾上腺皮质激素还可抑制血中的 T_4 转换为 T_3。因此,抢救甲亢危象时需使用糖皮质激素。糖皮质激素的用量是相当于氢化可的松 200～300 mg/d,或地塞米松 4～8 mg/d,分次使用。

（黄彩娜）

第十三节　溶血危象

溶血危象(hemolytic crisis,HC)是指因短期内红细胞破坏速率增加、骨髓红系增生骤停或红细胞破坏速率超过骨髓造血失代偿而出现血红蛋白急剧下降、严重贫血乃至危及生命的临床急症。该病广义上概括了所有的溶血危象,但实质上是危及生命的急性溶血。

急性溶血通常起病急,患者突然出现寒战、高热、气促、烦躁、恶心、呕吐、腹部及腰背部酸痛、皮肤苍白及多汗、心率快、血压低、黄疸显著,若为血管内溶血可有血红蛋白尿,并可导致少尿、无尿,发生典型的肾衰竭、休克和心功能不全,严重者可发生神志淡漠或昏迷等,称为"急性溶血危象"。

一、病因及发病机制

（一）病因

溶血危象是在原有溶血性疾病的基础上,通过某种诱因而诱发。溶血性贫血的病因虽然很多,但引起溶血危象最常见的病因是血型不合输血、药物性溶血、红细胞-6-磷酸葡萄糖脱氢酶(G-6-PD)缺乏症、自身免疫性溶血性贫血(AIHA)、阵发性睡眠性血红蛋白尿(PNH)、严重感染及动植物毒素等。常见诱因有感染(如呼吸道与胃肠道感染)、创伤、外科手术、妊娠、过度疲劳、情绪波动、大量饮酒、服用酸性药物及食物等。

（二）发病机制

本病的发病机制尚不十分明了。正常人红细胞的平均寿命为 100～120 天,每天约有 1% 的红细胞被破坏,而骨髓则不断相应地生成并释放新生的红细胞以维持动态平衡。如当平均红细胞寿命短于 20 天时,则红细胞破坏速度将远远超过骨髓的潜在代偿能力(正常的代偿能力为6～8 倍),出现溶血性贫血。

溶血可以根据红细胞的破坏部位,分为血管内溶血和血管外溶血。大量溶血使血浆中的游离血红蛋白(正常为 1～10 mg/L)急骤增加,超过单核-巨噬细胞系统处理血红蛋白的能力,则发生游离血红蛋白血症。如游离血红蛋白大于 0.7 g/L 时,则会超过珠蛋白的结合能力,溶血12 小时后可以发生黄疸,并通过肾排泄而出现血红蛋白尿。大量血红蛋白刺激和沉淀可以导致肾血管痉挛和肾小管梗阻以致缺血坏死,发生急性肾衰竭;又由于大量红细胞破坏,患者可出现严重贫血,甚至发生心功能不全、休克、昏迷。严重贫血时,骨髓又将大量幼稚红细胞释放入血,故危象发生时末梢血象可见大量不成熟红细胞。部分溶血危象患者病程中严重的黄疸可能突然有所减轻,血中网织红细胞急剧减少甚至完全消失,血清胆红素与尿中尿胆原降至正常范围,骨髓涂片呈现红细胞系列增生完全停滞,骨髓中出现巨大的原始细胞,这提示患者发生了急性骨髓功能衰竭(再生障碍性危象)。

二、临床表现

在慢性溶血性贫血病程中,溶血危象患者可出现贫血和黄疸加重,伴发热、腹痛、疲倦等症状,可有脾大。一般持续7~14天可自然缓解。

(一)寒战与发热

大部分溶血危象发生时,患者先有寒战,继之体温升高达39℃左右,少数可超过40℃。患者可有不同程度的烦躁不安、胸闷、谵妄、神志不清。发热可能与红细胞急剧破坏、血红蛋白大量释放有关,有的病例亦可能与危象的感染诱因有关。

(二)四肢、腰背、腹部疼痛

患者多有全身骨痛及腰背酸痛,尤以双肩及两侧肾区疼痛最为显著。腰背疼可以发生在急性肾衰竭之前或之中,并且症状出现越早,肾脏损害越严重。与此同时,患者常可伴有腹痛,严重者出现明显的腹肌紧张,酷似急腹症,亦可有恶心、呕吐、腹胀、肠鸣等消化道症状。

(三)肾脏损害

患者可有少尿或尿闭、高钾血症、氮质血症等,以致发生急性肾衰竭。

(四)血压下降

溶血危象发生后,患者常出现血压下降甚至休克,同时伴有心率增快、呼吸急促。这与抗原-抗体反应所致的过敏性休克、血管舒缩功能失调有关。尤其是在血型不合的输血所致的溶血危象中,血压下降常不易纠正。此外,患者可因骤然大量溶血导致高钾血症,心肌缺血缺氧可引起心律失常,甚至发生心力衰竭。

(五)出血倾向与凝血障碍

大量红细胞破坏可以消耗血液内的凝血物质,发生去纤维蛋白血症综合征,导致明显的出血倾向。部分患者常因感染、休克、肾衰竭、电解质紊乱、酸碱平衡失调并发DIC而使出血加重。

(六)贫血加重、黄疸加深

患者贫血可见突然加重,全身乏力,心悸气短,溶血危象发生12小时后可见全身皮肤、黏膜黄疸急剧加深(因一次大量溶血后,5~6小时后血中的胆红素浓度可以达到最高峰,但仍需5~6小时皮肤、黏膜才能黄染)。若溶血停止,一般在2~3天后黄疸消退,血中胆红素浓度恢复正常。

(七)肝大、脾大

发生溶血危象时,患者的肝、脾均有明显肿大,尤其以脾大更为显著,这与贫血及黄疸轻重成正比。急剧肿大的肝、脾常有胀痛和压痛。因大量溶血,胆红素排泄过多并在胆道内沉积,易发生胆结石并发症。

三、实验室及辅助检查

(一)红细胞破坏过多

红细胞破坏过多表现为血红蛋白(Hb)减低,血红蛋白血症,血浆游离血红蛋白超过0.04 g/L,一般急性溶血危象时常超过1 g/L;血清结合珠蛋白低于0.2 g/L或测不出;血清间接胆红素增多,尿中尿胆原增高,出现血红蛋白尿等。

(二)红细胞代偿性增生

红细胞代偿性增生表现为网织红细胞增高,重症者可不高或消失;外周血涂片可见幼红细胞或可见到破碎红细胞,骨髓中幼红细胞显著增生,但亦可表现为发育停滞。

(三)特异检查

年轻者多与红细胞内在缺陷有关,应注意观察血涂片有无特殊红细胞畸形,并做 Hb 电泳。年龄大者多为红细胞外的因素异常所致,如有明确的感染、化学毒物接触,以及服用或注射某些药物而发病者,应考虑为自身免疫性溶血性贫血(AIHA)或 G-6-PD 缺乏,应做抗人球蛋白(Coombs)试验或高铁血红蛋白还原试验;如无红细胞畸形表现且 Coombs 试验结果为阴性,则应做热变试验以除外不稳定血红蛋白。

四、诊断

在慢性溶血性贫血的基础上出现贫血和黄疸突然加重,伴有寒战、发热、呕吐、腹痛、脾大等,或突然出现乏力、面色苍白加重,结合外周血象改变和网织红细胞计数,诊断溶血危象或增生障碍危象一般难度不大。但应尽快确定溶血危象的原因,同时应注意与急性再生障碍性贫血、黄疸型肝炎、微血管病性溶血性贫血等疾病相鉴别。

五、治疗

(一)一般治疗

凡出现急性溶血、溶血危象或再障危象的患者,均应及时收住院治疗。患者宜卧床休息,烦躁不安者给予小剂量镇静药物,吸氧,输液,出现溶血危象者应注意纠酸、碱化尿液。

(二)治疗病因、消除诱因

首先应尽量去除已知的病因及各种诱因,如停止血型不合的输血,停用可疑引起溶血的药物、食物,控制感染等。

(三)肾上腺皮质激素的应用

肾上腺皮质激素为治疗温抗体型自身免疫溶血性贫血的首选药物,对冷抗体型无效,对其他非免疫性溶血性贫血疗效不确定,不推荐使用。有适应证者可静脉快速滴注地塞米松 20～40 mg/d或氢化可的松 300～1 200 mg/d,至少应用 3～5 天,待急性溶血控制或病情稳定后改用口服。常用泼尼松 40～60 mg/d 口服,当 Hb 升至 100 g/L 左右时,每周将泼尼松减少 5～10 mg,减至10～15 mg/d 时以此量维持 1～2 个月,最后以 5～10 mg/d的量再维持 3 个月。若在减量过程中溶血性贫血又加重,应将剂量恢复至最后一次减量前的水平。但大剂量或长期激素治疗常合并高血压、糖尿病、感染,甚至可出现精神异常,必须引起注意。

(四)输注红细胞

输注红细胞主要用于急性溶血危象及严重贫血或体质虚弱的患者,目的在于帮助患者渡过危急难关,暂时改善严重贫血状态。一般输血后 12～48 小时患者病情即可好转,但输血补给的补体有时反而会加重溶血,因此输血时应注意下列各点:①若因大量溶血发生休克、少尿、无尿的问题、急性肾衰竭,应先解决少尿、无尿的问题,输入右旋糖酐-40 改善微循环,纠正水、电解质失衡,待尿量增加、肾功能改善后,再进行输血。常需建立两条静脉通道,分别输液和缓慢输浓缩红细胞。②阵发性睡眠性血红蛋白尿患者接受输入的血浆可激活补体,诱发或加重溶血;严重贫血必须输血时,可谨慎输入经生理盐水洗涤的红细胞。③自体免疫性溶血性贫血患者体内抗体对正常供血者的红细胞易发生凝集反应,使输入的红细胞易于破坏,同时输血还提供了大量的补体,可使溶血加速,故应尽量避免输血。病情危急必须输血时,应先用配血试验凝集反应最小的供血者血液或洗涤后的红细胞悬液。若病情危急又急需输血,却无分离或洗涤红细胞的条件,只能在输血的同时应用大量肾上腺皮质激素,输血速度应十分缓慢,密切观察,如有反应,要立即停止输血。④伯氨喹型药物性溶血性贫血及蚕豆病需输血时,献血员应做 G-6-PD 过筛试验。

(五)丙种球蛋白的应用

静脉滴注丙种球蛋白 0.2～0.4 g/(kg・d)对自身免疫性溶血性贫血有短期疗效。

(六)免疫抑制剂

免疫抑制剂多用于自身免疫性溶血性贫血激素治疗无效或需较大剂量维持者,常用环磷酰胺、环孢素和长春新碱等。

(七)血浆置换疗法

血浆置换疗法适用于自身免疫性溶血性贫血危象发作时。

(八)脾切除

溶血危象内科治疗无效者可考虑脾切除。

（黄彩娜）

第十四节　急性贫血危象

急性贫血危象指的是入院时或住院期间化验血红蛋白低于 50 g/L,常见原因有急性外伤出血、先天性或继发性凝血机制障碍引起的出血、急性溶血和骨髓造血功能障碍或无效应红细胞生成所致。患者由于血红蛋白迅速下降,导致机体缺氧,出现多器官功能障碍,如心功能不全、肾功能不全、休克等,严重者可致死亡,因此临床上必须予以重视。

一、临床表现

除原发病的表现外,急性贫血危象主要临床表现为进行性面色及皮肤黏膜苍白,肢体乏力,食欲减退,恶心,呕吐,活动性气促,心悸,头晕,烦躁不安或嗜睡,出冷汗,脉搏快而细,四肢末端凉。病情严重者可并发有休克、充血性心力衰竭及急性肾衰竭。实验室检查最重要的是发现红细胞及血红蛋白值降低至正常值的一半或一半以下。

二、诊断

对于临床上怀疑贫血的患者,应首先明确是否有贫血,然后考虑是否发生急性贫血危象,此为急诊中的常见症,需紧急处理,最后再进一步明确贫血的病因。

(一)是否存在贫血

贫血是指单位容积内血红蛋白和/或红细胞数低于正常的病理状态。由于婴儿和儿童的红细胞数和血红蛋白随年龄不同而有差异,因此诊断贫血时必须参照不同年龄人群的正常值。根据世界卫生组织的资料,血红蛋白的低限值在 6 个月～6 岁者为 110 g/L,6～14 岁为 120 g/L,

海拔每升高 1 000 米,血红蛋白上升 4%,低于此值为贫血。6 个月以下的婴儿由于生理性贫血等因素,血红蛋白值变化较大,目前尚无统一标准。我国小儿血液会议暂定:血红蛋白在新生儿期低于 145 g/L,1~4 个月时低于 90 g/L,4~6 个月时低于 100 g/L 者为贫血。但需注意,贫血诊断要排除血容量改变(如脱水或水潴留)的因素。

(二)是否为贫血危象

根据外周血血红蛋白含量或红细胞数,贫血可分为四度:①轻度,血红蛋白从正常下限至90 g/L;②中度,血红蛋白为 60~90 g/L;③重度,血红蛋白为 30~60 g/L;④极重度,血红蛋白低于 30 g/L。新生儿血红蛋白为144~120 g/L者为轻度,90~120 g/L 者为中度,60~90 g/L者为重度,低于 60 g/L 为极重度。

急性贫血危象指的是患者入院时或住院期间化验血红蛋白低于 50 g/L。

(三)明确贫血病因

对于任何贫血患者,必须找出其贫血的原因,才能进行合理和有效的治疗。因此,详细询问病史、全面进行体格检查和必要的实验室检查是作出贫血诊断的重要依据。实验室检查为贫血病因诊断的主要手段,但与贫血有关的实验室检查项目繁多,应由简到繁,有步骤、有针对性地进行检查。

三、急救处理

贫血危象的急救处理中,最基本的原则是去除或纠正贫血的病因,并进行积极的对症处理,同时应输血以改善缺氧状态。

(一)一般治疗

吸氧为首选治疗措施,以纠正因贫血造成的全身组织器官缺血缺氧,阻止病情发展。患者应卧床休息,限制活动,以减少氧耗。同时密切监护,注意脉搏、呼吸、血压及尿量变化;加强护理,增强营养,给予患者富含蛋白质、多种维生素及无机盐的饮食,消化道大出血者应暂时禁食。

急性贫血危象患者由于血红蛋白急剧减少,导致机体抵抗力低,易发感染,感染又可加重贫血,增加氧耗,因此应注意防治感染。

应避免应用影响血液系统的药物,切忌在未确诊前滥用抗贫血药物。对怀疑有巨幼细胞性贫血的患者,骨髓检查应在使用叶酸或维生素 B_{12} 前进行;怀疑有白血病或淋巴瘤的患者在骨髓检查和/或组织活检前应避免使用肾上腺皮质激素类药物,以免延误诊断及治疗。

(二)病因治疗

对病因明确的贫血,如能去除引起贫血的病因,则贫血可从根本上得以纠正。如外伤性出血应及时清创止血;维生素 K 缺乏引起贫血者应补充维生素 K_1,每天 10~20 mg,分 2 次静脉注射,连用 3~5 天;由血浆凝血因子缺乏引起贫血者应及时输入血液凝血因子,如因血小板减少引起贫血者必要时输浓缩血小板;由蚕豆病引起贫血者应立即停止食用蚕豆及豆制品。由于感染导致的溶血性贫血或患者抵抗力下降合并肺部和肠道感染时,应用抗生素治疗。

(三)输血治疗

急性贫血危象是输血的绝对指征,总的原则是一般可先输等张含钠或胶体溶液以补充血容量,改善组织灌注,然后输注浓缩红细胞或洗涤红细胞(强调:凡有条件均应输红细胞),每次5 mL/kg。需要注意的是,贫血愈严重,一次输血量宜愈少,且速度宜慢。

对于贫血危象患者,应根据不同的病因给予输血治疗,溶血性贫血患者致贫血危象,如系

6-磷酸葡萄糖脱氢酶(G-6-PD)缺陷症所致,应避免输入 G-6-PD 缺陷症者的血液;自身免疫性溶血患者应输入洗涤红细胞,并在输血时应用大剂量皮质激素;血型不合者应换血治疗。由于贫血危象可导致心功能不全,因此首先应判断患者有无心衰,如有则应行抗心衰治疗,应用洋地黄药物,注意剂量不宜太大,然后再输浓缩红细胞。对于外伤后出血所致的贫血危象,应快速大量输血;而在慢性贫血基础上出现贫血危象,则输血、输液速度不宜过快、过多,以防加重心脏负荷。血红蛋白上升至 70 g/L 以上者可不输血。

(四)保护重要器官的功能

1.抗休克

并发失血性休克者应迅速止血,并补充血容量,常首先使用右旋糖酐-40、2∶1 等张含钠液或其他等张含钠液 10～20 mL/kg 快速扩容,然后输注同型全血或浓缩红细胞。同时应根据患者的血压、心率、尿量、周围循环情况、中心静脉压及出血速度和量决定输液和输血量。

2.防治心功能不全

并发心衰者首选快速类洋地黄制剂,于 24 小时内达到饱和量,并限制液体摄入,在短时间内纠正心衰,必要时应用利尿剂。对并发休克但尚未发生心衰者,在快速扩容纠酸后给予半量速效洋地黄制剂支持心功能,然后再输血,同时密切观察心率及血压变化,并应采取护心治疗。

3.肾功能不全的处理

贫血危象所致肾功能损害多为一过性肾前性肾衰,主要通过液体疗法来纠正细胞外液量和成分,改善肾血流量,增加肾小球滤过率。对已补足血容量仍少尿者,可常规使用呋塞米,每次 1～2 mg/kg。治疗中不用收缩肾血管药,禁用对肾脏有毒性的药物。

（黄彩娜）

第二章

心内科疾病

第一节　肥厚型心肌病

肥厚型心肌病是指心室壁明显肥厚而又不能用血流动力学负荷解释,或无引起心室肥厚原因的一组疾病。肥厚可发生在心室壁的任何部位,可以是对称性,也可以是非对称性,室间隔、左室游离壁及心尖部较多见,右室壁罕见。根据有无左室内梗阻,可分为梗阻性和非梗阻性。根据梗阻部位又可分为左心室中部梗阻和左室流出道梗阻,后者又称为特发性肥厚型主动脉瓣下狭窄,以室间隔明显肥厚,左室流出道梗阻为其特点,此种类型约占肥厚型心肌病的 1/4。

一、病因

本病 30%～40% 有明确家族史,余为散发。梗阻性肥厚型心肌病有家族史者更多见,可高达 60% 左右。目前认为系常染色体显性遗传疾病,收缩蛋白基因突变是主要的致病因素。儿茶酚胺代谢异常、高血压和高强度体力活动可能是本病的促进因素。

二、病理生理

收缩功能正常乃至增强,舒张功能障碍为其共同特点。梗阻性肥厚型心肌病在心室和主动脉之间可出现压力阶差,在心室容量和外周阻力减小、心脏收缩加强时压力阶差增大。

三、临床表现

与发病年龄有关,发病年龄越早,临床表现越严重。部分可无任何临床表现,仅在体检或尸检时才发现。心悸、劳力性呼吸困难、心绞痛、劳力性晕厥、猝死是常见的临床表现。目前认为,晕厥及猝死的主要原因是室性心律失常,剧烈活动是其常见诱因。心脏查体可见心界轻度扩大,有病理性第四心音。晚期由于心房扩大,可发生心房颤动。也有少数演变为扩张型心肌病者,出现相应的体征。梗阻性肥厚型心肌病可在胸骨左缘 3～4 肋间和心尖区听到粗糙混合性杂音,该杂音既具喷射性杂音的性质,亦有反流性杂音的特点。目前认为,该杂音系不对称肥厚的室间隔造成左室流出道梗阻,血液高速流过狭窄的左室流出道,由于 Venturi 效应(流体的流速越快,压力越低)将二尖瓣前叶吸引至室间隔,加重梗阻,同时造成二尖瓣关闭不全所造成的。该杂音受心肌收缩力、左心室容量和外周阻力影响明显。凡能增加心肌收缩力、减少左心室容量和外周阻力的因素均可使杂音加强,反之则减弱。如含服硝酸甘油片或体力活动使左室容量减少或增加心肌收缩力,均可使杂音增强,使用 β 受体阻滞剂或下蹲位,使心肌收缩力减弱或左室容量增加,则均可使杂音减弱。

四、辅助检查

(一)心电图检查

最常见的表现为左心室肥大和继发性 ST-T 改变,病理性 Q 波亦较常见,多出现在 Ⅱ、Ⅲ、aVF、aVL、V_5、V_6 导联,偶有 V_{1R} 增高。上述改变可出现在超声心动图发现室壁肥厚之前,其机制不清。以 V_3、V_4 为中心的巨大倒置 T 波是心尖肥厚型心肌病的常见心电图表现。此外,尚有室内阻滞、心房颤动及期前收缩等表现。

(二)超声心动图检查

对本病具诊断意义,且可以确定肥厚的部位。梗阻性肥厚型心肌病室间隔厚度与左室后壁之比≥1.3(图 2-1A,B,D);室间隔肥厚部分向左室流出道突出,二尖瓣前叶在收缩期前向运动(SAM)(图 2-1C)。主动脉瓣在收缩期呈半开放状态。二尖瓣多普勒超声血流图示 A 峰＞E 峰,提示舒张功能低下。

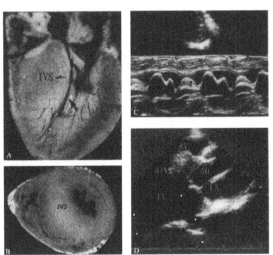

图 2-1　肥厚型心肌病

A.心脏纵切面观,室间隔厚度与之比＞1.3;B.梗阻性肥厚心肌病横断面;C.梗阻
性肥厚心肌病 M 超声心动图 SAM 征;D.左室游离壁梗阻性肥厚心肌病 B 型超
声心动图 HIVS 征象,HIVS:室间隔肥厚 RV:右心室,LV:左心室,IVS:室间隔,
AO:主动脉 LVPW:左室后壁,SAM:收缩期前向运动

(三)心导管检查和心血管造影

左室舒张末压升高,左室腔与左室流出道压力阶差＞2.7 kPa(20 mmHg)者则可诊断梗阻存在。Brockenbrough 现象为梗阻性肥厚型心肌病的特异性表现。该现象系指具完全代偿期间的室性期前收缩后心搏增强、心室内压增高而主动脉内压降低的反常现象。这是由于心搏增强加重左室流出道梗阻造成。心室造影显示左室腔变形,呈香蕉状(室间隔肥厚)、舌状或黑桃状(心尖肥厚)。冠状动脉造影多为正常,供血肥厚区域的冠状动脉分支常较粗大。

(四)同位素心肌显像

可显示肥厚的心室壁及室壁显影稀疏,提示心肌代谢异常。此与心脏淀粉样变性心室壁厚而显影密度增高相鉴别。

(五)心肌 MRI

可显示心室壁肥厚和心腔变形。

(六)心内膜心肌活检(病理改变)

心肌细胞肥大、畸形、排列紊乱。

五、诊断及鉴别诊断

临床症状、体征及心电图可提供重要的诊断线索。诊断主要依靠超声心动图、同位素心肌显像、心脏 MRI 等影像学检查,心导管检查对梗阻性肥厚型心肌病亦具诊断意义,而 X 线心脏拍片对肥厚型心肌病诊断帮助不大。心绞痛及心电图 ST-T 改变需与冠心病鉴别。心室壁肥厚需与负荷过重引起的室壁肥厚及心脏淀粉样变性室壁肥厚鉴别。冠心病缺乏肥厚型心肌病心室壁肥厚的影像特征,通过冠状动脉造影可显示冠状动脉狭窄。后负荷过重引起的心室壁肥厚可查出后负荷过重疾病,如高血压、主动脉狭窄、主动脉缩窄等;心脏淀粉样变性心室壁肥厚时,心电图表现为低电压,可资鉴别。

六、治疗及预后

基本治疗原则为改善舒张功能,防止心律失常的发生。可用 β 受体阻滞剂及主要作用于心脏的钙通道阻滞剂。对重症梗阻性肥厚型心肌病[左室腔与左室流出道压力阶差≥8.0 kPa(60 mmHg)]患者可安装 DDD 型起搏器,室间隔化学消融及手术切除肥厚的室间隔心肌等方法治疗。本病的预后因人而异。一般而言,发病年龄越早,预后越差。成人多死于猝死,小儿多死于心力衰竭,其次是猝死。家族史阳性者猝死率较高。应指导患者避免剧烈运动、持重及屏气,以减少猝死发生。

(张　清)

第二节　二尖瓣疾病

一、常见二尖瓣疾病分类

(一)二尖瓣狭窄

1.概述

绝大多数二尖瓣狭窄是风湿热的后遗症。极少数为先天性狭窄或老年性二尖瓣环或环下钙化。二尖瓣狭窄患者中 2/3 为女性。约 40% 的风湿性心脏病(风心病)患者为单纯性二尖瓣狭窄,呈现二尖瓣面容。

2.病因

正常二尖瓣质地柔软,瓣口面积 4~6 cm²。当瓣口面积减小为 1.5~2.0 cm² 时为轻度狭窄;

$1.0 \sim 1.5 \ cm^2$ 时为中度狭窄;$<1.0 \ cm^2$ 时为重度狭窄;二尖瓣狭窄后的主要病理生理改变是舒张期血流由左心房流入左心室时受限,使得左心房压力异常增高,左心房与左心室之间的压力阶差增加,以保持正常的心排血量。左心房压力的升高可引起肺静脉和肺毛细血管压力的升高,继而扩张和淤血。

3.临床表现

通常情况下,从初次风湿性心肌炎到出现明显二尖瓣狭窄的症状可长达 10 年;此后 $10 \sim$ 20 年逐渐丧失活动能力。劳动力性呼吸困难为最早期的症状,主要为肺的顺应性降低所致。随着病程发展,日常活动即可出现呼吸困难等。

4.治疗

关键是解除二尖瓣狭窄,降低跨瓣压力阶差。常采用的手术方法有经皮穿刺二尖瓣球囊分离术。这是一种介入性心导管治疗技术,其适应证为单纯二尖瓣狭窄。

心外科手术方式有二尖瓣分离术和人工瓣膜置换术。

(二)二尖瓣关闭不全

1.概述

在心脏收缩的时候。二尖瓣由于长期炎症刺激。变性缩短使瓣膜不能正常关闭,左心室的血液倒流,早期可无症状或仅有心悸胸闷。主要体征就是心尖区收缩期吹风样杂音。二尖瓣包括四个成分:瓣叶,瓣环,腱索和乳头肌,其中任何一个发生结构异常或功能失调,均可导致二尖瓣关闭不全。

2.临床表现

通常情况下,从初次风湿性心肌炎到出现明显二尖瓣关闭不全的症状可长达 20 年;一旦发生心力衰竭,则进展迅速。轻度二尖瓣关闭不全者可无明显症状或仅有轻度不适感。严重二尖瓣关闭不全的常见症状有:劳动性呼吸困难,疲乏,端坐呼吸等,患者活动耐力显著下降。

3.手术治疗

长期随访研究表明手术治疗后二尖瓣关闭不全患者心功能的改善明显优于药物治疗;即使在合并心力衰竭或心房颤动的患者中,手术治疗的疗效亦明显优于药物治疗。瓣膜修复术比人工瓣膜置换术的死亡率低,长期存活率较高,血栓栓塞发生率较小。

其他二尖瓣疾病:二尖瓣脱垂综合征、二尖瓣关闭不全。

二、其他药物治疗方案

只在有二尖瓣反流时才需预防心内膜炎。为了预防腱索断裂引起严重二尖瓣反流,凡有肯定刺啦音和杂音的患者应劝说避免需付出极大劳力的竞技性运动,但这是有争议的。交感张力过高的症状,如心悸、偏头痛(不少见)和由于直立性低血压所引起的眩晕可用 β 受体阻滞剂使之缓解。有室性心动过速的患者用 β 受体阻滞剂可提高 VF 的阈值。二尖瓣反流在有菌血症时需预防心内膜炎。如拔牙或清洁牙齿时如病因为风湿,而二尖瓣反流(MR)至少为中度,每天用青霉素预防风湿热直到 30 岁左右。在西方国家 30 岁以上风湿热较少,不再需预防。有心力衰竭或 AF 的患者应用抗凝剂以预防肺和体循环栓塞。虽然严重 MR 有趋向将心房的血栓冲去从而对血栓形成有保护作用,多数心脏病学者仍主张抗凝。如 MR 为心力衰竭的原因,早期换瓣增加良好结局的机会。但如超声心动图中舒张末期内径 $>7 \ cm$,收缩末期内径 $>5 \ cm$,左室喷血分数为正常低限,左室功能依赖于 MR 所致的后负荷减低,这时手术将使喷血分数明显下降。

如患者有严重心绞痛和中度 MR,单做旁路手术,围术期死亡率为 1.5%。如同时做瓣膜换置术,死亡率达 25%。换做瓣膜重建术围术期死亡率低且远期预后佳。如患者严重 MR 而病情危重(如乳头肌破裂,或移植瓣膜周边漏缝),用硝普钠或硝酸甘油减少前向血流的阻力(减少心包容积)将减少反流量,对准备纠治手术可有很大裨益。二尖瓣狭窄无症状的患者,可用青霉素预防链球菌感染和外科手术感染。有症状的患者,内科治疗包括应用 β 受体阻滞剂或钙通道阻滞剂以减慢心率;如患者仍有症状,用洋地黄和利尿剂。对心房颤动患者,用小剂量洋地黄加钙通道阻滞剂或 β 受体阻滞剂。除了轻度 MS 外,建议应用抗凝。如华法林有反指征,抗血小板药物(如阿司匹林)可替代之。不宜用双嘧达莫,因为它只对移植瓣膜有用。对用了内科治疗后患者心功能仍处于 Ⅲ 级(轻于一般的活动量仍有症状)者应考虑手术治疗。严重的患者,瓣口面积 ≤1.75 cm×0.85 cm 需要瓣膜切除或换瓣。如听诊有良好的开瓣音超声心动图显示瓣膜未严重钙化。球囊瓣膜扩张成形术是最好的治疗方法,但也可做直视交界分离术与瓣膜成形术,否则需要换瓣。对术后再狭窄重复做直视瓣膜交界处分离术通常有良好的远期存活率,应建议在换瓣前进行。患者小于 65 岁猪瓣长期应用不可靠。应选择用机械塑瓣或球辮。如患者仍有 AF 或用人工机械瓣需要抗凝。双气囊二尖瓣扩张成形术是一种有效的闭式交界分离术。气囊扩张成形术引起的房间隔缺损通常不减少心功能。除非肺-体血流比>4:1。所有机械瓣均需应用华法林和低剂量阿司匹林或双嘧达莫。

(张　清)

第三节　三尖瓣疾病

一、三尖瓣狭窄

三尖瓣狭窄是由于炎症、退行性改变、先天性畸形、缺血性坏死、创伤等原因引起的单个或多个瓣膜结构(包括瓣叶、瓣环、腱索取或者乳头肌)的功能或结构异常,导致三尖瓣瓣膜的开放受限。

(一)发病原因

最常见的病因为风湿性心脏病,女性多见,由于风湿性炎症所致的瓣膜损害,病理生理过程表现为瓣膜黏液样变性及瓣膜钙化等,从而导致瓣膜的卷曲、增厚、钙化,常伴有关闭不全及二尖瓣和主动脉瓣的病变;其他罕见病因有先天性三尖瓣闭锁和类癌综合征等。

(二)临床表现

因右心回血受阻,体循环淤血等常导致以下症状或体征。

(1)因心排血量减少所致疲乏。

(2)因体循环淤血,导致肝大、脾大、腹水、黄疸等全身不适感。

(3)全身水肿。

(4)颈静脉充盈。

(5)胸骨左缘第 4、第 5 肋间可闻及舒张期隆隆样杂音,较二尖瓣狭窄杂音弱而短。

(6)常并发房颤、肺栓塞等。

(三)诊断辅助检查

1.超声心动图检查

对确诊三尖瓣狭窄具有高度的敏感性和特异性,是最为直观的检查。二维超声可见瓣叶增厚,舒张期呈圆拱形。通过彩色多普勒超声显像可见三尖瓣口右心室侧高速"火焰型"射流。

2.X线检查

心影明显增大,后前位右心缘见右房和上腔静脉突出,右房缘距中线的最大距离常＞5 cm。

3.心电图检查

Ⅱ和 V_1 导联 P 波振幅＞0.25 mV,提示右房增大。

(四)疾病治疗

1.药物治疗

严格限制钠盐摄入,应用利尿剂减轻体循环淤血,同时控制心房颤动的心室率。

2.手术治疗

当具备跨瓣压差＞0.7 kPa(5 mmHg)或瓣口面积＜2.0 cm² 等手术指征时,应选择外科手术治疗,可选择人工瓣膜置换或三尖瓣修补。

3.介入治疗

经皮球囊三尖瓣成形术,简单易行,但适应证尚不明确。

二、三尖瓣关闭不全

最常见病因为继发于右心室扩张、瓣环扩大的功能性关闭不全,原发病常为风湿性二尖瓣病、先天性心脏病(肺动脉狭窄、艾森曼格综合征)和肺心病。直接引起器质性三尖瓣关闭不全的病因较少,其中最常见者为先天性疾病:三尖瓣下移畸形(Ebstein 畸形),其他尚有感染性心内膜炎、三尖瓣脱垂、类癌综合征、心内膜心肌纤维化等。三尖瓣关闭不全,右心室收缩时血液反至右心房,右心房升高,导致体循环淤血和肝大。

(一)临床表现

1.症状

疲乏、腹胀和水肿。可并发房颤和肺栓塞。

2.体征

(1)颈静脉扩张伴收缩期搏动(大"V"波伴"y"下降快速)。

(2)胸骨左缘及心尖部收缩期抬举样搏动。

(3)胸骨左缘全收缩期杂音,吸气时增强。

(4)反流严重时,胸骨左下缘可闻及短促的舒张期隆隆样杂音。

(5)三尖瓣脱垂有收缩期刺啦音。

(6)肝大伴收缩期前搏动。

(7)腹水及全身水肿。

(二)检查

1.影像学检查

(1)X线:右房、右室,上腔静脉和奇静脉扩大。

(2)超声心动图:可发现三尖瓣叶脱垂和感染灶或腱索断裂。多普勒超声可估测三尖瓣反流量。

2.其他检查

心电图:常见右房、右室增大、不完全右束支阻滞及房颤。

(三)诊断

X线照片示右心房和右心室肥大,心脏右缘凸出,同时伴有其他瓣膜病变造成的改变。

心电图示心房肥大,P波高宽;并有右束支传导阻滞或右心室肥大,甚至心肌劳损。常有心房颤动。

超声心动图及多普勒检查切面超声可探测三尖瓣环的大小,了解瓣膜的增厚情况,有助于分辨相对性和器质性病变。三尖瓣关闭不全时,超声造影可见微泡往返于三尖瓣;多普勒能直接监测到右室至右房的异常信号,并可估计反流的程度。

心导管检查表现为右心房压力波形的V波突出,y降支变陡,在吸气时更为明显。右心房压力波形与右心室压力波形相似,仅振幅较小,称为右室化的右房压,是重度三尖瓣反流的表现。

心血管造影检查右室造影、右前斜位电影摄影可显示三尖瓣反流及其程度。但由于心导管跨过三尖瓣,有潜在性假阳性。

三尖瓣关闭不全的诊断,应包括对关闭不全程度的了解。典型的临床体征对诊断重度三尖瓣关闭不全有一定价值。过去用右心室造影作为诊断可疑病例和估计反流程度的手段。近年来,超声和多普勒检查已逐渐替代了创伤性检查。

(四)治疗

1.药物治疗

(1)诊断导致右心扩大的原发病进行病因治疗。

(2)给予扩血管、利尿、强心药物;血管扩张药可减少反流量。

(3)房颤时处理原则同二尖瓣狭窄。

2.手术治疗

(1)二尖瓣、主动脉瓣病变伴肺动脉高压、严重三尖瓣反流,二尖瓣、主动脉瓣手术时,同时行三尖瓣瓣环成形术(因瓣叶解剖结构大多正常)。

(2)三尖瓣瓣叶本身病变(Ebstein畸形、感染性心内膜炎)导致的严重反流,瓣环成形术或修补术无效时,行瓣膜置换术。

(张 清)

第四节 肺动脉瓣疾病

先天性肺动脉瓣疾病中,最常见的是肺动脉瓣狭窄,可合并心房、心室间隔缺损或主动脉骑跨;可继发或伴发右心室漏斗部狭窄。风湿病所致者多累及多瓣膜;其他少见的病因有感染性心内膜炎后粘连、类癌综合征、马方综合征等。

一、肺动脉瓣关闭不全

肺动脉瓣关闭不全,多由肺动脉高压引起的肺动脉总干部扩张所致,常见于二尖瓣狭窄,亦可见于心房间隔缺损。罕见的病因有风湿性单纯肺动脉瓣炎、马方综合征、先天性肺动脉缺如或发育不良,感染性心内膜炎引起瓣膜毁损、瓣膜分离术后或右心导管术损伤致肺动脉瓣关闭不全。

二、肺动脉瓣狭窄

指肺动脉出口处狭窄,造成右心室排血受阻,包括肺动脉瓣狭窄,右心室漏斗部狭窄及肺动脉瓣上、肺动脉主干及分支狭窄,本病在先心病中较常见。

可分三型:①瓣膜型肺动脉口狭窄;②右心室漏斗部狭窄;③肺动脉狭窄。

(一)病因

肺动脉出口狭窄,使右心室排血受阻,右心室收缩期负荷增加,右心室压力增高,肺动脉压力正常或减低,狭窄前后有收缩期压力阶差,日久可引起右心室肥厚,以至右心衰竭。

(二)临床症状

轻度狭窄者,一般无症状,中度以上狭窄者,可有劳累后气喘,乏力,心悸及昏厥。晚期可有右心衰竭。若同时伴有心房间隔缺损或卵圆孔未闭时,出现右到左分流,也叫法乐氏三联症,有发绀杵状指(趾)。

(三)检查

可进行 X 线、心电图、超声心动图、心导管及心血管造影检查。

(四)治疗

(1)内科治疗:防治肺部感染,心力衰竭或感染性心内膜炎。瓣膜型肺动脉口狭窄,可用经皮穿刺导管球囊扩张成形术.

(2)外科治疗:可行瓣膜切开术或肥厚肌束切除术。

三、肺动脉瓣闭锁

肺动脉瓣闭锁是指肺动脉瓣相互融合,形成无缺口的现为膜或隔膜,是一种少见的先天性心脏病。

(一)分型

根据有无合并室间隔缺损,可分为室间隔完整型肺动脉瓣闭锁和室间隔缺损型肺动脉瓣闭锁两大类。

1.室间隔完整型肺动脉瓣闭锁

右室心肌肥厚,心腔容量小,但流入道始终存在,且室间隔完整。有心房间的沟通和未闭动脉导管存在,右心房的血液经房间隔缺损流入左心房、左心室和主动脉,部分又经未闭动脉导管进入肺动脉、肺循环,以提高动脉血氧饱和度。

2.室间隔缺损型肺动脉闭锁

表现为严重的法洛四联症,或称假性动脉干永存。

以上两种不同的病理类型在诊断和治疗上也存在着明显不同。

(二)诊断与鉴别诊断

1.室间隔完整型肺动脉闭锁

患儿出生时即出现发绀、呼吸窘迫和进行性代谢性酸中毒者要高度怀疑本症,应紧急行二维心脏B超检查、左右心室测压及造影以明确诊断。

2.室间隔缺损型肺动脉瓣闭锁

患者的临床表现类似重症法洛四联症,呈青紫气促,活动受限。一般先用二维超声初步明确右室流出道是否存在,继用选择性升主动脉造影以明确体动脉支的来源、走向、数量分布及肺动脉各支分布。

(三)治疗措施

肺动脉瓣闭锁一经确诊,原则上应尽快手术。手术方式有闭锁的肺动脉瓣切开术、人造肺动脉瓣置换术及合并心脏畸形矫治术等。

1.室间隔完整型肺动脉瓣闭锁

原则上采用姑息疗法,为肺动脉血流提供适当的供血及右室腔减压,改善缺氧,促使右室尽可能早发育,以待二期根治。

2.室间隔缺损型肺动脉瓣闭锁

手术治疗根据不同类型,首先采取增加肺血流的姑息手术,建立肺叶间、肺门直至中央总汇等姑息手术,最终为建立右心室与肺动脉的连续,关闭室间隔缺损,中止体动脉与肺动脉连接的根治手术。

疗效评价:肺动脉瓣闭锁的预后不良,大部分患儿死于生后3～4个月内。手术难度大,手术死亡率也较高。

（张　清）

第五节　经桡动脉途径冠状动脉的介入治疗

经股动脉途径是经皮冠状动脉腔内成形术(PCI)最常用的途径。与股动脉穿刺相关的并发症总的发生率为3％～5％,包括出血(皮下或腹膜后)、血肿、假性动脉瘤和动静脉瘘,偶尔可见永久性的致残甚至死亡,有时需要输血和外科手术修补,并无一例外地会延长住院时间、直接或间接地增加医疗花费。随着PCI适应证的逐渐拓展,对于需在围PCI期强化抗血小板和抗凝治疗的患者(如急性冠脉综合征、慢性房颤、人工瓣膜、外周血管疾病等),这一并发症的发生率更高。另外,肥胖、老年和女性也都是股动脉穿刺并发症升高的相关因素。因此,人们一直在探索减少穿刺相关并发症的方法,尤其对于有高危因素的患者。

一、经桡动脉介入治疗的解剖学基础

(一)上肢动脉的正常解剖

向右手方向发出的动脉,首先从升主动脉发出头臂干动脉,进而分为通向头部的右颈总动脉和通向右上臂的右锁骨下动脉;向左手方向发出的动脉,直接从升主动脉发出左锁骨下动脉。锁骨下动脉行至第一肋骨外缘延续为腋动脉,至上臂大圆肌下缘延续为肱动脉,在肘部平桡骨颈高度分为沿拇指侧走行的桡动脉和沿小指侧走行的尺动脉,从尺动脉还有较细的前骨间动脉发出,此三支动脉延续至手掌部通过掌部的掌深弓和掌浅弓相互吻合,形成侧支循环,其中掌深弓主要由桡动脉供血,掌浅弓主要由尺动脉供血。拇指的血供来自桡动脉的分支拇主要动脉,其余四指的血供来自从掌浅弓和掌深弓发出的指掌侧总动脉。正常人群中,由于手掌为双重供血,即桡动脉和尺动脉通过掌深弓和掌浅弓之间相互吻合交通形成丰富的侧支循环,即使桡动脉闭塞也不易发生手部缺血。因此,桡动脉插管一般不会引起手部供血不足。

桡动脉在桡骨颈,即肱肌抵止处,起始于肱动脉,起点约平肘横纹下 1 cm,至桡骨茎突内侧附近止,平均长度约 22 cm。桡动脉按照其与肱桡肌的位置关系其走行可分为两部分:其近侧段(近心段)被肱桡肌所掩盖的部分称掩盖部(深部),平均长度约 12 cm;其远侧段(远心段)称显露部(浅段),位于肱桡肌腱与桡侧腕屈肌腱之间,只被浅、深筋膜覆盖,直接位于皮下,位置表浅,其搏动容易触摸,平均长度约 10 cm。桡动脉的穿刺部位通常选择在桡动脉的浅段范围之内,因穿刺部位不在关节弯曲处,易于压迫止血,且止血时关节可屈伸,较为舒适。

(二)右上肢的神经分布

右上肢的神经在腋窝附近即分为正中神经、桡神经和尺神经。在肘部附近,正中神经沿前臂正中央走行,因肱动脉与正中神经距离很近,当肱动脉穿刺后压迫止血不当导致较大血肿发生时,可压迫正中神经造成神经损伤。桡神经在前臂沿拇指侧走行,尺神经在前臂沿小指侧走行。桡动脉位置表浅,穿刺点容易压迫止血,且其附近无神经分布,故很少发生较大血肿和神经损伤。

二、常见上肢动脉解剖变异与处理策略

(一)动脉血管襻

通常肱动脉在肘部桡骨颈水平直接延续为桡动脉,但有时在从肱动脉分出桡动脉部位附近的血管可能形成一个角度很大的血管弯曲,严重者可形成血管襻。若导引导丝进入肱动脉受阻,应考虑到血管襻可能性,此时如强行快速推进导丝,容易造成血管穿孔和强烈的血管痉挛,血管穿孔是导致前臂、上臂严重张力性血肿的常见原因之一。行桡动脉逆行造影可以证实血管襻的存在。

导丝通过血管襻时最重要的是动作轻柔,在全程透视下调整导丝的前行方向,必要时经过导管或鞘管造影,切忌盲目推送。亲水涂层导丝通过迂曲动脉的能力强,在某些动脉严重弯曲的病例还可以考虑利用通过性能更好的 PTCA 导丝先行通过,导丝通过后血管襻往往被拉直,可以完成后续操作。

(二)主、副双肱动脉异常

在肩部附近,从肱动脉近心端发出主、副双肱动脉,两者并列下行,主肱动脉血管径较粗,副肱动脉血管径较细。经桡动脉途径冠状动脉造影时,如导管误入副肱动脉,可致操作导管的阻力增加或推进受阻,需与肱动脉痉挛相鉴别。透视下经导管尖端注入少量造影剂,即可证实主、副肱动脉的存在。

(三)桡尺动脉环

此种解剖变异在 TRI 中并不少见,其典型表现为桡动脉近端在肘关节部位附近形成一襻状结构后再汇入肱动脉,常常合并走行较直、近心走向的小动脉或残留小动脉。桡尺动脉环的位置相对较高,桡动脉鞘多能成功置入,但是由于桡动脉主支形成一环,导丝难以通过并且很容易误入走行相对较直的小动脉和残留小动脉,在送导引导丝尤其是 TERUMO 亲水涂层导丝时也少感到阻力。如有阻力,单纯透视观察导丝走行也和桡动脉解剖一致,如果术者强行推送导丝,很容易造成该分支血管穿孔。即使送导丝过程中没有阻力,在送导管时往往出现阻力,前送困难。

利用造影导管行桡动脉逆行造影可以证实桡尺动脉环的存在,常用的处理办法是选择超滑

导丝,在透视下耐心调整导丝的前行方向通过血管襻,一旦导丝能够通过此段血管,送导管后常可起到拉直血管的作用,能够保证进行后续操作;对于某些导丝难以通过的桡尺环,可借助造影导管进行操作,具体操作方法:前送造影导管至血管弯曲段通过旋转导管来调节导丝的指向,同时结合前送导丝动作常有助于导丝通过桡尺环;在某些桡动脉严重弯曲的病例还可考虑利用通过性能更好的 PTCA 导丝先行通过桡尺环,随后在该导丝支持下送入造影导管至肱动脉,随后再交换引导钢丝以完成后续操作。

三、经桡动脉途径穿刺的障碍与学习曲线

与经股动脉穿刺相比,经桡动脉穿刺有下列障碍:桡动脉内径较小(1.8~2.5 mm);解剖变异更常见(包括桡动脉本身和头臂干动脉的异常,以及动脉迂曲和动脉襻);桡动脉易于痉挛;将导管通过桡动脉途径送至冠状动脉更复杂。

因此,要保证桡动脉的穿刺成功,需要有专用的器械(包括穿刺针和导管)、预防动脉痉挛的"鸡尾酒"药物,除此之外,术者也将面临较之股动脉穿刺更长时间的学习曲线。桡动脉穿刺技术的学习,不仅指穿刺桡动脉本身,还包括通过上肢动脉将导丝和导管送至升主动脉,并操纵其进入冠状动脉。有学者认为,在最初的 50 例桡动脉穿刺中,失败率可达 10%;当穿刺例数达 500 例时,失败率降至 3%~4%。而在有1 000 例的有经验术者中,失败率<1%。

对于桡动脉穿刺技术的培训,目前尚无相关的指南。最早开展 TRI 冠脉介入工作的 Onze Lieve Vrouwe Gasthuis(OLVG)心脏中心提出,学习桡动脉穿刺技术需谨慎稳妥地分三步进行:①第一步,从简单病变(单支)、桡动脉条件较好者(经筛选、男性)的病例开始;②第二步,开始着手做有挑战性的病例(老年、女性、桡动脉搏动弱);③第三步,着手做复杂病例(多支病变、慢性闭塞病变、急性心肌梗死)。

四、桡动脉穿刺技巧

(一)筛选患者

经桡动脉途径介入主要的禁忌证是桡-尺动脉之间的侧支循环不良。尽管 TRI 术后仅有 3%~5%的患者发生桡动脉闭塞,但在侧支循环不良的患者中可导致严重的临床后果,将这部分患者识别出来的经典方法是 Allen 试验。近年临床还应用其他方法评价桡-尺动脉之间的侧支循环。

1.Allen 试验

Allen 试验的具体做法:检查者用双手同时用力压迫患者的桡动脉和尺动脉,并将手置于心脏水平(防止上肢静脉瓣功能不全造成假阳性结果)。首先嘱患者反复用力握拳 5~7 次,至手掌发白,然后嘱患者展开手掌,并放松对尺动脉的压迫,继续压迫桡动脉,观察手掌颜色变化。

若手掌颜色在 10 秒钟内迅速由白变红或恢复正常,则改良 Allen 试验阳性,表明尺动脉和桡动脉之间存在良好的侧支循环,可进行桡动脉穿刺;若 10 秒钟内手掌颜色仍然发白,则改良 Allen 试验阴性,表明尺动脉闭塞或桡-尺动脉之间侧支循环不良,不宜进行桡动脉穿刺。改良 Allen 试验简化了操作过程,但还存在一些问题:手掌松开时手掌过伸可能引起掌弓循环的血供减少,造成假阴性结果;另外,受压迫的尺动脉在减压后可发生短暂的反射性扩张,造成假阴性结果。

针对动脉的反射性扩张,有学者建议采用另一种改良 Allen 试验的操作方法:检查者仅压迫

患者的桡动脉,并举手过心脏水平,嘱患者连续握拳 5～7 次,然后将手下垂并自然伸开手掌,观察手掌颜色变化。若手掌颜色在 6 秒钟转红或恢复正常,则改良 Allen 试验阳性;若 7～15 秒钟转红或恢复正常,称为改良 Allen 试验可疑阴性,提示尺动脉血供延迟;若 15 秒钟以上手掌仍不转红,则改良 Allen 试验阴性。该方法临床不常采用。

2.血氧饱和度容积描记法

血氧饱和度检查是对 Allen 试验的重要补充,可以验证 Allen 试验可疑的病例,主要观察血氧饱和度值和血氧饱和度波形 2 个指标,具体操作方法:将血氧饱和仪指套连接于患者的拇指,记录基础血氧饱和度和波形,然后压迫桡动脉,观察此时的血氧饱和度和波形。血氧饱和度值下降<2%,或血氧饱和度波形保持不变,或波形轻微下降后短时间内恢复正常,提示桡-尺动脉侧支循环良好;血氧饱和度值、波形明显下降,甚至波形呈一"直线",提示桡-尺动脉侧支循环不良。另外,也可在进行改良 Allen 试验的同时观察血氧饱和度值及其波形的变化,协助评价桡-尺动脉侧支循环的状况。该检查方法排除了改良 Allen 试验中一些人为因素的影响,更为客观,可用于对改良 Allen 试验可疑或阴性患者的复查。

3.彩色多普勒超声波检查法

可测量桡、尺动脉的内径和血流速度,观察掌浅弓和掌深弓的血流方向,以及桡动脉受压后尺侧到桡侧的血流。若压迫桡动脉后,桡动脉远端未见任何多普勒信号,提示桡-尺侧支循环不良,相当于改良 Allen 试验阴性。该检查方法简单、方便,且较改良 Allen 试验更为直观、可靠,在有条件的心脏中心可作为评价手掌动脉血供的首选。

(二)术前准备

1.患者体位

取平卧位,手臂呈自然外伸、外展位,置于托板上,与身体保持 20°～30°夹角,可将腕部适当垫起,以便于穿刺桡动脉及随后的导管操作。

2.消毒铺巾

常规碘伏消毒,消毒范围包括整个手掌、前臂、肘关节及肘上 1/3 处,以备必要时改行肱动脉穿刺,同时消毒右侧或双侧腹股沟部备用,并铺手术单。

3.穿刺点的选择

穿刺前摸清桡动脉走行,宜选择桡动脉搏动强、走行直的部位穿刺。一般离手腕横纹处越近,桡动脉搏动越强,越容易触及,但此处桡动脉有时走行迂曲且细小分支较多,穿刺时导丝容易进入分支,使穿刺难度增加,并且如穿刺点离手腕横纹处过近,插入的动脉鞘管尾部靠近大鱼际,亦不便于导管操作。故穿刺点多选在距腕横纹 2～3 cm 处(桡骨茎突内侧 1～2 cm 处),该处桡动脉搏动清楚,且距腕关节有一定距离,便于术后压迫止血。若该部位桡动脉迂曲,可再向近心端上移 1～2 cm。

4.局部麻醉

先以 1%～2%利多卡因 0.5～1.0 mL 在皮肤穿刺部位注射一个直径 1 cm 左右的小丘疹,进针时针尖斜面向上,基本与皮肤平行,并避开浅表静脉。应注意利多卡因用量不可过多,否则因局部皮肤胀起而不易摸清桡动脉搏动。然后再向桡动脉的下侧后方进针,补充注射利多卡因 1～2 mL,因利多卡因的弥散能力较强,这样即可达到满意的麻醉效果,又不影响穿刺时清楚地触摸桡动脉搏动,并且还对该处桡动脉有一定的固定和向上的支撑作用,特别对于桡动脉搏动较弱者更为适用。

(三)桡动脉穿刺

1.常用的桡动脉穿刺鞘组

目前常用的有 Cordis、Terumo 和 Medikit 三种桡动脉穿刺鞘组,分别有 4F、5F 和 6F 三个型号供选择。穿刺针分别为 22G、21G 和 20G,每种穿刺鞘组的配套导丝直径不同(分别 0.018″、0.021″和 0.025″),血管鞘长度有多个型号可选择(最长分别为 25 cm、11 cm 和 17 cm),较长的血管鞘,有助于预防操作过程中桡动脉近心段发生痉挛。Medikit 有两个特点与其他桡动脉穿刺鞘组不同:①血管鞘有亲水涂层,减少送入血管的阻力;②血管鞘表面有 15 个呈螺旋形排列的小孔,可直接通过其注射"鸡尾酒"药物抗桡动脉痉挛。

2.桡动脉穿刺步骤

以 Cordis 桡动脉穿刺鞘组为例:以左手示指、中指、无名指触摸桡动脉搏动,确定桡动脉位置及走行,选好适宜的穿刺点并行局部浸润麻醉,然后将感觉最敏感的中指或示指指腹置于桡动脉搏动最强处,以指导穿刺针进针方向,右手拇指和示指持穿刺针进行桡动脉穿刺,穿刺针与皮肤呈 30°～45°角,针尖斜面朝上,向位于左手中指或示指指腹下方的动脉搏动较强处进针,并注意保持与桡动脉走行方向一致。刺入桡动脉后可见针尾部有血液涌出。以左手拇指和示指固定穿刺针,右手将直头导丝送入针腔内,并小心向前推进 15～20 cm 后,用手术刀尖沿穿刺针正中向下切开皮肤 2～3 mm,注意刀尖不可过深,以免伤及桡动脉。然后用左手中指及无名指共同按压住桡动脉穿刺点的近心端,固定住导丝,右手拇指和示指捏住穿刺针将其退出。随后沿导丝置入带有扩张管的桡动脉鞘管,送入鞘管时应注意将导丝尾端露出鞘管,然后保留鞘管退出导丝和扩张管。

以 Terumo 桡动脉穿刺鞘组为例:该穿刺针为套管穿刺针,分针芯和针鞘两部分,无色透明的塑质穿刺针鞘位于穿刺针芯的针尖斜面以上,如果仅是穿刺针针尖的斜面部分刺入桡动脉腔内,虽然可见到穿刺针芯尾端有回血,但此时穿刺针的塑料针鞘前端并未进入桡动脉腔内,应继续进针穿透桡动脉后壁,这时穿刺针鞘的前端多已穿透桡动脉后壁,左手拇指和示指固定针鞘柄,右手拔出针芯后,缓慢退针鞘至其尾部有血液喷出,再将直头超滑导丝从穿刺针鞘尾端送入桡动脉,之后退出针鞘,沿导丝置入带有扩张管的动脉鞘管,然后保留鞘管退出导丝和扩张管。

3.桡动脉鞘管的选择

桡动脉鞘管型号从 4～6F,长度为 8 cm、11 cm、12 cm、16 cm、23 cm 不等,其中以 11 cm、12 cm、16 cm 长度的桡动脉鞘管最为常用。经桡动脉造影多选用 5F 或 6F 鞘管。一般使用 5F 造影导管完全可以满足冠状动脉造影的需要,如系单纯冠状动脉造影选用 5F 鞘管即可。如果需要更换 6F 鞘管,既可选用 6F 桡动脉专用鞘管也可选用 6F 普通动脉鞘管。选用 6F 桡动脉专用鞘管时,须先经 5F 鞘管送入直径 0.019″桡动脉穿刺专用导丝,退出 5F 鞘管,再沿导丝置入 6F 桡动脉鞘管。选用 6F 普通动脉鞘管时,须先经 5F 鞘管送入直径 0.035″的导引导丝,然后退出 5F 鞘管,再置入 6F 鞘管。此项操作中需注意的要点是不能以直径 0.019″桡动脉专用导引导丝代替直径 0.035″的导引导丝,以免在操作中因导引导丝硬度不够而弯曲变形,导致置入鞘管失败。因桡动脉鞘管只有 4F、5F 和 6F 三种,故如需要更换 7F 鞘管,可选用 7F 普通动脉鞘管即可,操作方法同前述。

4.桡动脉穿刺过程中常见问题及其对策

(1)局部浸润麻醉时,皮下注射麻醉药物过多,引起局部肿胀,摸不清桡动脉搏动:局麻时注射针尖应基本与皮肤平行,皮下注射丘疹范围以不超过 1 cm 为宜,为保证局部浸润麻醉效果,可向桡动脉下侧方注射麻药 3~4 mL,利多卡因有较强的弥散作用,同时这种给药方式亦可起到向上支撑和固定血管的作用,有助于触摸桡动脉搏动及便于穿刺,对桡动脉搏动较弱者尤为适用。有的术者先在穿刺点处皮下注射局麻丘疹,待穿刺桡动脉成功后,送入导丝,退出穿刺针,再在穿刺点附近皮下补充注射少量利多卡因进一步浸润麻醉桡动脉,以减少因疼痛诱发桡动脉痉挛,之后再使用尖刃手术刀片切开皮肤及置入鞘管。

(2)同一部位反复穿刺不成功:桡动脉穿刺应尽量第一针穿刺成功,第一针穿刺成功既指穿刺针首次刺入皮下,"一针见血"穿刺桡动脉成功,广义上也包括穿刺时穿刺针不拔出皮肤,在皮下通过数次变换进针角度及方向而穿刺桡动脉成功。如进针部位与桡动脉走行偏离,可在原穿刺点附近重新选择穿刺点,再次试行穿刺。在同一部位附近反复试行穿刺,易引起该段桡动脉痉挛,这时即使穿刺针可能已经刺入血管腔内,但也因无回血或回血缓慢而难以判断。如果穿刺部位出现血肿,即使穿刺针并未进入血管腔内,有时也能见到有少量血液从穿刺针尾端缓慢流出,从而干扰术者准确判断。再次穿刺应选择第一次穿刺部位近心端 1~2 cm 处,如穿刺部位血肿较大,穿刺点至少应避开血肿波及的主要范围。因为利多卡因具有较强的弥散能力,浸润麻醉作用波及的范围较大,并且为尽量避免再次局部浸润麻醉对触摸桡动脉搏动会有不利影响,因此如再次穿刺时的穿刺点距原穿刺点在 1~2 cm 范围以内,除对疼痛特殊敏感者外,可先不在新穿刺部位皮下注射麻药或仅向新穿刺点的深部注射麻药,待穿刺成功,导丝顺利进入桡动脉后,再在穿刺点附近皮下补充少量麻药,以减少因操作中疼痛诱发桡动脉痉挛。

(3)穿刺针刺入桡动脉后,从穿刺针尾部涌出的血流不畅。可见于如下原因:①穿刺针针尖斜面部分没有全部进入血管腔,部分针尖斜面处于血管的前壁或后壁内,或针尖斜面贴近血管壁而影响血流。这时以右手拇指和示指持穿刺针柄,边做轻缓的进、退针动作,或微细地调整针尖角度和方向,边观察穿刺针尾部涌出血流的变化,如能顺畅地送入导丝,可判定针尖斜面已全部进入血管腔;②桡动脉痉挛达到一定的严重程度可以引起桡动脉内局部血压降低和血流缓慢,从而表现为穿刺针尾部血流涌出不畅。但此时推送表面光滑纤细的导丝多可顺畅地进入桡动脉内;③穿刺针进入桡动脉分支。此类情况较少见。此时向前推送导丝肯定受阻,应重新选择穿刺点试行穿刺,并且操作时需注意进针方向与桡动脉主支走行方向保持一致。

(4)经穿刺针向桡动脉内推送导丝时阻力增大或推进困难。穿刺针刺入桡动脉腔内的标志是穿刺针尾部有血液涌出或喷出,而这时通过穿刺针送入导丝受阻可见于如下原因:①导丝进入靠近桡动脉穿刺点附近的桡动脉小分支,即导丝进入桡动脉后,随即进入小分支。桡动脉远心端(穿刺点附近)的分支较多,穿刺桡动脉时,导丝容易进入靠近穿刺点附近的桡动脉分支,这些分支一般管腔较细,导丝向血管内推进的长度亦有限,故当导丝进入桡动脉后很快即可感觉到阻力增加或推送困难。这时切忌强行推送导丝,以免导丝尖端受损变形,影响随后的操作。应稍后退导丝,一边旋转穿刺针调整方向,一边反复试探性地再向前推送导丝,直至导丝无阻力地进入桡动脉主支。一般而言,直头导丝较易进入桡动脉分支,而弯头导丝或直径略粗的直头导丝(如Terumo 桡动脉穿刺导丝)则不易进入;②导丝进入桡动脉近心端稍远离穿刺点的桡动脉较大分支,即导丝进入桡动脉后,经过一段桡动脉主干再进入近心端较大的分支。因这些分支位于桡动脉近心端,并且其管腔一般较桡动脉远心端的分支略粗,故进入血管内的导丝较长,感觉到的阻力反而较小,而对于有经验的术者,根据操作时的手感,判断导丝是否进入桡动脉近心端较大的分支并不困难。此时,若沿导丝盲目置入鞘管,可能会因为鞘管的前端部分进入桡动脉分支而导致桡动脉穿刺失败。故应采用分阶段置入动脉鞘管法进行操作,即沿导丝试探性地先将桡动脉鞘管的一半长度(5～6 mm)置入桡动脉,撤出导丝和扩张管,打开鞘管阀门时如无回血,可能是鞘管进入过深,应适当回撤鞘管,再重复上述操作。如有回血,则证明鞘管已在桡动脉主支之内,在透视下经鞘管送入 0.035″超滑导丝至肱动脉水平以上,然后沿超滑导丝将鞘管全部置入桡动脉内;③桡动脉中远端(近心段)高度迂曲,导丝送入桡动脉一段距离后顶住弯曲的血管壁,阻力增大。推送导丝一旦出现阻力,不能盲目送入鞘管,若强行推送,桡动脉鞘扩张管的尖端可能穿破桡动脉壁,是引起前臂张力性血肿的原因之一。此时在 X 线透视下操作,有助于判断桡动脉走行。如果判断导丝在血管腔内,可以采用分阶段置入动脉鞘管法操作,先把鞘管全长的一部分(1/3～1/2 全长)送入桡动脉内(决不可将鞘管完全送入或达到甚至超过导丝的远端,以免损伤血管内膜或穿破桡动脉),然后撤出导丝和扩张管,打开鞘管阀门时有血液喷出,此时先送入0.035″超滑导丝至腋动脉水平以上,再将全部鞘管全部置入桡动脉;④导丝尖端顶在桡动脉的侧壁上。一般向穿刺针内送入导丝后不久即感觉推进受阻时,应考虑到这种可能性。多系穿刺针针尖过于靠近血管对侧壁或穿刺针与血管对侧壁之间的角度过大。此时只需稍后退穿刺针,或将穿刺针稍加旋转,调整穿刺针的方向,即可使导丝顺利向前推进。送入导丝的操作应轻柔细心,切忌暴力推送,一旦遇到阻力,应在透视下推进导丝,直到导丝尖端超过尺骨鹰嘴水平。⑤操作过程中穿刺针移出血管腔。如经试用①～④中所述的方法,导丝仍不能顺利推进时,应退出导丝,观察穿刺针是否还在血管腔内。如穿刺针尾端喷血不畅,应重新穿刺。如喷血通畅,则确认穿刺针仍在血管腔内,可再送入导丝。如再次推送导丝仍有困难,应重新穿刺,穿刺点宜依次再向近心端移 1～2 cm。如屡试不成功,应考虑系桡动脉高度弯曲、严重痉挛、高度狭窄或闭塞以及桡动脉畸形等少见情况,此时经穿刺针注射 3～5 mL 造影剂,观察桡动脉形态及走行,即可证实。遇到上述情况时,应改行肱动脉或股动脉穿刺。

(5)桡动脉穿刺成功,并顺利送入导丝,但置入鞘管时阻力大或推进受阻。可见于以下原因:①穿刺部位的皮肤切口过小。皮肤切口大小应与所选用的鞘管体部直径接近,一般为 2～3 mm。切皮肤切口时,宜使用尖端较细的 11 号手术刀片(尖刃),较 13 号手术刀片(圆刃)更容易准确把握切口的大小和判断刀片刺入皮肤的深度。若切口过小,置入鞘管时阻力加大,疼痛刺激可诱发桡动脉痉挛,并且因鞘管前端边缘较薄,强力通过过于狭窄的皮肤切口时易受损出现劈裂,如强行置入,则导致桡动脉血管壁破损口较大,是术中、术后发生穿刺部位渗血和穿刺点周围及前臂皮下血肿的常见原因之一。此时应及时退出鞘管,用尖刃手术刀片适当扩大皮肤切口后,再重新置入鞘管。如发现鞘管前端已经严重受损,应更换新的鞘管置入,以避免桡动脉血管壁的更大损伤;②桡动脉远心端(近穿刺部位侧)高度痉挛。多见于桡动脉管腔较细的年轻女性或精神高度紧张的患者。当置入鞘管受阻,并确认非皮肤切口过小所致后,应考虑到这种可能性。此时可试用以下方法:在穿刺点周围及沿桡动脉走行附近皮下追加少量利多卡因,以减轻疼痛刺激和桡动脉痉挛;或更换更小直径或表面更光滑的动脉鞘管。如上述方法均不奏效,应改由肱动脉或股动脉途径穿刺。

(6)在置入桡动脉鞘管过程中,由于用力不当或操作欠妥等原因造成桡动脉穿刺导丝在自皮肤切口至进入桡动脉血管壁之前的部分发生过度弯曲或打折,致使桡动脉鞘扩张管的尖端难以顺利通过血管壁进入桡动脉血管腔内。此时如操作不当,可导致桡动脉鞘管置入失败。多见于以下情况:皮肤切口小;肥胖患者;穿刺部位皮下组织较疏松;操作时用力过猛、用力不均和局部皮肤固定手法不当等。发生此种情况时,切忌粗暴用力推送鞘管,以免导丝的弯曲或打折进一步加重,可将导丝向前或向后移动一段距离,即将导丝已发生弯曲或打折的部分挪离位于皮肤切口至进入桡动脉血管壁之前的位置(这样有助于桡动脉鞘扩张管尖端顺利进入桡动脉血管腔内),如系皮肤切口过小则应充分扩大切口,然后再小心缓慢地向前推送鞘管。若桡动脉鞘扩张管尖端已经过度弯曲变形或受损,应更换新的鞘管后再行置入。

(7)置入鞘管后,打开鞘管止血阀门无回血。常见的原因:①鞘管置入桡动脉分支。导丝进入桡动脉分支时,术者多可明确感觉到推进受阻或阻力增大,切忌贸然置入鞘管。但当导丝进入较大桡动脉分支时,有时阻力并不明显,故容易错误置入。这时应按照如前所述的分阶段桡动脉鞘管置入法的反向操作步骤进行,即先将鞘管向外拔出5~6 cm(约为鞘管全长的一半),然后一边从鞘管止血阀用注射器回抽,一边向外拔鞘管,如有回血,则证明鞘管前端已回撤至桡动脉主支内,经鞘管送入0.035″超滑导丝至肱动脉水平以上,再沿导丝将拔出的鞘管部分重新置入。如鞘管拔出至接近穿刺点仍不见回血,则证明鞘管系在邻近穿刺点的桡动脉小分支内,不适于前述操作方法。此时应选择在鞘管前端的近心端重新穿刺桡动脉。在再次穿刺成功前,最好先不要将鞘管完全从原穿刺点拔出,适当保留一截鞘管(3~5 mm)在血管内,以免因从原穿刺点局部出血影响下一步操作。如果拔出鞘管或穿刺部位出现血肿,需按压数分钟或更长时间,再次试行穿刺应在首次穿刺部位的近心端2~3 cm处。②鞘管尖端穿破桡动脉血管壁。较少见,因桡动脉穿刺用的导丝尖端较软,很少会穿破桡动脉血管壁,但如果导丝前端较柔软的部分位于桡动脉弯曲处时,因鞘管扩张管的尖端较细较硬,偶尔可能穿破血管壁。此种情况下,术者在置入鞘管时会感觉阻力增大,若强行置入鞘管,尤其当鞘管前端与扩张管尖端均已穿破血管壁后,其推进阻力则明显大于进入桡动脉分支时的阻力。

(8)置入鞘管后,穿刺部位向外渗血或出现皮下血肿:常见的原因包括使用手术刀片切开皮肤时,刺入过深,损伤动脉壁,且血管壁伤口直径大于鞘管的直径;鞘管尖端的边缘受损劈裂,此时强行置入鞘管导致血管壁破损口径扩大;皮肤切口过大;血管壁损伤过大且同时伴有皮肤切口过大时,多表现为从穿刺部位局部向外渗血。如不同时伴有皮肤切口过大,则以不同程度的穿刺部位周围皮下血肿较多见。穿刺部位少量的渗血,有时只需局部压迫片刻即可终止,而较小的皮下血肿,一般也不会影响导管操作,可不做特殊处理。渗血较多或皮下血肿较大多是血管壁损伤较大,血液从鞘管与血管壁的间隙流出所致。此时,退出原来置入的动脉鞘管,重新置入直径规格大1个型号的新血管鞘即可防止穿刺点局部继续渗血或皮下血肿进一步增大。另外,部分患者的穿刺部位渗血还可能与其正在使用抗凝药物或对抗凝药物作用较敏感有关,亦可能与服用某些抗血小板药物有关。

五、经桡动脉途径冠状动脉介入治疗的适应证与禁忌证

尽管TRI有很多优点,但桡动脉途径也有其潜在的缺点。另外随着冠脉介入医师经验的丰富和技术的提高,越来越多的复杂病例(如左主干病变、严重钙化病变、分叉病变)也接受了PCI治疗,特殊技术相应在术中也得到更多的使用,往往需要7F甚至更大的血管鞘。这些都在一定程度上成为TRI的限制,因此需掌握TRI的适应证与禁忌证。

(一)适应证

适用于所有桡动脉搏动好,且改良Allen试验阳性的患者。当患者存在以下情况时,则应首选桡动脉途径:①股动脉或髂动脉高度狭窄、闭塞、严重迂曲、血管夹层,难以完成经股动脉途径插管;②主动脉或降主动脉瘤形成,不适合经股动脉途径插管;③动脉搏动极弱或过度肥胖,难以完成经股动脉途径插管;④严重心力衰竭,不能长时间平卧;⑤经股动脉途径术后压迫止血困难;

⑥有下肢深静脉血栓或肺栓塞病史。

(二)绝对禁忌证

包括无桡动脉搏动、改良 Allen 试验阴性和肾透析患者动静脉短路。

(三)相对禁忌证

主要包括：①桡动脉搏动差或细小；②已知的桡动脉径路血管病变(如锁骨下动脉狭窄、迂曲,异常右食管后锁骨下动脉等)；③术中需要进行 6F/7F 鞘管无法完成的操作(如冠状动脉斑块旋切术、大号旋磨头的旋磨术等)；④不能用右桡动脉行右位心冠状动脉或左内乳动脉的介入治疗,也不能用左桡动脉行右内乳动脉的介入治疗。

近来还有学者提出,改良 Allen 试验阴性也并非 TRI 的绝对禁忌证。如前所述,改良 Allen 试验有一定的假阴性率,而且主观的目测评价在一定程度上限制了检查的特异性。血氧饱和度检查和彩色多普勒超声波检查均证实,在多数改良 Allen 试验阴性的患者中,尺侧的侧支血供良好；而改良 Allen 试验阴性常常会在继续观察数分钟后恢复正常,是由于侧支血流的恢复较慢所致。另外有学者认为,在拟选桡动脉作为主动脉-冠状动脉旁路术的桥血管或多次经桡动脉行介入手术的患者中,TRI 为禁忌证,但目前尚无充分的证据支持。还有的心血管介入医师坚持在腕部进行冠脉介入手术,当经桡动脉途径失败后,他们选择经尺动脉途径,但这方面的依据尚不足,而且尺动脉的穿刺往往更具有挑战性,因此并不推荐经尺动脉途径作为 TRI 的备选途径。

六、经桡动脉与经股动脉介入治疗的比较

在 Campeau 首次报道了经皮穿刺桡动脉进行冠脉造影术之后的十余年内,经桡动脉成为了除股动脉以外,冠脉介入诊治(包括造影、IVUS、冠脉支架,甚至冠脉斑块旋磨术)的另一常用途径。其优势主要在于穿刺部位并发症和出血并发症的发生率均很低,而经股动脉途径(TFI)的相应并发症发生率为6%～7%,尤其在使用了抗血栓药物的患者中,而且血管闭合装置的使用也未能使这些并发症减少。

(一)经桡动脉冠脉介入治疗的可行性研究

Kiemenij 等报道经桡动脉途径进行冠脉造影及支架置入可行,且手术成功率高,并发症少。Lotan 等报道经桡动脉途径也可用于冠脉多支、复杂病变(50%病例为 B2 型或 C 型病变)的介入治疗手术,唯一需要外科手术处理的局部并发症为前臂骨筋膜室综合征。继而 Kiemenij 等又首次报道了门诊患者经桡动脉途径置入 Palmaz-Schatz 支架,Gilchrist 等进一步报道了经短期依替巴肽注射治疗的患者接受 TRI 治疗。近年来经桡动脉途径还用于急性心肌梗死(AMI)的直接 PCI,Ochiai 等报道了在 33 例患者中治疗成功的经验。Saito 等报道,经桡动脉途径显著缩短了 AMI 直接 PCI 患者的住院时间。Mathias 等报道了一组 14 例 AMI 患者,使用 6F 导管,接受 TRI 中,手术成功率100%,尽管多数病例使用了血小板糖蛋白Ⅱb/Ⅲa 受体拮抗剂,但无出血和穿刺部位并发症。在 70 岁以上的老年 AMI 患者中,TRI 的直接 PCI 治疗也获得了同样的结果。在 AMI 的 TRI 研究中,没有报道需外科处理的严重出血和血管并发症。Hamon 等在急性冠脉综合征(ACS),包括部分 AMI 的病例中选用 5F 指引导管进行 TRI,尽管有 52%的病例使用了血小板糖蛋白Ⅱb/Ⅲa 受体拮抗剂,但无一例发生穿刺部位的血管并发症。

TRI 的微创策略包括了两个方面的含义。其一,桡动脉穿刺本身的创伤小；其二,选用更小号的指引导管,和更简单直接的操作步骤。由此,保证了 TRI 在 ACS 中的安全性和有效性。

(二)经桡动脉冠脉介入治疗的非随机对照研究

在支架置入术后口服抗凝剂的时代,Kiemenij 等分别分析了在稳定的冠心病患者中,经桡动脉途径($n=35$)和经股动脉途径($n=35$)置入 Palmaz-Schatz 支架的成本-效果比。结果显示,TRI 组的花费明显降低,其原因有血管并发症少、早期且安全的活动,以及术前已经开始的口服抗凝治疗,使住院时间缩短。尽管当时处理患者的方案在目前都已发生了变化,尤其抗凝治疗的策略发生了重大改变,但这仍是第一项有关 TRI 成本-效果比的研究。

Choussat 等将 ACS 接受 PCI 和血小板糖蛋白 Ⅱ b/Ⅲ a 受体拮抗剂(阿昔单抗)治疗的患者进行了前瞻性研究,将患者分为 TRI($n=83$)和 TFI($n=67$)两组,比较两组在穿刺血管并发症、临床预后方面的差异。尽管该研究设计为非随机性,且其中 AMI 患者的分组存在偏移,更多的 AMI 患者入选 TFI 组,但结果显示 TRI 与 TFI 同样有效,且严重穿刺部位并发症较 TFI 组明显降低(0 $vs.$ 7.4%,$P<0.05$)。TCT 2010 会议报道一组 24 257 例接受 PCI 的 ACS 患者,3 280 例 TRI 患者中大出血发生率为 0.3%,20 977 例 TFI 组中大出血发生率为 1.2%($P<0.01$)。

关于 ST 段抬高型心肌梗死,有多项研究结果提示,至少对于血流动力学稳定、无心源性休克、不需要 IABP 支持的患者来说,TRI 安全可行,可替代 TFI。并且由于 TRI 穿刺部位的出血并发症少见,对其中接受了强化抗凝和/或抗血小板治疗(如"易化 PCI"或溶栓失败后的补救性 PCI)的患者益处更大。根据报道,TFI 直接支架置入术后的出血并发症可达 11%,当使用了阿昔单抗,可达 16.6%。

Kim 等的系列研究结果认为,在 TRI 与 TFI 组之间穿刺部位并发症并无明显差异,而在 30 例拟行 TRI 的患者中有 3 例失败(穿刺失败 1 例,支架输送失败 1 例,锁骨下动脉闭塞1例)。一项双中心注册研究比较了 267 例经桡动脉途径和 947 例经股动脉途径的直接 PCI 患者,发现出血并发症仅见于 TFI 组患者(在徒手压迫止血的中心为 7%,在使用 Perclose 闭合器止血的中心为 2%),两组患者在手术成功率、手术时间方面没有显著差异。

(三)关于经桡动脉冠脉介入治疗的随机研究

Mann 等评价了 TRI 与 TFI 的成本-效果比,他们将 152 例患者随机分入 TRI 或 TFI 组。结果显示,两组在手术成功率、支架使用、紧急外科手术、PCI 时间、X 线曝光时间、造影剂使用量和导管室花费方面均无显著差异,而 TRI 组的穿刺部位并发症较少(TRI 组 0 例,TFI 组 4 例),住院时间和总的住院费也较低,总的花费下降 9%。

ACCESS 研究比较了使用 6F 指引导管进行 TRI、TFI 和经肱动脉 PCI(TBI)的效果。共入选 900 名患者,排除了无脉症(任何穿刺部位)、改良 Allen 试验阴性、AMI、血流动力学不稳定可能需要 IABP 或临时起搏,以及拟行非球囊技术(如直接支架、冠脉斑块旋切等)的病例。结果显示,穿刺部位严重出血和/或需要外科修补的并发症发生率在 TRI、TFI 和 TBI 组分别为 0、2.3% 和 2%。尽管在该研究中 TFI 的穿刺部位并发症较以往的研究($2.4\%\sim5.9\%$)相对要低,但仍明确显示了 TRI 在穿刺部位并发症方面有更好的优势。这一结果可能与术中所使用的血管鞘较小、使用肝素剂量偏小(简单病例仅给 5 000 U),以及术后即刻拔管等因素有关。3 组间的二级终点(如手术成功率、耗材的使用、手术时间及 X 线曝光时间等)没有明显差异。但 3 组间在导管到位率方面有差异(TRA 93.0%;TBA 95.7%;TFA 99.7%,$P<0.001$)。TRA 组中 21 名患者(7%)交叉至其他组(20 例交叉至 TFA 组,1 例改行左侧 TRA),多数是由于桡动脉穿刺失败。而股动脉穿刺极少失败,因此造成病例分组的偏差。另外 TRA 还存在明显的学习曲线,对早期病例的分析发现,TRA 组的手术时间和 X 线曝光时间均较长。从该研究中,我们在

看到 TRI 与 TFI 同样有效,且局部并发症减少的同时,还应注意到 TRI 在技术操作上更具挑战性,需要经历更长时间的学习曲线。

Benit 等进行了一项规模较小的类似研究,比较 TRI、TFI 和 TBI 三组在选择性 Palmaz-Schatz 支架置入术中的效果。在该研究中,置入支架并接受口服抗凝治疗患者的外周血管并发症高(13.5%)。在 3 组中,需要外科手术修补或输血的穿刺部位并发症均为 0。TFI 组中再次出血、大血肿和假性动脉瘤的发生率为 10%,而 TRI 组还是为 0。但 TRI 组的穿刺失败率、耗材使用和 PTCA 及支架置入失败率较 TFI 组均有增高的趋势($P > 0.05$),因此 TRA 向术者提出了更高的技术要求。该研究结论认为 TRA 带来的危害大于获益,"向 TRI 提出了警告"。但也有学者认为该研究存在下列两个问题:①研究对术者经验的要求相差悬殊(要求 TRA 术者有完成 20 例造影和 5 例介入治疗的经验即可;而要求 TFA 术者有完成 500 例介入治疗的经验),对结果会造成偏差;②研究的手术时间被定义为从开始穿刺到撤出导管的时间,而未包括股动脉压迫的时间及医务人员。

TRI 减少并发症的最大优势能够在急性冠脉综合征患者中得到体现。这些患者往往在使用阿司匹林和 ADP 受体阻断剂之外,还同时使用了肝素/低分子肝素和血小板糖蛋白 Ⅱ b/Ⅲ a 受体拮抗剂进行强化抗血栓治疗,对他们进行 TFI,穿刺部位的并发症发生率会增高。Mann 等为明确这一问题,设计了一项前瞻性的随机对照研究,比较 142 名 ACS 患者[主要为不稳定型心绞痛和非 ST 段抬高型心肌梗死(NSTEMI)]分别经桡动脉和经股动脉置入冠脉支架的预后。在研究过程中,TRI 组有 12% 的病例交叉至 TFI 组(8% 由于 Allen 试验阴性;4% 由于桡动脉穿刺失败)。两组患者术前均给予肝素抗凝(ACT > 300 秒)和阿司匹林＋噻氯匹定抗血小板治疗;15% 的 TRI 组患者和 10% 的 TFA 组患者接受阿昔单抗治疗($P = NS$);20% 的 TRI 组和 21% 的 TFI 组患者接受组织型纤维酶原激活物(t-PA)溶栓治疗($P = NS$);TFI 组患者在术后 ACT 降至 180 秒以下后使用 FemoStop 压迫止血器,继而徒手压迫止血。手术成功率两组均为 96%。穿刺部位并发症仅见于 TFI 组,其中 3 例(4%)发生巨大血肿,延期出院;而 TRI 组患者由于早期可活动,缩短了住院时间,使总的住院费用降低 15%。

近年来血管闭合装置得到越来越多的应用,使得无论在何种水平的抗凝强度下均能对患者血管进行闭合止血,并使患者早期活动。Mann 等评估了 TFI 后使用 Perclose 的成本-效果比,并与 TRI 进行比较。结果显示,手术成功率、并发症发生率、术后住院时间以及当天出院率在两组间无统计学差异,但总的手术时间在 TFI 组更长。TFI 组的患者中有 18% 因髂股动脉的解剖原因不能使用 Perclose,而 10% 使用 Perclose 的患者闭合血管止血失败。此外,穿刺部位的并发症仅见于 TFI 组患者。

Saito 等报道的单中心随机研究比较了在 AMI 患者中经股动脉或桡动脉行直接支架置入术的效果。作者将 149 例 AMI 患者随机分入 TFI 或 TRI 组,结果显示,两组再灌注成功、院内主要心血管事件发生率无显著差异,但在 TFI 组有 2 例患者发生严重出血。

Slagboom 等报道的单中心随机研究继续探讨了在门诊者中选用 6F 指引导管行 TFI 或 TRI 的安全性和可行性。644 例经筛选的门诊冠心病患者随机分入 TFI 或 TRI 组,其中 375 例(58%)在术后 4～6 小时即出院,有 1 名患者出院后 7 小时发生亚急性支架内血栓,非致死性心梗,无 1 例发生严重血管并发症;269 例(42%)需继续留院观察,19 例患者在术后 24 小时内发生心脏事件,1 例死亡。TFA 组的出血并发症较多(19 例,6%),其中的 17 例仅因为出血而延长了留院观察时间。笔者认为对门诊患者选用小号的导管行 PCI 是安全可行的,TRI 因明显降低了出血并发症,可使更多的患者当天出院。

(四)血小板糖蛋白Ⅱb/Ⅲa受体拮抗剂和血管闭合装置和对血管途径选择的影响

TFI在局部最常见的并发症为血肿和出血、需要外科修补的假性动脉瘤和动静脉瘘,导致住院时间延长、费用增加,甚至围术期死亡。这些并发症的发生率在简单PCI中为3%~5%,而在复杂PCI中达10%~14%。随着血小板糖蛋白Ⅱb/Ⅲa受体拮抗剂在围PCI术期使用的逐渐普及,局部并发症的发生有增加趋势。在EPIC研究中,阿昔单抗组各种并发症的发生率为21.8%,而对照组的发生率为9.1%。

股动脉闭合装置使术后即刻拔管成为可能,且不必考虑患者的抗凝状态,引起了人们的广泛关注。但研究证实,无论胶原封堵装置(如Angioseal,Vasoseal)还是缝合装置(如Perclose),与徒手压迫相比,尽管明显缩短了止血时间,但并未显著降低局部并发症发生率(Angioseal 1%,Vasoseal 0.89%,Perclose 0.89%,徒手1.05%)。Carey等所报道的血管闭合装置(VCD)相关并发症甚至较徒手压迫更高(Angioseal 2.6%,Vasoseal 1.5%,Perclose 0.8%,徒手0.5%),需要指出的是,该研究中VCD组大多患者使用了血小板糖蛋白Ⅱb/Ⅲa受体拮抗剂。VCD其他潜在的缺陷还包括增加费用、需要学习曲线和VCD相关并发症的风险,如腹股沟部位感染、急性股动脉闭塞,另外,使用胶原封堵装置的患者在6周内不建议在相同部位再次穿刺。

一项回顾性研究对使用了血小板糖蛋白Ⅱb/Ⅲa受体拮抗剂(阿昔单抗或替罗非班)的TFI(多数使用7F导管)患者的穿刺部位进行了评估。研究连续入选285例患者,按术后止血方式分术后徒手压迫(当ACT<150秒)组(n=123);Perclose组(n=123);Angioseal组(n=39)。3组止血成功率分别为98.4%、91.9%和84.6%(P<0.01),使用了闭合装置成功后并发症的发生率为9%。而在使用血管闭合装置之前常规行髂股动脉造影,已经将解剖结构和穿刺部位不合适的病例,以及本身股动脉病变、反复穿刺的病例,以及有可能穿透股动脉的病例都已排出在使用血管闭合装置组之外。考虑这些因素,研究得出的上述结果不是令人满意的。尽管这项研究并非随机对照设计,但还是揭示出在根据当前指南接受抗栓治疗的较高危冠心病患者中,TFI后尽管使用了VCD,局部并发症仍达1/10。之前有一项入选900例患者前瞻性注册研究,比较了TRI(39.3%)和TFI(术后使用Perclose)(60.7%)术后的局部并发症,TRI组无一例并发症,TFI组5例(0.8%)出现并发症。但在该研究中,患者使用的血管鞘较小(多为6F),且仅有5.1%患者接受了阿昔单抗治疗。

目前尚没有关于TRI和TFI+VCD的随机对照研究,指南也没有明确推荐减少术后局部并发症的最佳方案。但多项研究都表明,TFI+VCD的局部并发症实际发生率可达10%左右,在有高危因素(老年、既往同一部位接受过穿刺、高血压史、使用8F血管鞘、接受血小板糖蛋白Ⅱb/Ⅲa受体拮抗剂治疗,以及PCI后延长使用肝素)的患者中,这一比例可能更高。而现有的研究结果提示TRI的局部并发症发生率均极低,因此在某些亚组中可考虑首选TRI,以降低局部并发症的发生率。

七、经桡动脉途径冠状动脉介入治疗指引导管的选择

选择适当的指引导管是保证TRI成功的先决条件之一。TRI指引导管的选择应在仔细阅读冠状动脉造影之后,结合经桡动脉途径操作的特点,根据升主动脉根部的大小、冠状动脉开口的位置、近端走行和冠状动脉病变的解剖特点等因素作出选择。

理想的TRI指引导管应具备以下特征:透视下良好的可视性;可提供较强的后座支撑力;良

好的尖端形态及柔顺性(无创伤软头),易于插入冠状动脉口并适于深插技术;管腔内外膜表面光滑,具有良好的通过性和可控性。

指引导管的选择包括对导管型号(外径和内径大小)和导管的头端塑形选择两个方面,分述如下。

(一)指引导管型号的选择

TRI 以 6F 指引导管最为常用,因其具有良好的支撑力基本可以满足冠脉介入治疗各种操作的需要。7F 指引导管仅在某些特殊或特定情况下使用,作为对 6F 指引导管的补充和辅助。8F 指引导管很少使用。亦有使用 5F 指引导管进行 TRI 的报道。

1.5F 指引导管

5F 指引导管是目前适用于冠脉介入治疗的最小型号导管。与 6F 指引导管相比,其推进阻力更小,故更适于深插技术的应用;减少造影剂的使用量;减少桡动脉穿刺部位的痉挛和出血性并发症;减少桡动脉狭窄或闭塞的发生;缩短压迫止血时间。

由于 5F 指引导管的内径较细,对 PCI 操作会有所限制,存在下列缺点:使用某些介入器械受限;支撑力和操纵性较差;易打折;有时造影图像欠佳;因操作过程中进入 5F 指引导管管腔内的空气不易排除,则空气气泡误入冠状动脉内的概率明显增加,因此其应用受到一定的限制。

2.6F 指引导管

目前使用的 6F 指引导管内腔可以通过的介入器械包括:各种型号的普通球囊、灌注球囊、切割球囊;各种型号的支架;IVUS 导管;冠状动脉旋磨术(使用直径 1.75 mm 以下的旋磨头);基本可以满足双导丝、双球囊"对吻球囊技术"的操作要求。

因此,TRI 使用 6F 指引导管可以完成包括大多数择期 PCI 和急诊 PCI 在内的各种冠脉病变,但对于同时合并心源性休克、缓慢性心律失常等危重情况,需要安装 IABP 或临时心脏起搏器的患者,最好选用股动脉途径。

3.7F 或 8F 指引导管

较少使用,并不适用于所有患者,尤其体型较小、老年、女性患者,其桡动脉较细,且易发生痉挛。

目前,经桡动脉途径使用 6F 指引导管难以完成,需选用 ≥7F 指引导管的介入操作包括:使用口径为 2.0 mm 以上旋磨头的经皮冠状动脉旋磨术,应选用 8F 指引导管;定向冠状动脉斑块旋切术(DCA)或冠状动脉腔内斑块旋切吸引术(TEC),应选用 8F 指引导管;血栓吸引导管(Rescue)、远端保护装置等操作,需选用 7F 指引导管;左主干分叉部病变;左主干开口部、体部病变 PCI 时,使用 6F 指引导管一般可以满足需要,但对于左主干分叉部病变,特别是需在左主干、前降支和回旋支开口部同时进行双导丝、三导丝及较大型号的 KBT 或双支架置入的情况下,选用 7F 指引导管操作更方便,更安全。

经桡动脉径路操作时,对于某些血管的迂曲,特别是右锁骨下动脉、头臂干动脉极度迂曲时,插入 5F 或 6F 指引导管的操作难度可能增加,容易发生导管扭曲、打折和冠状动脉口到位困难等情况。此时可将 0.035″引导导丝置于指引导管内,再进行插入冠状动脉口的操作,可减少导管扭曲、打折的发生,提高插管成功率。如上述操作仍不奏效,可换用支撑力更强的 7F 指引导管试行操作,或改行 TFI。

(二)指引导管头端塑形的选择

1.常用的左冠状动脉 TRI 指引导管型号

(1)Judkins L 型指引导管(如 JL、JL-ST 等),其操作安全、简便,容易插入冠状动脉口,缺点是有时难以提供足够的被动支撑力。

（2）适用于左冠状动脉的特殊头端形状指引导管,也称长头端指引导管(long-tip)[如 XB、XB-LAD、JFL、JFL-ST(Cordis)、EBU(Medtronic)、BL、Ikari-L(Terumo)、Muta-L(Boston)等],可以提供较强的被动支撑力。

（3）Amplatz L 型指引导管(如 AL、AL-ST 等),也可以提供较强的被动支撑力。

2.常用的适合右冠状动脉指引导管型号

（1）Judkins R 型指引导管(如 JR、JR-SH 等)。

（2）适用于右冠状动脉的 longtip 指引导管[如 XB-RCA、JFR(Cordis)、Muta-R(Boston)、Ikari-R(Terumo)、Champ MAC(Medtronic)等]。

（3）Amplatz L 型指引导管(如 AL、AL-ST 等)。

3.多功能指引导管

有既适合于左冠状动脉,又适合于右冠状动脉的头端特殊形状的指引导管[如 Kimny、Kimnymini、Radial-Flex(Boston)等]。CABG 后静脉桥旁路血管的介入治疗一般选择 JR、AL、Multipurpose 指引导管;左或右乳内动脉的介入治疗一般采用同侧桡动脉径路,选择 IMA 或 JR指引导管。

TRI 时,使用 long-tip 型指引导管和 AL 型指引导管虽然可以提供较强的被动支撑力,但这类指引导管的缺点是容易造成冠状动脉开口血管壁夹层,特别在冠状动脉开口及近段存在病变时更易发生。为兼顾支撑力和安全性这两个方面,设计出了子母型指引导管(Terumo)。这是一种具有超强支撑力的特型指引导管,其外径为 6F,适用于经桡动脉途径完成慢性完全闭塞(CTO)等复杂病变。该指引导管具有子母双层导管支撑特点,利用子导管伸出母导管,达到深插指引导管、增加支撑力的目的。子导管伸出母导管 5 mm 则相当于提供 7F 指引导管的支撑力,伸出 10 mm 则相当于提供 8F 指引导管的支撑力。并且子母指引导管尖端为 Judkins 型,较Amplatz 型或 long-tip 型指引导管对冠状动脉开口部损伤的潜在可能性明显减少。

一般而言,TRI 时指引导管的操作由易到难的程度依次为 Judkins 型、long-tip 型和Amplatz 型。在上述三种类型指引导管中,Judkins 型指引导管所提供的被动支撑力较弱,而long-tip 型和 Amplatz 型指引导管所提供的被动支撑力较强。故指引导管的选择依据是:既能提供足以完成 TRI 所需的被动支撑力和主动支撑力,又尽可能使操作简便、快速和安全。也就是说,在保证可以提供足够被动支撑力和主动支撑力的前提下,选择操作相对简便、安全的指引导管为上策。当然,这需要术者掌握娴熟的 TRI 操作技巧和积累丰富的实践经验,才能做到得心应手、运用自如。

4.左前降支(LAD)病变指引导管的选择

对大多数起源正常的 LAD 来说,简单的、不需要强支撑力的病变选择 JL 型指引导管基本可以满足手术要求。一般认为,若在经股动脉途径造影时使用 JL 4.0 造影导管合适,那么 TRI时,应选择小一号的指引导管,即 JL 3.5 指引导管为佳。但有时选用短头指引导管 JL 4.0ST,因导管头端(导管尖端至第一弯曲前)可以完全或大部分插入左主干,与左主干管腔保持良好的同轴性,使导管的稳定性明显增强,可获得比 JL 3.5 更强的被动支撑力。

若左主干较短,JL、AL 或 long tip 型指引导管很容易超选进入左前降支或左回旋支,此时若选择短头指引导管(如 JL 3.5ST),可提供更好的同轴性选择,避免上述情况的发生;对左主干开口较高或升主动脉根部较小,可选择小一号的指引导管,如 JL 3.5、XB 3.0 等;对某些因高血压病史较长、肥胖导致升主动脉扩张或升主动脉根部呈水平位者可选择 JL 4.5 或 JL 5.0,对这类患者,如为获得更强的被动支撑力,换用 Heartrail IL、Brite-tip JFL、EBU 3.75 或 EBU 4.0 更为适宜。

对于 CTO、弥漫性、弯曲和钙化等 LAD 病变,需要强支撑力,应选择 long-tip 型指引导管或 AL 型指引导管。若在经股动脉途径造影时使用 JL 4.0 造影导管合适,那么 TRI 时,男性宜选择 EBU 3.75,女性宜选择 EBU 3.5 指引导管。不同厂家的 long-tip 型指引导管其实际大小(头端的长度和弯曲形状的差别)亦略有不同,根据笔者的经验,Launcher EBU 3.75(Medtronic)相当于 Brite-tip XB3.5(Cordis)、Heart-rail BL 3.75(Terumo)或 Mach 1 Voda 3.5。

5.左回旋支(LCX)病变指引导管的选择

对简单、不需要强支撑力的 LCX 病变选择 JL 型指引导管可以完成 TRI 操作,但由于指引导管的头端与 LCX 之间的角度较大,其被动支撑力更加减弱,故对那些欲行直接支架置入术或闭塞病变、弥漫病变、弯曲钙化病变等需要强支撑力的情况下,应选择 long-tip 型指引导管或 AL 型指引导管。

6.右冠状动脉(RCA)病变指引导管的选择

JR 型指引导管较 long-tip 型指引导管或 AL 型指引导管操作简便、安全、容易到位,对于右冠状动脉水平发出者及大部分病变,JR 4.0 指引导管即可满足需要。并且,有时对 RCA 开口向上,呈"牧羊钩"状者和某些较复杂病变也可顺利完成介入治疗操作。但当 JR 型指引导管对某些 RCA 开口呈明显向上发出,其近端呈"牧羊钩"状的病例、CTO、弥漫病变、弯曲钙化病变等病例难以提供足够的支撑力以完成介入治疗操作时,选择 long-tip 型指引导管或 Amplatz L 型指引导管,常可获得较好的被动支撑力。

对于 RCA 水平发出者,除 Judkins R 型指引导管外,亦可选用 AL 1.0、Kimnymini 等导管;对 RCA 开口向上,呈"牧羊钩"状者,可选用 AL 1.0、AL 1.0-ST、Kimnymini 等导管,有时选用 JL 4.0、Ikar-L 指引导管,导管头端容易进入 RCA 开口,并且导管的第二弯曲恰好与对侧主动脉壁接触,可获得较强的被动支撑力;RCA 开口向下发出者较少见,可选用 Multipurpose 型或 Amplatz R 型指引导管。

八、经桡动脉途径冠状动脉介入治疗的操作技巧与技术要点

(一)左冠状动脉指引导管的插入

1.以 JudkinsL 型指引导管为例

先将直径为 0.035″、长 145 cm 的 J 型头超滑导引导丝穿入造影导管中,在保留导丝的同时退出造影导管,然后将已穿入导引导丝的指引导管送入桡动脉鞘,在导丝引导下,将指引导管经桡动脉-肱动脉-腋动脉-锁骨下动脉-头臂干动脉送至升主动脉根部。在上述插管过程中,如感到任何阻力应在透视下操作,以便准确观察径路血管的走行和引导导丝推进的位置。特别在估计导丝到达肩关节之前,即使没有阻力,也应在透视下操作,准确观察径路血管的走行和引导导丝推进的位置,以避免引导导丝和导管误入颈动脉或内乳动脉,引起动脉损伤并发症。当指引导管经头臂干动脉进入主动脉弓时,嘱患者做深吸气动作,导丝容易进入升主动脉。若导丝进入降主动脉,可先后撤指引导管至主动脉弓部,再将导丝退入指引导管内,并轻微旋转指引导管,使其头端指向升主动脉,重新送出导丝至升主动脉,当导丝尖端到达升主动脉根部后,在体外固定住导引导丝,继续推送指引导管至升主动脉根部,直到窦底,待导管头端自然指向升主动脉左

侧壁时,撤除导引导丝,然后轻微地推送和提拉导管,有时需向左右稍加旋转,即可使指引导管进入左冠状动脉口。如需调整指引导管与靶血管的同轴性,可在右前斜位＋足侧位或后前位＋足侧位透视下轻轻逆时针或顺时针旋转导管,即可达到选择性地指向左前降支或左回旋支的目的。

2.以 XB 指引导管为例

当送导引导丝尖端到达升主动脉根部后,沿导丝推送指引导管至左冠状窦底,待导管头端自然指向左冠状窦左侧壁时,撤出导丝 2～3 cm,使导管头端恢复本来形状,然后轻轻地向上提拉导管,使导管头端沿左冠状窦侧壁上移,进入冠状动脉口;或轻轻地向下推送导管,使导管头端自然指向左冠窦上方进入左冠状动脉口。

3.以 AL 型指引导管为例

当送引导导丝尖端到达升主动脉根部后,沿导丝推送指引导管至左冠状窦底,待导管头端自然指向左冠状窦左侧壁时,撤出导丝,边轻轻推送导管使导管头端向上,边顺时针或逆时针方向小幅度旋转导管,有时稍微向上提拉导管即可使导管头端进入左冠状动脉口。

操作 AL 型指引导管时应当注意的是,当导管尖端处于插入冠状动脉口的状态下,此时若后撤导管,导管尖端向下并有进一步向冠状动脉口内深插的倾向,而推送导管时随着导管的弯曲部下移,导管尖端向上并有从冠状动脉口脱离的倾向,即 DS 和 CS 的冠心病患者术后 16 个月的无事件生存曲线,两组的结果相似。Loubeyre 等随机比较了 ST 段动态变化的冠心病患者接受DS/CS 的结果,显示 DS 组患者在组织灌注方面获益较大。

经桡动脉直接冠脉支架置入术从多个方面体现了"微创"的含义:一方面,穿刺部位的并发症降低;另一方面,对冠状动脉和整个心脏的损伤减轻。稳定型和不稳定型冠心病患者均能从经桡动脉的 DS 中获益。因此对于 ACS 患者,无论是 STEMI、NSTEMI、还是不稳定型心绞痛,选择性地进行经桡动脉 DS,导管尖端移动方向往往与术者的意图相反。尤其是 TRI 时,由于指引导管的同轴性、稳定性和被动支撑力均略逊于经股动脉途径,术中需要调整导管位置或方向的操作次数有时可能增加,导管尖端损伤血管内膜或造成夹层并发症的机会也增加,故在导管操作中需特别注意。在欲撤离 AL 型指引导管时,应稍微向前推送导管,然后配合缓慢小角度旋转动作,即可安全撤离冠状动脉口。

(二)右冠状动脉指引导管的插入

1.以 JR 型导管为例

使用 JR 型指引导管进行右冠状动脉插管的方法与股动脉途径相似。当导引导丝尖端到达升主动脉根部后,沿导引导丝推送 JR 指引导管至左冠状窦底,然后右手缓慢顺时针方向旋转导管,使导管尖端沿窦底从左向右旋转进入右冠状窦。继续边缓慢顺时针方向旋转导管,边稍微回撤导管,使导管尖端进入右冠状动脉口,有时嘱患者做深吸气动作有助于导管顺利插入冠状动脉口。

2.以 XB-RCA、AL 型指引导管为例

使用 XB-RCA、AL 型指引导管时,应首先将其送至左冠状窦底,再顺时针方向缓慢旋转指引导管,使导管头端慢慢地从左冠状窦沿窦底进入右冠状窦,继续缓慢旋转导管,使导管尖端进入右冠状动脉口。操作导管过程中,切忌用力过大、过快,因力量从指引导管的尾端传导至头端需要一定的时间。而且旋转导管时用力过大和速度过快,可使导管头端瞬间转动的力量大、过猛,造成冠状动脉口损伤甚至夹层闭塞。一般而言,适合右冠状动脉的特殊头端形态的指引导管

或 AL 指引导管多用于右冠状动脉开口呈明显向上的角度发出,其近端呈"牧羊钩"状的病例,此时 JR 指引导管常常不能与近端血管保持同轴,而选用上述指引导管,常可获得较好的被动支撑力。另外,在某些复杂病例,如 CTO、弥漫病变和分叉病变等,当使用 JR 型指引导管难以提供足够的后坐力以完成介入治疗操作时,应考虑更换具有较强支撑力的指引导管。一般而言,TRI 时,无论选择 JR 型、long-tip 型还是 AL 型指引导管,其插入冠状动脉口的操作以在左前斜位45°透视下进行最为方便。

(三)经桡动脉直接冠脉支架置入

Burzotta 等对 10 项比较了直接支架置入术(direct stenting,DS)和常规支架置入术(conventional stenting,CS)的随机研究进行了荟萃分析,结果显示,DS 可减少 17% 的总手术时间,减少 18% 的 X 线透视时间,减少 11% 的造影剂用量,降低 22% 的总费用;另外其中的 ACS 患者,DS 组较之 CS 组在术后早期(住院期)的联合终点事件(死亡和心肌梗死)显著降低(2.1% vs. 3.6%,OR 0.57,95%CI 0.35~0.95);但在术后 6 个月两组之间的预后没有显著性差异。另有一项研究比较了可降低与血小板糖蛋白Ⅱb/Ⅲa 受体拮抗剂、溶栓剂和肝素等抗血栓药物的使用相关的出血风险。

越来越多的证据表明,经桡动脉途径 DS 的成功率与经股动脉途径 DS 相当,但 TRI 本身有一较长的学习曲线。一般选用 6F 或 5F 指引导管,送至冠状动脉开口后,操作技术与 TFI 相似。但在整个手术操作过程中,应特别注意导管的稳定性和可控性。此外,对导管(不同的头端形状、型号)、导丝(不同的支撑力、亲水性)以及支架的仔细选择是决定手术成功的关键因素。尤其对支架来说,尽管多数的设计是允许进行 DS 的,但综合考虑各个特性(如柔顺性、推送性、两端球囊肩部的长度、尖端厚度和外径),应根据病变的特点(远端或近端、最小管径大或小、血管迂曲或较直等)选择最适合的支架置入。

下面列举了经桡动脉直接冠脉支架置入术可能遇到的问题及解决方法。

1.将导管送至冠脉开口有困难

导管应沿 0.035″ 的导丝向前推送(尤其使用 5F 指引导管时,导管打折的风险较大);在左冠窦扩张的患者,可选用 voda 或其他 long tip 型导管时,有时需选用中央杆更硬的 0.035″ 导丝,以打开导管远端的塑形。

2.指引导管的支撑力较弱

可考虑选择其他塑形的导管(TRI 常须选用特殊塑形的导管);采用导管深插技术(选用形状合适的 5F 导管可降低冠脉穿孔的风险);如果 5F 导管的深插技术不可行或不成功,换用 6F 指引导管。

3.PTCA 导丝的支撑力较弱

应将导丝尽量送至冠脉的远端或成锐角开口的分支内(但使用亲水涂层导丝时须十分小心);将亲水涂层导丝换为非亲水涂层导丝,将较软的导丝换为较硬的导丝(尤其在扭曲或螺旋形的冠状动脉中);或使用"双导丝"技术。

4.靶病变前的冠脉扭曲

可选用较硬的导丝,减少冠脉扭曲程度(如 Choice PT extrasupport 或 Hi-torque balance heavyweight);或使用"双导丝"技术。

5.支架的相关问题

(1)支架大小的选择:确认支架与所使用导管的相容性(5F 指引导管可容纳多数 4.0 mm 的

支架通过）。

（2）支架长度的选择：使用远段不透 X 线的导丝（通常为 30 mm），导丝通过病变时测量其长度。

（3）有时需收回支架：使用最新一代的支架均无障碍。

（4）支架的定位：通过严重狭窄病变时远段可能不显影，根据侧支血管的"标志"定位；当导管随呼吸运动摆动的幅度大时（TRI 更常见），嘱患者暂时屏住呼吸；置入支架后回撤球囊时导管深插入冠脉（常见于 5F 指引导管），在回撤球囊的同时稍向后撤导管，并将导丝送至冠脉远端。

6.分叉病变

在侧支血管内置入保护性导丝，若侧支有明显的开口病变，在主支置入支架前对侧支进行预扩张。

对吻球囊技术：选用 6F 或更大型号的指引导管。

7.IVUS 指导支架的置入

根据所使用 IVUS 的外径选用 5F 或 6F 指引导管。

8.置入支架前先行冠脉斑块消蚀术和冠脉斑块旋磨术

选用 1.5 mm 旋磨头时需选用 6F 指引导管，较小的旋磨头 5F 导管即可。

9.冠脉斑块定向旋切术

须 8F 或以上的指引导管，目前不适宜经桡动脉途径（新开发的"纵向"旋切装置可通过 6F 的指引导管）。

10.冠脉血栓切除术

有些装置可通过 6F 指引导管。

（四）选用 5F 指引导管的经桡动脉冠脉介入治疗

通常选用的 5F 指引导管有两类，分别是 Medtronic Launcher 系列，内径达 0.058″；和 Cordis Vista brite tip 系列，内径达 0.056″。相对其他大号指引导管，5F 导管对内径更为关注。内径过小肯定会影响器械的操作，而内径的增大必然会牺牲导管壁厚度，带来导管支撑力差和易打折的缺陷。即使是有经验的术者，有时在置入支架过程中 5F 指引导管不能提供足够的支撑力，而不得不换用 6F 导管。

一项随机研究比较了选用 5F 和 6F 指引导管行 TRI 的手术和临床成功率，以及血管径路的并发症，主要联合终点为手术和临床成功率，二级终点为血管并发症和 1 个月随访期内的桡动脉闭塞。

该项研究所选的病例均为简单的冠脉病变，结果提示无论选用 5F 还是 6F 导管均能安全并成功地完成 TRI。相对 6F 指引导管，使用 5F 导管在提高成功率和减少并发症方面有获益的趋势，尤其在桡动脉细小的亚组中。另外，术中采取导管深插技术时，5F 指引导管较软的头端还能降低致冠脉夹层的风险。

Hamon 等继续研究了在较高危的 ACS 患者中使用 5F 指引导管行 TRI 的可行性和安全性。共入选 119 例患者（不稳定型心绞痛 55 例，急性心肌梗死 45 例，近期心肌梗死 19 例），其中 52％患者使用血小板糖蛋白Ⅱb/Ⅲa 受体拮抗剂。5F 导管手术成功率 96.6％，仅 4 例患者因导管支撑力不足，换用 6F 指引导管。多数支架（2.5～4.0 mm）为直接置入，仅 5 例直接置入不成功，顺利收回后经球囊预扩张后成功置入，无一例发生血管并发症。

使用 5F 指引导管行 TRI 常见的问题及处理策略如下。

1.导管插入冠脉过深

由于 5F 导管外径较小,在回撤球囊或导丝时常会发生,尽管其所致冠脉损伤的风险较大号导管小,但仍需加以避免。首先,在回撤导丝和球囊时应注意导管位置,并使导管的体外部分拉直,保持一定张力;其次,可先使导管稍离开冠脉开口,再缓慢回撤导丝和球囊;另外,在回撤球囊的同时可将导丝向冠脉远端推送,但对于亲水涂层导丝应避免远端冠脉穿孔。在回撤导丝时,为避免导管深插可先撤出导管,仅保留球囊导管以利于导丝撤出。

2.空气栓塞(Venturi 效应)

PCI 过程中快速回撤球囊,甚至 0.035″以上的导丝时,空气进入导管,称为 Venturi 效应。由于 5F 导管的内径小,这一问题更为常见,操作时需加以重视。为防止空气进入导管,在缓慢撤出球囊时应将止血阀完全打开,直至球囊撤离 Y 接口处,并观察到连续的血液回流;关闭止血阀后,应仔细确认动脉的压力波形无衰减现象,方能注射造影剂。同样,向导管内送入器械时也应完全打开止血阀,操作缓慢,并待血液充分回流后关闭止血阀。另一种方法是使用自动阀,回撤或送入器械时不需打开阀门,避免空气进入。

3.导管支撑力不足

由于 5F 导管本身的支撑力较差,选择合适塑形的导管以增加被动支撑力非常重要;另一方面,有经验的术者可以采取导管深插等技术增加导管的主动支撑力。5F 导管较之 6F 导管外径更细,头端更软,使深插技术更为安全,适用于 CTO 病变和已置入支架的病变。进行 RCA 的深插操作时,常选用 JR 指引导管,在轻柔地顺时针方向转动导管的同时,可以顺利地将导管推送入冠脉内,通常情况下是在球囊推送杆的支持下完成的,有时也依靠支架推送杆或另一根强支撑力的导丝支持。深插的前提是必须保证导管和冠脉开口的同轴性。除了损伤冠脉外,深插技术的另一个风险是影响冠脉远段的供血,因此在支架释放后需立即将导管撤出,重新放置于冠脉开口,而非急于行冠脉造影。使用 JL 导管也可在 LAD 内进行深插操作,同样在轻柔地顺时针方向转动导管的同时,轻轻推送导管,可达 LAD 的中段。在深插过程中,让患者配合深呼吸,常可使操作更顺利。

4.导管打折

在 5F Launcher 系列导管中很常见,由于其设计内腔最大,相应管壁相当薄(0.19 mm)。在操作过程中,尤其遇有迂曲的锁骨下动脉时,将 0.035″导丝保留在导管内可有效预防打折。使用全层技术改良后的 Launcher 指引导管抗折能力已明显增强。

5.透视性差

X 线透视性差包括两个方面:①导管本身透视性差;②5F 导管造影的效果差。这是由于 5F 导管的外径、内径均较小,在肥胖患者中尤其明显。对于前者,常采用将导丝送至导管头端和间歇注射造影剂的方法;而对于后者,推荐在造影前撤出导管内的器械。

6.CTO 病变

不推荐经 5F 指引导管行 CTO 病变的 TRI,除非在有较大成功把握的病例中。

7.特殊器械

不推荐经 5F 指引导管行冠脉斑块消蚀术、分叉病变的对吻球囊技术,但部分 IVUS 可通过 5F 导管,药物洗脱支架的使用也没有限制。

在有的心脏中心,经 5F 导管行 TRI 已成为常规。据法国卡昂大学医院的资料显示,2000—2001 年该中心 94% 接受 TRI 的患者使用 5F 导管。作为一名冠脉介入医师,需要熟知该项技术的优缺点方能趋利避害,真正为患者造福。

(五)经右桡动脉与经左桡动脉途径的比较

经桡动脉途径分为经左桡动脉和经右桡动脉两条径路。由于导管室、X 线成像系统和导管床的设计,以及术者既往经股动脉途径操作的经验,国内心脏中心常规采用经右桡动脉途径进行 TRA 和 TRI。Hamon 总结了法国卡昂大学医院心脏中心的 6 000 余例冠脉造影和 3 000 余例介入治疗的病例,高达 85% 的病例经右桡动脉途径,仅 8.5% 的病例选择经左桡动脉途径[主要是因为右侧 Allen 试验阴性,另外行左乳内动脉(LIMA)桥血管造影时,经左桡动脉途径将 JR 导管送至 LIMA 开口往往更容易]。93% 经右桡动脉途径的病例选择普通 Judkins 导管即能完成冠脉造影,7% 需 Amplatz 或 long-tip 其他类型的导管。

但也有学者认为经左桡动脉更优于经右桡动脉途径。多数患者习惯使用右手,经左桡动脉途径进行手术,尤其在术后压迫止血过程中,改善了患者的舒适和方便程度。经左桡动脉途径操作时,导管在左锁骨下-左冠脉开口约呈 180°,与经股动脉角度相似,而在右桡动脉途径,约呈 90°,因此为经股动脉途径设计的各种导管更适合在经左桡动脉途径中使用。需要指出的是经左桡动脉途径 TRA 和 TRI 有不同于经右桡动脉途径之处需要注意以下几点。

1.术中左上肢的摆放

左桡动脉穿刺成功后,患者的左上肢横跨过腹部,将左腕部置于右腹股沟区,并在左肩和上臂下放置小垫子以改善术中患者的舒适度。这样,术者在患者的右侧操作,与经右股动脉途径非常相似。

2.导丝通过肘部动脉

由于患者左上肢特殊的摆放位置,肘部常处于半屈曲状态,使桡动脉和肱动脉的成角变锐,增加导丝通过的难度。方法是暂时让患者伸直左上肢,在 X 线透视下通过导丝,之后再将左腕部放回原来位置。

3.JL 导管进入升主动脉

沿导丝将 JL 导管通过左锁骨下动脉送至升主动脉有一定难度,由于 JL 导管头端的塑形,导丝更易进入降主动脉。方法是当导管到达主动脉弓后,暂时将导丝撤回导管内,并转动导管,使其开口朝向升主动脉方向,再推送导丝,此时让患者配合深吸气或耸肩动作,可能成功率更高。如果上述方法不奏效,更换 JR 导管更易于进入升主动脉,之后再以交换导丝(2.60 m)交换 JL 导管。

4.经左桡动脉造影冠状动脉

右冠造影与股动脉途径相似,左冠脉造影见下述:①取后前位,将 JL 导管沿导丝送至左冠窦,撤出导丝,导管常能进入左主干开口;②JL 导管未能直接进入左冠开口,向左冠窦方向推送导管,之后逆时针方向转动导管,配合提拉动作,常能使导管进入左主干开口。

5.经左桡动脉造影大隐静脉桥血管

至 LAD 的大隐静脉桥多数开口于主动脉的左侧前壁,通常在 RAO 30° 体位下,选用 AL1 或 AL2 导管造影。而至 RCA 的大隐静脉桥通常在 LAO 45° 体位下,选用多功能导管造影。

(张　清)

第六节　冠状动脉慢性完全闭塞病变的介入治疗

冠状动脉慢性完全闭塞(chronic total occlusions,CTO)病变在整个人群中的发生率目前尚缺乏准确的统计,Kahn 等报道在确诊或怀疑冠心病而进行冠脉造影的患者中约有 1/3 存在一处及以上 CTO 病变,但接受经皮冠状动脉介入治疗(percutaneous coronary intervention,PCI)者少于 8%,约占全部 PCI 病例的 10%～20%。CTO 病变接受 PCI 比例偏低的主要原因是技术上存在难点,文献报道其即刻成功率多在 50%～80%,平均仅约 65%,远低于其他病变 PCI,且其术后再闭塞和再狭窄发生率高。CTO 病变 PCI 成功后可缓解心绞痛症状、改善左心室功能、提高远期生存率,但 PCI 失败或术后发生再闭塞者长期预后较差。近年来随着 CTO 专用器械的不断问世、术者经验与技术水平的提高,使 CTO 病变 PCI 的成功率大幅提高,在日本等国家的个别中心经验丰富的术者 CTO 开通率甚至已高达 95%。

一、定义

CTO 的定义主要包括闭塞时间和闭塞程度两个要素。闭塞时间可由冠状动脉造影证实,如缺乏既往造影资料则常根据可能造成闭塞的临床事件推断,如急性心肌梗死、突发或加重的心绞痛症状且心电图改变与闭塞部位一致等,但部分患者闭塞时间的判断并不十分肯定。以往文献关于 CTO 的闭塞时间的定义差异较大,范围从 2 周至 3 个月,由于闭塞时间<3 个月的病变 PCI 成功率较高,因此 CTO 的闭塞时间的定义不统一可影响临床研究结果。2005 年在美国《循环》杂志发表的《CTO 病变经皮介入治疗共识》建议将闭塞时间>3 个月称为"慢性",这是迄今为止第一次在指南或共识文件上对 CTO 的闭塞时间进行定义,可以作为目前临床诊断的标准,亦有利于 CTO 临床研究结果之间进行对比。根据冠脉造影结果将 CTO 的闭塞程度分为前向血流 TIMI 0 级的绝对性 CTO(真性完全闭塞)和 TIMI 血流 1 级的功能性 CTO,后者尽管有微量造影剂的前向性充盈,但闭塞管腔的微量灌注血流实际上缺乏供血功能。

二、病理

了解 CTO 病变的病理学特点对 CTO 病变介入治疗适应证的合理选择和提高器械应用的水平十分重要。CTO 病变常由血栓闭塞所致,并在其后出现血栓机化和组织退化,从而形成一系列特征性的病理变化。闭塞段的两端或至少近端通常存在致密的纤维帽,常伴钙化,质地较硬,是 PCI 导丝通过失败的重要原因之一。血管腔内的阻塞通常由动脉粥样硬化斑块和陈旧性血栓两种成分构成,典型的 CTO 病变斑块成分包括细胞内及细胞外脂质、血管平滑肌细胞、细胞外基质(主要成分为胶原)及钙化灶等,各种组成成分的比例及分布不同造成 CTO 病变 PCI 难度的差异。软斑块多由胆固醇沉积、泡沫细胞和疏松的纤维组织构成,可见新生孔道形成,常见于闭塞<1 年的 CTO 病变,导丝较易通过;硬斑块多由致密的纤维组织和大范围的钙化灶构成,较少有新生孔道,常见于闭塞超过 1 年的 CTO 病变,导丝不易通过,且常偏离管腔轴线进入内膜下而造成夹层。

斑块内广泛的微血管新生和孔道形成是 CTO 病变的重要特征,几乎所有的 CTO 病变均存在毛细血管和微孔道,血栓形成和炎症浸润可能是其形成的主要促进因素。CTO 病变内毛细血管密度和血管新生随闭塞时间延长而增加,在小于 1 年的 CTO 病变,新生毛细血管主要集中在血管外膜,而超过 1 年的 CTO 病变,新生毛细血管较多出现在血管内膜,其中约 60% 为直径 $>250\ \mu m$ 的较大的毛细血管。这些新生的毛细血管和微孔道绝大多数起源于血管壁滋养血管,穿过血管壁到达病变内膜并形成网络,同时亦可贯通 CTO 病变的两端。如果新生孔道足够大且导丝能够准确地进入这些孔道则利于导丝通过 CTO 病变,但是潜在的风险是导丝沿着这些微孔道亦容易进入血管内膜下导致夹层,因此在 PCI 过程中要随时调整导丝位置使其沿着贯通 CTO 病变两端的微孔道行进,防止其进入与血管外膜滋养血管相连的微孔道。

三、PCI 依据

绝大多数 CTO 病变都存在同向或逆向的侧支循环,使闭塞段远端保持一定的血供,但是,即使侧支循环建立充分在功能上也仅相当于 90% 狭窄的血管,这些侧支循环维持心肌存活,但在心肌需氧增加时仍产生临床症状,如心绞痛等。因此,开通 CTO 病变有助于改善远端心肌供血,缓解心肌缺血症状,明显提高患者的生活质量。

此外,有临床研究表明,CTO 病变行成功血运重建并保持长期开通可显著提高左心室功能、降低远期病死率并减少外科搭桥(CABG)的需要。美国中部心脏研究所(MAHI)对连续 2 007 例 CTO 病变 PCI 进行分析,结果发现,PCI 成功者住院期间主要不良心脏事件(major adverse cardiac events,MACE)发生率低于 PCI 失败者(3.8% vs. 5.4%,$P=0.02$),且其 10 年存活率远高于 PCI 失败者(73.5% vs. 65.1%,$P=0.001$)。英国哥伦比亚心脏注册研究,共入选 1 458 例 CTO 行 PCI,成功者 7 年随访死亡风险较失败者降低 56%。前瞻性的 TOAST-GISE 研究对 369 例患者的 390 处 CTO 靶病变行 PCI,1 年随访结果表明,PCI 成功者心源性死亡和心肌梗死发生率(1.1% vs. 7.2%,$P=0.005$)及 CABG 的比率(2.5% vs. 15.7%,$P<0.000\ 1$)均显著低于 PCI 失败者。一项入选 7 288 例 CTO 病变患者、平均随访 6 年的荟萃分析结果显示,PCI 成功开通 CTO 病变的患者与失败的患者相比随访期间病死率和 CABG 的比率明显下降(OR 0.56,95% CI 0.43~0.72;OR 0.22,95% CI 0.17~0.27),但两组心肌梗死和 MACE 的发生率未见差异(OR 0.74,95% CI 0.44~1.25;OR 0.81,95% CI 0.55~1.21)。

综上所述,PCI 开通 CTO 病变可改善患者症状,并提高远期生存率,因此具有较大的临床意义。

四、患者选择与治疗策略

并非所有 CTO 病变的病例都适合 PCI。由于 CTO 病变 PCI 的技术难度较大,成功率较低,应结合患者临床及造影特点,如年龄、症状严重程度、合并疾病(糖尿病、肾功能不全等)、全身功能状况、造影所见病变复杂程度、左心室射血分数、是否存在主动脉迂曲和瓣膜性心脏病等因素,充分权衡获益/风险比,选择合适的病例进行 PCI。

CTO 病变 PCI 的主要指征如下:①有心绞痛症状或无创性检查提示存在大面积的心肌缺血;②CTO 病变侧支循环较好;③闭塞血管供血区心肌存活;④术者根据经验、临床及影像特点判断 PCI 成功的可能性较大(60% 以上),且预期严重并发症发生率较低。

对于单支血管 CTO 病变,如存在与之相关的心绞痛症状且影像学提示成功概率较高者可优先考虑行 PCI,如临床存在活动受限,即使影像学提示成功概率不高也可尝试行 PCI。如患者为多支病变且伴有一支或多支血管 CTO,尤其存在左主干、前降支近段 CTO 病变、复杂三支病变伴肾功能不全或糖尿病、多支血管闭塞等预计成功率不高者,应慎重考虑选择 PCI 或 CABG。PCI 术中原则上应先对引起心绞痛或局部心肌运动障碍的 CTO 病变血管行 PCI,如手术时间过长,患者不能耐受,可仅对相关血管或主要供血血管行部分血运重建 PCI,其后对其他病变血管行择期 PCI 达到完全血运重建;经较长时间 PCI 手术仍未成功或预计成功率不高时可转行 CABG。

五、PCI 成功率及其影响因素

受术者经验、器械选择、操作技术、CTO 病变定义不同及病例选择等因素影响,文献报道 CTO 病变 PCI 的成功率差异较大,在 55%～90%,平均 65%左右。近年来,随着术者经验、技术水平的不断提高以及新器械的研发与应用,CTO 病变 PCI 成功率有增高趋势,尤其一些经验丰富的术者个人成功率可为 80%～90%甚至更高,但总体水平仍远低于非闭塞病变 PCI。在所有的失败病例中,导丝不能通过 CTO 病变是最主要的原因,占 80%～89%,其次为球囊不能通过病变,占 9%～15%,球囊无法扩张病变占失败总例数的 2%～5%。

CTO 病变特征与 PCI 成功率密切相关,以往文献报道下列因素是导致 PCI 失败的预测因素:①闭塞时间较长,尤为>1 年者;②闭塞段长度>15 mm;③残端呈截断样闭塞;④闭塞段起始处存在分支血管;⑤闭塞段或其近端血管严重迂曲;⑥严重钙化病变;⑦血管开口处病变;⑧远端血管无显影;⑨近端血管严重狭窄;⑩存在桥侧支。国外有学者认为,多层螺旋 CT 冠脉造影(MSCTA)能够显示闭塞段形态结构及组成成分,有助于术前预测 CTO 病变的开通率。

六、并发症

过去通常认为 CTO 病变 PCI 的风险较小,但事实上临床研究报道其住院期间主要不良事件发生率在 4%左右,与非完全闭塞病变 PCI 相近。

(一)死亡

发生率约 0.2%,可能的原因包括术中侧支循环阻断、损伤近端血管或主要分支血管、血栓形成、心律失常、空气栓塞以及穿孔等。

(二)心肌梗死

发生率约 2%,多为非 Q 波心肌梗死,常由开通的靶血管再次闭塞引起,早年多为血管塌陷引起的急性闭塞,支架时代则多为血栓性闭塞所致。由于 CTO 血管再闭塞较少引起急性心肌缺血,因此后果多不严重。

(三)冠状动脉夹层

多由导丝或球囊进入假腔导致,一旦证实导丝进入假腔,切忌旋转导丝或继续推送导丝以避免穿孔。闭塞段血管的撕裂后果多不严重,如无成功把握可停止手术,如闭塞段已开通则可置入支架。有时也可因导管操作不当或频繁操作导管引起近端血管开口处撕裂,如损伤左主干开口则应及时置入支架或行急诊 CABG。

(四)冠状动脉穿孔或破裂

冠状动脉穿孔或破裂是 CTO 病变 PCI 最常见的并发症之一,发生率为 0.29%～0.93%。可由导丝或球囊走行至血管外,误扩张分支血管,以及损伤了连接滋养血管的新生孔道等多种机制而造成。导丝造成的穿孔临床上最为常见,尤其是在应用较硬的带有亲水涂层的 CTO 专用导丝时。冠脉穿孔是病死率极高的 PCI 严重并发症,早期识别和处理尤为重要。通常冠脉造影即可做出诊断。一旦发现为冠状动脉穿孔,应立即以小球囊于穿孔部位持续低压力扩张以限制血流流向穿孔处假腔,酌情考虑静脉注射鱼精蛋白中和肝素,使活化凝血时间(activated clotting time,ACT)尽快降至 130 秒以下。根据穿孔的解剖部位考虑是否应置入带膜支架,根据临床病情决定是否行心包穿刺引流术及自体血液回输等。穿刺引流后向心包腔内局部注射鱼精蛋白可能比全身应用鱼精蛋白更有效。绝大多数穿孔(尤为 Ellis I 型与 II 型穿孔),经上述处理后多可成功堵闭。少数情况下患者必须急送至手术室行心包切开引流术及 CABG。

(五)急诊 CABG

发生率<1%,公认的指征是大的边支闭塞、重要血管近端损伤(如左主干)、血管壁穿孔和器械断裂、嵌顿等。器械不能通过闭塞病变或靶血管急性闭塞均不属于急诊 CABG 的指征。

(六)器械打结、嵌顿、断裂

CTO 病变 PCI 过程中频繁交换和重复使用器械、操作不当等可导致各种器械的打结、嵌顿甚至断裂。操作中应避免同一方向旋转导丝超过 $180°$,发生导丝打结或嵌顿后可小心逆方向旋转导丝,以减少扭转力。经微导管或 OTW 球囊选择性冠脉内注射硝酸酯或钙通道阻滞剂对解除器械嵌顿可能有一定的帮助。器械断裂后可通过扩张球囊将器械固定于指引导管内取出,或采用圈套器装置抓取,如失败则转外科行 CABG 或外周血管手术,以便取出断裂在血管中的器械。

(七)其他

医源性的主动脉夹层发生在 CTO 病变 PCI 中也有报道,尤其是采用逆行技术时。由于 CTO 病变 PCI 造影剂用量通常较大、X 线曝光时间长,因此可能导致造影剂肾病和放射性皮损。应尽量选用非离子型造影剂,轻度肾功能不全(内生肌酐清除率 30~50 mL/min)者造影剂用量应控制在 150 mL 以内。如 PCI 持续 2~3 小时仍无明显成功迹象者,可停止手术以免对患者造成损伤。对多支病变手术耗时较长者,可考虑分次行 PCI,以减少单次造影剂用量和曝光时间。

七、器械选择

(一)指引导管

原则上应选择支撑力较强的指引导管,如 XB、EBU、Voda、Q 弯、Amplaz 等,必要时选用双层套接指引导管(如 5F 指引导管套在 6F 或 7F 指引导管腔内的"子母型"指引导管)。LAD 病变首选 Voda、XB(或 XB-LAD)、EBU,支持力不够时可选 AL(Amplatz left);LCX 病变首选 AL、XB、EBU,主动脉根部扩张或 JL 4 顶端指向 LAD 则选 JL 5、EBU;RCA 病变首选XB-RCA、EBU、AL 或 AR 等。指引导管的外径以 6F 或 7F 为宜,可防止导丝远端受阻时在较大导管腔内拱起,而且远端较细的导管有利于在必要时深插入冠脉内以便增加主动支撑力。对病变复杂、需要较强支撑或需要在同一指引导管内插入双套球囊或支架导管时,应选用 7F 或 8F 外径指引导管。

(二)导丝

导丝的选择是影响 CTO 病变 PCI 成败的关键。理想的 CTO 病变介入治疗导丝应具有一定硬度,在阻塞病变中可被灵活旋转,不易进入内膜下,易穿过 CTO 病变两端的纤维帽,但目前尚无任何一种用于 CTO 病变完美无缺的导丝。影响导丝性能的主要特征包括硬度、头端形状、涂层性质等,不同材质和结构的导丝在 PCI 术中表现出的扭矩反应、触觉反馈、推进力、支持力、可操控性、尖端塑形和记忆能力也大相径庭。

硬度越大的导丝越容易穿透坚硬病变,但并非所有病变都需选用硬导丝,有些简单 CTO 病变甚至采用较软导丝即可开通。初学者通常首选中等硬度导丝,失败后可渐次提高导丝硬度,技术熟练者可首选较硬导丝或在中等硬度导丝失败后直接选用硬或超硬导丝,以节省手术时间和减少器材消耗。

亲水涂层导丝的优点在于推进时阻力小、容易循新生毛细血管或微孔道到达远端真腔,尤其适合于摩擦力较大的病变;其缺点是操纵性差,导丝常沿阻力最低的路径前进,易进入 CTO 病变近端分支或主支血管内膜下,触觉反馈亦较差,即使进入假腔仍能前进较长距离而无明显的阻力感,易于造成更大的假腔,也容易穿入细小分支或滋养血管而造成穿孔。亲水导丝常适用于闭塞段近段无分支开口、病变长度<20 mm、闭塞残端呈鼠尾状以及有微孔道的 CTO 病变。闭塞段或其近端血管有严重迂曲的病变可首选亲水导丝。硬的亲水导丝如 Shinobi Plus 等较其他导丝更容易进入内膜下或造成穿孔,不推荐初学者使用。近年来的组织病理学研究显示,多数(>75%)CTO 病变内存在直径为 100~200 μm 的腔内微孔道,并可能成为导丝通过的路径。日本学者 Hasegawa 等的研究显示,在 CTO 病变首选亲水小外径软导丝(Athlete Eel Slender 和 Fielder X-treme)的病变通过率高达 48%,逐渐变细的闭塞病变成功率较高。一般而言,经间隔侧支孔道逆行 PCI 时选择 Fielder FC 即可。值得提出的是,Asahi Fielder X-treme(XT)为亲水导丝,其头端为锥形,其远端的焊接部分比其他导丝短,该特性使得其尖端可塑形为非常短的弯曲(0.3~0.5 mm),从而有利于进入或通过较细且伴有弯曲的微孔道。新近推出的 Asahi Sion 导丝采用双层弹簧设计扭矩反馈更好,头端更耐用,导丝头端 28 cm 亲水涂层,尤其适用于经心外膜孔道逆行 PCI。

非亲水涂层导丝的优点是触觉反馈较好,有利于术者以微细动作精确操纵导丝穿过纤维钙化或存在桥侧支的病变。但其寻径能力不如亲水导丝,需要术者有较强的操控能力。目前常见的非亲水导丝均为头端缠绕型导丝,如 Cross IT 系列、Miracle 系列、Conquest 系列等,均适用于血管残端呈齐头或仅存在较小的鼠尾形态、长度>20 mm 且较坚硬的病变。在具体临床应用时几种非亲水涂层导丝仍有一定差别。

CTO 病变 PCI 常需根据不同的病变特征、手术步骤选用不同的导丝,因此 PCI 过程中可能需要更换几种导丝。大部分病例可首选 Cross-IT 100~200 和 Pilot 50、Whisper。如 CTO 病变血管扭曲或钙化则宜选用 PT2 MS、PT Graphix Intermediate、Pilot 50、Whisper 或 Crosswire NT 等亲水导丝。普通导丝通过失败后换用更硬的非亲水导丝(如 Cross IT 300~400)或亲水导丝(如 Shinobi 或 Shinobi plus,Pilot 150~200),仍有 30%~60%通过的概率。硬度更高的非亲水导丝除可选用 Cross IT 300~400 之外,还可选用近年日本 Asahi 公司生产的 CTO 病变专用导丝 Conquest 9、Conquest pro、Conquest pro 12 及 Miracle 3~12 等。

(三)球囊

球囊的作用在于帮助导丝通过 CTO 病变(借助球囊快速交换导丝,改变导丝尖端形状、提高导丝硬度及在病变段内的操作能力,便于其跨越病变,并证实导丝在真腔)和扩张病变。常选单标记、整体交换(OTW)、1.25~1.50 mm 直径、外形小的球囊,如 Maverick、Sprinter、Ryujin 等。熟练术者对预计成功率高的病变可直接选用 1.5~2.5 mm 小外形快速交换球囊,如 Maverick 2、Apex(包括 Apex Push 和 Apex Flex)、Sprinter、Ryujin、Voyager 等。

(四)支架

CTO 病变 PCI 均需放置支架,与 PTCA 相比可降低再闭塞和再狭窄率。推荐首选药物洗脱支架(drug eluting stent,DES),支架选择方面应参照血管的解剖,其长度应能足以覆盖病变,不阻塞分支,并能对抗病变处存在的钙化和纤维化。

(五)微导管

微导管可以为导丝提供支持,调整导丝头端的塑形和硬度,从而增加其操控性和通过性;通过管腔可以快速交换导丝,必要时还可以注入造影剂进行高选择性造影。由于CTO病变的特殊性,微导管是CTO病变PCI中常用的重要器械之一。目前较常使用的微导管有Rapid Transit、Progreat、Excelsior、Finecross、Tornus和Corsair等。其中,Tornus主要用于辅助病变通过而Corsair还兼有孔道扩张作用。其外径从1.8F至2.6F,显著小于普通的导引导管。

1.Finecross微导管

在目前所有微导管中,Finecross通过病变的能力最强,综合性能最好,尤其在逆向技术中的应用优于其他微导管。其头端逐渐变细,顶端外径仅1.8F。管腔内涂有PTFE,外表面为亲水涂层。杆部为辫状结构,可有效抗扭结;远端柔软部分长13 cm,遇阻力不易变形。

2.Tornus导管

又称螺旋穿透微导管,是一种整体交换型细导管,长度为135 cm,由8根细金属丝绞链制成,外表呈顺时针螺旋状,其外表面和内腔均涂有硅树脂,允许0.014″导丝通过。其头端部分逐渐变细,使其具有良好的操控性和扭矩力,可沿导丝逆时针方向旋转穿透坚硬致密的病变。该导管有Tornus(2.1F)、Tornus 88 Flex(2.6F)、Tornus Pro(2.1F)3种型号。新近研制的TornusPro由10根细金属丝绞链制成,其头端外径更细,具有更好的穿透力和柔顺性。研究显示,在1.5 mm直径球囊难以通过时,Tornus 2.1Fr辅助球囊通过的有效率在85%以上。操作Tornus导管前,为防止导丝随导管旋转,应将导丝用旋钮固定。逆时针方向旋转,Tornus导管前进并通过病变;顺时针方向旋转则可退出导管。如果导管头端固定于病变中无法运动时,2.1F导管旋转的上限为40转,2.6F导管旋转的上限为20转。过度旋转Tornus导管有导致其扭结甚至折断的风险。

3.Corsair导管

Corsair导管是最初设计用于间隔孔道扩张的导管,也可用作微导管或支撑导管。该导管实际上是孔道扩张器、Tornus导管和微导管的"杂交"产物,其形状、插入与操作方法与普通微导管相同。导管杆采用Asahi专用的编织方式(Shinka shaft),其锥形柔软头端由0.87 mm渐变为0.42 mm,头端60 cm采用亲水多聚物涂层,其最小兼容指引导管仅为5F。Corsair用作孔道扩张时,其操作与Tornus导管相同。将导丝旋钮固定于导丝上并牢牢握住后,持续X光透视下逆时针旋转并前送导管。Corsair导管扩张的孔道与1.25 mm球囊扩张的孔道相当。一旦导管通过间隔孔道,Corsair还可用作微导管或支撑导管,便于交换或操作导丝,并可经导管注射造影剂。Corsair用于引导侧支孔道具有以下优点:①在侧支内通过性较好;②损伤小,无须扩张孔道;③用于扭曲侧支孔道时支撑力更好;④可用于较细且扭曲的心外膜侧支孔道。日本丰桥心脏中心的一项注册研究显示,Corsair导管进入与穿越CTO病变的成功率分别为94.4%和70.0%。经过匹配后的对照研究显示,与未使用的患者相比,使用Corsair后CTO的成功率明显提高(98.9%vs.92.5%,$P=0.03$)。

(六)其他新型器械

1.Safe Cross光学相干反射系统

由0.014″(″为英寸,1英寸=2.54 cm)中等硬度导丝与光纤系统结合而成,采用光学相干反射(optical coherence reflectometry,OCR)技术,导丝前端光纤系统发射近红外激光,经过不同组织反射后返回不同强度的信号,并实时显示于监视器上。由于 OCR 技术可识别血管壁组织,因此当导丝接近血管壁0.4 mm距离时,系统可通过图像和声音提示术者,避免导丝进入内膜下或导致穿孔。此系统远端可加上射频装置,自近端对斑块进行消融,有助于导丝通过坚硬的纤维闭塞段。对普通导丝难以通过的 CTO 病变,Safe Cross 的通过率可达 50%～60%。

2.Frontrunner 导管系统(LuMend)

头端为钳状结构,直径 0.039″,可由术者控制钳状物的张开、闭合。PCI 术中可在 4.5F 微导管支持下送入闭塞段,术者通过手柄控制头端张合,从而造成斑块钝性撕裂。Frontrunner 导管通过闭塞段较快,穿孔的发生率约 0.9%,对普通导丝难以通过的 CTO 病变有 50%～60% 的通过率。Frontrunner 导管最适于处理支架内再狭窄引起的 CTO,因有支架限制而不易发生穿孔,但缺点是不适用于小血管病变,对迂曲病变效果不佳且价格较昂贵。

3.CROSSER 导管系统(Flowcardia)

由发生器、传感器、导管和踏板四部分组成。其原理为发生器产生交流电,作用于压电晶体使其反复膨胀、收缩,传感器将此能量放大并传至导管头端,产生每秒21 000 次的振动,通过机械作用和空腔效应使斑块撕裂、移位,从而使血管再通。导管系统为直径1.1 mm的单轨导管,可装载于 0.014″导丝上,建议使用此系统时血管直径≥2.5 mm。有作者报道首次 PCI 失败的 CTO 病变采用 CROSSER 系统成功率可达 56%。

4.Venture 导丝控制导管(ST.Jude)

直径 6F,特点是头端可在术者操纵下灵活转向,最大达 90°,具有良好的扭转力。PCI 中通过导管头端转向为导丝提供精确定位和强支撑,适用于通过 CTO 病变、致密病变、成角病变等。

5.CiTop ExPander 导丝(Ovalum)

直径 0.014″、长度 140 cm,导丝带有一个特殊设计的可扩张头端,在病变中具有"波浪"样运动的特性,即导丝向前推进的同时头端扩张病变。尤其适用于扭曲的 CTO 病变。

6.CrossBoss 导管(BridgePoint Medical)

长度为 135 cm,由多根金属丝编织而成的管身能够承受快速的旋转,使用时通过快速双向地旋转近端旋钮,可以减少通过病变所需的推送力。由于其头端采用圆形无损伤设计,外径为3.0F,因此允许导管先于导丝经真腔或内膜下途径通过病变。最后,通过导管内腔便可送入导丝至病变远端。

7.Stingry 系统(BridgePoint Medical)

被设计用于经内膜下途径精确地定位和重入血管真腔。它由自定位球囊和重入真腔导丝两部分组成。球囊呈独特的扁平状,其上有近、远两个开口方向相反的出口;当低压扩张(4 atm)位于血管内膜下的球囊时,特殊设计的导丝远端便可自动选择指向血管真腔的出口穿刺内膜后进入远端血管真腔。

八、操作技巧

(一)穿刺方法

要求动脉穿刺安全顺利。如病变复杂、手术过程又不需要置入大直径的器械时,通常用 6F 指引导管。需要双侧冠脉造影时同侧或对侧股动脉或桡动脉可插入 4～5F 动脉鞘。对髂动脉高度迂曲者可插入长鞘。

(二)术前造影

下述信息对评价CTO病变成功率十分必要:CTO病变是否位于血管口部或远端;与最近的分支血管的关系;是否存在钙化;阻塞类型(鼠尾状或刀切状);闭塞长度;CTO病变近端是否存在高度迂曲;是否存在桥侧支等。"放大"功能对分析信息有帮助。某些CTO病变行同步双侧冠脉造影是评价病变长度的最好方法。

(三)导丝尖端塑形的方法

可根据病变形态将导丝尖端塑成不同的弯度:①渐细和同心状的断端;做成约30°小J形弯曲以利于导丝通过CTO病变,J形头部分的长度接近参考血管直径;②渐细和偏心的断端:增大J形角度(约50°)及长度(较参考血管直径长约1/3),有利于通过CTO病变;③刀切状(齐头)的断端:需要30°小角度和较长的J形(较参考血管直径长1/4~1/3)。

(四)导丝通过CTO病变的方法

逐渐递增导丝硬度。可将快速交换球囊、微导管或OTW球囊其中之一送至CTO病变近端,以增加导丝支撑力,利于其通过病变近端纤维帽,但球囊辅助下应用硬导丝的技术可增高导丝穿透血管壁的危险,需要术者有丰富经验及很强的控制远端导丝的技术。导丝在CTO病变中段行进时可顺时针和反时针(≤90°)旋转,同时缓慢推送导丝。如果CTO病变长、弯曲、超过3个月、含有钙化的混合性斑块,并有明显的负性血管重塑,则导丝通过的难度较大。触到动脉壁时可能阻力感减小,此时应将导丝退回至CTO病变近端换成另外的通路推进,或换为另一条导丝重新送入。保证导丝在真腔内行进的前提下,可小心加用球囊辅助以利于通过病变。如无近端纤维帽或闭塞时间较久的CTO病变,则可能存在远端纤维帽。此时导丝的选择同近端存在纤维帽的CTO病变,有时需要更换导丝。如通过困难,可≤180°旋转导丝,并最好作一次穿刺动作以设法使导丝通过远端纤维帽。

(五)检测远端导丝位置的方法

导丝穿过CTO病变全段之后,应当被较易推进且进入远端真腔血管内。需用至少2个不同体位投照检测导丝位置并确定导丝不在分支。如不能确定导丝是否在真腔,或球囊不能通过病变而必须用旋磨术,或应用加强型硬导丝(尤其是应用球囊支持)时,则必须应用对侧造影或OTW球囊行中心腔造影来检测远端导丝的位置,以确保导丝在真腔内。其他判断导丝位于真腔的方法还包括:多体位投照;对侧造影;导丝穿过闭塞段时的突破感;导丝推送顺畅、转向灵活且回撤后仍能按原路径前进(进入心包腔则走行无定路);导丝尖端塑形存在(不变直)且可进入相应分支;球囊易通过病变等。

(六)球囊通过与扩张

如果指引导管的支撑力良好,球囊扩张比较容易。先选择尖端超细的1.25~2.50 mm直径球囊。球囊可被扩张至"命名压"或以上。如CTO病变长度超过20 mm,则最好应用长球囊。扩张之后原先消失的远端血流可被显示,但常较细小,是因缺乏长期灌流所致的负性血管重塑,需要冠脉内注射较大剂量的硝酸酯类以恢复远端血流。有时需要再次球囊扩张以使新开通后的血管变粗。如球囊通过失败,可试用以下方法。①改善指引导管的支撑力:交换器械时可将第二条0.035"或0.014"导丝置于指引导管内主动脉的部位,以加强指引导管支撑力;②检测导丝远端位置后应用旋磨术,需要送入旋磨专用导丝,选用1.25~1.50 mm直径的旋磨头足以扩大血管腔并改善斑块的顺应性;③采用Tornus导管辅助球囊通过;④多导丝挤压斑块使导丝周围腔隙变大。如球囊通过病变后扩张失败,可尝试用双导丝球囊、切割球囊、乳突球囊或耐高压

(30 atm)非顺应性球囊扩张,或采用旋磨术。

(七)支架置入

为防止再闭塞和减少再狭窄发生,CTO 病变成功开通后均应置入支架。在充分预扩张及大剂量硝酸酯类冠脉内注射之后置入支架,支架直径与参考血管直径的比例应选择 1∶1。最好应用单个支架,已有报道证实置入单个长支架可产生理想的长期效果,多支架的支架间间隙或重叠可能降低裸金属支架(bare metal stent,BMS)的临床效果。简言之,要用合适的支架覆盖 CTO病变全长,尽量避免多支架置入。DES 近年来广泛应用于 CTO 病变,尽管迄今为止还缺少大规模随机对照临床研究的证据,但已有数项临床注册和回顾性研究证实,DES 可有效降低 CTO 病变开通后的长期再狭窄率,故推荐使用 DES。DES 长度应充分覆盖病变或近/远端撕裂,如单个支架不能覆盖病变,则可采用多个支架,支架间应重叠 2～3 mm。DES 置入后应以较短的球囊在支架内实施后扩张以使支架充分贴壁,在支架重叠处尤应注意充分后扩张,但应避免后扩张球囊在支架范围之外扩张,以免引起再狭窄。

(八)高级技巧

在常规方法失败后可尝试采用下列技巧,有助于提高 PCI 成功率,但部分技术较常规方法的风险更大,仅适用于操作熟练者。

1.平行导丝或导丝互参照技术

"平行导丝技术"是指当导丝进入假腔后,保留导丝于假腔中作为路标,另行插入导丝,以假腔中的导丝为标志,尝试从其他方向进入真腔,避免再次进入假腔。"导丝互参照技术"与"平行导丝技术"原理相近,以第 1 根进入假腔的导丝作为路标,调整第 2 根导丝方向;如第 2 根导丝亦进入假腔,则以其为参照,退回第 1 根导丝重新调整其尖端方向后再旋转推进,如此反复,两根导丝互为参照,直至进入真腔。

2.双导丝轨道技术

PCI 过程中向 CTO 病变远端插入两根导丝,为球囊或支架顺利通过病变提供轨道;或向另一非 CTO 病变血管插入另一根导丝,与单导丝相比,双导丝能提供更强的支撑力,使指引导管更为稳定。向同一病变血管内插入双导丝可使迂曲或成角的血管变得略直,因而促进支架通过钙化成角病变或近端的支架,在球囊扩张时还可防止球囊滑动以减少损伤。因此"buddy 导丝技术"适用于成角或迂曲病变、近端已经放置支架的病变、纤维化钙化病变及支架内再狭窄病变。

3.多导丝斑块挤压技术

多导丝斑块挤压技术用于导丝成功通过闭塞段而球囊通过失败时。保留原导丝在真腔内,沿原导丝再插入 1～2 根导丝进入真腔使斑块受到挤压,然后撤出其中 1～2 根导丝,使 CTO 病变处缝隙变大,有利于球囊通过病变。多导丝斑块挤压技术的特点是较为安全、效果好(成功率可达 90%),且受血管本身条件限制少,对设备要求不高。对于多数 CTO 病变,在开通时使用的导丝数目常已≥2 根,因此使用此方法通常不会明显增加患者的经济负担,是一项安全且效价比高的新技术。

4.逆向导丝技术

逆向导丝技术适用于正向导丝通过病变困难且逆向侧支良好的病例。在微导管或球囊支持下由对侧冠状动脉插入导丝(多为亲水滑导丝),经逆向侧支循环到达闭塞段远端。此时可将逆向导丝作为路标,操控正向导丝调整其方向从病变近端进入远端真腔,亦可采用逆向导丝穿过病变远端纤维帽到达病变近端,与正向导丝交会。特定条件下应用"逆向导丝技术"可提高CTO病变介入治疗的成功率,如某些CTO病变斑块近端存在不利于CTO病变介入治疗成功的形态学特点,或近端纤维帽较硬使导丝难以通过,而远端斑块可能较松软,导丝易于通过。"逆向导丝技术"的另一优势是,即使逆向导丝进入假腔(内膜下),因正向血流方向与逆向导丝行进的方向相反,故病变开通后血管壁受正向血流压力的影响,假腔容易自然闭合。而正向导丝一旦造成假腔,因冠状动脉血流与导丝行进方向一致,可使假腔不断扩大而致血管真腔闭塞。

5.锚定技术

锚定技术指引导管移位或支撑力不足是球囊不能通过闭塞段的主要原因之一。"锚定技术"是指在靶病变近端的分支血管或另一支非靶血管中扩张球囊并轻轻回拖,以此固定指引导管并增强其同轴性和支撑力,有利于球囊或支架通过病变。"锚定技术"适用于预计球囊或支架通过比较困难的病变,需采用外径6F以上的指引导管。潜在的风险包括导管损伤血管口部、锚定球囊损伤分支血管等,因此回拉球囊前应操纵指引导管使其同轴并处于安全位置,锚定球囊应尽量采用低压扩张。

6.内膜下寻径及重入真腔(subintimal tracking and reentry,STAR)技术

在球囊支持下操纵前向导丝(通常为亲水滑导丝)进入内膜下造成钝性撕裂,导丝在内膜下行进直至进入远端真腔,然后在内膜下空间行球囊扩张并置入支架。"STAR技术"的优点是在常规技术失败后较快地经内膜下进入远端真腔,可提高成功率,但缺点是容易损伤远端分支、穿孔风险较大、再狭窄发生率高等。"STAR技术"适用于主要分支远离CTO病变(如RCA病变),不适合用于分支较多的LAD病变,置入支架应尽量采用药物支架。"STAR技术"仅作为常规方法失败后的应急措施,初学者慎用。

7.血管内超声指导导丝技术

在有分支的情况下,可用血管内超声(IVUS)确定CTO病变的穿刺入口。PCI术中一旦导丝进入内膜下假腔且尝试进入真腔失败时,可采用IVUS定位指导导丝重新进入真腔,但此时需先用1.5 mm小球囊扩张假腔,IVUS导管才能进入内膜下。此方法可导致较长的夹层,可损伤大分支,并有引起穿孔的风险,仅作为常规方法失败后的紧急手段,初学者慎用。

8.控制性正向和逆向内膜下寻径(CART)技术

采用正向和逆向导丝在CTO病变局部人为造成一个局限的血管夹层,便于正向导丝进入远端真腔。具体操作过程如下:首先,将正向导丝从近端血管真腔进入CTO病变,然后使其进入内膜下,有经验的CTO病变介入医师可以从导丝头端或导丝前进时阻力减小判断导丝进入内膜下。然后从对侧冠脉在微导管或球囊支持下逆向插入导丝,经侧支循环到达CTO病变远端。将逆向导丝从远端真腔插入CTO病变,然后进入内膜下,随后用直径1.5~2.0 mm的小球囊沿逆向导丝进入内膜下并扩张球囊。扩张后将球囊撤压并留置于内膜下以维持内膜下通道开放。通过上述步骤,正向和逆向的内膜下空间很容易贯通,正向导丝得以循此通道进入远端真腔。IVUS引导下的CART技术有望进一步提高CTO病变的开通率。"CART技术"操作方法较复杂,与"STAR技术"相比优点在于可使内膜下撕裂仅限于闭塞段内,避免了损伤远端大分支的风险。与STAR及IVUS指导导丝技术一样,此技术也需在闭塞远端的血管内膜下扩张球囊,有造成穿孔的危险,不宜作为常规手段,仅用于常规技术开通比较困难和解剖特点比较适合者的病变。

(张　清)

第三章

神经内科疾病

第一节　癫痫全面性发作

全面性发作的神经元痫性放电起源于双侧大脑半球,特征是发作时伴有意识障碍或以意识障碍为首发症状。

一、临床表现

(一)失神发作

1.典型失神发作

典型失神发作通常称为小发作。

(1)无先兆和局部症状:突然意识短暂中断,患者停止当时的活动,呼之不应,两眼瞪视不动,状如"愣神",为3～15秒;可伴有简单的自动性动作,如擦鼻、咀嚼、吞咽等,一般不会跌倒,手中持物可能坠落,事后对发作全无记忆,每天可发作数次至数百次。

(2)EEG:发作时呈双侧对称,3周/秒棘慢波或多棘慢波,发作间期可有同样的或较短的阵发活动,背景波形正常。

2.不典型失神发作

(1)意识障碍发生及休止:较典型者缓慢,肌张力改变较明显。

(2)EEG:较慢而不规则的棘慢波或尖慢波,背景活动异常。

(二)肌阵挛发作

(1)多为遗传性疾病。

(2)某一肌肉或肌群呈突然短暂的快速收缩,颜面或肢体肌肉突然短暂跳动,单个出现,或有规律的反复发生。发作时间短,间隔时间长,一般不伴意识障碍,清晨欲觉醒或刚入睡时发作较频繁。

(3)EEG多为棘慢波或尖慢波。

(三)阵挛性发作

1.年龄

仅见于婴幼儿。

2.表现

全身重复性阵挛性抽搐。

3.EEG

快活动、慢波及不规则棘慢波。

(四)强直性发作

1.年龄

儿童及少年期多见。

2.表现

睡眠中较多发作,全身肌肉强烈的强直性肌痉挛,使头、眼和肢体固定在特殊位置,伴有颜面青紫、呼吸暂停和瞳孔散大;躯干强直性发作造成角弓反张,伴短暂意识丧失,一般不跌倒,持续30秒以上,发作后立即清醒。

3.常伴自主神经症状

面色苍白、潮红、瞳孔扩大等。

4.EEG

低电位10周/秒波,振幅逐渐增高。

(五)全面性强直-阵挛发作(GTCS)

GTCS是最常见的发作类型之一,也称大发作,特征是意识丧失和全身对称性抽搐。发作分为3期。

1.强直期

(1)意识和肌肉:突然意识丧失,跌倒在地,全身骨骼肌呈持续性收缩。

(2)五官表现:上睑抬起,眼球上窜,喉部痉挛,发出叫声;口先强张,而后突闭,或咬破舌尖。

(3)抽搐:颈部和躯干先屈曲而后反张,上肢先上举后旋再变为内收前旋,下肢自屈曲转变为强烈伸直。

(4)持续10～20秒后,在肢端出现细微的震颤。

2.阵挛期

(1)震颤:幅度增大并延及全身成为间歇性痉挛,即进入阵挛期。

(2)每次痉挛都继有短促的肌张力松弛,阵挛频率由快变慢,松弛期逐渐延长,本期持续0.5～1.0分钟。

(3)最后一次强烈阵挛后,抽搐突然终止,所有肌肉松弛。

3.惊厥后期

(1)牙和二便:阵挛期以后尚有短暂的强直痉挛,造成牙关紧闭和大小便失禁。

(2)意识:呼吸首先恢复,心率、血压、瞳孔等恢复正常,肌张力松弛,意识逐渐苏醒。

(3)自发作开始至意识恢复历时5～10秒。

(4)清醒后,常头昏、头痛、全身酸痛和疲乏无力,对抽搐全无记忆。

(5)或发作后进入昏睡,个别在完全清醒前有自动症或暴怒、惊恐等情感反应。

强直期和阵挛期可见自主神经征象,如心率加快,血压升高,汗液、唾液和支气管分泌物增多,瞳孔扩大等。呼吸暂时中断,皮肤自苍白转为发绀,瞳孔散大,对光及深、浅反射消失,病理反射阳性。

强直期逐渐增强的弥漫性10周/秒波;阵挛期逐渐变慢的弥漫性慢波,附有间歇发作的成群棘波;惊厥后期呈低平记录。

(六)无张力性发作

1.肌肉张力

(1)部分或全身肌肉张力突然降低,造成颈垂、张口、肢体下垂或躯干失张力而跌倒,持续1～3秒。

(2)短暂意识丧失或不明显的意识障碍,发作后立即清醒和站起。

2.EEG

多棘-慢波或低电位快活动。

二、诊断

(一)GTCS的诊断依据

(1)发作史及其表现,关键是发作时有无意识丧失性。

(2)间接证据:舌咬伤和尿失禁,或发生跌伤及醒后头痛、肌痛也有参考意义。

(二)失神发作

(1)特征性脑电表现。

(2)结合相应的临床表现。

三、治疗

癫痫是可治性疾病,大多数预后较好。在最初 5 年内 70%～80% 缓解,其中 50% 可完全停药。精确定位癫痫源,合理选择手术治疗可望使约 80% 难治性癫痫病患者彻底治愈。

(一)药物治疗的一般原则

1.明确癫痫诊断,确定发作类型

(1)及时服用抗癫痫药物(AEDs)控制发作。

(2)首次发作者在调查病因之前,不宜过早用药,应等到下次发作再决定是否用药。

(3)根据所用 AEDs 的不良反应,确定用药时间和预后。用药前说明治疗癫痫的长期性、药物毒不良反应及生活中注意事项。

2.病因治疗

病因明确者如调整低血糖、低血钙等代谢紊乱,手术治疗颅内占位性病变,术后残余病灶使继续发作者,需药物治疗。

3.根据发作类型选择 AEDs

根据发作类型选择 AEDs,详见表3-1。

表 3-1　根据癫痫的发作类型推荐选择的抗癫痫药物

发作类型	一线 AEDs	二线或辅助 AEDs
①单纯及复杂部分性发作、部分性发作继发 CTCS	卡马西平、丙戊酸钠、苯妥英钠、苯巴比妥、扑痫酮	氧异安定、氯硝西泮
②GTCS	卡马西平、苯巴比妥、丙戊酸钠、苯妥英钠、扑痫酮	乙酰唑胺、奥沙西泮、氯硝西泮
特发性大发作合并失神发作	首选丙戊酸钠,其次为苯妥英钠或苯巴比妥	

发作类型	一线 AEDs	二线或辅助 AEDs
继发性或性质不明的 GTCS	卡马西平、苯妥英钠或苯巴比妥	
③失神发作	丙戊酸钠、乙琥胺	乙酰唑胺、氯硝西泮、三甲双酮
④强直性发作	卡马西平、苯巴比妥、苯妥英钠	奥沙西泮、氯硝西泮、丙戊酸钠
⑤失张力性和非典型失神发作	奥沙西泮、氯硝西泮、丙戊酸钠	乙酰唑胺、卡马西平、苯妥英钠、苯巴比妥/扑痫酮
⑥肌阵挛性发作	丙戊酸钠、乙琥胺、氯硝西泮	乙酰唑胺、奥沙西泮、硝西泮、苯妥英钠
⑦婴儿痉挛症	促肾上腺皮质激素（ACTH）、泼尼松、氯硝西泮	
⑧有中央-颞部或枕部棘波的良性儿童期癫痫	卡马西平或丙戊酸钠	
⑨Lennox-Gastaut 综合征	首选丙戊酸钠,次选氯硝西泮	

4.常用剂量和不良反应

(1)药物监测:药物疗效受药物吸收、分布及代谢的影响,用药应采取个体化原则。儿童需按体重(kg)计算药量,婴幼儿由于代谢较快,用量应比年长儿童相对较大。多数 AEDs 血药浓度与药效相关性明显高于剂量与药效相关性,因此,测定血药浓度,即应进行药物监测(TDM),检测苯妥英钠、卡马西平、苯巴比妥及乙琥胺血药水平,可提高用药的有效性和安全性。

(2)不良反应:所有 AEDs 都有,最常见剂量相关性不良反应,通常于用药初始或增量时发生,与血药浓度有关;多数为短暂性的,缓慢减量可明显减少。进食时服药可减少恶心反应。

(3)特异反应:与剂量无关,难以预测。严重的特异反应如皮疹、粒细胞缺乏症、血小板缺乏、再生障碍性贫血和肝衰竭等可威胁生命。约 1/4 的癫痫转氨酶轻度增高,但并不发展为肝炎或肝衰竭。

5.坚持单药治疗原则

提倡小剂量开始的单药治疗,缓慢增量至能最大限度地控制发作而无不良反应或反应很轻的最低有效剂量。单药治疗癫痫约 80% 有效,切勿滥用多种药物。

6.联合治疗

(1)原则:30% 以上患者需联合治疗。一种药物不能控制发作或出现不良反应,则需换用第 2 种 AEDs,如合用乙琥胺和丙戊酸钠治疗失神或肌阵挛发作,或其一加用苯二氮䓬类可有效。

(2)注意:化学结构相同的药物,如苯巴比妥和扑痫酮、氯硝西洋和地西泮等不宜联合使用。合用两种或多种 AEDs 常使药效降低,易致慢性中毒而使发作加频。传统 AEDs 都经肝脏代谢,通过竞争可能抑制另一种药的代谢。

7.长期坚持

AEDs 控制发作后,必须坚持长期服用,除非严重不良反应出现,不宜随意减量或停药,以免诱发癫痫持续状态。

8.增减药物、停药及换药原则

(1)增减药物:增药可适当的快,但必须逐一增加,减药一定要慢,以利于确切评估疗效和不良反应。

(2)停药:遵循缓慢和逐渐减量原则,完全控制发作 4～5 年后,根据情况逐渐减量,减量 1 年左右时间内无发作者方可停药,一般需要半年甚至一年才能完全停用,以免停药所致的发作。

(3)换药:应在第 1 种药逐渐减量时逐渐增加第 2 种药的剂量至控制发作,并应监控血药浓度。

(二)传统 AEDs

药物相互作用复杂,均经肝代谢,多数血浆蛋白结合率高,肝脏或全身疾病时,应注意调整剂量。

1.苯妥英钠(PHT)

PHT 对 GTCS 和部分性发作有效,加重失神和肌阵挛发作。胃肠道吸收慢,半清除期长,达到稳态后成人可日服 1 次,儿童日服 2 次。因治疗量与中毒量接近,不适于新生儿和婴儿。不良反应为剂量相关的神经毒性反应,如皮疹、齿龈增厚、毛发增生和面容粗糙,干扰叶酸代谢可发生巨红细胞性贫血,建议同时服用叶酸。

2.苯巴比妥(PB)

适应证同苯妥英钠。小儿癫痫的首选药物,对 GTCS 疗效好,或用于单纯及复杂部分性发作,对少数失神发作或肌阵挛发作也有效,预防热性惊厥。价格低廉,可致儿童兴奋多动和认知障碍,应尽量少用。

3.卡马西平(CBZ)

适应证同苯妥英钠,是单纯及复杂部分性发作的首选药物,对复杂部分性发作疗效优于其他 AEDs。治疗 3～4 周后半清除期降低一半以上,需增加剂量维持疗效。与其他药物呈复杂而难以预料的交互作用,20% 患者白细胞计数减少至 $4×10^9/L$ 以下,个别可短暂降至 $2×10^9/L$ 以下。

4.丙戊酸钠(VPA)

广谱抗癫痫药。良好控制失神发作和 GTCS,胃肠道吸收快,抑制肝的氧化、结合、环氧化功能,与血浆蛋白结合力高,与其他 AEDs 有复杂的交互作用。半衰期短,联合治疗时半清除期为 8～9 小时。因有引起致死性肝病的危险,2 岁以下婴儿有内科疾病时禁用此药治疗。也用于单纯部分性发作、复杂部分性发作及部分性发作继发 GTCS;GTCS 合并失神小发作的首选药物。

5.扑痫酮(PMD)

适应证是 GTCS,对单纯及复杂部分性发作有效。经肝代谢成为具抗痫作用的苯巴比妥和苯乙基丙二酰胺。

6.乙琥胺(ESX)

ESX 仅用于单纯失神发作和肌阵挛。吸收快,约 25% 以原型由肾排泄,与其他 AEDs 很少相互作用,几乎不与血浆蛋白结合。

(三)新型 AEDs

多经肾排泄,肾功能损害应调整剂量;血浆蛋白结合率低,药物间相互作用少。

1.加巴喷丁(GBP)

GBP 不经肝代谢,以原型由肾排泄。治疗部分性发作和 GTCS。

2.拉莫三嗪(LTG)

起始剂量应小,经6～8周逐渐增加剂量。对部分性发作、GTCS 和 Lennov-Gastaut 综合征有效。胃肠道吸收完全,经肝代谢。

3.非尔氨酯(FBM)

单药治疗部分性发作和 Lennox-Gastaut 综合征。胃肠道吸收好,90％以原型经肾排泄。可发生再生障碍性贫血和肝毒性,其他 AEDs 无效时才考虑试用。

4.氨己烯酸(VGB)

用于部分性发作、继发 GTCS 和 Tennox-Gastcnlut 综合征,对婴儿痉挛症有效,也可用作单药治疗。经胃肠道吸收,主要经肾脏排泄。不可逆性抑制 GABA 转氨酶,增强 GABA 能神经元作用。有精神病史的患者不宜应用。

5.托吡酯(TPM)

TPM 亦称妥泰。天然单糖基右旋果糖硫代物,可作为丙戊酸的替代药物。对难治性部分性发作、继发 GTCS、Lennox-Gastaut 综合征和婴儿痉挛症等有效。远期疗效好,无明显耐受性,大剂量也可用作单药治疗。卡马西平和苯妥英钠可降低托吡酯麻药浓度,托吡酯也可降低口服避孕药的疗效及增加苯妥英钠的血药浓度。

四、预后

典型失神发作预后最好,药物治疗2年儿童期失神通常发作停止,青年期失神癫痫易发展成全身性发作,治疗需更长时间;原发性全身性癫痫控制较好;5～10岁起病者有自发缓解倾向,易被 AEDs 控制;外伤性癫痫预后较好;无明显脑损伤的大发作预后较好,缓解率85％～90％;有器质性脑损伤或神经系统体征的大发作预后差;发病较早、病程较长、发作频繁及伴有精神症状者预后差;无脑损伤的肌阵挛性癫痫预后尚可,伴有脑部病变者难以控制。

(官　平)

第二节　蛛网膜下腔出血

蛛网膜下腔出血(SAH)是指脑表面或脑底部的血管自发破裂,血液流入蛛网膜下腔,伴或不伴颅内其他部位出血的一种急性脑血管疾病。本病可分为原发性、继发性和外伤性。原发性 SAH 是指脑表面或脑底部的血管破裂出血,血液直接或基本直接流入蛛网膜下腔所致,称特发性蛛网膜下腔出血或自发性蛛网膜下腔出血(ISAH),占急性脑血管疾病的15％左右,是神经科常见急症之一;继发性 SAH 则为脑实质内、脑室、硬脑膜外或硬脑膜下的血管破裂出血,血液穿破脑组织进入脑室或蛛网膜下腔者;外伤引起的概称外伤性 SAH,常伴发于脑挫裂伤。SAH 临床表现为急骤起病的剧烈头痛、呕吐、精神或意识障碍、脑膜刺激征和血性脑脊液。SAH 的年发病率世界各国各不相同,中国约为5/10万,美国为6/10万～16/10万,德国约为10/10万,芬兰约为25/10万,日本约为25/10万。

一、病因与发病机制

(一)病因

SAH 的病因很多,以动脉瘤为最常见,包括先天性动脉瘤、高血压动脉硬化性动脉瘤、夹层动脉瘤和感染性动脉瘤等,其他如脑血管畸形、脑底异常血管网、结缔组织病、脑血管炎等。75%~85%的非外伤性 SAH 患者为颅内动脉瘤破裂出血,其中,先天性动脉瘤发病多见于中青年;高血压动脉硬化性动脉瘤为梭形动脉瘤,约占 13%,多见于老年人。脑血管畸形占第 2 位,以动静脉畸形最常见,约占 15%,常见于青壮年。其他如烟雾病、感染性动脉瘤、颅内肿瘤、结缔组织病、垂体卒中、脑血管炎、血液病及凝血障碍性疾病、妊娠并发症等均可引起 SAH。近年发现约 15%的 ISAH 患者病因不清,即使 DSA 检查也未能发现 SAH 的病因。

1.动脉瘤

近年来,对先天性动脉瘤与分子遗传学的多个研究支持 I 型胶原蛋白 α_2 链基因($COLIA_2$)和弹力蛋白基因(FLN)是先天性动脉瘤最大的候补基因。颅内动脉瘤好发于 Willis 环及其主要分支的血管分叉处,其中位于前循环颈内动脉系统者约占 85%,位于后循环基底动脉系统者约占 15%。对此类动脉瘤的研究证实,血管壁的最大压力来自沿血流方向上的血管分叉处的尖部。随着年龄增长,在血压增高、动脉瘤增大,更由于血流涡流冲击和各种危险因素的综合因素作用下,出血的可能性也随之增大。颅内动脉瘤体积的大小与有无蛛网膜下腔出血相关,直径 <3 mm 的动脉瘤,SAH 的风险小;直径 >7 mm 的动脉瘤,SAH 的风险高。对于未破裂的动脉瘤,每年发生动脉瘤破裂出血的危险性介于 1%~2%。曾经破裂过的动脉瘤有更高的再出血率。

2.脑血管畸形

以动静脉畸形最常见,且 90%以上位于小脑幕上。脑血管畸形是胚胎发育异常形成的畸形血管团,血管壁薄,在有危险因素的条件下易诱发出血。

3.高血压动脉硬化性动脉瘤

长期高血压动脉粥样硬化导致脑血管弯曲多,侧支循环多,管径粗细不均,且脑内动脉缺乏外弹力层,在血压增高、血流涡流冲击等因素影响下,管壁薄弱的部分逐渐向外膨胀形成囊状动脉瘤,极易破裂出血。

4.其他病因

动脉炎或颅内炎症可引起血管破裂出血,肿瘤可直接侵袭血管导致出血。脑底异常血管网形成后可并发动脉瘤,一旦破裂出血可导致反复发生的脑实质内出血或 SAH。

(二)发病机制

蛛网膜下腔出血后,血液流入蛛网膜下腔淤积在血管破裂相应的脑沟和脑池中,并可下流至脊髓蛛网膜下腔,甚至逆流至第四脑室和侧脑室,引起一系列变化,主要包括以下几项。①颅内容积增加:血液流入蛛网膜下腔使颅内容积增加,引起颅内压增高,血液流入量大者可诱发脑疝;②化学性脑膜炎:血液流入蛛网膜下腔后直接刺激血管,使白细胞崩解释放各种炎症介质;③血管活性物质释放:血液流入蛛网膜下腔后,血细胞破坏产生各种血管活性物质(氧合血红蛋白、5-羟色胺、血栓烷 A_2、肾上腺素、去甲肾上腺素)刺激血管和脑膜,使脑血管发生痉挛和蛛网膜颗粒粘连;④脑积水:血液流入蛛网膜下腔在颅底或逆流入脑室发生凝固,造成脑脊液回流受阻引起急性阻塞性脑积水和颅内压增高;部分红细胞随脑脊液流入蛛网膜颗粒并溶解,使其阻塞,引起脑脊液吸收减慢,最后产生交通性脑积水;⑤下丘脑功能紊乱:血液及其代谢产物直接刺激下丘脑引起神经内分泌紊乱,引起发热、血糖含量增高、应激性溃疡、肺水肿等;⑥脑-心综合征:急性高颅压或血液直接刺激下丘脑、脑干,导致自主神经功能亢进,引起急性心肌缺血、心律失常等。

二、病理

肉眼可见脑表面呈紫红色,覆盖有薄层血凝块;脑底部的脑池、脑桥小脑三角及小脑延髓池等处可见更明显的血块沉积,甚至可将颅底的血管、神经埋没。血液可穿破颅底面进入第三脑室和侧脑室。脑底大量积血或脑室内积血可影响脑脊液循环出现脑积水,约5%的患者,由于部分红细胞随脑脊液流入蛛网膜颗粒并使其堵塞,引起脑脊液吸收减慢而产生交通性脑积水。蛛网膜及软膜增厚、色素沉着,脑与神经、血管间发生粘连。脑脊液呈血性。血液在蛛网膜下腔的分布,以出血量和范围分为弥散型和局限型。前者出血量较多,穹隆面与基底面蛛网膜下腔均有血液沉积;后者血液则仅存于脑底池。40%～60%的脑标本并发脑内出血。出血的次数越多,并发脑内出血的比例越大。并发脑内出血的发生率第1次约39.6%,第2次约55%,第3次达100%。出血部位随动脉瘤的部位而定。动脉瘤好发于Willis环的血管上,尤其是动脉分叉处,可单发或多发。

三、临床表现

SAH发生于任何年龄,发病高峰多在30～60岁;50岁后,ISAH的危险性有随年龄的增加而升高的趋势。男女在不同的年龄段发病不同,10岁前男性的发病率较高,男女比为4:1;40～50岁时,男女发病相等;70～80岁时,男女发病率之比高达1:10。临床主要表现为剧烈头痛、脑膜刺激征阳性、血性脑脊液。在严重病例中,患者可出现意识障碍,从嗜睡至昏迷不等。

(一)症状与体征

1.先兆及诱因

先兆通常是不典型头痛或颈部僵硬,部分患者有病侧眼眶痛、轻微头痛、动眼神经麻痹等表现,主要由少量出血造成;70%的患者存在上述症状数天或数周后出现严重出血,但绝大部分患者起病急骤,无明显先兆。常见诱因有过量饮酒、情绪激动、精神紧张、剧烈活动、用力状态等,这些诱因均能增加ISAH的风险性。

2.一般表现

出血量大者,当天体温即可升高,可能与下丘脑受影响有关;多数患者于2～3天后体温升高,多属于吸收热;SAH后患者血压增高,1～2周病情趋于稳定后逐渐恢复病前血压。

3.神经系统表现

绝大部分患者有突发持续性剧烈头痛。头痛位于前额、枕部或全头,可扩散至颈部、腰背部;常伴有恶心、呕吐。呕吐可反复出现,系由颅内压急骤升高和血液直接刺激呕吐中枢所致。如呕吐物为咖啡色样胃内容物则提示上消化道出血,预后不良。头痛部位各异,轻重不等,部分患者类似眼肌麻痹型偏头痛。有48%～81%的患者可出现不同程度的意识障碍,轻者嗜睡,重者昏迷,多逐渐加深。意识障碍的程度、持续时间及意识恢复的可能性均与出血量、出血部位及有无再出血有关。

部分患者以精神症状为首发或主要的临床症状,常表现为兴奋、躁动不安、定向障碍,甚至谵妄和错乱;少数可出现迟钝、淡漠、抗拒等。精神症状可由大脑前动脉或前交通动脉附近的动脉瘤破裂引起,大多在病后1～5天出现,但多数在数周内自行恢复。癫痫发作较少见,多发生在出血时或出血后的急性期,国外发生率为6%～26.1%,国内资料为10%～18.3%。在一项SAH的大宗病例报道中,大约有15%的动脉瘤性SAH表现为癫痫。癫痫可为局限性抽搐或全身强直-阵挛性发作,多见于脑血管畸形引起者,出血部位多在天幕上,多由于血液刺激大脑皮质所致,患者有反复发作倾向。部分患者由于血液流入脊髓蛛网膜下腔可出现神经根刺激症状,如腰背痛。

4.神经系统体征

(1)脑膜刺激征:为SAH的特征性体征,包括头痛、颈强直、凯尔尼格征和巴宾斯基征阳性。常于起病后数小时至6天内出现,持续3～4周。颈强直发生率最高(6%～100%)。另外,应当注意临床上有少数患者可无脑膜刺激征,如老年患者,可能因蛛网膜下腔扩大等老年性改变和痛觉不敏感等因素,往往使脑膜刺激征不明显,但意识障碍仍可较明显,老年人的意识障碍可达90%。

(2)脑神经损害:以第Ⅱ、Ⅲ对脑神经最常见,其次为第Ⅴ、Ⅵ、Ⅶ、Ⅷ对脑神经,主要由于未破裂的动脉瘤压迫或破裂后的渗血、颅内压增高等直接或间接损害引起。少数患者有一过性肢体单瘫、偏瘫、失语,早期出现者多因出血破入脑实质和脑水肿所致;晚期多由于迟发性脑血管痉挛引起。

(3)眼症状:SAH的患者中,17%有玻璃体膜下出血,7%～35%有视盘水肿。视网膜下出血及玻璃体下出血是诊断SAH有特征性的体征。

(4)局灶性神经功能缺失:如有局灶性神经功能缺失有助于判断病变部位,如突发头痛伴眼睑下垂者,应考虑载瘤动脉可能是后交通动脉或小脑上动脉。

(二)SAH 并发症

1.再出血

在脑血管疾病中,最易发生再出血的疾病是SAH,国内文献报道再出血率为24%左右。再出血临床表现严重,病死率远远高于第1次出血,一般发生在第1次出血后10～14天,2周内再发生率占再发病例的54%～80%。近期再出血病死率为41%～46%,甚至更高。再发出血多因动脉瘤破裂所致,通常在病情稳定的情况下,突然头痛加剧、呕吐、癫痫发作,并迅速陷入深昏迷,瞳孔散大,对光反射消失,呼吸困难甚至停止。神经定位体征加重或脑膜刺激征明显加重。

2.脑血管痉挛

脑血管痉挛(CVS)是SAH发生后出现的迟发性大、小动脉的痉挛狭窄,以后者更多见。典型的血管痉挛发生在出血后3～5天,于5～10天达高峰,2～3周逐渐缓解。在大多数研究中,血管痉挛发生率在25%～30%。早期可逆性CVS多在蛛网膜下腔出血后30分钟内发生,表现为短暂的意识障碍和神经功能缺失。70%的CVS在蛛网膜下腔出血后1～2周内发生,尽管及时干预治疗,但仍有约50%有症状的CVS患者将会进一步发展为脑梗死。因此,CVS的治疗关键在预防。血管痉挛发作的临床表现通常是头痛加重或意识状态下降,除发热和脑膜刺激征外,也可表现局灶性的神经功能损害体征,但不常见。尽管导致血管痉挛的许多潜在危险因素已经确定,但CT扫描所见的蛛网膜下腔出血的数量和部位是最主要的危险因素。基底池内有厚层血块的患者比仅有少量出血的患者更容易发展为血管痉挛。虽然国内外均有大量的临床观察和实验数据,但是CVS的机制仍不确定。蛛网膜下腔出血本身或其降解产物中的一种或多种成分可能是导致CVS的原因。

CVS的检查常选择经颅多普勒超声(TCD)和数字减影血管造影(DSA)检查。TCD有助于血管痉挛的诊断。TCD血液流速峰值＞200 cm/s 和/或平均流速＞120 cm/s 时能很好地与血管造影显示的严重血管痉挛相符。值得提出的是,TCD 只能测定颅内血管系统中特定深度的血管段。测得数值的准确性在一定程度上依赖于超声检查者的经验。动脉插管血管造影诊断CVS 较 TCD 更为敏感。CVS 患者行血管造影的价值不仅用于诊断,更重要的目的是血管内治疗。动脉插管血管造影为有创检查,价格较昂贵。

3.脑积水

大约 25％的动脉瘤性蛛网膜下腔出血患者由于出血量大、速度快,血液大量涌入第三脑室、第四脑室并凝固,使第四脑室的外侧孔和正中孔受阻,可引起急性梗阻性脑积水,导致颅内压急剧升高,甚至出现脑疝而死亡。急性脑积水常发生于起病数小时至 2 周内,多数患者在 1～2 天内意识障碍呈进行性加重,神经症状迅速恶化,生命体征不稳定,瞳孔散大。颅脑 CT 检查可发现阻塞上方的脑室明显扩大等脑室系统有梗阻表现,此类患者应迅速进行脑室引流术。慢性脑积水是 SAH 后 3 周至 1 年发生的脑水,原因可能为蛛网膜下腔出血刺激脑膜,引起无菌性炎症反应形成粘连,阻塞蛛网膜下腔及蛛网膜绒毛而影响脑脊液的吸收与回流,以脑脊液吸收障碍为主,病理切片可见蛛网膜增厚纤维变性,室管膜破坏及脑室周围脱髓鞘改变。Johnston 认为脑脊液的吸收与蛛网膜下腔和上矢状窦的压力差以及蛛网膜绒毛颗粒的阻力有关。当脑外伤后颅内压增高时,上矢状窦的压力随之升高,使蛛网膜下腔和上矢状窦的压力差变小,从而使蛛网膜绒毛微小管系统受压甚至关闭,直接影响脑脊液的吸收。由于脑脊液的积蓄造成脑室内静水压升高,致使脑室进行性扩大。因此,慢性脑积水的初期,患者的颅内压是高于正常的,及至脑室扩大到一定程度之后,由于加大了吸收面,才渐使颅内压下降至正常范围,故临床上称之为正常颅压脑积水。但由于脑脊液的静水压已超过脑室壁所能承受的压力,使脑室不断继续扩大、脑萎缩加重而致进行性痴呆。

4.自主神经及内脏功能障碍

常因下丘脑受出血、脑血管痉挛和颅内压增高的损伤所致,临床可并发心肌缺血或心肌梗死、急性肺水肿、应激性溃疡。这些并发症被认为是由于交感神经过度活跃或迷走神经张力过高所致。

5.低钠血症

尤其是重症 SAH 常影响下丘脑功能,而导致有关水盐代谢激素的分泌异常。目前,关于低钠血症发生的病因有两种机制,即血管升压素分泌异常综合征(SIADH)和脑性耗盐综合征(CSWS)。

SIADH 理论认为,低钠血症产生的原因是由于各种创伤性刺激作用于下丘脑,引起血管升压素(ADH)分泌过多,或血管升压素渗透性调节异常,丧失了低渗对 ADH 分泌的抑制作用,而出现持续性 ADH 分泌。肾脏远曲小管和集合管重吸收水分的作用增强,引起水潴留、血钠被稀释及细胞外液增加等一系列病理生理变化。同时,促肾上腺皮质激素(ACTH)相对分泌不足,血浆 ACTH 降低,醛固酮分泌减少,肾小管排钾保钠功能下降,尿钠排出增多。细胞外液增加和尿、钠丢失的后果是血浆渗透压下降和稀释性低血钠,尿渗透压高于血渗透压,低钠而无脱水,中心静脉压增高的一种综合征。若进一步发展,将导致水分从细胞外向细胞内转移、细胞水肿及代谢功能异常。当血钠<120 mmol/L 时,可出现恶心、呕吐、头痛;当血钠<110 mmol/L 时可发生嗜睡、躁动、谵语、肌张力低下、腱反射减弱或消失甚至昏迷。

四、辅助检查

(一)脑脊液检查

目前,脑脊液(CSF)检查尚不能被 CT 检查所完全取代。由于腰椎穿刺(LP)有诱发再出血和脑疝的风险,在无条件行 CT 检查和病情允许的情况下,或颅脑 CT 所见可疑时才可考虑谨慎施行 LP 检查。均匀一致的血性脑脊液是诊断 SAH 的金标准,脑脊液压力增高,蛋白含量增高,糖和氯化物水平正常。起初脑脊液中红、白细胞比例与外周血基本一致(700：1),12 小时后脑脊液开始变黄,2～3 天后因出现无菌性炎症反应,白细胞计数可增加,初为中性粒细胞,后为单核细胞和淋巴细胞。LP 阳性结果与穿刺损伤出血的鉴别很重要。通常是通过连续观察试管内红细胞计数逐渐减少的三管试验来证实,但采用脑脊液离心检查上清液黄变及匿血反应是更灵敏的诊断方法。脑脊液细胞学检查可见巨噬细胞内吞噬红细胞及碎片,有助于鉴别。

(二)颅脑 CT 检查

CT 检查是诊断蛛网膜下腔出血的首选常规检查方法。急性期颅脑 CT 检查快速、敏感,不但可早期确诊,还可判定出血部位、出血量、血液分布范围及动态观察病情进展和有无再出血迹象。急性期 CT 表现为脑池、脑沟及蛛网膜下腔呈高密度改变,尤以脑池局部积血有定位价值,但确定出血动脉及病变性质仍需借助于数字减影血管造影(DSA)检查。发病距 CT 检查的时间越短,显示蛛网膜下腔出血病灶部位的积血越清楚。Adams 观察发病当天 CT 检查显示阳性率为 95%,1 天后降至 90%,5 天后降至 80%,7 天后降至 50%。CT 显示蛛网膜下腔高密度出血征象,多见于大脑外侧裂池、前纵裂池、后纵裂池、鞍上池和环池等。CT 增强扫描可能显示大的动脉瘤和血管畸形。须注意 CT 阴性并不能绝对排除 SAH。

部分学者依据 CT 扫描并结合动脉瘤好发部位推测动脉瘤的发生部位,如蛛网膜下腔出血以鞍上池为中心呈不对称向外扩展,提示颈内动脉瘤;外侧裂池基底部积血提示大脑中动脉瘤;前纵裂池基底部积血提示前交通动脉瘤;出血以脚间池为中心向前纵裂池和后纵裂池基底部扩散,提示基底动脉瘤。CT 显示弥漫性出血或局限于前部的出血发生再出血的风险较大,应尽早行 DSA 检查确定动脉瘤部位并早期手术。MRA 作为初筛工具具有无创、无风险的特点,但敏感性不如 DSA 检查高。

(三)数字减影血管造影

确诊 SAH 后应尽早行数字减影血管造影(DSA)检查,以确定动脉瘤的部位、大小、形状、数量、侧支循环和脑血管痉挛等情况,并可协助除外其他病因如动静脉畸形、烟雾病和炎性血管瘤等。大且不规则、分成小腔(为责任动脉瘤典型的特点)的动脉瘤可能是出血的动脉瘤。如发病之初脑血管造影未发现病灶,应在发病 1 个月后复查脑血管造影,可能会有新发现。DSA 可显示 80% 的动脉瘤及几乎 100% 的血管畸形,而且对发现继发性脑血管痉挛有帮助。脑动脉瘤大多数在 2～3 周再次破裂出血,尤以病后6～8 天为高峰,因此对动脉瘤应早检查、早期手术治疗,如在发病后 2～3 天,脑水肿尚未达到高峰时进行手术则手术并发症少。

(四)MRI 检查

MRI 对蛛网膜下腔出血的敏感性不及 CT。急性期 MRI 检查还可能诱发再出血。但 MRI 可检出脑干隐匿性血管畸形;对直径3～5 mm的动脉瘤检出率可达 84%～100%,而由于空间分辨率较差,不能清晰显示动脉瘤颈和载瘤动脉,仍需行 DSA 检查。

(五)其他检查

心电图可显示 T 波倒置、QT 间期延长、出现高大 U 波等异常;血常规、凝血功能和肝功能检查可排除凝血功能异常方面的出血原因。

五、诊断与鉴别诊断

(一)诊断

根据以下临床特点,诊断 SAH 一般并不困难,如突然起病,主要症状为剧烈头痛,伴呕吐;可有不同程度的意识障碍和精神症状,脑膜刺激征明显,少数伴有脑神经及轻偏瘫等局灶症状;辅助检查 LP 为血性脑脊液,脑 CT 所显示的出血部位有助于判断动脉瘤。

临床分级:一般采用 Hunt-Hess 分级法(表 3-2)或世界神经外科联盟(WFNS)分级。前者主要用于动脉瘤引起 SAH 的手术适应证及预后判断的参考,Ⅰ~Ⅲ级应尽早行 DSA,积极术前准备,争取尽早手术;对Ⅳ~Ⅴ级先行血块清除术,待症状改善后再行动脉瘤手术。后者根据格拉斯哥昏迷评分和有无运动障碍进行分级(表 3-3),即Ⅰ级的 SAH 患者很少发生局灶性神经功能缺损;GCS≤12 分(Ⅳ~Ⅴ级)的患者,不论是否存在局灶神经功能缺损,并不影响其预后判断;对于 GCS 13~14 分(Ⅱ~Ⅲ级)的患者,局灶神经功能缺损是判断预后的补充条件。

表 3-2 Hunt-Hess 分级法(1968)

分级	标准
0	未破裂动脉瘤
Ⅰ	无症状或轻微头痛
Ⅱ	中-重度头痛、脑膜刺激征、脑神经麻痹
Ⅲ	嗜睡、意识混浊、轻度局灶性神经体征
Ⅳ	昏迷、中或重度偏瘫,有早期去大脑强直或自主神经功能紊乱
Ⅴ	深昏迷、去大脑强直,濒死状态

注:凡有高血压、糖尿病、高度动脉粥样硬化、慢性肺部疾病等全身性疾病,或 DSA 呈现高度脑血管痉挛的病例,则向恶化阶段提高 1 级。

表 3-3 WFNS 的 SAH 分级(1988)

分级	GCS	运动障碍
Ⅰ	15	无
Ⅱ	14~13	无
Ⅲ	14~13	有局灶性体征
Ⅳ	12~7	有或无
Ⅴ	6~3	有或无

注:格拉斯哥昏迷(GCS)评分。

(二)鉴别诊断

1.脑出血

脑出血深昏迷时与 SAH 不易鉴别,但脑出血多有局灶性神经功能缺失体征,如偏瘫、失语等,患者多有高血压病史。仔细的神经系统检查及脑 CT 检查有助于鉴别诊断。

2.颅内感染

发病较 SAH 缓慢。各类脑膜炎起病初均先有高热,脑脊液呈炎性改变而有别于 SAH。进一步脑影像学检查,脑沟、脑池无高密度增高影改变。脑炎临床表现为发热、精神症状、抽搐和意识障碍,且脑脊液多正常或只有轻度白细胞数增高,只有脑膜出血时才表现为血性脑脊液;脑 CT 检查有助于鉴别诊断。

3.瘤卒中

依靠详细病史(如有慢性头痛、恶心、呕吐等)、体征和脑 CT 检查可以鉴别。

六、治疗

主要治疗原则:①控制继续出血,预防及解除血管痉挛,去除病因,防治再出血,尽早采取措施预防、控制各种并发症;②掌握时机尽早行 DSA 检查,如发现动脉瘤及动静脉畸形,应尽早行血管介入、手术治疗。

(一)一般处理

绝对卧床护理 4~6 周,避免情绪激动和用力排便,防治剧烈咳嗽,烦躁不安时适当应用止咳剂、镇静剂;稳定血压,控制癫痫发作。对于血性脑脊液伴脑室扩大者,必要时可行脑室穿刺和体外引流,但引流速度要缓慢。发病后应密切观察 GCS 评分,注意心电图变化,动态观察局灶性神经体征变化和进行脑功能监测。

(二)防止再出血

二次出血是本病的常见现象,故积极进行药物干预对防治再出血十分必要。蛛网膜下腔出血急性期脑脊液纤维素溶解系统活性增高,第 2 周开始下降,第 3 周后恢复正常。因此,选用抗纤维蛋白溶解药物抑制纤溶酶原的形成,具有防治再出血的作用。

1.6-氨基己酸

该药为纤维蛋白溶解抑制剂,可阻止动脉瘤破裂处凝血块的溶解,又可预防再破裂和缓解脑血管痉挛。每次 8~12 g 加入 10% 葡萄糖盐水 500 mL 中静脉滴注,每天 2 次。

2.氨甲苯酸

该药又称抗血纤溶芳酸,能抑制纤溶酶原的激活因子,每次 200~400 mg,溶于葡萄糖注射液或 0.9% 氯化钠注射液 20 mL 中缓慢静脉注射,每天 2 次。

3.氨甲环酸

该药为氨甲苯酸的衍化物,抗血纤维蛋白溶酶的效价强于前两种药物,每次 250~500 mg 加入 5% 葡萄糖注射液 250~500 mL 中静脉滴注,每天 1~2 次。

但近年的一些研究显示抗纤溶药虽有一定的防止再出血作用,但同时增加了缺血事件的发生,因此不推荐常规使用此类药物,除非凝血障碍所致出血时可考虑应用。

(三)降颅压治疗

蛛网膜下腔出血可引起颅内压升高、脑水肿,严重者可出现脑疝,应积极进行脱水降颅压治疗,主要选用 20% 甘露醇静脉滴注,每次 125~250 mL,2~4 次/天;呋塞米入小壶,每次 20~80 mg,2~4 次/天;清蛋白 10~20 g/d,静脉滴注。药物治疗效果不佳或疑有早期脑疝时,可考虑脑室引流或颞肌下减压术。

(四)防治脑血管痉挛及迟发性缺血性神经功能缺损

目前认为脑血管痉挛引起迟发性缺血性神经功能缺损(DIND)是动脉瘤性 SAH 最常见的

死亡和致残原因。钙通道阻滞剂可选择性作用于脑血管平滑肌,减轻脑血管痉挛和 DIND。常用尼莫地平,每天 10 mg(50 mL),以每小时2.5～5.0 mL速度泵入或缓慢静脉滴注,5～14 天为1 个疗程;也可选择尼莫地平,每次 40 mg,每天 3 次,口服。国外报道高血压-高血容量-血液稀释(3H)疗法可使大约 70%的患者临床症状得到改善。有数个报道认为与以往相比,3H 疗法能够明显改善患者预后。增加循环血容量,提高平均动脉压(MAP),降低血细胞比容(HCT)至30%～50%,被认为能够使脑灌注达到最优化。3H 疗法必须排除已存在脑梗死、高颅压,并已夹闭动脉瘤后才能应用。

(五)防治急性脑积水

急性脑积水常发生于病后 1 周内,发生率为 9%～27%。急性阻塞性脑积水患者脑 CT 显示脑室急速进行性扩大,意识障碍加重,有效的疗法是行脑室穿刺引流和冲洗。但应注意防止脑脊液引流过度,维持颅内压在 2.0～4.0 kPa(15～30 mmHg),因过度引流会突然发生再出血。长期脑室引流要注意继发感染(脑炎、脑膜炎),感染率为5%～10%。同时常规应用抗生素防治感染。

(六)低钠血症的治疗

SIADH 的治疗原则主要是纠正低血钠和防止体液容量过多。可限制液体摄入量,每天<1 000 mL,使体内水分处于负平衡以减少体液过多与尿钠丢失。注意应用利尿剂和高渗盐水,纠正低血钠与低渗血症。当血浆渗透压恢复,可给予 5%葡萄糖注射液维持,也可用抑制ADH 药物,去甲金霉素 1～2 g/d,口服。

CSWS 的治疗主要是维持正常水盐平衡,给予补液治疗。可静脉或口服等渗或高渗盐液,根据低钠血症的严重程度和患者耐受程度单独或联合应用。高渗盐液补液速度以每小时0.7 mmol/L,24 小时<20 mmol/L为宜。如果纠正低钠血症速度过快可导致脑桥脱髓鞘病,应予特别注意。

(七)外科治疗

经造影证实有动脉瘤或动静脉畸形者,应争取手术或介入治疗,根除病因防止再出血。

1.显微外科

夹闭颅内破裂的动脉瘤是消除病变并防止再出血的最好方法,而且动脉瘤被夹闭,继发性血管痉挛就能得到积极有效的治疗。一般认为 Hunt-Hess 分级Ⅰ～Ⅱ级的患者应在发病后48～72 小时内早期手术。应用现代技术,早期手术已经不再难以克服。一些神经血管中心富有经验的医师已经建议给低评分的患者早期手术,只要患者的血流动力学稳定,颅内压得以控制即可。对于神经状况分级很差和/或伴有其他内科情况,手术应该延期。对于病情不太稳定、不能承受早期手术的患者,可选择血管内治疗。

2.血管内治疗

选择适合的患者行血管内放置 Guglielmi 可脱式弹簧圈(GDCs),已经被证实是一种安全的治疗手段。近年来,一般认为治疗指征为手术风险大或手术治疗困难的动脉瘤。

七、预后与预防

(一)预后

临床常采用 Hunt 和 Kosnik(1974)修改的 Botterell 的分级方案,对预后判断有帮助。Ⅰ～Ⅱ级患者预后佳,Ⅳ～Ⅴ级患者预后差,Ⅲ级患者介于两者之间。

首次蛛网膜下腔出血的病死率为 10%～25%。病死率随着再出血递增。再出血和脑血管痉挛是导致死亡和致残的主要原因。蛛网膜下腔出血的预后与病因、年龄、动脉瘤的部位、瘤体大小、出血量、有无并发症、手术时机选择及处置是否及时、得当有关。

(二)预防

蛛网膜下腔出血病情常较危重,病死率较高,尽管不能从根本上达到预防目的,但对已知的病因应及早积极对因治疗,如控制血压、戒烟、限酒,以及尽量避免剧烈运动、情绪激动、过劳、用力排便、剧烈咳嗽等;对于长期便秘的个体应采取辨证论治思路长期用药(如麻仁润肠丸、芪蓉润肠口服液、香砂枳术丸、越鞠保和丸等);情志因素常为本病的诱发因素,对于已经存在脑动脉瘤、动脉血管夹层或烟雾病的患者,保持情绪稳定至关重要。

不少尸检材料证实,患者生前曾患动脉瘤但未曾破裂出血,说明存在危险因素并不一定完全会出血,预防动脉瘤破裂有着非常重要的意义。应当强调的是,蛛网膜下腔出血常在首次出血后2周再次发生出血且常常危及生命,故对已出血患者积极采取有效措施进行整体调节并及时给予恰当的对症治疗,对预防再次出血至关重要。

(焦信忠)

第三节　腔隙性脑梗死

腔隙性脑梗死是指大脑半球深部白质和脑干等中线部位,由直径为 $100\sim400\ \mu m$ 的穿支动脉血管闭塞导致的脑梗死。所引起的病灶为 $0.5\sim15.0\ mm^3$ 的梗死灶。大多由大脑前动脉、大脑中动脉、前脉络膜动脉和基底动脉的穿支动脉闭塞所引起。脑深部穿动脉闭塞导致相应灌注区脑组织缺血、坏死、液化,由吞噬细胞将该处组织移走而形成小腔隙。好发于基底节、丘脑、内囊、脑桥的大脑皮质贯通动脉供血区。反复发生多个腔隙性脑梗死,称多发性腔隙性脑梗死。临床引起相应的综合征,常见的有纯运动性轻偏瘫、纯感觉性卒中、构音障碍-手笨拙综合征、共济失调性轻偏瘫和感觉运动性卒中。高血压和糖尿病是主要原因,特别是高血压尤为重要。腔隙性脑梗死占脑梗死的 $20\%\sim30\%$。

一、病因与发病机制

(一)病因

真正的病因和发病机制尚未完全清楚,但与下列因素有关。

1.高血压

长期高血压作用于小动脉及微小动脉壁,致脂质透明变性,管腔闭塞,产生腔隙性病变。舒张压增高是多发性腔隙性脑梗死的常见原因。

2.糖尿病

糖尿病时血浆低密度脂蛋白及极低密度脂蛋白的浓度增高,引起脂质代谢障碍,促进胆固醇合成,从而加速、加重动脉硬化的形成。

3.微栓子(无动脉病变)

各种类型小栓子阻塞小动脉导致腔隙性脑梗死,如胆固醇、红细胞增多症、纤维蛋白等。

4.血液成分异常

如红细胞增多症、血小板增多症和高凝状态,也可导致发病。

(二)发病机制

腔隙性脑梗死的发病机制还不完全清楚。微小动脉粥样硬化被认为是症状性腔隙性脑梗死常见的发病机制。在慢性高血压患者中,在粥样硬化斑为 $100\sim400~\mu m$ 的小动脉中,也能发现动脉狭窄和闭塞。颈动脉粥样斑块,尤其是多发性斑块,可能会导致腔隙性脑梗死;脑深部穿动脉闭塞,导致相应灌注区脑组织缺血、坏死,由吞噬细胞将该处脑组织移走,遗留小腔,因而导致该部位神经功能缺损。

二、病理

腔隙性脑梗死灶呈不规则圆形、卵圆形或狭长形。累及管径在 $100\sim400~\mu m$ 的穿动脉,梗死部位主要在基底节(特别是壳核和丘脑)、内囊和脑桥的白质。大多数腔隙性脑梗死位于豆纹动脉分支、大脑后动脉的丘脑深穿支、基底动脉的旁中央支供血区。阻塞常发生在深穿支的前半部分,因而梗死灶均较小,大多数直径为 0.2～15.0 mm。病变血管可见透明变性、玻璃样脂肪变、玻璃样小动脉坏死、血管壁坏死和小动脉硬化等。

三、临床表现

本病常见于 40～60 岁以上的中老年人。腔隙性脑梗死患者中高血压的发病率约为 75%,糖尿病的发病率为 25%～35%,有 TIA 史者约有 20%。

(一)症状和体征

临床症状一般较轻,体征单一,一般无头痛、颅内高压症状和意识障碍。由于病灶小,又常位于脑的静区,故许多腔隙性脑梗死在临床上无症状。

(二)临床综合征

Fisher 根据病因、病理和临床表现,归纳为 21 种综合征,常见的有以下几种。

1.纯运动性轻偏瘫(PMH)

PMH 最常见,约占 60%,有病灶对侧轻偏瘫,而不伴失语、感觉障碍和视野缺损,病灶多在内囊和脑干。

2.纯感觉性卒中(PSS)

PSS 约占 10%,表现为病灶对侧偏身感觉障碍,也可伴有感觉异常,如麻木、烧灼和刺痛感。病灶在丘脑腹后外侧核或内囊后肢。

3.构音障碍-手笨拙综合征(DCHS)

DCHS 约占 20%,表现为构音障碍、吞咽困难,病灶对侧轻度中枢性面、舌瘫,手的精细运动欠灵活,指鼻试验欠稳。病灶在脑桥基底部或内囊前肢及膝部。

4.共济失调性轻偏瘫(AH)

病灶同侧共济失调和病灶对侧轻偏瘫,下肢重于上肢,伴有锥体束征。病灶多在放射冠汇集至内囊处,或脑桥基底部皮质脑桥束受损所致。

5.感觉运动性卒中(SMS)

SMS 少见,以偏身感觉障碍起病,再出现轻偏瘫,病灶位于丘脑腹后核及邻近内囊后肢。

6.腔隙状态

由 Marie 提出,由于多次腔隙性脑梗死后,有进行性加重的偏瘫、严重的精神障碍、痴呆、平衡障碍、二便失禁、假性延髓性麻痹、双侧锥体束征和类帕金森综合征等。近年由于有效控制血压及治疗的进步,现在已很少见。

四、辅助检查

(一)神经影像学检查

1.颅脑 CT

非增强 CT 扫描显示为基底节区或丘脑呈卵圆形低密度灶,边界清楚,直径为 $10\sim15$ mm。由于病灶小,占位效应轻微,一般仅为相邻脑室局部受压,多无中线移位,梗死密度随时间逐渐减低,4 周后接近脑脊液密度,并出现萎缩性改变。增强扫描于梗死后 3 天至 1 个月可能发生均一或斑块性强化,以 $2\sim3$ 周明显,待达到脑脊液密度时,则不再强化。

2.颅脑 MRI

MRI 显示比 CT 优越,尤其是对脑桥的腔隙性脑梗死和新旧腔隙性脑梗死的鉴别有意义,增强后能提高阳性率。颅脑 MRI 检查在 T_2WI 像上显示高信号,是小动脉阻塞后新的或陈旧的病灶。T_1WI 和 T_2WI 分别表现为低信号和高信号斑点状或斑片状病灶,呈圆形、椭圆形或裂隙形,最大直径常为数毫米,一般不超过 1 cm。急性期 T_1WI 的低信号和 T_2WI 的高信号,常不及慢性期明显,由于水肿的存在,使病灶看起来常大于实际梗死灶。注射造影剂后,T_1WI 急性期、亚急性期和慢性期病灶显示增强,呈椭圆形、圆形,也可呈环形。

3.CT 血管成像(CTA)、磁共振血管成像(MRA)

了解颈内动脉有无狭窄及闭塞程度。

(二)超声检查

经颅多普勒超声(TCD)了解颈内动脉狭窄及闭塞程度。三维B超检查,了解颈内动脉粥样硬化斑块的大小和厚度。

(三)血液学检查

了解有无糖尿病和高脂血症等。

五、诊断与鉴别诊断

(一)诊断

(1)中老年人发病,多数患者有高血压病史,部分患者有糖尿病史或 TIA 史。

(2)急性或亚急性起病,症状比较轻,体征比较单一。

(3)临床表现符合 Fisher 描述的常见综合征之一。

(4)颅脑 CT 或 MRI 发现与临床神经功能缺损一致的病灶。

(5)预后较好,恢复较快,大多数患者不遗留后遗症状和体征。

(二)鉴别诊断

1.小量脑出血

均为中老年发病,有高血压和急起的偏瘫和偏身感觉障碍。但小量脑出血头颅 CT 显示高密度灶即可鉴别。

2.脑囊虫病

CT 均表现为低信号病灶。但是,脑囊虫病 CT 呈多灶性、小灶性和混合灶性病灶,临床表现常有头痛和癫痫发作,血和脑脊液囊虫抗体阳性,可供鉴别。

六、治疗

(一)抗血小板聚集药物

抗血小板聚集药物是预防和治疗腔隙性脑梗死的有效药物。

1.肠溶阿司匹林(或拜阿司匹林)

每次 100 mg,每天 1 次,口服,可连用 6～12 个月。

2.氯吡格雷

每次 50～75 mg,每天 1 次,口服,可连用半年。

3.西洛他唑

每次 50～100 mg,每天 2 次,口服。

4.曲克芦丁

每次 200 mg,每天 3 次,口服;或每次 400～600 mg 加入 5％葡萄糖注射液或 0.9％氯化钠注射液500 mL 中静脉滴注,每天 1 次,可连用 20 天。

(二)钙通道阻滞剂

1.氟桂利嗪

每次 5～10 mg,睡前口服。

2.尼莫地平

每次 20～30 mg,每天 3 次,口服。

3.尼卡地平

每次 20 mg,每天 3 次,口服。

(三)血管扩张药

1.丁苯酞

每次 200 mg,每天 3 次,口服。偶见恶心、腹部不适,有严重出血倾向者忌用。

2.丁咯地尔

每次 200 mg 加入 5％葡萄糖注射液或 0.9％氯化钠注射液 250 mL 中静脉滴注,每天 1 次,连用10～14 天;或每次 200 mg,每天 3 次,口服。可有头痛、头晕、恶心等不良反应。

3.倍他司汀

每次 6～12 mg,每天 3 次,口服。可有恶心、呕吐等不良反应。

(四)内科病的处理

有效控制高血压、糖尿病、高脂血症等,坚持药物治疗,定期检查血压、血糖、血脂、心电图和有关血液流变学指标。

七、预后与预防

(一)预后

Marie 和 Fisher 认为腔隙性脑梗死一般预后良好,下述几种情况影响本病的预后。

(1)梗死灶的部位和大小,如腔隙性脑梗死发生在脑的重要部位——脑桥和丘脑,以及大的和多发性腔隙性脑梗死者预后不良。

(2)有反复 TIA 发作,有高血压、糖尿病和严重心脏病(缺血性心脏病、心房颤动、心脏瓣膜病等),症状没有得到很好控制者预后不良。据报道,1 年内腔隙性脑梗死的复发率为 10%～18%;腔隙性脑梗死,特别是多发性腔隙性脑梗死半年后约有 23% 的患者发展为血管性痴呆。

(二)预防

控制高血压、防治糖尿病和 TIA 是预防腔隙性脑梗死发生和复发的关键。

(1)积极处理危险因素。①血压的调控:长期高血压是腔隙性脑梗死主要的危险因素之一。在降血压药物方面无统一规定应用的药物。选用降血压药物的原则是既要有效和持久的降低血压,又不至于影响重要器官的血流量。可选用钙通道阻滞剂,如硝苯地平缓释片,每次20 mg,每天 2 次,口服;或尼莫地平,每次 30 mg,每天 1 次,口服。也可选用血管紧张素转化酶抑制剂,如卡托普利,每次12.5～25 mg,每天 3 次,口服;或贝拉普利,每次5～10 mg,每天 1 次,口服;②调控血糖:糖尿病也是腔隙性脑梗死主要的危险因素之一。详见血栓形成性脑梗死章节;③调控高血脂:可选用辛伐他汀(Simvastatin,或舒降之),每次 10～20 mg,每天 1 次,口服;或洛伐他汀(Lovastatin,又名美降之),每次 20～40 mg,每天 1～2 次,口服;④积极防治心脏病:要减轻心脏负荷,避免或慎用增加心脏负荷的药物,注意补液速度及补液量;对有心肌缺血、心肌梗死者应在心血管内科医师的协助下进行药物治疗。

(2)可以较长时期应用抗血小板聚集药物,如阿司匹林、氯吡格雷和中药活血化瘀药物。

(3)生活规律,心情舒畅,饮食清淡,适宜的体育锻炼。

(焦信忠)

第四节　血栓形成性脑梗死

血栓形成性脑梗死主要是脑动脉主干或皮质支动脉粥样硬化导致血管增厚、管腔狭窄闭塞和血栓形成;还可见于动脉血管内膜炎症、先天性血管畸形、真性红细胞增多症及血液高凝状态、血流动力学异常等,均可致血栓形成,引起脑局部血流减少或供血中断,脑组织缺血、缺氧导致软化坏死,出现局灶性神经系统症状和体征,如偏瘫、偏身感觉障碍和偏盲等。大面积脑梗死还有颅内高压症状,严重者可发生昏迷和脑疝。约 90% 的血栓形成性脑梗死是在动脉粥样硬化的基础上发生的,因此称动脉粥样硬化性血栓形成性脑梗死。

脑梗死的发病率约为 110/10 万,占全部脑卒中的 60%～80%;其中血栓形成性脑梗死占脑梗死的 60%～80%。

一、病因与发病机制

(一)病因

1.动脉壁病变

血栓形成性脑梗死最常见的病因为动脉粥样硬化,常伴高血压,与动脉粥样硬化互为因果。其次为各种原因引起的动脉炎、血管异常(如夹层动脉瘤、先天性动脉瘤)等。

2.血液成分异常

血液黏度增高,以及真性红细胞增多症、血小板增多症、高脂血症等,都可使血液黏度增高,血液淤滞,引起血栓形成。如果没有血管壁的病变为基础,不会发生血栓。

3.血流动力学异常

在动脉粥样硬化的基础上,当血压下降、血流缓慢、脱水、严重心律失常及心功能不全时,可导致灌注压下降,有利于血栓形成。

(二)发病机制

主要是动脉内膜深层的脂肪变性和胆固醇沉积,形成粥样硬化斑块及各种继发病变,使管腔狭窄甚至阻塞。病变逐渐发展,则内膜分裂,内膜下出血和形成内膜溃疡。内膜溃疡易发生血栓形成,使管腔进一步狭窄或闭塞。由于动脉粥样硬化好发于大动脉的分叉处及拐弯处,故脑血栓的好发部位为大脑中动脉、颈内动脉的虹吸部及起始部、椎动脉及基底动脉的中下段等。由于脑动脉有丰富的侧支循环,管腔狭窄需达到80%以上才会影响脑血流量。逐渐发生的动脉硬化斑块一般不会出现症状,当内膜损伤破裂形成溃疡后,血小板及纤维素等血中有形成分黏附、聚集、沉着形成血栓。当血压下降、血流缓慢、脱水等血液黏度增加,致供血减少或促进血栓形成的情况下,即出现急性缺血症状。

病理生理学研究发现,脑的耗氧量约为总耗氧量的20%,故脑组织缺血缺氧是以血栓形成性脑梗死为代表的缺血性脑血管疾病的核心发病机制。脑组织缺血缺氧将会引起神经细胞肿胀、变性、坏死、凋亡以及胶质细胞肿胀、增生等一系列继发反应。脑血流阻断1分钟后神经元活动停止,缺血缺氧4分钟即可造成神经元死亡。脑缺血的程度不同而神经元损伤的程度也不同。脑神经元损伤导致局部脑组织及其功能的损害。缺血性脑血管疾病的发病是多方面而且相当复杂的过程,脑缺血损害也是一个渐进的过程,神经功能障碍随缺血时间的延长而加重。目前的研究发现氧自由基的形成、Ca^{2+}超载、一氧化氮(NO)和一氧化氮合成酶的作用、兴奋性氨基酸毒性作用、炎症细胞因子损害、凋亡调控基因的激活、缺血半暗带功能障碍等方面参与了其发生机制。这些机制作用于多种生理、病理过程的不同环节,对脑功能演变和细胞凋亡给予调节,同时也受到多种基因的调节和制约,构成一种复杂的相互调节与制约的网络关系。

1.氧自由基损伤

脑缺血时氧供应下降和ATP减少,导致过氧化氢、羟自由基以及起主要作用的过氧化物等氧自由基的过度产生和超氧化物歧化酶等清除自由基的动态平衡状态遭到破坏,攻击膜结构和DNA,破坏内皮细胞膜,使离子转运、生物能的产生和细胞器的功能发生一系列病理生理改变,导致神经细胞、胶质细胞和血管内皮细胞损伤,增加血-脑屏障通透性。自由基损伤可加重脑缺血后的神经细胞损伤。

2.钙离子超载

研究认为,Ca^{2+}超载及其一系列有害代谢反应是导致神经细胞死亡的最后共同通路。细胞内 Ca^{2+} 超载有多种原因:①在蛋白激酶C等的作用下,兴奋性氨基酸(EAA)、内皮素和NO等物质释放增加,导致受体依赖性钙通道开放使大量 Ca^{2+} 内流;②细胞内 Ca^{2+} 浓度升高可激活磷脂酶、三磷酸脂醇等物质,使细胞内储存的 Ca^{2+} 释放,导致 Ca^{2+} 超载;③ATP合成减少,Na^{+}-K^{+}-ATP酶功能降低而不能维持正常的离子梯度,大量 Na^{+} 内流和 K^{+} 外流,细胞膜电位下降产生去极化,导致电压依赖性钙通道开放,大量 Ca^{2+} 内流;④自由基使细胞膜发生脂质过氧化反应,细胞膜通透性发生改变和离子运转,引起 Ca^{2+} 内流使神经细胞内 Ca^{2+} 浓度异常升高;

⑤多巴胺、5-羟色胺和乙酰胆碱等水平升高，使 Ca^{2+} 内流和细胞内 Ca^{2+} 释放。Ca^{2+} 内流进一步干扰了线粒体氧化磷酸化过程，且大量激活钙依赖性酶类，如磷脂酶、核酸酶及蛋白酶，以及自由基形成、能量耗竭等一系列生化反应，最终导致细胞死亡。

3.一氧化氮(NO)和一氧化氮合成酶的作用

有研究发现，NO 作为生物体内重要的信使分子和效应分子，具有神经毒性和脑保护双重作用，即低浓度 NO 通过激活鸟苷酸环化酶使环鸟苷酸(cGMP)水平升高，扩张血管，抑制血小板聚集、白细胞-内皮细胞的聚集和黏附，阻断 NMDA 受体，减弱其介导的神经毒性作用起保护作用；而高浓度 NO 与超氧自由基作用形成过氧亚硝酸盐或者氧化产生亚硝酸阴离子，加强脂质过氧化，使 ATP 酶活性降低，细胞蛋白质损伤，且能使各种含铁硫的酶失活，从而阻断 DNA 复制及靶细胞内的能量合成和能量衰竭，亦可通过抑制线粒体呼吸功能实现其毒性作用而加重缺血脑组织的损害。

4.兴奋性氨基酸毒性作用

兴奋性氨基酸(EAA)是广泛存在于哺乳动物中枢神经系统的正常兴奋性神经递质，参与传递兴奋性信息，同时又是一种神经毒素，以谷氨酸(Glu)和天冬氨酸(Asp)为代表。脑缺血使物质转化(尤其是氧和葡萄糖)发生障碍，使维持离子梯度所必需的能量衰竭和生成障碍。因为能量缺乏，膜电位消失，细胞外液中谷氨酸异常增高导致神经元、血管内皮细胞和神经胶质细胞持续去极化，并有谷氨酸从突触前神经末梢释放。胶质细胞和神经元对神经递质的再摄取一般均需耗能，神经末梢释放的谷氨酸发生转运和再摄取障碍，导致细胞间隙 EAA 异常堆积，产生神经毒性作用。EAA 毒性可以直接导致急性细胞死亡，也可通过其他途径导致细胞凋亡。

5.炎症细胞因子损害

脑缺血后炎症级联反应是一种缺血区内各种细胞相互作用的动态过程，是造成脑缺血后的第 2 次损伤。在脑缺血后，由于缺氧及自由基增加等因素均可通过诱导相关转录因子合成，淋巴细胞、内皮细胞、多形核白细胞和巨噬细胞、小胶质细胞以及星形胶质细胞等一些具有免疫活性的细胞均能产生细胞因子，如肿瘤坏死因子(TNF-α)、血小板活化因子(PAF)、白细胞介素(IL)系列、转化生长因子(TGF)-β_1 等，细胞因子对白细胞又有趋化作用，诱导内皮细胞表达细胞间黏附分子(ICAM-1)、P-选择素等黏附分子，白细胞通过其毒性产物、巨噬细胞作用和免疫反应加重缺血性损伤。

6.凋亡调控基因的激活

细胞凋亡是由体内外某种信号触发细胞内预存的死亡程序而导致的以细胞 DNA 早期降解为特征的主动性自杀过程。细胞凋亡在形态学和生化特征上表现为细胞皱缩，细胞核染色质浓缩，DNA 片段化，而细胞的膜结构和细胞器仍完整。脑缺血后，神经元生存的内外环境均发生变化，多种因素如过量的谷氨酸受体的激活、氧自由基释放和细胞内 Ca^{2+} 超载等，通过激活与调控凋亡相关基因、启动细胞死亡信号转导通路，最终导致细胞凋亡。缺血性脑损伤所致的细胞凋亡可分 3 个阶段：信号传递阶段、中央调控阶段和结构改变阶段。

7.缺血半暗带功能障碍

缺血半暗带(IP)是无灌注的中心(坏死区)和正常组织间的移行区。IP 是不完全梗死，其组织结构存在，但有选择性神经元损伤。围绕脑梗死中心的缺血性脑组织的电活动中止，但保持正常的离子平衡和结构上的完整。假如再适当增加局部脑血流量，至少在急性阶段突触传递能完全恢复，即 IP 内缺血性脑组织的功能是可以恢复的。缺血半暗带是兴奋性细胞毒性、梗死周围去极化、炎症反应、细胞凋亡起作用的地方,使该区迅速发展成梗死灶。缺血半暗带的最初损害表现为功能障碍,有独特的代谢紊乱。主要表现在葡萄糖代谢和脑氧代谢这两方面:①当血流速度下降时,蛋白质合成抑制,启动无氧糖酵解、神经递质释放和能量代谢紊乱;②急性脑缺血缺氧时,神经元和神经胶质细胞由于能量缺乏、K^+ 释放和谷氨酸在细胞外积聚而去极化,缺血中心区的细胞只去极化而不复极;而缺血半暗带的细胞以能量消耗为代价可复极,如果细胞外的 K^+ 和谷氨酸增加,这些细胞也只去极化,随着去极化细胞数量的增大,梗死灶范围也不断扩大。

尽管对缺血性脑血管疾病一直进行着研究,但对其病理生理机制尚不够深入,希望随着中西医结合对缺血性脑损伤治疗的研究进展,其发病机制也随之更深入地阐明,从而更好地为临床和理论研究服务。

二、病理

动脉闭塞 6 小时以内脑组织改变尚不明显,属可逆性,8～48 小时缺血最严重的中心部位发生软化,并出现脑组织肿胀、变软,灰白质界限不清。如病变范围扩大、脑组织高度肿胀时,可向对侧移位,甚至形成脑疝。镜下见组织结构不清,神经细胞及胶质细胞坏死,毛细血管轻度扩张,周围可见液体和红细胞渗出,此期为坏死期。动脉阻塞 2～3 天后,特别是 7～14 天,脑组织开始液化,脑组织水肿明显,病变区明显变软,神经细胞消失,吞噬细胞大量出现,星形胶质细胞增生,此期为软化期。3～4 周后液化的坏死组织被吞噬和移走,胶质增生,小病灶形成胶质瘢痕,大病灶形成中风囊,此期称恢复期,可持续数月至 1～2 年。上述病理改变称白色梗死。少数梗死区,由于血管丰富,于再灌流时可继发出血,呈现出血性梗死或称红色梗死。

三、临床表现

(一)症状与体征

多在 50 岁以后发病,常伴有高血压;多在睡眠中发病,醒来才发现肢体偏瘫。部分患者先有头昏、头痛、眩晕、肢体麻木、无力等短暂性脑缺血发作的前驱症状,多数经数小时甚至 1～2 天症状达高峰,通常意识清楚,但大面积脑梗死或基底动脉闭塞可有意识障碍,甚至发生脑疝等危重症状。神经系统定位体征视脑血管闭塞的部位及梗死的范围而定。

(二)临床分型

有的根据病情程度分型,如完全性缺血性中风,系指起病 6 小时内病情即达高峰,一般较重,可有意识障碍。还有的根据病程进展分型,如进展型缺血性中风,则指局限性脑缺血逐渐进展,数天内呈阶梯式加重。

1.按病程和病情分型

(1)进展型:局限性脑缺血症状逐渐加重,呈阶梯式加重,可持续 6 小时至数天。

(2)缓慢进展型:在起病后 1～2 周症状仍逐渐加重,血栓逐渐发展,脑缺血和脑水肿的范围继续扩大,症状由轻变重,直到出现对侧偏瘫、意识障碍,甚至发生脑疝,类似颅内肿瘤,又称类脑瘤型。

(3)大块梗死型:又称暴发型,如颈内动脉或大脑中动脉主干等较大动脉的急性脑血栓形成,往往症状出现快,伴有明显脑水肿、颅内压增高,患者头痛、呕吐、病灶对侧偏瘫,常伴意识障碍,很快进入昏迷,有时发生脑疝,类似脑出血,又称类脑出血型。

(4)可逆性缺血性神经功能缺损(RIND):此型患者症状、体征持续超过 24 小时,但在 2～

3周完全恢复,不留后遗症。病灶多数发生于大脑半球半卵圆中心,可能由于该区尤其是非优势半球侧侧支循环迅速而充分地代偿,缺血尚未导致不可逆的神经细胞损害,也可能是一种较轻的梗死。

2.OCSP 分型

该型即英国牛津郡社区脑卒中研究规划(OCSP)的分型。

(1)完全前循环梗死(TACI):表现为三联征,即完全大脑中动脉(MCA)综合征的表现。①大脑高级神经活动障碍(意识障碍、失语、失算、空间定向力障碍等);②同向偏盲;③对侧三个部位(面、上肢和下肢)较严重的运动和/或感觉障碍。多为 MCA 近段主干,少数为颈内动脉虹吸段闭塞引起的大面积脑梗死。

(2)部分前循环梗死(PACI):有以上三联征中的两个,或只有高级神经活动障碍,或感觉运动缺损较 TACI 局限。提示是 MCA 远段主干、各级分支或 ACA 及分支闭塞引起的中、小梗死。

(3)后循环梗死(POCI):表现为各种不同程度的椎-基底动脉综合征——可表现为同侧脑神经瘫痪及对侧感觉运动障碍;双侧感觉运动障碍;双眼协同活动及小脑功能障碍,无长束征或视野缺损等。为椎-基底动脉及分支闭塞引起的大小不等的脑干、小脑梗死。

(4)腔隙性梗死(LACI):表现为腔隙综合征,如纯运动性偏瘫、纯感觉性脑卒中、共济失调性轻偏瘫、手笨拙-构音不良综合征等。大多是基底核或脑桥小穿支病变引起的小腔隙灶。

OCSP 分型方法简便,更加符合临床实际的需要,临床医师不必依赖影像或病理结果即可对急性脑梗死迅速分出亚型,并做出有针对性的处理。

(三)临床综合征

1.颈内动脉闭塞综合征

该病指颈内动脉血栓形成,主干闭塞。病史中可有头痛、头晕、晕厥、半身感觉异常或轻偏瘫;病变对侧有偏瘫、偏身感觉障碍和偏盲;可有精神症状,严重时有意识障碍;病变侧有视力减退,有的还有视神经乳头萎缩;病灶侧有霍纳综合征;病灶侧颈动脉搏动减弱或消失;优势半球受累可有失语,非优势半球受累可出现体象障碍。

2.大脑中动脉闭塞综合征

该病指大脑中动脉血栓形成,大脑中动脉主干闭塞,引起病灶对侧偏瘫、偏身感觉障碍和偏盲,优势半球受累还有失语。累及非优势半球可有失用、失认和体象障碍等顶叶症状。病灶广泛,可引起脑肿胀,甚至死亡。

(1)皮质支闭塞:引起病灶对侧偏瘫、偏身感觉障碍,面部及上肢重于下肢,优势半球病变有运动性失语,非优势半球病变有体象障碍。

(2)深穿支闭塞:出现对侧偏瘫和偏身感觉障碍,优势半球病变可出现运动性失语。

3.大脑前动脉闭塞综合征

该病指大脑前动脉血栓形成,大脑前动脉主干闭塞。在前交通动脉以前发生阻塞时,因为病损脑组织可通过对侧前交通动脉得到血供,故不出现临床症状;在前交通动脉分出之后阻塞时,可出现对侧中枢性偏瘫,以面瘫和下肢瘫为重,可伴轻微偏身感觉障碍;并可有排尿障碍(旁中央小叶受损);精神障碍(额极与胼胝体受损);强握及吸吮反射(额叶受损)等。

(1)皮质支闭塞:引起对侧下肢运动及感觉障碍;轻微共济运动障碍;排尿障碍和精神障碍。

(2)深穿支闭塞:引起对侧中枢性面、舌及上肢瘫。

4.大脑后动脉闭塞综合征

该病指大脑后动脉血栓形成。约 70% 的患者两条大脑后动脉来自基底动脉,并有后交通动脉与颈内动脉联系交通。有 20%~25% 的人一条大脑后动脉来自基底动脉,另一条来自颈内动脉;其余的人中,两条大脑后动脉均来自颈内动脉。

大脑后动脉供应颞叶的后部和基底面、枕叶的内侧及基底面,并发出丘脑膝状体及丘脑穿动脉供应丘脑血液。

(1)主干闭塞:引起对侧同向性偏盲,上部视野受损较重,黄斑回避(黄斑视觉皮质代表区为大脑中、后动脉双重血液供应,故黄斑视力不受累)。

(2)中脑水平大脑后动脉起始处闭塞:可见垂直性凝视麻痹、动眼神经麻痹、眼球垂直性歪扭斜视。

(3)双侧大脑后动脉闭塞:有皮质盲、记忆障碍(累及颞叶)、不能识别熟悉面孔(面容失认症)、幻视和行为综合征。

(4)深穿支闭塞:丘脑穿动脉闭塞则引起红核丘脑综合征,病侧有小脑性共济失调,意向性震颤。舞蹈样不自主运动和对侧感觉障碍。丘脑膝状体动脉闭塞则引起丘脑综合征,病变对侧偏身感觉障碍(深感觉障碍较浅感觉障碍为重),病变对侧偏身自发性疼痛。轻偏瘫,共济失调和舞蹈-手足徐动症。

5.椎-基底动脉闭塞综合征

该病指椎-基底动脉血栓形成。椎-基底动脉实为一连续的脑血管干并有着共同的神经支配,无论是结构、功能还是临床病症的表现,两侧互为影响,实难予以完全分开,故常总称为"椎-基底动脉系疾病"。

(1)基底动脉主干闭塞综合征:指基底动脉主干血栓形成。发病虽然不如脑桥出血那么急,但病情常迅速恶化,出现眩晕、呕吐、四肢瘫痪、共济失调、昏迷和高热等。大多数在短期内死亡。

(2)双侧脑桥正中动脉闭塞综合征:指双侧脑桥正中动脉血栓形成,为典型的闭锁综合征,表现为四肢瘫痪、假性延髓性麻痹、双侧周围性面瘫、双眼球外展麻痹、两侧的侧视中枢麻痹。但患者意识清楚,视力、听力和眼球垂直运动正常,所以,患者通过听觉、视觉和眼球上下运动表示意识和交流。

(3)基底动脉尖综合征:基底动脉尖分出两对动脉——小脑上动脉和大脑后动脉,分支供应中脑、丘脑、小脑上部、颞叶内侧及枕叶。血栓性闭塞多发生于基底动脉中部,栓塞性病变通常发生在基底动脉尖。栓塞性病变导致眼球运动及瞳孔异常,表现为单侧或双侧动眼神经部分或完全麻痹、眼球上视不能(上丘受累)、光反射迟钝而调节反射存在(顶盖前区病损)、一过性或持续性意识障碍(中脑或丘脑网状激活系统受累)、对侧偏盲或皮质盲(枕叶受累)、严重记忆障碍(颞叶内侧受累)。如果是中老年人突发意识障碍又较快恢复,有瞳孔改变、动眼神经麻痹、垂直注视障碍、无明显肢体瘫痪和感觉障碍应想到该综合征的可能。如果还有皮质盲或偏盲、严重记忆障碍更支持本综合征的诊断,需做头部 CT 或 MRI 检查,若发现有双侧丘脑、枕叶、颞叶和中脑病灶则可确诊。

(4)中脑穿动脉综合征:指中脑穿动脉血栓形成,亦称 Weber 综合征,病变位于大脑脚底,损害锥体束及动眼神经,引起病灶侧动眼神经麻痹和对侧中枢性偏瘫。中脑穿动脉闭塞还可引起 Benedikt 综合征,累及动眼神经髓内纤维及黑质,引起病灶侧动眼神经麻痹及对侧锥体外系症状。

(5)脑桥支闭塞综合征:指脑桥支血栓形成引起的 Millard-Gubler 综合征,病变位于脑桥的腹外侧部,累及展神经核和面神经核以及锥体束,引起病灶侧眼球外直肌麻痹、周围性面神经麻痹和对侧中枢性偏瘫。

(6)内听动脉闭塞综合征:指内听动脉血栓形成(内耳卒中)。内耳的内听动脉有两个分支,较大的耳蜗动脉供应耳蜗及前庭迷路下部;较小的耳蜗动脉供应前庭迷路上部,包括水平半规管及椭圆囊斑。由于口径较小的前庭动脉缺乏侧支循环,以致前庭迷路上部对缺血选择性敏感,故迷路缺血常出现严重眩晕、恶心呕吐。若耳蜗支同时受累则有耳鸣、耳聋。耳蜗支单独梗死则会突发耳聋。

(7)小脑后下动脉闭塞综合征:指小脑后下动脉血栓形成,也称 Wallenberg 综合征。表现为急性起病的头晕、眩晕、呕吐(前庭神经核受损)、交叉性感觉障碍,即病侧面部感觉减退、对侧肢体痛觉、温度觉障碍(病侧三叉神经脊束核及对侧交叉的脊髓丘脑束受损),同侧 Horner 综合征(下行交感神经纤维受损),同侧小脑性共济失调(绳状体或小脑受损),声音嘶哑、吞咽困难(疑核受损)。小脑后下动脉常有解剖变异,常见不典型临床表现。

四、辅助检查

(一)影像学检查

1.胸部 X 线检查

了解心脏情况及肺部有无感染和癌肿等。

2.CT 检查

不仅可确定梗死的部位及范围,而且可明确是单发还是多发。在缺血性脑梗死发病 12～24 小时内,CT 常没有明显的阳性表现。梗死灶最初表现为不规则的稍低密度区,病变与血管分布区一致。常累及基底节区,如为多发灶,亦可连成一片。病灶大、水肿明显时可有占位效应。在发病后 2～5 天,病灶边界清晰,呈楔形或扇形等。1～2 周,水肿消失,边界更清,密度更低。发病第 2 周,可出现梗死灶边界不清楚,边缘出现等密度或稍低密度,即模糊效应;在增强扫描后往往呈脑回样增强,有助于诊断。4～5 周,部分小病灶可消失,而大片状梗死灶密度进一步降低和囊变,后者 CT 值接近脑脊液。

在基底节和内囊等处的小梗死灶(一般在 15 mm 以内)称之为腔隙性脑梗死,病灶亦可发生在脑室旁深部白质、丘脑及脑干。

在 CT 排除脑出血并证实为脑梗死后,CT 血管成像(CTA)对探测颈动脉及其各主干分支的狭窄准确性较高。

3.MRI 检查

对病灶较 CT 敏感性、准确性更高的一种检测方法,其无辐射、无骨伪迹、更易早期发现小脑、脑干等部位的梗死灶,并于脑梗死后 6 小时左右便可检测到由于细胞毒性水肿造成 T_1 和 T_2 加权延长引起的 MRI 信号变化。近年除常规应用 SE 法的 T_1 和 T_2 加权以影像对比度原理诊断外,更需采用功能性磁共振成像,如弥散成像(DWI)和表观弥散系数(ADC)、液体衰减反转恢复序列(FLAIR)等进行水平位和冠状位检查,往往在脑缺血发生后 1.0～1.5 小时便可发现脑组织水含量增加引起的 MRI 信号变化,并随即可进一步行磁共振血管成像(MRA)、CT 血管成像(CTA)或数字减影血管造影(DSA)以了解梗死血管部位,为超早期施行动脉内介入溶栓治疗创造条件,有时还可发现血管畸形等非动脉硬化性血管病变。

(1)超早期:脑梗死临床发病后 1 小时内,DWI 便可描出高信号梗死灶,ADC 序列显示暗区。实际上 DWI 显示的高信号灶仅是血流低下引起的缺血灶。随着缺血的进一步进展,DWI 从高信号渐转为等信号或低信号,病灶范围渐增大;PWI、FLAIR 及 T_2WI 均显示高信号病灶区。值得注意的是,DWI 对超早期脑干缺血性病灶,在水平位不易发现,而往往在冠状位可清楚显示。

(2)急性期:血-脑屏障尚未明显破坏,缺血区有大量水分子聚集,T_1WI 和 T_2WI 明显延长,T_1WI 呈低信号,T_2WI 呈高信号。

(3)亚急性期及慢性期:由于正血红铁蛋白游离,T_1WI 呈边界清楚的低信号,T_2WI 和 FLAIR 均呈高信号;迨至病灶区水肿消除,坏死组织逐渐产生,囊性区形成,乃至脑组织萎缩,FLAIR 呈低信号或低信号与高信号混杂区,中线结构移向病侧。

(二)脑脊液检查

脑梗死患者脑脊液检查一般正常,大块梗死型患者可有压力增高和蛋白含量增高;出血性梗死时可见红细胞。

(三)经颅多普勒超声

TCD 是诊断颅内动脉狭窄和闭塞的手段之一,对脑底动脉严重狭窄($>65\%$)的检测有肯定的价值。局部脑血流速度改变与频谱图形异常是脑血管狭窄最基本的 TCD 改变。三维 B 超检查可协助发现颈内动脉粥样硬化斑块的大小和厚度,有没有管腔狭窄及严重程度。

(四)心电图检查

进一步了解心脏情况。

(五)血液学检查

(1)血常规、血沉、抗"O"和凝血功能检查:了解有无感染征象、活动风湿和凝血功能情况。

(2)血糖:了解有无糖尿病。

(3)血清脂质:包括总胆固醇和三酰甘油(甘油三酯)有无增高。

(4)脂蛋白:低密度脂蛋白胆固醇(LDL-C)由极低密度脂蛋白胆固醇(VLDL-C)转化而来。通常情况下,LDL-C 从血浆中清除,其所含胆固醇酯由脂肪酸水解,当体内 LDL-C 显著升高时,LDL-C 附着到动脉的内皮细胞与 LDL 受体结合,而易被巨噬细胞摄取,沉积在动脉内膜上形成动脉硬化。有一组报道正常人组 LDL-C(2.051 ± 0.853)mmol/L,脑梗死患者组为(3.432 ± 1.042)mol/L。

(5)载脂蛋白 B:载脂蛋白 B(ApoB)是血浆低密度脂蛋白(LDL)和极低密度脂蛋白(VLDL)的主要载脂蛋白,其含量能精确反映出 LDL 的水平,与动脉粥样硬化(AS)的发生关系密切。在 AS 的硬化斑块中,胆固醇并不是孤立地沉积于动脉壁上,而是以 LDL 整个颗粒形成沉积物;ApoB 能促进沉积物与氨基多糖结合成复合物,沉积于动脉内膜上,从而加速 AS 形成。对总胆固醇(TC)、LDL-C 均正常的脑血栓形成患者,ApoB 仍然表现出较好的差别性。ApoA-I 的主要生物学作用是激活卵磷脂胆固醇转移酶,此酶在血浆胆固醇(Ch)酯化和 HDL 成熟(即 HDL→HDL_2→HDL_3)过程中起着极为重要的作用。ApoA-I 与 HDL_2 可逆结合以完成 Ch 从外周组织转移到肝脏。因此,ApoA-I 显著下降时,可形成 AS。

(6)血小板聚集功能:近些年来的研究提示血小板聚集功能亢进参与体内多种病理反应过程,尤其是对缺血性脑血管疾病的发生、发展和转归起重要作用。血小板最大聚集率(PMA)、解聚型出现率(PDC)和双相曲线型出现率(PBC),发现缺血型脑血管疾病 PMA 显著高于对照组,PDC 明显低于对照组。

(7)血栓烷 A_2 和前列环素:许多文献强调花生四烯酸(AA)的代谢产物在影响脑血液循环中起着重要作用,其中血栓烷 A_2(TXA_2)和前列环素(PGI_2)的平衡更引人注目。脑组织细胞和血小板等质膜有丰富的不饱和脂肪酸,脑缺氧时,磷脂酶 A_2 被激活,分解膜磷脂使 AA 释放增加。后者在环氧化酶的作用下血小板和血管内皮细胞分别生成 TXA_2 和 PGI_2。TXA_2 和 PGI_2 水平改变在缺血性脑血管疾病的发生上是原发还是继发的问题,目前还不清楚。TXA_2 大量产生,PGI_2 的生成受到抑制,使正常情况下 TXA_2 与 PGI_2 之间的动态平衡受到破坏。TXA_2 强烈的缩血管和促进血小板聚集作用因失去对抗而占优势,对于缺血性低灌流的发生起着重要作用。

(8)血液流变学:缺血性脑血管疾病全血黏度、血浆比黏度、血细胞比容升高,血小板电泳和红细胞电泳时间延长。通过对脑血管疾病进行 133 例脑血流(CBF)测定,并将黏度相关的几个变量因素与 CBF 做了统计学处理,发现全部患者的 CBF 均低于正常,证实了血液黏度因素与 CBF 的关系。有学者把血液流变学各项异常作为脑梗死的危险因素之一。红细胞表面带有负电荷,其所带电荷越少,电泳速度就越慢。有一组报道示脑梗死组红细胞电泳速度明显慢于正常对照组,说明急性脑梗死患者红细胞表面电荷减少,聚集性强,可能与动脉硬化性脑梗死的发病有关。

五、诊断与鉴别诊断

(一)诊断

(1)血栓形成性脑梗死为中年以后发病。

(2)常伴有高血压。

(3)部分患者发病前有 TIA 史。

(4)常在安静休息时发病,醒后发现症状。

(5)症状、体征可归为某一动脉供血区的脑功能受损,如病灶对侧偏瘫、偏身感觉障碍和偏盲,优势半球病变还有语言功能障碍。

(6)多无明显头痛、呕吐和意识障碍。

(7)大面积脑梗死有颅内高压症状,头痛、呕吐或昏迷,严重时发生脑疝。

(8)脑脊液检查多属正常。

(9)发病 12～48 小时后 CT 出现低密度灶。

(10)MRI 检查可更早发现梗死灶。

(二)鉴别诊断

1.脑出血

血栓形成性脑梗死和脑出血均为中老年人多见的急性起病的脑血管疾病,必须进行CT/MRI检查予以鉴别。

2.脑栓塞

血栓形成性脑梗死和脑栓塞同属脑梗死范畴,且均为急性起病,后者多有心脏病病史,或有其他肢体栓塞史,心电图检查可发现心房颤动等,以供鉴别诊断。

3.颅内占位性病变

少数颅内肿瘤、慢性硬膜下血肿和脑脓肿患者可以突然发病,表现局灶性神经功能缺失症状,而易与脑梗死相混淆。但颅内占位性病变常有颅内高压症状和逐渐加重的临床经过,颅脑CT 对鉴别诊断有确切的价值。

4.脑寄生虫病

如脑囊虫病、脑型血吸虫病,也可在癫痫发作后,急性起病偏瘫。寄生虫的有关免疫学检查和神经影像学检查可帮助鉴别。

六、治疗

欧洲脑卒中组织(ESO)缺血性脑卒中和短暂性脑缺血发作处理指南[欧洲脑卒中促进会(EUSI),2008]推荐所有急性缺血性脑卒中患者都应在卒中单元内接受以下治疗。

(一)溶栓治疗

理想的治疗方法是在缺血组织出现坏死之前,尽早清除栓子,早期使闭塞脑血管再开通和缺血区的供血重建,以减轻神经组织的损害,正因为如此,溶栓治疗脑梗死一直引起人们的广泛关注。国外早在1958年即有溶栓治疗脑梗死的报道,由于有脑出血等并发症,益处不大,溶栓疗法一度停止使用。近30多年来,由于溶栓治疗急性心肌梗死的患者取得了很大的成功,大大减少了心肌梗死的范围,病死率下降20%~50%。溶栓治疗脑梗死又受到了很大的鼓舞。再者,CT扫描能及时排除颅内出血,可在早期或超早期进行溶栓治疗,因而提高了疗效和减少脑出血等并发症。

1.病例选择

(1)临床诊断符合急性脑梗死。

(2)头颅 CT 扫描排除颅内出血和大面积脑梗死。

(3)治疗前收缩压不宜>24.0 kPa(180 mmHg),舒张压不宜>14.7 kPa(110 mmHg)。

(4)无出血素质或出血性疾病。

(5)年龄>18 岁及<80 岁。

(6)溶栓最佳时机为发病后 6 小时内,特别是在 3 小时内。

(7)获得患者家属的书面知情同意。

2.禁忌证

(1)病史和体检符合蛛网膜下腔出血。

(2)CT 扫描有颅内出血、肿瘤、动静脉畸形或动脉瘤。

(3)两次降压治疗后血压仍>24.0/14.7 kPa(180/110 mmHg)。

(4)过去 30 天内有手术史或外伤史,3 个月内有脑外伤史。

(5)病史有血液疾病、出血素质、凝血功能障碍或使用抗凝药物史,凝血酶原时间(PT)>15 秒,部分凝血活酶时间(APTT)>40 秒,国际标准化比值(INR)>1.4,血小板计数<$100×10^9$/L。

(6)脑卒中发病时有癫痫发作的患者。

3.治疗时间窗

前循环脑卒中的治疗时间窗一般认为在发病后 6 小时内(使用阿替普酶为 3 小时内),后循环闭塞时的治疗时间窗适当放宽到12 小时。这一方面是因为脑干对缺血耐受性更强,另一方面是由于后循环闭塞后预后较差,更积极的治疗有可能挽救患者的生命。许多研究者尝试放宽治疗时限,有认为脑梗死 12~24 小时早期溶栓治疗有可能对少部分患者有效。但美国脑卒中协会(ASA)和欧洲脑卒中促进会(EUSI)都赞同认真选择在缺血性脑卒中发作后 3 小时内早期恢复缺血脑的血流灌注,才可获得良好的转归。两个指南也讨论了超过治疗时间窗溶栓的效果,EUSI 的结论是目前仅能作为临床试验的组成部分。对于不能可靠地确定脑卒中发病时间的患者,包括睡眠觉醒时发现脑卒中发病的病例,两个指南均不推荐进行静脉溶栓治疗。

4.溶栓药物

(1)尿激酶:是从健康人新鲜尿液中提取分离,然后再进行高度精制而得到的蛋白质,没有抗原性,不引起变态反应。其溶栓特点为不仅溶解血栓表面,而且深入栓子内部,但对陈旧性血栓则难起作用。尿激酶是非特异性溶栓药,与纤维蛋白的亲和力差,常易引起出血并发症。尿激酶的剂量和疗程目前尚无统一标准,剂量波动范围也大。

静脉滴注法:尿激酶每次 100 万~150 万 U 溶于 0.9%氯化钠注射液 500~1 000 mL,静脉滴注,仅用1次。另外,还可每次尿激酶20 万~50 万 U 溶于 0.9%氯化钠注射液 500 mL 中静脉滴注,每天 1 次,可连用 7~10 天。

动脉滴注法:选择性动脉给药有两种途径,一是超选择性脑动脉注射法,即经股动脉或肘动脉穿刺后,先进行脑血管造影,明确血栓所在的部位,再将导管插至颈动脉或椎-基底动脉的分支,直接将药物注入血栓所在的动脉或直接注入血栓处,达到较准确的选择性溶栓作用。在注入溶栓药后,还可立即再进行血管造影了解溶栓的效果。二是采用颈动脉注射法,常规颈动脉穿刺后,将溶栓药注入发生血栓的颈动脉,起到溶栓的效果。动脉溶栓尿激酶的剂量一般是 10 万~30 万 U,有学者报道药物剂量还可适当加大。但急性脑梗死取得疗效的关键是掌握最佳的治疗时间窗,才会取得更好的效果,治疗时间窗比给药途径更重要。

(2)阿替普酶(rt-PA):rt-PA 是第一种获得美国食品药品监督管理局(FDA)批准的溶栓药,特异性作用于纤溶酶原,激活血块上的纤溶酶原,而对血循环中的纤溶酶原亲和力小。因纤溶酶赖氨酸结合部位已被纤维蛋白占据,血栓表面的 α_2-抗纤溶酶作用很弱,但血中的纤溶酶赖氨酸结合部位未被占据,故可被 α_2-抗纤溶酶很快灭活。因此,rt-PA 优点为局部溶栓,很少产生全身抗凝、纤溶状态,而且无抗原性。但 rt-PA 半衰期短(3~5 分钟),而且血循环中纤维蛋白原激活抑制物的活性高于 rt-PA,会有一定的血管再闭塞,故临床溶栓必须用大剂量连续静脉滴注。rt-PA治疗剂量是0.85~0.90 mg/kg,总剂量<90 mg,10%的剂量先予静脉推注,其余 90%的剂量在 24 小时内静脉滴注。

美国(美国脑卒中学会、美国心脏病协会分会,2007)更新的《急性缺血性脑卒中早期治疗指南》指出,早期治疗的策略性选择,发病接诊的第一阶段医师能做的就是 3 件事:①评价患者;②诊断、判断缺血的亚型;③分诊、介入、外科或内科,0~3 小时的治疗只有一个就是静脉溶栓,而且推荐使用 rt-PA。

《中国脑血管病防治指南》(卫生健康委员会疾病控制司、中华医学会神经病学分会,2004)建议:①对经过严格选择的发病 3 小时内的急性缺血性脑卒中患者,应积极采用静脉溶栓治疗,首选阿替普酶(rt-PA),无条件采用 rt-PA 时,可用尿激酶替代;②发病 3~6 小时的急性缺血性脑卒中患者,可应用静脉尿激酶溶栓治疗,但选择患者应更严格;③对发病 6 小时的急性缺血性脑卒中患者,在有经验和有条件的单位,可以考虑进行动脉内溶栓治疗研究;④基底动脉血栓形成的溶栓治疗时间窗和适应证,可以适当放宽;⑤超过时间窗溶栓,不会提高治疗效果,且会增加再灌注损伤和出血并发症,不宜溶栓,恢复期患者应禁用溶栓治疗。

美国《急性缺血性脑卒中早期处理指南》(美国脑卒中学会、美国心脏病协会分会,2007)Ⅰ级建议:MCA 梗死小于 6 小时的严重脑卒中患者,动脉溶栓治疗是可以选择的,或可选择静脉内滴注rt-PA;治疗要求患者处于一个有经验、能够立刻进行脑血管造影,且提供合格的介入治疗的脑卒中中心。鼓励相关机构界定遴选能进行动脉溶栓的个人标准。Ⅱ级建议:对于具有使用静脉溶栓禁忌证,诸如近期手术的患者,动脉溶栓是合理的。Ⅲ级建议:动脉溶栓的可获得性不应该一般地排除静脉内给 rt-PA。

(二)降纤治疗

降纤治疗可以降解血栓蛋白质,增加纤溶系统的活性,抑制血栓形成或促进血栓溶解。此类药物亦应早期应用,最好是在发病后 6 小时内,但没有溶栓药物严格,特别适应于合并高纤维蛋白原血症者。目前,国内纤溶药物种类很多,现介绍下面几种。

1.巴曲酶

巴曲酶又名东菱克栓酶,能分解纤维蛋白原,抑制血栓形成,促进纤溶酶的生成,而纤溶酶是溶解血栓的重要物质。巴曲酶的剂量和用法:第 1 天 10 BU,第 3 天和第 5 天各为 5～10 BU 稀释于100～250 mL 0.9％氯化钠注射液中,静脉滴注 1 小时以上。对治疗前纤维蛋白原在 4 g/L以上和突发性耳聋(内耳卒中)的患者,首次剂量为 15～20 BU,以后隔天 5 BU,疗程 1 周,必要时可增至 3 周。

2.精纯溶栓酶

精纯溶栓酶又名注射用降纤酶,是以我国尖吻蝮蛇(又名五步蛇)的蛇毒为原料,经现代生物技术分离、纯化而精制的蛇毒制剂。本品为缬氨酸蛋白水解酶,能直接作用于血中的纤维蛋白α-链释放出肽 A。此时生成的肽 A 血纤维蛋白体的纤维系统,诱发 t-PA 的释放,增加t-PA 的活性,促进纤溶酶的生成,使已形成血栓得以迅速溶解。本品不含出血毒素,因此很少引起出血并发症。剂量和用法:首次 10 U 稀释于 100 mL 0.9％氯化钠注射液中缓慢静脉滴注,第 2 天10 U,第 3 天 5～10 U。必要时可适当延长疗程,1 次 5～10 U,隔天静脉滴注 1 次。

3.降纤酶

曾用名蝮蛇抗栓酶、精纯抗栓酶和去纤酶。取材于东北白眉蝮蛇蛇毒,是单一成分蛋白水解酶。剂量和用法:急性缺血性脑卒中,首次 10 U 加入 0.9％氯化钠注射液 100～250 mL 中静脉滴注,以后每天或隔天 1 次,连用 2 周。

4.注射用纤溶酶

从蝮蛇蛇毒中提取纤溶酶并制成制剂,其原理是利用抗体最重要的生物学特性——抗体与抗原能特异性结合,即抗体分子只与其相应的抗原发生结合。纤溶酶单克隆抗体纯化技术,就是用纤溶酶抗体与纤溶酶进行特异性结合,从而达到分离纯化纤溶酶,同时去除蛇毒中的出血毒素和神经毒。剂量和用法:对急性脑梗死(发病后 72 小时内)第 1～3 天每次 300 U 加入 5％葡萄糖注射液或 0.9％氯化钠注射液250 mL 中静脉滴注,第 4～14 天每次 100～300 U。

5.安康乐得

安康乐得是马来西亚一种蝮蛇毒液的提纯物,是一种蛋白水解酶,能迅速有效地降低血纤维蛋白原,并可裂解纤维蛋白肽 A,导致低纤维蛋白血症。剂量和用法:2～5 AU/kg,溶于 250～500 mL0.9％氯化钠注射液中,6～8 小时静脉滴注完,每天 1 次,连用 7 天。

《中国脑血管病防治指南》建议:①脑梗死早期(特别是 12 小时以内)可选用降纤治疗,高纤维蛋白血症更应积极降纤治疗;②应严格掌握适应证和禁忌证。

(三)抗血小板聚集药

抗血小板聚集药又称血小板功能抑制剂。随着对血栓性疾病发生机制认识的加深,发现血小板在血栓形成中起着重要的作用。近年来,抗血小板聚集药在预防和治疗脑梗死方面越来越引起人们的重视。

抗血小板聚集药主要包括血栓烷 A_2 抑制剂(阿司匹林)、ADP 受体阻滞剂(噻氯匹定、氯吡格雷)、磷酸二酯酶抑制剂(双嘧达莫)、糖蛋白(GP)Ⅱb/Ⅲa 受体阻滞剂和其他抗血小板药物。

1.阿司匹林

阿司匹林是一种强效的血小板聚集抑制剂。阿司匹林抗栓作用的机制,主要是基于对环氧化酶的不可逆性抑制,使血小板内花生四烯酸转化为血栓烷 A_2(TXA_2)受阻,因为 TXA_2 可使血小板聚集和血管平滑肌收缩。在脑梗死发生后,TXA_2 可增加脑血管阻力、促进脑水肿形成。小剂量阿司匹林,可以最大限度地抑制 TXA_2 和最低限度地影响前列环素(PGI_2),从而达到比较理想的效果。国际脑卒中实验协作组和 CAST 协作组两项非盲法随机干预研究表明,脑卒中发病后 48 小时内应用阿司匹林是安全有效的。

阿司匹林预防和治疗缺血性脑卒中效果的不恒定,可能与用药剂量有关。有些研究者认为每天给75～325 mg最为合适。有学者分别给患者口服阿司匹林每天 50 mg、100 mg、325 mg 和 1 000 mg,进行比较,发现 50 mg/d 即可完全抑制 TXA_2 生成,出血时间从5.03分钟延长到 6.96 分钟,100 mg/d 出血时间7.78分钟,但 1 000 mg/d 反而缩减至 6.88 分钟。也有人观察到口服阿司匹林 45 mg/d,尿内 TXA_2 代谢产物能被抑制95%,而尿内 PGI_2 代谢产物基本不受影响;每天 100 mg,则尿内 TXA_2 代谢产物完全被抑制,而尿内 PGI_2 代谢产物保持基线的25%～40%;若用 1 000 mg/d,则上述两项代谢产物完全被抑制。根据以上实验结果和临床体会提示,阿司匹林每天 100～150 mg 最为合适,既能达到预防和治疗的目的,又能避免发生不良反应。

《中国脑血管病防治指南》建议:①多数无禁忌证的未溶栓患者,应在脑卒中后尽早(最好48 小时内)开始使用阿司匹林;②溶栓患者应在溶栓 24 小时后,使用阿司匹林,或阿司匹林与双嘧达莫缓释剂的复合制剂;③阿司匹林的推荐剂量为 150～300 mg/d,分 2 次服用,2～4 周后改为预防剂量(50～150 mg/d)。

2.氯吡格雷

由于噻氯匹定有明显的不良反应,已基本被淘汰,被第 2 代 ADP 受体阻滞剂氯吡格雷所取代。氯吡格雷和噻氯匹定一样对 ADP 诱导的血小板聚集有较强的抑制作用,对花生四烯酸、胶原、凝血酶、肾上腺素和血小板活化因子诱导的血小板聚集也有一定的抑制作用。与阿司匹林不同的是,它们对 ADP 诱导的血小板第Ⅰ相和第Ⅱ相的聚集均有抑制作用,且有一定的解聚作用。它还可以与红细胞膜结合,降低红细胞在低渗溶液中的溶解倾向,改变红细胞的变形能力。

氯吡格雷和阿司匹林均可作为治疗缺血性脑卒中的一线药物,多项研究都说明氯吡格雷的效果优于阿司匹林。氯吡格雷与阿司匹林合用防治缺血性脑卒中,比单用效果更好。氯吡格雷可用于预防颈动脉粥样硬化高危患者急性缺血事件。有文献报道 23 例颈动脉狭窄患者,在颈动脉支架置入术前常规服用阿司匹林 100 mg/d,介入治疗前晚给予负荷剂量氯吡格雷 300 mg,术后服用氯吡格雷 75 mg/d,3 个月后经颈动脉彩超发现,新生血管内皮已完全覆盖支架,无血管闭塞和支架内再狭窄。

氯吡格雷的使用剂量为每次 50～75 mg,每天 1 次。它的不良反应与阿司匹林比较,发生胃肠道出血的风险明显降低,发生腹泻和皮疹的风险略有增加,但明显低于噻氯匹定。主要不良反应有头昏、头胀、恶心、腹泻,偶有出血倾向。氯吡格雷禁用于对本品过敏者及近期有活动性出血者。

3.双嘧达莫

双嘧达莫又名潘生丁,通过抑制磷酸二酯酶活性,阻止环腺苷酸(cAMP)的降解,提高血小板 cAMP 的水平,具有抗血小板黏附聚集的能力。双嘧达莫已作为预防和治疗冠心病、心绞痛的药物,而用于防治缺血性脑卒中的效果仍有争议。欧洲脑卒中预防研究(ESPS)大宗 RCT 研究认为双嘧达莫与阿司匹林联合防治缺血性脑卒中,疗效是单用阿司匹林或双嘧达莫的 2 倍,并不会导致更多的出血不良反应。

美国 FDA 最近批准了阿司匹林和双嘧达莫复方制剂用于预防脑卒中。这一复方制剂每片含阿司匹林 50 mg 和缓释双嘧达莫 400 mg。一项单中心大规模随机试验发现,与单用小剂量阿司匹林比较,这种复方制剂可使脑卒中发生率降低 22%,但这项资料的价值仍有争论。

双嘧达莫的不良反应轻而短暂,长期服用可有头痛、头晕、呕吐、腹泻、面红、皮疹和皮肤瘙痒等。

4.血小板糖蛋白(GP)Ⅱb/Ⅲa 受体阻滞剂

GPⅡb/Ⅲa 受体阻滞剂是一种新型抗血小板药,其通过阻断 GPⅡb/Ⅲa 受体与纤维蛋白原配体的特异性结合,有效抑制各种血小板激活剂诱导的血小板聚集,进而防止血栓形成。GPⅡb/Ⅲa 受体是一种血小板膜蛋白,是血小板活化和聚集反应的最后通路。GPⅡb/Ⅲa 受体阻滞剂能完全抑制血小板聚集反应,是作用最强的抗血小板药。

GPⅡb/Ⅲa 受体阻滞剂分 3 类,即抗体类如阿昔单抗、肽类如依替巴肽和非肽类如替罗非班。这 3 种药物均获美国 FDA 批准应用。

该药还能抑制动脉粥样硬化斑块的其他成分,对预防动脉粥样硬化和修复受损血管壁起重要作用。GPⅡb/Ⅲa 受体阻滞剂在缺血性脑卒中二级预防中的剂量、给药途径、时间、监护措施以及安全性等目前仍在探讨之中。

有报道对于阿替普酶(rt-PA)溶栓和球囊血管成形术机械溶栓无效的大血管闭塞和急性缺血性脑卒中患者,GPⅡb/Ⅲa 受体阻滞剂能够提高治疗效果。阿昔单抗的抗原性虽已减低,但仍有部分患者可引起变态反应。

5.西洛他唑

西洛他唑又名培达,可抑制磷酸二酯酶(PDE),特别是 PDEⅢ,提高 cAMP 水平,从而起到扩张血管和抗血小板聚集的作用,常用剂量为每次 50～100 mg,每天 2 次。

为了检测西洛他唑对颅内动脉狭窄进展的影响,Kwan 进行了一项多中心双盲随机与安慰剂对照研究,将 135 例大脑中动脉 M1 段或基底动脉狭窄有急性症状者随机分为两组,一组接受西洛他唑 200 mg/d 治疗,另一组给予安慰剂治疗,所有患者均口服阿司匹林 100 mg/d,在进入试验和 6 个月后分别做 MRA 和 TCD 对颅内动脉狭窄程度进行评价。主要转归指标为 MRA上有症状颅内动脉狭窄的进展,次要转归指标为临床事件和 TCD 的狭窄进展。西洛他唑组,45 例有症状颅内动脉狭窄者中有 3 例(6.7%)进展、11 例(24.4%)缓解;而安慰剂组 15 例(28.8%)进展、8 例(15.4%)缓解,两组差异有显著性意义。

有症状颅内动脉狭窄是一个动态变化的过程,西洛他唑有可能防止颅内动脉狭窄的进展。西洛他唑的不良反应可有皮疹、头晕、头痛、心悸、恶心、呕吐,偶有消化道出血、尿路出血等。

6.三氟柳

三氟柳的抗血栓形成作用是通过干扰血小板聚集的多种途径实现的,如不可逆性抑制环氧化酶(CoX)和阻断血栓素 A_2(TXA$_2$)的形成。三氟柳抑制内皮细胞 CoX 的作用极弱,不影响前列腺素合成。另外,三氟柳及其代谢产物 2-羟基-4-三氟甲基苯甲酸可抑制磷酸二酯酶,增加血小板和内皮细胞内 cAMP 的浓度,增强血小板的抗聚集效应,该药应用于人体时不会延长出血时间。

有研究将 2113 例 TIA 或脑卒中患者随机分组,进行三氟柳(600 mg/d)或阿司匹林(325 mg/d)治疗,平均随访 30.1 个月,主要转归指标为非致死性缺血性脑卒中、非致死性心肌梗死和血管性疾病死亡的联合终点,结果两组联合终点发生率、各个终点事件发生率和存活率均无明显差异,三氟柳组出血性事件发生率明显低于阿司匹林组。

7.沙格雷酯

沙格雷酯又名安步乐克,是 5-HT$_2$ 受体阻滞剂,具有抑制由 5-HT 增强的血小板聚集作用和由 5-HT 引起的血管收缩的作用,增加被减少的侧支循环血流量,改善周围循环障碍等。口服沙格雷酯后 1~5 小时即有抑制血小板的聚集作用,可持续 4~6 小时。口服每次 100 mg,每天3 次。不良反应较少,可有皮疹、恶心、呕吐和胃部灼热感等。

8.曲克芦丁

曲克芦丁又名维脑路通,能抑制血小板聚集,防止血栓形成,同时能对抗 5-HT、缓激肽引起的血管损伤,增加毛细血管抵抗力,降低毛细血管通透性等。每次 200 mg,每天 3 次,口服;或每次 400~600 mg 加入 5%葡萄糖注射液或 0.9%氯化钠注射液 250~500 mL 中静脉滴注,每天1 次,可连用 15~30 天。不良反应较少,偶有恶心和便秘。

(四)扩血管治疗

扩张血管药目前仍然是广泛应用的药物,但脑梗死急性期不宜使用,因为脑梗死病灶后的血管处于血管麻痹状态,此时应用血管扩张药,能扩张正常血管,对病灶区的血管不但不能扩张,还要从病灶区盗血,称"偷漏现象"。因此,血管扩张药应在脑梗死发病 2 周后才应用。常用的扩张血管药有以下几种。

1.丁苯酞

每次 200 mg,每天 3 次,口服。偶见恶心,腹部不适,有严重出血倾向者忌用。

2.倍他司汀

每次 20 mg 加入 5%葡萄糖注射液 500 mL 中静脉滴注,每天1 次,连用 10~15 天;或每次 8 mg,每天3 次,口服。有些患者会出现恶心、呕吐和皮疹等不良反应。

3.盐酸法舒地尔注射液

每次 60 mg(2 支)加入 5%葡萄糖注射液或 0.9%氯化钠注射液 250 mL 中静脉滴注,每天 1 次,连用 10~14 天。可有一过性颜面潮红、低血压和皮疹等不良反应。

4.丁咯地尔

每次 200 mg 加入 5%葡萄糖注射液或 0.9%氯化钠注射液250~500 mL 中,缓慢静脉滴注,每天1 次,连用 10~14 天。可有头痛、头晕、肠胃道不适等不良反应。

5.银杏达莫注射液

每次 20 mL 加入 5%葡萄糖注射液或 0.9%氯化钠注射液 500 mL 中静脉滴注,每天 1 次,可连用14 天。偶有头痛、头晕、恶心等不良反应。

6.葛根素注射液

每次 500 mg 加入 5%葡萄糖注射液或 0.9%氯化钠注射液 500 mL 中静脉滴注,每天 1 次,连用14 天。少数患者可出现皮肤瘙痒、头痛、头昏、皮疹等不良反应,停药后可自行消失。

7.灯盏花素注射液

每次 20 mL(含灯盏花乙素 50 g)加入 5%葡萄糖注射液或 0.9%氯化钠注射液 250 mL 中静

脉滴注,每天 1 次,连用 14 天。偶有头痛、头昏等不良反应。

(五)钙通道阻滞剂

钙通道阻滞剂是继 β 受体阻滞剂之后,脑血管疾病治疗中最重要的进展之一。正常时细胞内钙离子浓度为 10^{-9} mol/L,细胞外钙离子浓度比细胞内大 10 000 倍。在病理情况下,钙离子迅速内流到细胞内,使原有的细胞内外钙离子平衡破坏,结果造成:①由于血管平滑肌细胞内钙离子增多,导致血管痉挛,加重缺血、缺氧;②由于大量钙离子激活 ATP 酶,使 ATP 酶加速消耗,结果细胞内能量不足,多种代谢无法维持;③由于大量钙离子破坏了细胞膜的稳定性,使许多有害物质释放出来;④由于神经细胞内钙离子陡增,可加速已经衰竭的细胞死亡。使用钙通道阻滞剂的目的在于阻止钙离子内流到细胞内,阻断上述病理过程。

钙通道阻滞剂改善脑缺血和解除脑血管痉挛的机制可能是:①解除缺血灶中的血管痉挛;②抑制肾上腺素能受体介导的血管收缩,增加脑组织葡萄糖利用率,继而增加脑血流量;③有梗死的半球内血液重新分布,缺血区脑血流量增加,高血流区血流量减少,对临界区脑组织有保护作用。几种常用的钙通道阻滞剂如下。

1.尼莫地平

尼莫地平为选择性扩张脑血管作用最强的钙通道阻滞剂。口服,每次 40 mg,每天 3～4 次。注射液,每次 24 mg,溶于 5％葡萄糖注射液 1 500 mL 中静脉滴注,开始注射时,1 mg/h,若患者能耐受,1 小时后增至 2 mg/h,每天 1 次,连续用药 10 天,以后改用口服。德国 Bayer 药厂生产的尼莫同,每次口服30～60 mg,每天 3 次,可连用 1 个月。注射液开始 2 小时可按照 0.5 mg/h 静脉滴注,如果耐受性良好,尤其血压无明显下降时,可增至 1 mg/h,连用 7～10 天后改为口服。该药规格为尼莫同注射液 50 mL 含尼莫地平 10 mg,一般每天静脉滴注 10 mg。不良反应比较轻微,口服时可有一过性消化道不适、头晕、嗜睡和皮肤瘙痒等。静脉给药可有血压下降(尤其是治疗前有高血压者)、头痛、头晕、皮肤潮红、多汗、心率减慢或心率加快等不良反应。

2.尼卡地平

对脑血管的扩张作用强于外周血管的作用。每次口服 20 mg,每天 3～4 次,连用 1～2 个月。可有胃肠道不适、皮肤潮红等不良反应。

3.氟桂利嗪

氟桂利嗪又名西比灵,每次 5～10 mg,睡前服。有嗜睡、乏力等不良反应。

4.桂利嗪

桂利嗪又名脑益嗪,每次口服 25 mg,每天 3 次。有嗜睡、乏力等不良反应。

(六)防治脑水肿

大面积脑梗死、出血性梗死的患者多有脑水肿,应给予降低颅压处理,如床头抬高 30°角,避免有害刺激、解除疼痛、适当吸氧和恢复正常体温等基本处理;有条件行颅内压测定者,脑灌注压应保持在 9.3 kPa(70 mmHg)以上;避免使用低渗和含糖溶液,如脑水肿明显者应快速给予降颅压处理。

1.甘露醇

甘露醇对缩小脑梗死面积与减轻病残有一定的作用。甘露醇除降低颅内压外,还可降低血液黏度、增加红细胞变形性、减少红细胞聚集、减少脑血管阻力、增加灌注压、提高灌注量、改善脑的微循环。同时,还可提高心排血量。每次 125～250 mL 静脉滴注,6 小时 1 次,连用 7～10 天。甘露醇治疗脑水肿疗效快、效果好。不良反应:降颅压有反跳现象,可能引起心力衰竭、肾功能损害、电解质紊乱等。

2.复方甘油注射液

能选择性脱出脑组织中的水分，可减轻脑水肿；在体内参加三羧酸循环代谢后转换成能量，供给脑组织，增加脑血流量，改善脑循环，因而有利于脑缺血病灶的恢复。每天 500 mL 静脉滴注，每天2次，可连用 15～30 天。静脉滴注速度应控制在 2 mL/min，以免发生溶血反应。由于要控制静脉滴速，并不能用于急救。有大面积脑梗死的患者，有明显脑水肿甚至发生脑疝，一定要应用足量的甘露醇，或甘露醇与复方甘油同时或交替用药，这样可以维持恒定的降颅压作用和减少甘露醇的用量，从而减少甘露醇的不良反应。

3.七叶皂苷钠注射液

有抗渗出、消水肿、增加静脉张力、改善微循环和促进脑功能恢复的作用。每次 25 mg 加入 5％葡萄糖注射液或 0.9％氯化钠注射液 250～500 mL 中静脉滴注，每天 1 次，连用 10～14 天。

4.手术减压治疗

主要适用于恶性大脑中动脉（MCA）梗死和小脑梗死。

(七)提高血氧和辅助循环

高压氧是有价值的辅助疗法，在脑梗死的急性期和恢复期都有治疗作用。最近研究提示，脑广泛缺血后，纠正脑的乳酸中毒或脑代谢产物积聚，可恢复神经功能。高压氧向脑缺血区域弥散，可使这些区域的细胞在恢复正常灌注前得以生存，从而减轻缺血缺氧后引起的病理改变，保护受损的脑组织。

(八)神经细胞活化剂

据一些药物实验研究报告，这类药物有一定的营养神经细胞和促进神经细胞活化的作用，但确切的效果，尚待进一步大宗临床验证和评价。

1.胞磷胆碱

参与体内卵磷脂的合成，有改善脑细胞代谢的作用和促进意识的恢复。每次 750 mg 加入 5％葡萄糖注射液 250 mL 中静脉滴注，每天 1 次，连用 15～30 天。

2.三磷酸胞苷二钠

主要药效成分是三磷酸胞苷，该物质不仅能直接参与磷脂与核酸的合成，而且还间接参与磷脂与核酸合成过程中的能量代谢，有神经营养、调节物质代谢和抗血管硬化的作用。每次 60～120 mg 加入 5％葡萄糖注射液 250 mL 中静脉滴注，每天 1 次，可连用10～14 天。

3.小牛血去蛋白提取物

该药又名爱维治，是一种小分子肽、核苷酸和寡糖类物质，不含蛋白质和致热原。爱维治可促进细胞对氧和葡萄糖的摄取和利用，使葡萄糖的无氧代谢转向为有氧代谢，使能量物质生成增多，延长细胞生存时间，促进组织细胞代谢、功能恢复和组织修复。每次 1 200～1 600 mg 加入 5％葡萄糖注射液 500 mL 中静脉滴注，每天1次，可连用 15～30 天。

4.依达拉奉

依达拉奉是一种自由基清除剂，有抑制脂自由基的生成、抑制细胞膜脂质过氧化连锁反应及抑制自由基介导的蛋白质、核酸不可逆的破坏作用，是一种脑保护药物。每次 30 mg 加入 5％葡萄糖注射液 250 mL 中静脉滴注，每天 2 次，连用 14 天。

(九)其他内科治疗

1.调节和稳定血压

急性脑梗死患者的血压检测和治疗是一个存在争议的领域。因为血压偏低会减少脑血流灌注,加重脑梗死。在急性期,患者会出现不同程度的血压升高。原因是多方面的,如脑卒中后的应激反应、膀胱充盈、疼痛及机体对脑缺氧和颅内压升高的代偿反应等,且其升高的程度与脑梗死病灶大小和部位、疾病前是否患高血压有关。脑梗死早期的高血压处理取决于血压升高的程度及患者的整体情况。美国脑卒中学会(ASA)和欧洲脑卒中促进会(EUSI)都赞同:收缩压>29.3 kPa(220 mmHg)或舒张压>16.0 kPa(120 mmHg)以上,则应给予谨慎缓慢降压治疗,并严密观察血压变化,防止血压降得过低。然而有一些脑血管治疗中心,主张只有在出现下列情况才考虑降压治疗,如合并夹层动脉瘤、肾衰竭、心脏衰竭及高血压脑病时。但在溶栓治疗时,需及时降压治疗,应避免收缩压>24.7 kPa(185 mmHg),以防止继发性出血。降压推荐使用微输液泵静脉注射硝普钠,可迅速、平稳地降低血压至所需水平,也可用利喜定(压宁定)、卡维地洛等。血压过低对脑梗死不利,应适当提高血压。

2.控制血糖

糖尿病是脑卒中的危险因素之一,并可加重急性脑梗死和局灶性缺血再灌注损伤。欧洲脑卒中组织(ESO)《缺血性脑卒中和短暂性脑缺血发作处理指南》[欧洲脑卒中促进会(EUSI),2008]指出,已证实急性脑卒中后高血糖与大面积脑梗死、皮质受累及其功能转归不良有关,但积极降低血糖能否改善患者的临床转归,尚缺乏足够证据。如果过去没有糖尿病史,只是急性脑卒中后血糖应激性升高,则不必应用降糖措施,只需输液中尽量不用葡萄糖注射液;有糖尿病史的患者必须同时应用降糖药适当控制高血糖;血糖>10 mmol/L(180 mg/dL)时需降糖处理。

3.心脏疾病的防治

对并发心脏疾病的患者要采取相应防治措施,如果要应用甘露醇脱水治疗,则必须加用呋塞米以减少心脏负荷。

4.防治感染

对有吞咽困难或意识障碍的脑梗死患者,常常容易合并肺部感染,应给予相应抗生素和止咳化痰药物,必要时行气管切开,有利吸痰。

5.保证营养和水、电解质的平衡

特别是对有吞咽困难和意识障碍的患者,应采用鼻饲,保证营养、水与电解质的补充。

6.体温管理

在实验室脑卒中模型中,发热与脑梗死体积增大和转归不良有关。体温升高可能是中枢性高热或继发感染的结果,均与临床转归不良有关。应积极迅速找出感染灶并予以适当治疗,并可使用乙酰氨基酚进行退热治疗。

(十)康复治疗

脑梗死患者只要生命体征稳定,应尽早开始康复治疗,主要目的是促进神经功能的恢复。早期进行瘫痪肢体的功能锻炼和语言训练,防止关节挛缩和足下垂,可采用针灸、按摩、理疗和被动运动等措施。

七、预后与预防

(一)预后

(1)如果得到及时的治疗,特别是能及时在卒中单元获得早期溶栓疗法等系统规范的中西医结合治疗,可提高疗效,减少致残率,30%～50%以上的患者能自理生活,甚至恢复工作能力。

(2)脑梗死国外病死率为6.9%～20.0%,其中颈内动脉系梗死为17%,椎-基底动脉系梗死为18%。秦震等观察随访经CT证实的脑梗死1～7年的预后,发现:①累计生存率,6个月为96.8%,12个月为91%,2年为81.7%,3年为81.7%,4年为76.5%,5年为76.5%,6年为71%,7年为71%。急性期病死率为22.3%,其中颈内动脉系22%,椎-基底动脉系25%。意识障碍、肢体瘫痪和继发肺部感染是影响预后的主要因素;②累计病死率在开始半年内迅速上升,一年半达高峰。说明发病后一年半不能恢复自理者,继续恢复的可能性较小。

(二)预防

1.一级预防

一级预防是指发病前的预防,即通过早期改变不健康的生活方式,积极主动地控制危险因素,从而达到使脑血管疾病不发生或发病年龄推迟的目的。从流行病学角度看,只有一级预防才能降低人群发病率,所以对于病死率及致残率很高的脑血管疾病来说,重视并加强开展一级预防的意义远远大于二级预防。

对血栓形成性脑梗死的危险因素及其干预管理有下述几方面:服用降血压药物,有效控制高血压,防治心脏病,冠心病患者应服用小剂量阿司匹林,定期监测血糖和血脂,合理饮食和应用降糖药物和降脂药物,不抽烟、不酗酒,对动脉狭窄患者及无症状颈内动脉狭窄患者一般不推荐手术治疗或血管内介入治疗,对重度颈动脉狭窄(≥70%)的患者在有条件的医院可以考虑行颈动脉内膜切除术或血管内介入治疗。

2.二级预防

脑卒中首次发病后应尽早开展二级预防工作,可预防或降低再次发生率。二级预防有下述几个方面:首先要对第1次发病机制正确评估,管理和控制血压、血糖、血脂和心脏病,应用抗血小板聚集药物,颈内动脉狭窄的干预同一级预防,有效降低同型半胱氨酸水平等。

(焦信忠)

第五节 脑 栓 塞

脑栓塞以前称栓塞性脑梗死,是指来自身体各部位的栓子,经颈动脉或椎动脉进入颅内,阻塞脑部血管,中断血流,导致该动脉供血区域的脑组织缺血缺氧而软化坏死及相应的脑功能障碍。临床表现出相应的神经系统功能缺损症状和体征,如急骤起病的偏瘫、偏身感觉障碍和偏盲等。大面积脑梗死还有颅内高压症状,严重时可发生昏迷和脑疝。脑栓塞约占脑梗死的15%。

一、病因与发病机制

(一)病因

脑栓塞按其栓子来源不同,可分为心源性脑栓塞、非心源性脑栓塞及来源不明的脑栓塞。心源性栓子占脑栓塞的60%～75%。

1.心源性

风湿性心脏病引起的脑栓塞,占整个脑栓塞的50%以上。二尖瓣狭窄或二尖瓣狭窄合并闭锁不全者最易发生脑栓塞,因二尖瓣狭窄时,左心房扩张,血流缓慢淤滞,又有涡流,易于形成附壁血栓,血流的不规则更易使之脱落成栓子,故心房颤动时更易发生脑栓塞。慢性心房颤动是脑栓塞形成最常见的原因。其他还有心肌梗死、心肌病的附壁血栓,以及细菌性心内膜炎时瓣膜上的炎性赘生物脱落、心脏黏液瘤和心脏手术等病因。

2.非心源性

主动脉以及发出的大血管粥样硬化斑块和附着物脱落引起的血栓栓塞也是脑栓塞的常见原因。另外,还有炎症的脓栓、骨折的脂肪栓、人工气胸和气腹的空气栓、癌栓、虫栓和异物栓等。还有来源不明的栓子等。

(二)发病机制

各个部位的栓子通过颈动脉系统或椎动脉系统时,栓子阻塞血管的某一分支,造成缺血、梗死和坏死,产生相应的临床表现;还有栓子造成远端的急性供血中断,该区脑组织发生缺血性变性、坏死及水肿。另外,由于栓子的刺激,该段动脉和周围小动脉反射性痉挛,结果不仅造成该栓塞的动脉供血区的缺血,同时因其周围的动脉痉挛,进一步加重脑缺血损害的范围。

二、病理

脑栓塞的病理改变与脑血栓形成基本相同。但是,有以下几点不同:①脑栓塞的栓子与动脉壁不粘连;而脑血栓形成是在动脉壁上形成的,所以栓子与动脉壁粘连不易分开;②脑栓塞的栓子可以向远端移行,而脑血栓形成的栓子不能;③脑栓塞所致的梗死灶,有60%以上合并出血性梗死;脑血栓形成所致的梗死灶合并出血性梗死较少;④脑栓塞往往为多发病灶,脑血栓形成常为一个病灶。另外,炎性栓子可见局灶性脑炎或脑脓肿,寄生虫栓子在栓塞处可发现虫体或虫卵。

三、临床表现

(一)发病年龄

风湿性心脏病引起者以中青年为多,冠心病及大动脉病变引起者以中老年人为多。

(二)发病情况

发病急骤,在数秒钟或数分钟之内达高峰,是所有脑卒中发病最快者,有少数患者因反复栓塞可在数天内呈阶梯式加重。一般发病无明显诱因,安静和活动时均可发病。

(三)症状与体征

约有4/5的脑栓塞发生于前循环,特别是大脑中动脉,病变对侧出现偏瘫、偏身感觉障碍和偏盲,优势半球病变还有失语。癫痫发作很常见,因大血管栓塞,常引起脑血管痉挛,有部分性发作或全面性发作。椎-基底动脉栓塞约占1/5,起病有眩晕、呕吐、复视、交叉性瘫痪、共济失调、构音障碍和吞咽困难等。栓子进入一侧或两侧大脑后动脉有同向性偏盲或皮质盲。基底动脉主干栓塞会导致昏迷、四肢瘫痪,可引起闭锁综合征及基底动脉尖综合征。

心源性栓塞患者有心悸、胸闷、心律不齐和呼吸困难等症状。

四、辅助检查

(一)胸部 X 线检查

可发现心脏肥大。

(二)心电图检查

可发现陈旧或新鲜心肌梗死、心律失常等。

(三)超声心动图检查

超声心动图检查是评价心源性脑栓塞的重要依据之一,能够显示心脏立体解剖结构,包括瓣膜反流和运动、心室壁的功能和心腔内的肿块。

(四)多普勒超声检查

有助于测量血流通过狭窄瓣膜的压力梯度及狭窄的严重程度。彩色多普勒超声血流图可检测瓣膜反流程度并可研究与血管造影的相关性。

(五)经颅多普勒超声(TCD)

TCD 可检测颅内血流情况,评价血管狭窄的程度及闭塞血管的部位,也可检测动脉粥样硬化的斑块及微栓子的部位。

(六)神经影像学检查

头颅 CT 和 MRI 检查可显示缺血性梗死和出血性梗死改变。合并出血性梗死高度支持脑栓塞的诊断,许多患者继发出血性梗死临床症状并未加重,发病 3～5 天复查 CT 可早期发现继发性梗死后出血。早期脑梗死 CT 难于发现,常规 MRI 假阳性率较高,MRI 弥散成像(DWI)和灌注成像(PWI)可以发现超急性期脑梗死。磁共振血管成像(MRA)是一种无创伤性显示脑血管狭窄或阻塞的方法,造影特异性较高。数字减影血管造影(DSA)可更好地显示脑血管狭窄的部位、范围和程度。

(七)腰椎穿刺脑脊液检查

脑栓塞引起的大面积脑梗死可有压力增高和蛋白含量增高。出血性脑梗死时可见红细胞。

五、诊断与鉴别诊断

(一)诊断

(1)多为急骤发病。

(2)多数无前驱症状。

(3)一般意识清楚或有短暂意识障碍。

(4)有颈内动脉系统或椎-基底动脉系统症状和体征。

(5)腰椎穿刺脑脊液检查一般不应含血,若有红细胞可考虑出血性脑栓塞。

(6)栓子的来源可为心源性或非心源性,也可同时伴有脏器栓塞症状。

(7)头颅 CT 和 MRI 检查有梗死灶或出血性梗死灶。

(二)鉴别诊断

1.血栓形成性脑梗死

均为急性起病的偏瘫、偏身感觉障碍,但血栓形成性脑梗死发病较慢,短期内症状可逐渐进展,一般无心房颤动等心脏病症状,头颅 CT 很少有出血性梗死灶,以资鉴别。

2.脑出血

均为急骤起病的偏瘫,但脑出血多数有高血压、头痛、呕吐和意识障碍,头颅 CT 为高密度灶可以鉴别。

六、治疗

(一)抗凝治疗

对抗凝治疗预防心源性脑栓塞复发的利弊,仍存在争议。有的学者认为脑栓塞容易发生出血性脑梗死和大面积脑梗死,可有明显的脑水肿,所以在急性期不主张应用较强的抗凝药物,以免引起出血性梗死,或并发脑出血及加重脑水肿。也有学者认为,抗凝治疗是预防随后再发栓塞性脑卒中的重要手段。心房颤动或有再栓塞风险的心源性病因、动脉夹层或动脉高度狭窄的患者,可应用抗凝药物预防再栓塞。栓塞复发的高风险可完全抵消发生出血的风险。常用的抗凝药物有以下几种。

1.肝素

有妨碍凝血活酶的形成作用;能增强抗凝血酶、中和活性凝血因子及纤溶酶;还有消除血小板的凝集作用,通过抑制透明质酸酶的活性而发挥抗凝作用。肝素钠每次 12 500～25 000 U(100～200 mg)加入 5％葡萄糖注射液或 0.9％氯化钠注射液 1 000 mL 中,缓慢静脉滴注或微泵注入,以每分钟 10～20 滴为宜,维持48 小时,同时第 1 天开始口服抗凝药。

有颅内出血、严重高血压、肝肾功能障碍、消化道溃疡、急性细菌性心内膜炎和出血倾向者禁用。根据部分凝血活酶时间(APTT)调整剂量,维持治疗前 APTT 值的 1.5～2.5 倍,及时检测凝血活酶时间及活动度。用量过大,可导致严重自发性出血。

2.那曲肝素钙

那曲肝素钙又名低分子肝素钙,是一种由普通肝素钠通过硝酸分解纯化而得到的低分子肝素钙盐,其平均分子量为 4 500。目前认为低分子肝素钙是通过抑制凝血酶的生长而发挥作用。另外,还可溶解血栓和改善血流动力学。对血小板的功能影响明显小于肝素,很少引起出血并发症。因此,那曲肝素钙是一种比较安全的抗凝药。每次 4 000～5 000 U(WHO 单位),腹部脐下外侧皮下垂直注射,每天1～2 次,连用 7～10 天,注意不能用于肌内注射。可能引起注射部位出血性瘀斑、皮下淤血、血尿和过敏性皮疹。

3.华法林

华法林为香豆素衍生物钠盐,通过拮抗维生素 K 的作用,使凝血因子 Ⅱ、Ⅶ、Ⅸ 和 Ⅹ 的前体物质不能活化,在体内发挥竞争性的抑制作用,为一种间接性的中效抗凝剂。第 1 天给予 5～10 mg口服,第2 天半量;第3 天根据复查的凝血酶原时间及活动度结果调整剂量,凝血酶原活动度维持在 25％～40％给予维持剂量,一般维持量为每天 2.5～5 mg,可用 3～6 个月。不良反应可有牙龈出血、血尿、发热、恶心、呕吐、腹泻等。

(二)脱水降颅压药物

脑栓塞患者常为大面积脑梗死、出血性脑梗死,常有明显脑水肿,甚至发生脑疝的危险,对此必须立即应用降颅压药物。心源性脑栓塞应用甘露醇可增加心脏负荷,有引起急性肺水肿的风险。20％甘露醇每次只能给 125 mL 静脉滴注,每天 4～6 次。为增强甘露醇的脱水力度,同时必须加用呋塞米,每次 40 mg 静脉注射,每天 2 次,可减轻心脏负荷,达到保护心脏的作用,保证甘露醇的脱水治疗;甘油果糖每次250～500 mL缓慢静脉滴注,每天2次。

(三)扩张血管药物

1.丁苯酞

每次 200 mg,每天 3 次,口服。

2.葛根素注射液

每次 500 mg 加入 5％葡萄糖注射液或 0.9％氯化钠注射液 250 mL 中静脉滴注,每天 1 次,可连用10～14 天。

3.复方丹参注射液

每次 2 支(4 mL)加入 5％葡萄糖注射液或 0.9％氯化钠注射液 250 mL 中静脉滴注,每天 1 次,可连用 10～14 天。

4.川芎嗪注射液

每次 100 mg 加入 5％葡萄糖注射液或 0.9％氯化钠注射液 250 mL 中静脉滴注,每天 1 次,可连用10～15 天,有脑水肿和出血倾向者忌用。

(四)抗血小板聚集药物

早期暂不应用,特别是已有出血性梗死者急性期不宜应用。当急性期过后,为预防血栓栓塞的复发,可较长期应用阿司匹林或氯吡格雷。

(五)原发病治疗

对感染性心内膜炎(亚急性细菌性心内膜炎),在病原菌未培养出来时,给予青霉素每次320 万～400 万 U 加入 5％葡萄糖注射液或 0.9％氯化钠注射液 250 mL 中静脉滴注,每天 4～6 次;已知病原微生物,对青霉素敏感的首选青霉素,对青霉素不敏感者选用头孢曲松钠,每次2 g加入 5％葡萄糖注射液250～500 mL 中静脉滴注,12 小时滴完,每天 2 次。对青霉素过敏和过敏体质者慎用,对头孢菌素类药物过敏者禁用。对青霉素和头孢菌素类抗生素不敏感者可应用去甲万古霉素,30 mg/(kg·d),分 2 次静脉滴注,每 0.8 g 药物至少加 200 mL 液体,在 1 小时以上时间内缓慢滴入,可用4～6 周,24 小时内最大剂量不超过 2 g,此药有明显的耳毒性和肾毒性。

七、预后与预防

(一)预后

脑栓塞急性期病死率为 5％～15％,多死于严重脑水肿、脑疝。心肌梗死引起的脑栓塞预后较差,多遗留严重的后遗症。如栓子来源不消除,半数以上患者可能复发,约 2/3 在 1 年内复发,复发的病死率更高。10％～20％的脑栓塞患者可能在病后 10 天内发生第2 次栓塞,病死率极高。栓子较小、症状较轻、及时治疗的患者,神经功能障碍可以部分或完全缓解。

(二)预防

最重要的是预防脑栓塞的复发。目前认为对于心房颤动、心肌梗死、二尖瓣脱垂患者可首选华法林作为二级预防的药物,阿司匹林也有效,但效果低于华法林。华法林的剂量一般为每天2.5～3.0 mg,老年人每天 1.5～2.5 mg,并可采用国际标准化比值(INR)为标准进行治疗,既可获效,又可减少出血的危险性。1993 年,欧洲 13 个国家 108 个医疗中心联合进行了一组临床试验,共入选 1007 例非风湿性心房颤动发生 TIA 或小卒中的患者,分为 3 组,一组应用香豆素,一组用阿司匹林,另一组用安慰剂,随访 2～3 年,计算脑卒中或其他部位栓塞的发生率。结果发现应用香豆素组每年可减少 9% 脑卒中发生率,阿司匹林组减少 4%。前者出血发生率为 2.8%(每年),后者为 0.9%(每年)。

关于脑栓塞发生后何时开始应用抗凝剂仍有不同看法。有的学者认为过早应用可增加出血的危险性,因此建议发病后数周再开始应用抗凝剂比较安全。据临床研究结果表明,高血压是引起出血的主要危险因素,如能严格控制高血压,华法林的剂量强度控制在 INR2.0～3.0,则其出血发生率可以降低。因此,目前认为华法林可以作为某些心源性脑栓塞的预防药物。

(焦信忠)

第四章

呼吸内科疾病

第一节 急性上呼吸道感染

急性上呼吸道感染是指鼻腔、咽或喉部急性炎症的概称。患者不分年龄、性别、职业和地区。全年皆可发病,冬春季节多发,可通过含有病毒的飞沫或被污染的用具传播,多数为散发性,但常在气候突变时流行。由于病毒的类型较多,人体对各种病毒感染后产生的免疫力较弱且短暂,并且无交叉免疫,同时在健康人群中有病毒携带者,故一个人一年内可有多次发病。

急性上呼吸道感染70%～80%由病毒引起。主要有流感病毒(甲、乙、丙型)、副流感病毒、呼吸道合胞病毒、腺病毒、鼻病毒、埃可病毒、柯萨奇病毒、麻疹病毒、风疹病毒等。细菌感染可直接或继病毒感染之后发生,以溶血性链球菌为多见,其次为流感嗜血杆菌、肺炎链球菌和葡萄球菌等。偶见革兰阴性杆菌。其感染的主要表现为鼻炎、咽喉炎或扁桃体炎。

当有受凉、淋雨、过度疲劳等诱发因素,使全身或呼吸道局部防御功能降低时,原已存在于上呼吸道或从外界侵入的病毒或细菌可迅速繁殖,引起本病,尤其是老幼体弱或有慢性呼吸道疾病,如鼻旁窦炎、扁桃体炎、慢性阻塞性肺疾病患者更易罹患。

本病不仅具有较强的传染性,而且可引起严重并发症,应积极防治。

一、诊断标准

根据病史、流行情况、鼻咽部发生的症状和体征,结合周围血常规和胸部X线检查可做出临床诊断。进行细菌培养和病毒分离,或病毒血清学检查、免疫荧光法、酶联免疫吸附法、血凝抑制试验等,可能确定病因诊断。

(一)临床表现

根据病因不同,临床表现可有不同的类型。

1.普通感冒

普通感冒俗称"伤风",又称急性鼻炎或上呼吸道卡他,以鼻咽部卡他症状为主要表现。成人多为鼻病毒引起,其次为副流感病毒、呼吸道合胞病毒、埃可病毒、柯萨奇病毒等。起病较急,初期有咽干、咽痒或烧灼感,发病同时或数小时后,可有喷嚏、鼻塞、流清水样鼻涕,2～3天后变稠。可伴咽痛,有时由于耳咽管炎使听力减退,也可出现流泪、味觉迟钝、呼吸不畅、声嘶、轻微咳嗽等。一般无发热及全身症状,或仅有低热、不适、轻度畏寒和头痛。检查可见鼻腔黏膜充血、水肿、有分泌物,咽部轻度充血。如无并发症,一般5～7天后痊愈。

2.流行性感冒

流行性感冒简称"流感",是由流行性感冒病毒引起。潜伏期1～2天,最短数小时,最长3天。起病多急骤,症状变化很多,主要以全身中毒症状为主,呼吸道症状轻微或不明显。临床表现和轻重程度差异颇大。

(1)单纯型:最为常见,先有畏寒或寒战、发热,继之全身不适,腰背发酸、四肢疼痛,头昏、头痛。部分患者可出现食欲缺乏、恶心、便秘等消化道症状。发热可高达39～40 ℃,一般持续2～3天。大部分患者有轻重不同的打喷嚏、鼻塞、流涕、咽痛、干咳或伴有少量黏液痰,有时有胸骨后烧灼感、紧压感或疼痛。年老体弱的患者,症状消失后体力恢复慢,常感软弱无力、多汗,咳嗽可持续1～2周或更长。体格检查:患者可呈重病容,衰弱无力,面部潮红,皮肤上偶有类似麻疹、猩红热、荨麻疹样皮疹,软腭上有时有点状红斑,鼻咽部充血水肿。本型中轻者,全身和呼吸道症状均不显著,病程仅1～2天,颇似一般感冒,单从临床表现颇难确诊。

(2)肺炎型:本型常发生在2岁以下的小儿,或原有慢性基础疾病,如二尖瓣狭窄、肺源性心脏病、免疫力低下以及孕妇、年老体弱者。其特点是在发病后24小时内可出现高热、烦躁、呼吸困难、咯血痰和明显发绀。全肺可有呼吸音减低、湿啰音或哮鸣音,但无肺实变体征。X线检查可见双肺广泛小结节性浸润,近肺门较多,肺周围较少。上述症状可进行性加重,抗生素无效。病程1周至1个月余,大部分患者可逐渐恢复,也可因呼吸循环衰竭在5～10天死亡。

(3)中毒型:较少见。肺部体征不明显,具有全身血管系统和神经系统损害,有时可有脑炎或脑膜炎表现。临床表现为高热不退、神志昏迷,成人常有谵妄,儿童可发生抽搐。少数患者由于血管神经系统紊乱或肾上腺出血,导致血压下降或休克。

(4)胃肠型:主要表现为恶心、呕吐和严重腹泻,病程2～3天,恢复迅速。

3.以咽炎为主要表现的感染

(1)病毒性咽炎和喉炎:由鼻病毒、腺病毒、流感病毒、副流感病毒以及肠病毒、呼吸道合胞病毒等引起。临床特征为咽部发痒和灼热感,疼痛不持久,也不突出。当有吞咽疼痛时,常提示有链球菌感染,咳嗽少见。急性喉炎多为流感病毒、副流感病毒及腺病毒等引起,临床特征为声嘶、讲话困难、咳嗽时疼痛,常有发热、咽炎或咳嗽。体检可见喉部水肿、充血,局部淋巴结轻度肿大和触痛,可闻及喘鸣音。

(2)疱疹性咽峡炎:常由柯萨奇病毒A引起,表现为明显咽痛、发热,病程约为1周。检查可见咽充血,软腭、悬腭垂、咽及扁桃体表面有灰白色疱疹及浅表溃疡,周围有红晕。多于夏季发病,多见于儿童,偶见于成人。

(3)咽结膜热:主要由腺病毒、柯萨奇病毒等引起。临床表现有发热、咽痛、畏光、流泪、咽及结膜明显充血。病程4～6天,常发生于夏季,游泳中传播。儿童多见。

(4)细菌性咽-扁桃体炎:多由溶血性链球菌引起,次为流感嗜血杆菌、肺炎链球菌、葡萄球菌等引起。起病急,明显咽痛、畏寒、发热,体温可达39 ℃以上。检查可见咽部明显充血,扁桃体肿大、充血,表面有黄色点状渗出物,颌下淋巴结肿大、压痛,肺部无异常体征。

(二)实验室检查

1.血常规

病毒性感染,白细胞计数多为正常或偏低,淋巴细胞比例升高。细菌感染者白细胞计数和中性粒细胞增多以及核左移。

2.病毒和病毒抗原的测定

视需要可用免疫荧光法、酶联免疫吸附法、血清学诊断和病毒分离鉴定,以判断病毒的类型,区别病毒和细菌感染。细菌培养可判断细菌类型和进行药物敏感试验。

3.血清 PCT 测定

有条件的单位可检测血清 PCT,有助于鉴别病毒性和细菌性感染。

二、治疗原则

上呼吸道病毒感染目前尚无特殊抗病毒药物,通常以对症处理、休息、忌烟、多饮水、保持室内空气流通、防治继发细菌感染为主。

(一)对症治疗

可选用含有解热镇痛、减少鼻咽充血和分泌物、镇咳的抗感冒复合剂或中成药,如对乙酰氨基酚、双酚伪麻片、美扑伪麻片、银翘解毒片等。儿童忌用阿司匹林或含阿司匹林药物以及其他水杨酸制剂,因为此类药物与流感的肝脏和神经系统并发症(Reye综合征)相关,偶可致死。

(二)支持治疗

休息、多饮水、注意营养,饮食要易于消化,特别在儿童和老年患者更应重视。密切观察和监测并发症,抗生素仅在明确或有充分证据提示继发细菌感染时有应用指征。

(三)抗流感病毒药物治疗

现有抗流感病毒药物有两类:即离子通道 M_2 阻滞剂和神经氨酸酶抑制剂。其中 M_2 阻滞剂只对甲型流感病毒有效,治疗患者中约有30%可分离到耐药毒株,而神经氨酸酶抑制剂对甲、乙型流感病毒均有很好作用,耐药发生率低。

1.离子通道 M_2 阻滞剂

金刚烷胺和金刚乙胺。

(1)用法和剂量:见表 4-1。

表 4-1　金刚烷胺和金刚乙胺用法和剂量

药名	年龄(岁)			
	1～9	10～12	13～16	≥65
金刚烷胺	5 mg/(kg·d)(最高 150 mg/d),分 2 次	100 mg,每天 2 次	100 mg,每天 2 次	≤100 mg/d
金刚乙胺	不推荐使用	不推荐使用	100 mg,每天 2 次	100 或 200 mg/d

(2)不良反应:金刚烷胺和金刚乙胺可引起中枢神经系统和胃肠不良反应。中枢神经系统不良反应有神经质、焦虑、注意力不集中和轻微头痛等,其中金刚烷胺较金刚乙胺的发生率高。胃肠道反应主要表现为恶心和呕吐,这些不良反应一般较轻,停药后大多可迅速消失。

(3)肾功能不全患者的剂量调整:金刚烷胺的剂量在肌酐清除率≤50 mL/min 时酌情减少,并密切观察其不良反应,必要时可停药,血透对金刚烷胺清除的影响不大。肌酐清除率＜10 mL/min 时,金刚乙胺推荐减为 100 mg/d。

2.神经氨酸酶抑制剂

目前有 2 个品种,即奥司他韦和扎那米韦。我国目前只有奥司他韦被批准临床使用。

(1)用法和剂量:①奥司他韦,成人 75 mg,每天 2 次,连服 5 天,应在症状出现 2 天内开始用药。儿童用法见表 4-2,1 岁以内不推荐使用;②扎那米韦,6 岁以上儿童及成人剂量均为每次吸入10 mg,每天2 次,连用 5 天,应在症状出现 2 天内开始用药。6 岁以下儿童不推荐作用。

表 4-2 儿童奥司他韦用量(mg)

药名	体重(kg)			
	≤15	16~23	24~40	>40
奥司他韦	30	45	60	75

(2)不良反应:奥司他韦不良反应少,一般为恶心、呕吐等消化道症状,也有腹痛、头痛、头晕、失眠、咳嗽、乏力等不良反应的报道。扎那米韦吸入后最常见的不良反应有头痛、恶心、咽部不适、眩晕、鼻出血等。个别哮喘和慢性阻塞性肺疾病(COPD)患者使用后可出现支气管痉挛和肺功能恶化。

(3)肾功能不全的患者无须调整扎那米韦的吸入剂量。对肌酐清除率<30 mL/min 的患者,奥司他韦减量至 75 mg,每天 1 次。

(四)抗生素治疗

通常不需要抗生素治疗。如有细菌感染,可根据病原菌选用敏感的抗生素。经验用药,常选青霉素、第一代和第二代头孢菌素、大环内酯类或氟喹诺酮类。

(韩坤博)

第二节 急性气管-支气管炎

急性气管-支气管炎是由生物、物理、化学刺激或过敏等因素引起的急性气管-支气管黏膜炎症。常发生于寒冷季节或气候突变时,也可由急性上呼吸道感染迁延不愈所致。

一、病因

(一)微生物

病原体与上呼吸道感染类似。

(二)物理、化学因素

冷空气、粉尘、刺激性气体或烟雾。

(三)变态反应

常见的吸入致敏源包括化粉、有机粉尘、真菌孢子、动物毛皮排泄物;或对细菌蛋白质的过敏,钩虫、蛔虫的幼虫在肺内的移行均可引起气管-支气管急性炎症反应。

二、诊断

(一)症状

咳嗽、咳痰,先为干咳或少量黏液性痰,随后转为黏液脓性,痰量增多,咳嗽加剧,偶有痰中带血。伴有支气管痉挛时可有气促、胸骨后发紧感。可有发热(38 ℃左右)与全身不适等症状,但有自限性,3~5 天后消退。

(二)体征

粗糙的干啰音,局限性或散在湿啰音,常于咳痰后发生变化。

(三)实验室检查

(1)血常规检查:一般白细胞计数正常,细菌性感染较重时白细胞总数升高或中性粒细胞计数增多。

(2)痰涂片或培养可发现致病菌。

(3)胸部 X 线检查大多正常或肺纹理增粗。

(四)鉴别诊断

(1)流行性感冒:流行性感冒可引起咳嗽,但全身症状重,发热、头痛和全身酸痛明显,血白细胞数量减少。根据流行病史、补体结合试验和病毒分离可鉴别。

(2)急性上呼吸道感染:鼻咽部症状明显,咳嗽轻微,一般无痰。肺部无异常体征。胸部 X 线正常。

(3)其他:如支气管肺炎、肺结核、肺癌、肺脓肿等可表现为类似的咳嗽咳痰的多种疾病表现,应详细检查,以资鉴别。

三、治疗

(一)对症治疗

干咳无痰者可选用喷托维林(咳必清),25 mg,每天 3 次,或右美沙芬,15~30 mg,每天3 次,或可待因,15~30 mg,每天 3 次,或用含中枢性镇咳药的合剂,如联邦止咳露、止咳糖浆,10 mL,每天 3 次。其他中成药如咳特灵、克咳胶囊等均可选用,痰多不易咳出者可选用祛痰药,如溴己新(必嗽平),16 mg,每天 3 次,或用盐酸氨溴索(沐舒坦),30 mg,每天 3 次,或桃金娘油提取物化痰,也可雾化帮助祛痰有支气管痉挛或气道反应性高的患者可选用茶碱类药物,如氨茶碱,100 mg,每天 3 次,或长效茶碱舒氟美 200 mg,每天 2 次,或多索茶碱 0.2 g,每天 2 次或雾化吸入异丙托品,或口服特布他林,1.25~2.5 mg,每天 3 次。头痛、发热时可加用解热镇痛药,如阿司匹林 0.3~0.6 g,每 6~8 小时 1 次。

(二)有细菌感染时选用合适的抗生素

痰培养阳性,按致病菌及药敏试验选用抗菌药。在未得到病原菌阳性结果之前,可选用大环内酯类,如罗红霉素成人每天 2 次,每次 150 mg,或 β-内酰胺类,如头孢拉定成人 1~4 g/d,分4 次服,头孢克洛成人2~4 g/d,分 4 次口服。

四、疗效标准与预后

症状体征消失,化验结果正常为痊愈。

(李兰英)

第三节　慢性支气管炎

慢性支气管炎是由于感染或非感染因素引起气管、支气管黏膜及其周围组织的慢性非特异性炎症。临床上以慢性咳嗽、咳痰或气喘为主要症状。疾病不断进展,可并发阻塞性肺气肿、肺源性心脏病,严重影响劳动和健康。

一、病因和发病机制

病因尚未完全清楚,一般认为是多种因素长期相互作用的结果,这些因素可分为外因和内因两个方面。

(一)吸烟

大量研究证明吸烟与慢性支气管炎的发生有密切关系。吸烟时间越长,量越多,患病率也越高。戒烟可使症状减轻或消失,病情缓解,甚至痊愈。

(二)理化因素

包括刺激性烟雾、粉尘、大气污染(如二氧化硫、二氧化氮、氯气、臭氧等)的慢性刺激。这些有害气体的接触者慢性支气管炎患病率远较不接触者为高。

(三)感染因素

感染是慢性支气管炎发生、发展的重要因素,病毒感染以鼻病毒、黏液病毒、腺病毒和呼吸道合胞病毒为多见。细菌感染常继发于病毒感染之后,如肺炎链球菌、流感嗜血杆菌等。这些感染因素造成气管、支气管黏膜的损伤和慢性炎症。感染虽与慢性支气管炎的发病有密切关系,但目前尚无足够证据说明为首发病因。只认为是慢性支气管炎的继发感染和加剧病变发展的重要因素。

(四)气候

慢性支气管炎发病及急性加重常见于冬天寒冷季节,尤其是在气候突然变化时。寒冷空气可以刺激腺体,增加黏液分泌,使纤毛运动减弱,黏膜血管收缩,有利于继发感染。

(五)过敏因素

主要与喘息性支气管炎的发生有关。在患者痰液中嗜酸性粒细胞数量与组胺含量都有增高倾向,说明部分患者与过敏因素有关。尘埃、尘螨、细菌、真菌、寄生虫、花粉以及化学气体等,都可以成为过敏因素而致病。

(六)呼吸道局部免疫功能减低及自主神经功能失调

其为慢性支气管炎发病提供内在的条件。老年人常因呼吸道的免疫功能减退,免疫球蛋白的减少,呼吸道防御功能退化等导致患病率较高。副交感神经反应增高时,微弱刺激即可引起支气管收缩痉挛,分泌物增多,而产生咳嗽、咳痰、气喘等症状。

综上所述,当机体抵抗力减弱时,呼吸道在不同程度易感性的基础上,有一种或多种外因的存在,长期反复作用,可发展成为慢性支气管炎。如长期吸烟损害呼吸道黏膜,加上微生物的反复感染,可发生慢性支气管炎。

二、病理

由于炎症反复发作,引起上皮细胞变性、坏死和鳞状上皮化生,纤毛变短,参差不齐或稀疏脱落。黏液腺泡明显增多,腺管扩张,杯状细胞也明显增生。支气管壁有各种炎性细胞浸润、充血、水肿和纤维增生。支气管黏膜发生溃疡,肉芽组织增生,严重者支气管平滑肌和弹性纤维也遭破坏以致机化,引起管腔狭窄。

三、临床表现

(一)症状

起病缓慢,病程长,常反复急性发作而逐渐加重。主要表现为慢性咳嗽、咳痰、喘息。开始症状轻微,气候变冷或感冒时,则引起急性发作,这时患者咳嗽、咳痰、喘息等症状加重。

1.咳嗽

主要由支气管黏膜充血、水肿或分泌物积聚于支气管腔内而引起咳嗽。咳嗽严重程度视病情而定,一般晨间和晚间睡前咳嗽较重,有阵咳或排痰,白天则较轻。

2.咳痰

痰液一般为白色黏液或浆液泡沫性,偶可带血。起床后或体位变动可刺激排痰,因此,常以清晨排痰较多。急性发作伴有细菌感染时,则变为黏液脓性,咳嗽和痰量也随之增加。

3.喘息或气急

喘息性慢性支气管炎可有喘息,常伴有哮鸣音。早期无气急。反复发作数年,并发阻塞性肺气肿时,可伴有轻重程度不等的气急,严重时生活难以自理。

(二)体征

早期可无任何异常体征。急性发作期可有散在的干、湿性啰音,多在背部及肺底部,咳嗽后可减少或消失。喘息型可听到哮鸣音及呼气延长,而且不易完全消失。并发肺气肿时有肺气肿体征。

四、实验室和其他检查

(一)X 线检查

早期可无异常。病变反复发作,可见两肺纹理增粗、紊乱,呈网状或条索状、斑点状阴影,以下肺野较明显。

(二)呼吸功能检查

早期常无异常。如有小呼吸道阻塞时,最大呼气流速-容积曲线在 75％和 50％肺容量时,流量明显降低,它比第 1 秒用力呼气容积更为敏感。发展到呼吸道狭窄或有阻塞时,常有阻塞性通气功能障碍的肺功能表现,如第 1 秒用力呼气量占用力肺活量的比值减少(＜70％),最大通气量减少(低于预计值的 80％);流速-容量曲线减低更为明显。

(三)血液检查

慢性支气管炎急性发作期或并发肺部感染时,可见白细胞及中性粒细胞计数增多。喘息型者嗜酸性粒细胞计数可增多。缓解期多无变化。

(四)痰液检查

涂片或培养可见致病菌。涂片中可见大量中性粒细胞,已破坏的杯状细胞,喘息型者常见较多的嗜酸性粒细胞。

五、诊断和鉴别诊断

(一)诊断标准

根据咳嗽、咳痰或伴喘息,每年发病持续 3 个月,连续 2 年或以上,并排除其他引起慢性咳嗽的心、肺疾病,可做出诊断。如每年发病持续不足 3 个月,而有明确的客观检查依据(如 X 线片、呼吸功能等)也可诊断。

(二)分型、分期

1.分型

可分为单纯型和喘息型两型。单纯型的主要表现为咳嗽、咳痰；喘息型者除有咳嗽、咳痰外尚有喘息，伴有哮鸣音，喘鸣在阵咳时加剧，睡眠时明显。

2.分期

按病情进展可分为 3 期。急性发作期是指"咳""痰""喘"等症状任何一项明显加剧，痰量明显增加并出现脓性或黏液脓性痰，或伴有发热等炎症表现 1 周之内。慢性迁延期是指有不同程度的"咳""痰""喘"症状迁延 1 个月以上者。临床缓解期是指经治疗或临床缓解，症状基本消失或偶有轻微咳嗽少量痰液，保持 2 个月以上者。

(三)鉴别诊断

慢性支气管炎需与下列疾病相鉴别。

1.支气管哮喘

常于幼年或青年突然起病，一般无慢性咳嗽、咳痰史，以发作性、呼气性呼吸困难为特征。发作时两肺布满哮鸣音，缓解后可无症状。常有个人或家族过敏性疾病史。喘息型慢性支气管炎多见于中老年患者，一般以咳嗽、咳痰伴发喘息及哮鸣音为主要症状，感染控制后症状多可缓解，但肺部可听到哮鸣音。典型病例不难区别，但哮喘并发慢性支气管炎和/或肺气肿则难以区别。

2.咳嗽变异性哮喘

以刺激性咳嗽为特征，常由受到灰尘、油烟、冷空气等刺激而诱发，多有家族史或过敏史。抗生素治疗无效，支气管激发试验阳性。

3.支气管扩张

具有咳嗽、咳痰反复发作的特点，合并感染时有大量脓痰，或反复咯血。肺部以湿啰音为主，可有杵状指（趾）。X 线检查常见下肺纹理粗乱或呈卷发状。支气管造影或 CT 检查可以鉴别。

4.肺结核

多有发热、乏力、盗汗、消瘦等结核中毒症状，咳嗽、咯血等以及局部症状。经 X 线检查和痰结核菌检查可以明确诊断。

5.肺癌

患者年龄常在 40 岁以上，特别是有多年吸烟史，发生刺激性咳嗽，常有反复发生或持续的血痰，或者慢性咳嗽性质发生改变。X 线检查可发现有块状阴影或结节状影或阻塞性肺炎。用抗生素治疗，未能完全消散，应考虑肺癌的可能，痰脱落细胞检查或经纤维支气管镜活检一般可明确诊断。

6.肺尘埃沉着病（尘肺）

有粉尘等职业接触史。X 线检查肺部可见硅结节，肺门阴影扩大及网状纹理增多，可做出诊断。

六、治疗

在急性发作期和慢性迁延期应以控制感染和祛痰、镇咳为主。伴发喘息时，应予解痉平喘治疗。对临床缓解期宜加强锻炼，增强体质，提高机体抵抗力，预防复发为主。

(一)急性发作期的治疗

1.控制感染

根据致病菌和感染严重程度或药敏试验选择抗生素。轻者可口服，较重患者用肌内注射或静脉滴注抗生素。常用的有喹诺酮类、头孢菌素类、大环内酯类、β内酰胺类或磺胺类口服,如左氧氟沙星 0.4 g,1 次/天;罗红霉素 0.3 g,2 次/天;阿莫西林 2～4 g/d,分 2～4 次口服;头孢呋辛 1.0 g/d,分 2 次口服;复方磺胺甲噁唑 2 片,2 次/天。能单独应用窄谱抗生素应尽量避免使用广谱抗生素,以免二重感染或产生耐药菌株。

2.祛痰、镇咳

可改善患者症状,迁延期仍应坚持用药。可选用氯化铵合剂 10 mL,每天 3 次;也可加用溴己新8～16 mg,每天 3 次;盐酸氨溴索 30 mg,每天 3 次。干咳则可选用镇咳药,如右美沙芬、那可丁等。中成药镇咳也有一定效果。对年老体弱无力咳痰者或痰量较多者,更应以祛痰为主,协助排痰,畅通呼吸道。应避免应用强的镇咳药,如可待因等,以免抑制中枢,加重呼吸道阻塞和炎症,导致病情恶化。

3.解痉、平喘

主要用于喘息明显的患者,常选用氨茶碱 0.1 g,每天 3 次,或用茶碱控释药;也可用特布他林、沙丁胺醇等 β₂ 激动药加糖皮质激素吸入。

4.气雾疗法

对于痰液黏稠不易咳出的患者,雾化吸入可稀释气管内的分泌物,有利排痰。目前主要用超声雾化吸入,吸入液中可加入抗生素及痰液稀释药。

(二)缓解期治疗

(1)加强锻炼,增强体质,提高免疫功能,加强个人卫生,注意预防呼吸道感染,如感冒流行季节避免到拥挤的公共场所,出门戴口罩等。

(2)避免各种诱发因素的接触和吸入,如戒烟、脱离接触有害气体的工作岗位等。

(3)反复呼吸道感染者可试用免疫调节药或中医中药治疗,如卡介苗、多糖核酸、胸腺肽等。

(李兰英)

第四节　慢性阻塞性肺疾病

一、概述

慢性阻塞性肺疾病(COPD)是一种以气流受限为特征的可以预防和治疗的疾病,气流受限不完全可逆,呈进行性发展,与肺部对香烟烟雾等有害气体或颗粒的异常炎症反应有关,COPD主要累及肺脏,但也可以引起全身(或称肺外)的不良反应。

COPD 是指具有气流受限的慢性支气管炎和/或肺气肿。慢性支气管炎或肺气肿可单独存在,但在绝大多数情况下是合并存在,无论是单独或合并存在,只要有气流受限,均可以称为COPD,当其合并存在时,各自所占的比重则因人而异。

慢性支气管炎的定义为"慢性咳嗽、咳痰,每年至少 3 个月,连续 2 年以上,并能除外其他肺部疾病者"。

肺气肿的定义为"终末细支气管远侧气腔异常而持久的扩大,并伴有气腔壁的破坏,而无明显的纤维化"。

以上慢性支气管炎和肺气肿的定义中都没有提到气流受限,而 COPD 是以气流受限为特征的疾病,因此,现在国内外均逐渐以 COPD 这一名称取代具有气流受限的慢性支气管炎和/或肺气肿。如果一个患者,具有 COPD 的危险因素,又有长期咳嗽、咳痰的症状,但肺功能检查正常,则只能视为 COPD 的高危对象,其中一部分患者在以后的随访过程中,可出现气流受限,但也有些患者肺功能始终正常,当其出现气流受限时,才能称为 COPD。

以往有些学者认为支气管哮喘,甚至支气管扩张都应包括在 COPD 之内,但支气管哮喘在发病机制上与 COPD 完全不同,虽然也有慢性气流受限,但其程度完全可逆或可逆性比较大,支气管扩张相对来说是一种局限性病变,二者均不应包括在 COPD 之内。

COPD 不仅累及肺,对全身也有影响,COPD 晚期常有体重下降、营养不良、骨骼肌无力、精神抑郁,由于呼吸衰竭,可并发肺源性心脏病、肺性脑病,还可伴发心肌梗死、骨质疏松等。因此 COPD 不仅是一种呼吸系统疾病,还是一种全身性疾病,在评定 COPD 的严重程度时,不仅要看肺功能,还要看全身的状况。

二、临床表现

早期患者,即使肺功能持续下降,可毫无症状,及至中晚期,出现咳嗽、咳痰、气短等症状,痰量因人而异,为白色黏液痰,合并细菌感染后则变为黏液脓性。在长期患病过程中,反复急性加重和缓解是本病的特点,病毒或细菌感染常常是急性加重的重要诱因,常发生于冬季,咯血不常见,但痰中可带血丝,如咯血量较多,则应进一步检查,以除外肺癌和支气管扩张,晚期患者气短症状常非常明显,即使是轻微的活动,都不能耐受。进行性的气短,提示肺气肿的存在。

晚期患者可见缩唇呼吸,呼气时嘴唇呈吹口哨状,以增加气道内压,使肺泡气缓慢地呼出,避免小气道过早地萎陷,以减少 RV。患者常采取上身前倾,两手支撑在椅上的特殊体位,此种姿势,可固定肩胛带,使胸大肌和背阔肌活动度增加,以协助肋骨的运动。患者胸廓前后径增加,肺底下移,呈桶状胸,呼吸运动减弱,叩诊为过清音,呼吸音减弱,肺底可有少量湿啰音,如湿性啰音较多,则应考虑合并支气管扩张、肺炎、左心衰竭等。COPD 在急性加重期,肺部可听到哮鸣音,表示支气管痉挛或黏膜水肿,黏液堵塞,但其程度常不如支气管哮喘那样严重而广泛。患者缺氧时,可出现发绀,如果有杵状指,则应考虑其他原因所致,例如合并肺癌或支气管扩张等,因 COPD 或缺氧本身。并不会发生杵状指。合并肺源性心脏病时,可见颈静脉怒张,伴三尖瓣收缩期反流杂音,肝大、下肢水肿等,但水肿并不一定表示都有肺源性心脏病,因 COPD 呼吸衰竭伴低氧血症和高碳酸血症时,肾小球滤过率减少也可发生水肿。单纯肺源性心脏病心力衰竭时,很少有胸腔积液,如有胸腔积液则应进一步检查,以除外其他原因所致,例如合并左心衰竭或肿瘤等,呼吸衰竭伴膈肌疲劳时可出现胸腹矛盾呼吸运动,即在吸气时,胸廓向外,腹部内陷,呼气时相反。并发肺性脑病时,患者可出现嗜睡,神志障碍,与严重的低氧血症和高碳酸血症有关。

COPD 可分两型,即慢性支气管炎型和肺气肿型。慢性支气管炎型又称紫肿型(BB),因缺氧发绀较重,常常合并肺源性心脏病,水肿明显;肺气肿型又称红喘型(PP),因缺氧相对较轻,发绀不明显,而呼吸困难、气喘较重。大多数患者,兼具这两型的特点,但临床上以某型的表现为主,确可见到。两型的特点见表 4-3。

表 4-3　COPD 慢性支气管炎型与肺气肿型临床特点的比较

项目	慢性支气管炎型	肺气肿型
气短	轻	重
咳痰	多	少
支气管感染	频繁	少
呼吸衰竭	反复出现	终末期表现
胸部 X 线	纹理增重,心脏大	肺透光度增加、肺大疱、心界小
PaO_2(mmHg)	<60	>60
$PaCO_2$(mmHg)	>50	<45
血细胞比容	高	正常
肺源性心脏病	常见	少见或终末期表现
气道阻力	高	正常至轻度
弥散能力	正常	降低

三、实验室检查

(一)胸部 X 线与 CT 扫描

慢性支气管炎可见肺纹理增多;如果病变以肺气肿为主,可见肺透光度增加,肺纹理稀少,肋间隙增宽,横膈低平,有时可见肺大疱,普通 X 线对肺气肿的诊断阳性率不高,即使在中重度肺气肿,其阳性率也只有 40%。薄层(1.0~1.5 mm)高分辨 CT 阳性率比较高,与病理表现高度相关,CT 上可见到低密度的肺泡腔、肺大疱与肺血管减少,并可区别小叶中心型肺气肿,全小叶型肺气肿或隔旁肺气肿。胸部 X 线检查的另一重要功能在于发现其他肺疾病或心脏疾病,有助于 COPD 的鉴别诊断和并发症的诊断。

(二)肺功能

COPD 的特点是慢性气流受限,要证实有无气流受限,只能依靠肺功能检查,最常用的指标是一秒钟用力呼气容积(FEV$_1$)占其预计值的百分比(FEV$_1$%预计值)和 FEV$_1$ 与其用力肺活量(FVC)之比(FEV$_1$/FVC)。后者是检出早期 COPD 一项敏感的指标,而 FEV$_1$%预计值对中晚期 COPD 的检查比较可靠,因中晚期 COPD,FVC 的降低比 FEV$_1$ 的降低可相对更多,如果以 FEV$_1$/FVC 作为检测指标,则其比值可以不低或高。在诊断 COPD 时,必须以使用支气管舒张药以后测定的 FEV$_1$ 为准,FEV$_1$<80%预计值,和/或 FEV$_1$/FVC<70%可认为存在气流受限,FEV$_1$ 值要求是使用支气管舒张药以后测定的,是为了去除可逆因素的影响,反映的是基础 FEV$_1$ 值,如果基础值低于正常,则证明该气流受限不完全可逆。因 FEV$_1$ 可反映大小气道功能,且其重复性好,最为常用,呼气峰流速(PEF)的重复性比 FEV$_1$ 差,一般不常用。

中晚期 COPD 患者常有 TLC、FRC、RV 与 RV/TLC 比例的增加,但这些改变均非特异性的,不能区别慢性支气管炎和肺气肿。

肺气肿时由于肺泡壁破坏,肺血管床面积减少,因此肺—氧化碳弥散量(DL$_{CO}$)降低,降低的程度与肺气肿的严重程度大致平行,如果有 DL$_{CO}$ 的降低,则提示有肺气肿存在,但无 DL$_{CO}$ 的降低,不能排除有肺气肿,因 DL$_{CO}$ 不是一项敏感的指标。

肺顺应性(CL)可以用肺泡弹性压(Pel)与肺容积(V)相对应的变化表示,即 CL=

$\triangle V/\triangle Pel(L/cmH_2O)$,肺气肿时,Pel 降低,CL 增加,可作为肺气肿的一个标志,但测定 Pel,需先测定胸膜腔内压,需放置食管气囊,实际工作中不易实行。

中重度 COPD 患者,常常伴有明显的气短和活动耐力的降低,但气短症状与 FEV_1、FVC 的降低常常不平行,因此许多学者认为现在 COPD 轻重程度的分级,仅根据肺功能是不全面的,还应参考呼吸困难程度(分级)、营养状况[体重指数=体重(kg)/身高^2(m^2)]、运动耐力(6 分钟步行试验)等指标,但也应指出,现在的肺功能分级,仅根据 FEV_1、FVC 的改变也是不全面的,COPD 的气短常常与肺泡的动态性过度充气,内源性 PEEP 等有关,而 FEV_1、FVC 并不是反映肺泡动态性过度充气的指标,深吸气量(IC)=TLC-FRC,因 TLC 在短期内变化不大,IC 与FRC 成反比,IC 能间接反映 FRC 的大小,而 FRC 代表肺泡的充气程度,当肺泡过度充气时,FRC 增加,IC 减少,过度充气改善时,FRC 减少,IC 增加,它是反映气短和活动耐力程度较好的指标,当 IC 降至 40％正常预计值以下时,常有明显的气短和活动耐力的下降,IC 的改变也可作为评价 COPD 治疗反应和预后的重要指标。

(三)动脉血气

测定的指标包括动脉氧分压(PaO_2)、二氧化碳分压($PaCO_2$)、酸碱度(pH)。平静时在海平面吸空气情况下,$PaO_2<8.0$ kPa(60 mmHg),$PaCO_2≤6.0$ kPa(45 mmHg),表示 COPD 伴有Ⅰ型呼吸衰竭;$PaO_2<8.0$ kPa(60 mmHg),$PaCO_2>6.7$ kPa(50 mmHg),表示伴有Ⅱ型呼吸衰竭,pH 的正常范围为7.35～7.45,其测定可帮助判断有无酸碱失衡。

当 PaO_2 低于正常值时,FEV_1 常在 50％预计值以下,肺源性心脏病时,FEV_1 常在 30％预计值以下,PaO_2 常在 7.3 kPa(55 mmHg)以下,慢性呼吸衰竭可导致肺源性心脏病的发生,当有肺源性心脏病的临床表现时,即使 $FEV_1>30％$预计值,也提示属于第Ⅳ级极重度 COPD。

(四)血红蛋白

当 $PaO_2<7.3$ kPa(55 mmHg)时,常伴有红细胞的增多与血红蛋白浓度的增加,因此血红蛋白浓度高时,提示有慢性缺氧的存在。

四、诊断与鉴别诊断

(一)诊断

COPD 是一种渐进性疾病,经过多年的发展才发生症状,因此发病年龄多在 40 岁以后,大多数患者有吸烟史或有害气体粉尘接触史,晚期患者根据其年龄、病史、症状、体征、胸部 X 线、肺功能、血气检查结果不难做出诊断,但在诊断上应注意以下几点。

(1)COPD 患者早期可无任何症状,要做到早期诊断,必须做肺功能检查,正常人自 25 岁以后,肺功能呈自然下降趋势,FEV_1 每年下降 20 mL,但 COPD 患者每年下降 40 mL,甚至更多,如果一个吸烟者经随访数年(3～4 年),FEV_1 逐年下降明显,即应认为是在向 COPD 发展,应劝患者戒烟。FEV_1/FVC 对早期 COPD 的诊断是一个较敏感的指标。在 20 世纪 70 年代至 80 年代早期,小气道功能检查曾风靡一时,如闭合容积/N 活量％(CV/VC％),50％肺活量时最大呼气流速(V_{50}),25％肺活量时最大呼气流速(V_{25}),Ⅲ相斜率(AN2/L)等,当时认为这些指标的异常是早期 COPD 的表现,但经多年的观察,这些指标的异常并不能预测 COPD 的发生,而应以使用支气管舒张药后 FEV_1/FVC,$FEV_1％$预计值异常作为 COPD 早期诊断的指标,如果$FEV_1/FVC<70％$,而 $FEV_1≥80％$预计值,则是早期气流受限的指征。

(2)慢性支气管炎的诊断标准是每年咳嗽、咳痰时间>3 个月,连续 2 年以上,并能除外其他心肺疾病,但这个时间标准是为做流行病学调查而人为制订的,对个体患者,要了解有无慢性气流受限及其程度,则必须做肺功能检查,如果已有肺功能异常,虽然咳嗽,咳痰时间未达到上述标准,亦应诊断为 COPD,反之,咳嗽、咳痰时间虽然达到了上述标准,但肺功能正常,亦不能诊断为 COPD,而应随访观察。

(3)COPD 患者中,绝大多数慢性支气管炎与肺气肿并存,但二者的严重程度各异,肺气肿的诊断实际上是一个解剖学诊断,因根据其定义,必须有广泛的气腔壁的破坏,但在实际工作中,要求解剖诊断是不可能的,而慢性支气管炎与肺气肿都可引起慢性气流受限,二者在肺功能上较难区别,如果 DL_{CO} 减少,肺顺应性增加,则有助于肺气肿的诊断,胸部薄层高分辨率 CT 对肺气肿的诊断也有帮助。但应注意吸烟者中有相当一部分人胸部高分辨率 CT 可见肺气肿的影像,只有在肺功能检查时出现气流受限,才能诊断为 COPD。

(4)COPD 轻重程度肺功能的分级见表 4-4。

表 4-4　COPD 轻重程度肺功能的分级(FEV_1:吸入支气管舒张药后值)

级别	肺功能
Ⅰ(轻度)	$FEV_1/FVC<70\%$,$FEV_1 \geqslant 80\%$ 预计值
Ⅱ(中度)	$FEV_1/FVC<70\%$,$50\% \leqslant FEV_1 <80\%$ 预计值
Ⅲ(重度)	$FEV_1/FVC<70\%$,$30\% \leqslant FEV_1 <50\%$ 预计值
Ⅳ(极重度)	$FEV_1/FVC<70\%$,$FEV_1<30\%$ 预计值或 $30\% \leqslant FEV_1 <50\%$ 预计值,伴有慢性呼吸衰竭

(5)COPD 发展过程中,根据病情可分为急性加重期和稳定期。急性加重期是指患者在其自然病程中咳嗽、咳痰、气短急性加重,超越了平常日与日间的变化,需要改变经常性治疗者。急性加重的诱因,主要是支气管病毒或细菌的感染和空气污染,但也有 1/3 原因不明,急性加重时,痰量增加,变为脓性或黏液脓性,肺部可出现哮鸣音或伴发热等,合并肺炎时,虽然也可诱发急性加重,但肺炎本身并不属于急性加重的范畴;稳定期患者咳嗽、咳痰、气短等症状稳定或症状轻微。

(6)晚期支气管哮喘和支气管扩张患者,肺功能可类似 COPD,不应诊断为 COPD,但可合并有 COPD。在诊断 COPD 时必须除外其他可能引起气流受限的疾病。

(二)鉴别诊断

COPD 应注意与支气管扩张、肺结核、支气管哮喘、特发性间质性肺炎等鉴别。前二者根据其临床表现和胸部 X 线不难鉴别,而 COPD 与支气管哮喘的鉴别有时比较困难,二者均有 FEV_1 的降低,通常是以慢性气流受限的可逆程度协助诊断,具体方法如下。

支气管舒张试验:①试验时患者应处于临床稳定期,无呼吸道感染。试验前 6 小时、12 小时分别停用短效与长效 β_2 受体激动药,试验前 24 小时停用茶碱制剂;②试验前休息 15 分钟,然后测定 FEV_1 共 3 次,取其最高值,吸入沙丁胺醇,或特布他林 2～4 喷,10～15 分钟后再测定 FEV_1 3 次,取其最高值;③计算 FEV_1 改善值,如果 FEV_1 绝对值在吸药后增加 200 mL 以上,为支气管舒张试验阳性,表示气流受限可逆性较大,支持支气管哮喘的诊断;如吸药后 FEV_1 改善率<15%则支持 COPD 的诊断。本试验在吸药后 FEV_1 改善率愈大,则对阳性的判断可靠性愈大,如果吸药后 FEV_1 绝对值的改善>400 mL,则更有意义。

因有 10%～20%的 COPD 患者支气管舒张试验也可出现阳性,故单纯根据这一项检查来鉴别是哮喘或 COPD 是不可取的,还应结合临床表现,综合判断才比较可靠。

在临床工作中经常遇到的是关于慢性喘息型支气管炎(慢喘支)的鉴别诊断问题,慢喘支与支气管哮喘很难区别,所谓慢喘支可能包括两种情况,一种是 COPD 合并了支气管哮喘,另一种是 COPD 急性加重期时,肺部出现了哮鸣音。如果一个 COPD 患者,出现了典型的支气管哮喘症状,例如接触某些变应原或刺激性气体后,肺部出现广泛的哮鸣音,过敏性体质,皮肤变应原试验阳性,支气管舒张试验阳性,对皮质激素治疗反应良好,则应诊断为 COPD 合并支气管哮喘。哮鸣音并非支气管哮喘所独有,某些 COPD 患者在急性加重时亦可出现哮鸣音,如果不具备以上哮喘发作的特点,则不应诊断为 COPD 合并哮喘,而应诊断为单纯的 COPD。慢性喘息型支气管炎这一名词以不用为宜,因应用这一名词,容易与 COPD 合并支气管哮喘发生混淆。

COPD 还应与特发性间质性肺炎相鉴别,因二者均有慢性咳嗽,气短等症状,后者胸部 X 线上的网状纹理容易误认为是慢性支气管炎,但如果注意到其他特点则不难鉴别,COPD 的肺容积增加而特发性间质性肺炎肺容积减小,前者肺功能为阻塞性通气障碍而后者为限制性通气障碍,胸部高分辨率 CT 更容易将二者区别开来。应当注意的是 COPD 合并特发性间质性肺炎或其他限制性肺疾病时,其肺功能则兼具阻塞性通气障碍和限制性通气障碍的特点,因二者 FEV_1、FVC 都可以降低,此时诊断阻塞性通气障碍主要是根据 FEV_1/FVC 的降低,而限制性通气障碍主要是根据 TLC 的减少。

五、治疗

其治疗为:①缓解症状;②预防疾病进展;③改善活动的耐受性;④改善全身状况;⑤预防治疗并发症;⑥预防治疗急性加重;⑦降低病死率。

(一)稳定期的治疗

1.戒烟

COPD 与吸烟的关系十分密切,应尽一切努力劝患者戒烟,戒烟以后,咳嗽、咳痰可有很大程度的好转,对已有肺功能损害的患者,即使肺功能不能逆转,但戒烟后也可以明显延缓病情的发展,提高生存率,对每一个 COPD 患者,劝其戒烟是医师应尽的职责,也是一项重要的治疗,据调查经医师 3 分钟的谈话,可使 5%～10% 的患者终生戒烟,其效果是可观的。

2.预防治疗感染

病毒与细菌感染常是病情加重的诱因,因寄生于 COPD 患者下呼吸道的细菌经常为肺炎链球菌与流感嗜血杆菌,如痰色变黄,提示细菌感染,可选用阿莫西林、阿莫西林/棒酸、头孢克洛、头孢呋辛等,重症患者可根据痰培养结果,给予抗生素治疗。为预防流感与肺炎,可行流感疫苗与肺炎链球菌疫苗的预防注射,流感疫苗能减少 COPD 的重症和病死率 50% 左右,效果显著;肺炎链球菌疫苗可减少肺炎的发生,对 65 岁以上的老年人或肺功能较差者推荐应用。

3.排痰

COPD 患者的咳嗽是因痰多引起,因此应助其排痰而不是单纯镇咳,有些患者痰液黏稠,不易咳出,不仅影响通气功能,还会增加感染机会,可口服沐舒坦、氯化铵或中药祛痰药等,也可超声雾化吸入,注意补充液体,入量过少则会使痰液干燥黏稠,不易咳出。

4.抗胆碱能药物

COPD 患者的迷走神经张力较高,而支气管基础口径是由迷走神经张力决定的,迷走神经张力愈高,则支气管基础口径愈窄。此外各种刺激,均能刺激迷走神经末梢,反射性地引起支气管痉挛,抗胆碱能药物可与迷走神经末梢释放的乙酰胆碱竞争性地与平滑肌细胞表面的胆碱能受体相结合,因而可阻断乙酰胆碱所致的支气管平滑肌收缩,对 COPD 患者有舒张支气管的作用,

并可与 β_2 受体激动药合用,比单一制剂作用更强。

抗胆碱能药物吸入剂有溴化异丙托品,它是阿托品的四胺衍生物,难溶于脂质,因此与阿托品不同,经呼吸道或胃肠道黏膜吸收的量很少,从而可避免吸入后类似阿托品的一些不良反应。用定量吸入器(MDI)每天喷 3～4 次,每次 2 喷,每喷 20 μg,必要时每次可喷 40～80 μg,水溶液用雾化器雾化吸入,每次剂量可用 0.025％水溶液 2 mL(0.5 mg),用生理盐水 1 mL 稀释,吸入后起效时间为 5 分钟,30～60 分钟达高峰,维持 4～6 小时,由于此药不良反应较少,可长期吸入,但溴化异丙托品的作用时间短,疗效也不是很理想。

新近研制的长效抗胆碱能药噻托溴铵,一次吸入后,其作用＞24 小时。胆碱能的受体为毒蕈碱受体,在人体主要有 M_1、M_2、M_3 3 种亚型,M_1 存在于副交感神经节,能介导乙酰胆碱的传递,M_3 分布在气道平滑肌细胞上,可能还分布在黏膜下腺体细胞上,能介导乙酰胆碱的作用,故 M_1、M_3 能促进气道平滑肌收缩和黏液腺分泌,M_2 分布在胆碱能神经末梢上,能反馈性地抑制乙酰胆碱的释放,故能部分地抵消 M_1、M_3 的作用。噻托溴铵能够竞争性地阻断乙酰胆碱与以上受体的结合,其对 M_1、M_3 的亲和力,比溴化异丙托品强 10 倍,而其解离速度则慢 100 倍,对 M_2 的亲和力,虽然噻托溴铵也比溴化异丙托品强 10 倍,但二者与 M_2 的解离速度都比与 M_1、M_3 的解离速度快得多,因此噻托溴铵对 M 受体具有选择性,对乙酰胆碱的阻断作用比溴化异丙托品强而且持久,每天吸入 18 μg,作用持续＞24 小时,能够有效地舒张支气管,减少肺泡动态性过度充气,缓解呼吸困难,其治疗作用 6 周达到高峰,能够减少 COPD 的急性加重和住院率。噻托溴铵的缺点是起效时间稍慢,约为 30 分钟,吸入后 3 小时作用达高峰,因此在急性加重期,不宜于单独用药,其口干的不良反应较溴化异丙托品常见,但并不严重,多数患者可以耐受。

5.β_2 受体激动药

其能舒张支气管,并有刺激支气管上皮细胞纤毛运动以利排痰的作用,可以预防各种刺激引起的支气管痉挛。常用的气雾剂有沙丁胺醇、特布他林等。前者每次吸入 100～200 μg(即喷吸 1～2 次),每天 3～4 次,后者每次吸入 250～500 μg,每天 3～4 次,吸入后起效时间为 5 分钟,1 小时作用达高峰,维持 4～6 小时。

6.氨茶碱

其有舒张支气管,加强支气管上皮细胞纤毛运动,改善膈肌收缩力的作用,根据病情缓急,可口服或静脉滴注,但后者可使心率增快,宜慎用,目前有长效茶碱控释片,每天 2 次,一次 1 片,可维持疗效 24 小时。茶碱血浓度监测对估计疗效和不良反应有一定意义,＞5 mg/L 即有治疗作用,＞15 mg/L 时,不良反应明显增加。

7.糖皮质激素

长期吸入皮质激素并不能改变 COPD 患者 FEV_1 下降的趋势,但对 FEV_1＜50％预计值并有症状和反复发生急性加重的 COPD 患者,规则地每天吸入布地奈德/福莫特罗,或沙美特罗/氟地卡松联合制剂可减少急性加重的发作。前者干粉每吸的剂量为 160 μg/4.5 μg,后者干粉每天吸入的剂量为 50 μg/250 μg,每次 1～2 吸,每天 2 次。

8.氧疗

氧疗的指征为:①$PaO_2 \leq 7.3$ kPa(55 mmHg)或动脉血氧饱和度(SaO_2)≤88％,有或无高碳酸血症;②PaO_2 7.3～8.0 kPa(55～60 mmHg),或 SaO_2＜89％,并有肺动脉高压、心力衰竭水肿或红细胞增多症(血细胞比容＞55％)。COPD 呼吸衰竭患者除低氧血症外,常伴有二氧化碳潴留,吸入氧浓度(FiO_2)过高,会加重二氧化碳潴留,对呼吸衰竭患者应控制性给氧,氧流量

1～2 L/min。呼吸衰竭患者最大的威胁为低氧血症,因会造成脑缺氧的不可逆性损害,因此对COPD 合并明显的低氧血症患者,应首先给氧,但氧疗的目标是在静息状态下,将 PaO_2 提高到8.0～10.0 kPa(60～75 mmHg),或使 SaO_2 升至90%～92%,如果要求更高,则需加大 FiO_2,容易发生二氧化碳麻醉。

对 COPD 所致的慢性低氧血症患者,使用长期的家庭氧疗,每天吸氧≥15 小时,生存率有所改善。长期吸氧可以缓解患者的呼吸困难,改善生活质量,树立生活信心,对肺源性心脏病患者可以降低肺动脉压,改善心功能,因此应作为一个重要的治疗手段。

9.强心药与血管扩张药

对肺源性心脏病患者除伴有左心衰竭或室上性快速心律失常需用洋地黄外,一般不宜用,因缺氧时容易发生洋地黄中毒,对肺源性心脏病的治疗主要依靠纠正低氧血症和高碳酸血症,改善通气,控制感染,适当利尿等。近年来使用血管扩张药以降低肺动脉压的报道很多,其目的是减少右心室的后负荷,增加心排血量,改善氧合和组织的供氧,但使用血管扩张药后,有些患者的PaO_2 反而下降,因 COPD 患者缺氧的主要原因,是肺内的 V/Q 比例不平衡,低 V/Q 区因为流经肺泡的血液不能充分氧合,势必降低 PaO_2,出于机体的自我保护机制,低 V/Q 区的供血小动脉发生反射性痉挛,以维持 V/Q 比例的平衡,使用血管扩张药后,低 V/Q 区的供血增加,又恢复了 V/Q 比例的不平衡,故 PaO_2 下降,而这部分增加的供血,则是由正常 V/Q 区或高 V/Q 区转来,使这两个区域的 V>Q,增加了无效腔通气,使 $PaCO_2$ 增加。一氧化碳吸入是选择性肺血管扩张药,但对 COPD 的缺氧治疗同样无效,还会增加 V/Q 比例的不平衡,而对急性呼吸窘迫综合征(ARDS)治疗有效,是因后者的缺氧机制是肺内分流,而前者的缺氧机制是V/Q比例不平衡,故吸入一氧化碳对 COPD 不宜。

10.肺减容手术(LVRS)

对非均匀性肺气肿,上叶肺气肿较重而活动耐力下降的患者,切除过度扩张的部分,保留较轻的部分,可以减少 TLC、FRC,改善肺的弹性压与呼吸肌功能,改善生活质量,但由于费用昂贵,又是一种姑息手术,只能有选择地用于某些患者。

11.肺移植

对晚期 COPD 患者,经过适当的选择,肺移植可改善肺功能和生活质量,但肺移植的并发症多,成功率低,费用高,目前很难推广。

12.呼吸锻炼

对 COPD 患者应鼓励其做缓慢的深吸气深呼气运动,胸腹动作要协调,深呼气时要缩唇,以增加呼气时的阻力,防止气道萎陷,每天要有适合于自身体力的运动,以增加活动的耐力。

13.营养支持

重度 COPD 患者常有营养不良表现,可影响呼吸肌功能和呼吸道的防御功能,因此饮食中应含足够的热量和营养成分,接受呼吸机治疗的 COPD 患者,如果输入碳水化合物过多,会加重高碳酸血症,但对非呼吸机治疗患者则不必过多地限制碳水化合物,因减少碳水化合物,必然要增加脂肪含量,会引起患者厌食,营养支持是否能减少重症的发作和病死率,尚有待进一步的研究。

总之,稳定期 COPD 的治疗应根据病情而异,其分级治疗,表 4-5 可供参考。

表 4-5　稳定期 COPD 患者的推荐治疗

分级	特征	治疗方案
Ⅰ（轻度）	$FEV_1/FVC<70\%$，$FEV_1\geqslant80\%$预计值	避免危险因素；接种流感疫苗；按需使用支气管扩张药
Ⅱ（中度）	$FEV_1/FVC<70\%$，$50\%\leqslant FEV_1<80\%$预计值	在上一级治疗的基础上，规律应用一种或多种长效支气管扩张药，康复治疗
Ⅲ（重度）	$FEV_1/FVC<70\%$，$30\%\leqslant FEV_1<50\%$预计值	在上一级治疗的基础上，反复急性发作，可吸入糖皮质激素
Ⅳ（极重度）	$FEV_1/FVC<70\%$，$FEV_1<30\%$预计值或$30\%\leqslant FEV_1<50\%$预计值，伴有慢性呼吸衰竭	在上一级治疗的基础上，如有呼吸衰竭，长期氧疗，可考虑外科治疗

（二）急性加重期的治疗

（1）重症患者应测动脉血气，如果 pH 失代偿，说明患者的病情是近期内加重，肾脏还未来得及代偿。应当详细了解过去急性加重的诱因、频率和治疗情况，稳定期和加重期的血气情况，以作为此次治疗的参考。

（2）去除诱因。COPD 急性加重的诱因常见的有呼吸道感染（病毒或细菌）、空气污染，其他如使用镇静药、吸氧浓度过高或其他并发症，也可使病情加重，其中吸氧浓度过高，可抑制呼吸，$PaCO_2$ 上升，以致发生神志障碍，甚为常见，必须仔细询问病史，当 $PaCO_2$ 在 12.0 kPa（90 mmHg）以上，又有吸氧史，常常提示吸氧浓度过高，应采用控制性给氧。肺源性心脏病患者因使用利尿药或皮质激素，均容易造成低钾、低氯性代谢性碱中毒，代谢性碱中毒可抑制呼吸，脑血管收缩和氧解离曲线左移，加重缺氧，去除诱因后，病情自然会有所好转。其他肺炎、肺血栓栓塞、左心衰竭、自发性气胸等所产生的症状也很类似 COPD 急性加重，必须仔细鉴别，予以相应的治疗。

（3）低流量氧吸入，每分钟氧流量不大于 2 L，氧疗的目标是保持 PaO_2 在 8.0～10.0 kPa（60～75 mmHg），或 SaO_2 90%～92%，吸氧后 30～60 分钟应再测血气，如果 PaO_2 上升且 pH 下降不明显，或病情好转，说明给氧适当，如果 $PaO_2>10.0$ kPa（75 mmHg），就有可能加重二氧化碳潴留和酸中毒。

（4）重症患者可经雾化器吸入支气管舒张药，0.025%溴化异丙托品水溶液 2 mL（0.5 mg）加生理盐水 1 mL 和/或 0.5%沙丁胺醇 0.5 mL 加生理盐水 2 mL 吸入，4～6 小时一次，雾化器的气源应使用压缩空气，而避免用氧气，因使用雾化器时，气源的流量近 5～7 L/min，可使 $PaCO_2$ 急剧升高，但在用雾化器时，应同时给予低流量氧吸入。在急性加重期也可联合糖皮质激素和 β_2 受体激动药治疗，或短效支气管舒张药，加用噻托溴铵。

（5）酌情静脉滴注氨茶碱 500～750 mg/d，速度宜慢，在可能条件下应动态监测氨茶碱血清浓度，使其保持在 10～15 $\mu g/mL$。

（6）应用广谱抗生素和祛痰药。

（7）如无糖尿病、溃疡、高血压等禁忌证，可口服泼尼松 30～40 mg/d，或静脉滴注其他相当剂量的糖皮质激素，共 7～10 天。延长疗程并不会增加疗效，反而增加不良反应。

（8）如有肺源性心脏病心力衰竭体征，可适当应用利尿药。

（9）机械通气治疗。目的是通过机械通气，支持生命，降低病死率，缓解症状，同时争取时间，通过药物等其他治疗使病情得到逆转。机械通气包括有创或无创,近年来通过随机对照研究,证明无创通气治疗急性呼吸衰竭的成功率能达 $80\%\sim85\%$,能够降低 $PaCO_2$,改善呼吸性酸中毒,减少呼吸频率和呼吸困难,缩短住院时间,因为减少了插管有创通气,避免了并发症,也就降低了病死率,但无创通气并非适合所有患者,其适应证和禁忌证见表 4-6。有创性机械通气的适应证见表 4-7。

表 4-6　无创性正压通气在 COPD 加重期的应用指征

适应证(至少符合其中两项)
中至重度呼吸困难,伴辅助呼吸肌参与呼吸并出现胸腹矛盾呼吸运动
中至重度酸中毒(pH 7.30～7.35)和高碳酸血症[$PaCO_2$ 6.0～8.0 kPa(45～60 mmHg)]
呼吸频率>25 次/分
禁忌证(符合下列条件之一)
呼吸抑制或停止
心血管系统功能不稳定(低血压,心律失常,心肌梗死)
嗜睡、意识障碍或不合作者
易误吸者(吞咽反射异常,严重上消化道出血)
痰液黏稠或有大量气道分泌物
近期曾行面部或胃食管手术
头面部外伤,固有的鼻咽部异常
极度肥胖
严重的胃肠胀气

表 4-7　有创性机械通气在 COPD 加重期的应用指征

严重呼吸困难,辅助呼吸肌参与呼吸,并出现胸腹矛盾呼吸运动
呼吸频率>35 次/分
危及生命的低氧血症[PaO_2<5.3 kPa(40 mmHg)或 PaO_2/FiO_2<26.7 kPa(200 mmHg)]
严重的呼吸性酸中毒(pH<7.25)及高碳酸血症
呼吸抑制或停止
嗜睡、意识障碍
严重心血管系统并发症(低血压、休克、心力衰竭)
其他并发症(代谢紊乱、脓毒血症、肺炎、肺血栓栓塞、气压伤、大量胸腔积液)
无创性正压通气治疗失败或存在无创性正压通气的使用禁忌证

机械通气的目标是使 PaO_2 维持在 8.0～10.0 kPa(60～75 mmHg),或 SaO_2 $90\%\sim92\%$,$PaCO_2$ 也不必降至正常范围,而是使其恢复至稳定期水平,pH 保持正常即可,如果要使 $PaCO_2$ 降至正常,则会增加脱机的困难,同时 $PaCO_2$ 下降过快,肾脏没有足够的时间代偿,排出体内过多的 HCO_3 由呼吸性酸中毒转为代谢性碱中毒,对机体极为不利。

(10)呼吸兴奋药。COPD 呼吸衰竭急性加重期患者,是否应使用呼吸兴奋药,尚有不同意见,呼吸衰竭患者大多有呼吸中枢兴奋性增高,对这类患者使用呼吸兴奋药,徒然增加全身的氧耗,弊多利少。

(三)预后

影响预后的因素很多,但据观察,与预后关系最为密切的是患者的年龄与初始 FEV_1 值,年龄愈大、初始 FEV_1 值愈低,则预后愈差,长期家庭氧疗已被证明可改善预后。COPD 的预后,在个体间的差异较大,因此对一个具体患者,预言其生存时间的长短是不明智的。

(李兰英)

第五节　支气管扩张

支气管扩张是支气管慢性异常扩张的疾病,直径>2 mm 中等大小近端支气管及其周围组织慢性炎症及支气管阻塞,引起支气管组织结构较严重的病理性破坏所致。儿童及青少年多见,常继发于麻疹、百日咳后的支气管炎,迁延不愈的支气管肺炎等。主要症状为慢性咳嗽、咳大量脓痰和/或反复咯血。

一、病因和发病机制

(一)支气管-肺组织感染

婴幼儿时期支气管肺组织感染是支气管扩张最常见的病因。由于婴幼儿支气管较细,且支气管壁发育尚未完善,管壁薄弱,易于阻塞和遭受破坏。反复感染破坏支气管壁各层组织,尤其是肌层组织及弹性组织的破坏,减弱了对管壁的支撑作用。支气管炎使支气管黏膜充血、水肿、分泌物堵塞引流不畅,从而加重感染。左下叶支气管细长且位置低,受心脏影响,感染后引流不畅,故发病率高。左舌叶支气管开口与左下叶背段支气管开口相邻,易被左下叶背段感染累及,因此两叶支气管同时扩张也常见。

支气管内膜结核引起管腔狭窄、阻塞、引流不畅,导致支气管扩张。肺结核纤维组织增生、牵拉收缩,也导致支气管变形扩张,因肺结核多发于上叶,引流好,痰量不多或无痰,所以称之为"干性"支气管扩张。其他如吸入腐蚀性气体、支气管曲霉菌感染、胸膜粘连等可损伤或牵拉支气管壁,反复继发感染,引起支气管扩张。

(二)支气管阻塞

肿瘤、支气管异物和感染均引起支气管腔内阻塞,支气管周围肿大淋巴结或肿瘤的外压可致支气管阻塞。支气管阻塞导致肺不张,失去肺泡弹性组织缓冲,胸腔负压直接牵拉支气管壁引起支气管扩张。右肺中叶支气管细长,有三组淋巴结围绕,因非特异性或结核性淋巴结炎而肿大,从而压迫支气管,引起右肺中叶肺不张和反复感染,又称"中叶综合征"。

(三)支气管先天性发育障碍和遗传因素

支气管先天发育障碍,如巨大气管-支气管症,可能是先天性结缔组织异常、管壁薄弱所致的扩张。因软骨发育不全或弹性纤维不足,导致局部管壁薄弱或弹性较差所致支气管扩张,常伴有鼻旁窦炎及内脏转位(右位心),称为卡塔格内综合征。与遗传因素有关的肺囊性纤维化,由于支气管黏液腺分泌大量黏稠黏液,分泌物潴留在支气管内引起阻塞、肺不张和反复继发感染,可发生支气管扩张。遗传性 α_1-抗胰蛋白酶缺乏症也伴有支气管扩张。

(四)全身性疾病

近年来发现类风湿关节炎、克罗恩病、溃疡性结肠炎、系统性红斑狼疮、支气管哮喘和泛细支气管炎等疾病可同时伴有支气管扩张。一些不明原因的支气管扩张,其体液和细胞免疫功能有不同程度的异常,提示支气管扩张可能与机体免疫功能失调有关。

二、病理

发生支气管扩张的主要原因是炎症。支气管壁弹力组织、肌层及软骨均遭到破坏,由纤维组织取代,使管腔逐渐扩张。支气管扩张的形状可为柱状或囊状,也常混合存在呈囊柱状。典型的病理改变为支气管壁全层均有破坏,黏膜表面常有溃疡及急、慢性炎症,纤毛柱状上皮细胞鳞状化生、萎缩,杯状细胞和黏液腺增生,管腔变形、扭曲、扩张,腔内含有多量分泌物。常伴毛细血管扩张,或支气管动脉和肺动脉的终末支扩张与吻合,进而形成血管瘤,破裂可出现反复大量咯血。支气管扩张发生反复感染,病变范围扩大蔓延,逐渐发展影响肺通气功能及肺弥散功能,导致肺动脉高压,引起肺心病、右心衰竭。

三、临床表现

本病多起病于小儿或青年,呈慢性经过,多数患者在童年期有麻疹、百日咳或支气管肺炎迁延不愈的病史。早期常无症状,随病情发展可出现典型临床症状。

(一)症状

(1)慢性咳嗽、大量脓痰:与体位改变有关,每天痰量可达 100～400 mL,支气管扩张分泌物积聚,体位变动时分泌物刺激支气管黏膜,引起咳嗽和排痰。痰液静置后分 3 层:上层为泡沫,中层为黏液或脓性黏液,底层为坏死组织沉淀物。合并厌氧菌混合感染时,则痰有臭味,常见病原体为铜绿假单胞菌、金黄色葡萄球菌、流感嗜血杆菌、肺炎链球菌和卡他莫拉菌。

(2)反复咯血:50%～70%的患者有不同程度的咯血史,从痰中带血至大量咯血,咯血量与病情严重程度、病变范围不一定成比例。部分患者以反复咯血为唯一症状,平时无咳嗽、咳脓痰等症状,称为干性支气管扩张,病变多位于引流良好的上叶支气管。

(3)反复肺部感染:特点为同一肺段反复发生肺炎并迁延不愈,此由于扩张的支气管清除分泌物的功能丧失,引流差,易于反复发生感染。

(4)慢性感染中毒症状:反复感染可引起发热、乏力、头痛、食欲减退等,病程较长者可有消瘦、贫血,儿童可影响生长发育。

(二)体征

早期或干性支气管扩张可无异常肺部体征。典型者在下胸部、背部可闻及固定、持久的局限性粗湿啰音,有时可闻及哮鸣音。部分慢性患者伴有杵状指(趾),病程长者可有贫血和营养不良,出现肺炎、肺脓肿、肺气肿、肺心病等并发症时可有相应体征。

四、实验室检查及辅助检查

(一)实验室检查

白细胞总数与分类一般正常,急性感染时白细胞总数及中性粒细胞比例可增高,贫血患者血红蛋白含量下降,血沉可增快。

（二）X 线检查

早期轻症患者胸部平片可无特殊发现,典型 X 线表现为一侧或双侧下肺纹理增粗紊乱,其中有多个不规则的透亮阴影,或沿支气管分布的蜂窝状、卷发状阴影,急性感染时阴影内可出现小液平面。柱状支气管扩张的 X 线表现是"轨道征",系增厚的支气管壁影。胸部 CT 显示支气管管壁增厚的柱状扩张,并延伸至肺周边,或成串、成簇的囊状改变,可含气液平面。支气管造影可确诊此病,并明确支气管扩张的部位、形态、范围和病变严重程度,为手术治疗提供资料。高分辨 CT 较常规 CT 具有更高的空间和密度分辨力,能够显示以次级肺小叶为基本单位的肺内细微结构,已基本取代支气管造影(图 4-1)。

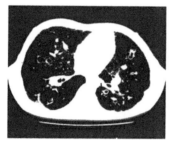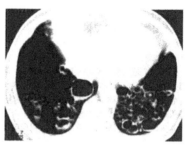

图 4-1　胸部 CT

（三）支气管镜检

可发现出血、扩张或阻塞部位及原因,可进行局部灌洗、清除阻塞,局部止血,取灌洗液行细菌学、细胞学检查,有助于诊断、鉴别诊断与治疗。

五、诊断

根据慢性咳嗽、咳大量脓痰、反复咯血和肺同一肺段反复感染等病史,查体于下胸部及背部可闻及固定而持久的粗湿啰音,结合童年期有诱发支气管扩张的呼吸道感染病史,X 线显示局部肺纹理增粗、紊乱或呈蜂窝状、卷发状阴影,可做出初步临床诊断,支气管造影或高分辨 CT 可明确诊断。

六、鉴别诊断

(1)慢性支气管炎:多发生于中老年吸烟者,于气候多变的冬春季节咳嗽、咳痰明显,多为白色黏液痰,感染急性发作时出现脓性痰,反复咯血症状不多见,两肺底散在的干湿啰音,咳嗽后可消失。胸片肺纹理紊乱,或有肺气肿改变。

(2)肺脓肿:起病急,全身中毒症状重,有高热、咳嗽、大量脓臭痰,X 线检查可见局部浓密炎症阴影,其中有空洞伴气液平面,有效抗生素治疗炎症可完全吸收。慢性肺脓肿则以往有急性肺脓肿的病史。支气管扩张和肺脓肿可以并存。

(3)肺结核:常有低热、盗汗、乏力等结核中毒症状,干、湿性啰音多位于上肺部,X 线胸片和痰结核菌检查可做出诊断。结核可合并支气管扩张,部位多见于双肺上叶及下叶背段支气管。

(4)先天性肺囊肿:是一种先天性疾病,无感染时可无症状,X 线检查可见多个薄壁的圆形或椭圆形阴影,边界纤细,周围肺组织无炎症浸润,胸部 CT 检查和支气管造影有助于诊断。

(5)弥漫性泛细支气管炎:慢性咳嗽、咳痰,活动时呼吸困难,合并慢性鼻旁窦炎,胸部 X 线片与胸部 CT 有弥漫分布的边界不太清楚的小结节影。类风湿因子、抗核抗体、冷凝集试验可呈阳性,需病理学确诊。大环内酯类的抗生素治疗 2 个月以上有效。

七、治疗

支气管扩张的治疗原则是防治呼吸道反复感染,保持呼吸道引流通畅,必要时手术治疗。

(一)控制感染

控制感染是急性感染期的主要治疗措施。应根据病情参考细菌培养及药物敏感试验结果选用抗菌药物。轻者可选用氨苄西林或阿莫西林 0.5 g,一天 4 次,或用第一、二代头孢菌素;也可用氟喹诺酮类或磺胺类药物。重症患者需静脉联合用药;如三代头孢菌素加氨基糖苷类药物有协同作用。假单胞菌属细菌感染者可选用头孢他啶、头孢吡肟和亚胺培南等。若痰有臭味,多伴有厌氧菌感染,则可加用甲硝唑0.5 g静脉滴注,一天 2～3 次;或替硝唑 0.4～0.8 g 静脉滴注,一天2 次。其他抗菌药物如大环内酯类、四环素类可酌情应用。经治疗后如体温正常,脓痰明显减少,则 1 周左右考虑停药。缓解期不必常规使用抗菌药物,应适当锻炼,增强体质。

(二)清除痰液

清除痰液是控制感染和减轻全身中毒症状的关键。

(1)祛痰剂:口服氯化铵 0.3～0.6 g,或溴己新 8～16 mg,每天 3 次。

(2)支气管舒张剂:由于支气管痉挛,部分患者痰液排出困难,在无咳血的情况下,可口服氨茶碱0.1～0.2 g,一天 3～4 次或其他缓解气道痉挛的药物,也可加用 β_2-受体激动剂或异丙托溴铵吸入。

(3)体位引流:体位引流是根据病变部位采取不同的体位,原则上使患处处于高位,引流支气管的开口朝下,以利于痰液排入大气道咳出,对于痰量多、不易咳出者更重要。每天 2～4 次,每次 15～30 分钟。引流前可行雾化吸入,体位引流时轻拍病变部位以提高引流效果。

(4)纤维支气管镜吸痰:若体位引流痰液难以排出,可行纤维支气管镜吸痰,清除阻塞。可用生理盐水冲洗稀释痰液,并局部应用抗生素治疗,效果明显。

(三)咯血的处理

大咯血最重要的环节是防止窒息。若经内科治疗未能控制,可行支气管动脉造影,对出血的小动脉定位后注入明胶海绵或聚乙烯醇栓,或导入钢圈进行栓塞止血。

(四)手术治疗

适用于心肺功能良好,反复呼吸道感染或大咯血内科治疗无效,病变范围局限于一叶或一侧肺组织者。危及生命的大咯血,明确出血部位时部分病患需急诊手术。

八、预防及预后

积极防治婴幼儿麻疹、百日咳、支气管肺炎及肺结核等慢性呼吸道疾病,增强机体免疫及抗病能力,防止异物及尘埃误吸,预防呼吸道感染。

病变较轻者及病灶局限内科治疗无效手术切除者预后好;病灶广泛,后期并发肺心病者预后差。

(李兰英)

第五章

消化内科疾病

第一节　胃食管反流病

一、概说

胃食管反流病(GERD)是指胃内容物反流入食管,引起不适症状和/或并发症的一种疾病。如酸(碱)反流导致的食管黏膜破损称为反流性食管炎(RE)。常见症状有胸骨后疼痛或烧灼感、反酸、胃灼热、恶心、呕吐、咽下困难,甚至吐血等。

本病经常和慢性胃炎、消化性溃疡或食管裂孔疝等病并存,但也可单独存在。广义上讲,凡能引起胃食管反流的情况,如进行性系统性硬化症、妊娠呕吐,以及任何原因引起的呕吐,或长期放置胃管、三腔管等,均可导致胃食管反流,引起继发性反流性食管炎。长期反复不愈的食管炎可致食管瘢痕形成、食管狭窄,或裂孔疝、慢性局限性穿透性溃疡,甚至发生癌变。

2006年中国胃食管反流病共识意见中提出GERD可分为非糜烂性反流病(NERD)、糜烂性食管炎(EE)和Barrett食管(BE)3种类型,也可称为GERD相关疾病。有人认为GERD的三种类型相对独立,相互之间不转化或很少转化,但有些学者则认为这三者之间可能有一定相关性。①NERD系指存在反流相关的不适症状,但内镜下未见BE和食管黏膜破损;②EE系指内镜下可见食管远段黏膜破损;③BE系指食管远端的鳞状上皮被柱状上皮所取代。

在GERD的三种疾病形式中,NERD最为常见,EE可合并食管狭窄、溃疡和消化道出血,BE有可能发展为食管腺癌。这三种疾病形式之间相互关联和进展的关系需作进一步研究。

蒙特利尔共识意见对GERD进行了分类,将GERD的表现分为食管综合征和食管外综合征,食管外综合征再分为明确相关和可能相关。食管综合征包括以下两种。①症状综合征:典型反流综合征,反流性胸痛综合征;②伴食管破损的综合征:反流性食管炎,反流性食管狭窄,Barrett食管,食管腺癌。食管外综合征包括以下两种:明确相关的,反流性咳嗽综合征、反流性喉炎综合征、反流性哮喘综合征和反流性牙侵蚀综合征;可能相关的,咽炎、鼻窦炎、特发性肺纤维化和复发性中耳炎。广泛使用GERD蒙特利尔定义中公认的名词将会使GERD的研究更加全球化。

在正常情况下,食管下端与胃交界线上3～5 cm范围内,有一高压带(LES)构成一个压力屏障,能防止胃内容物反流入食管。当食管下端括约肌关闭不全时,或食管黏膜防御功能破坏时,不能防止胃十二指肠内容物反流到食管,以致胃酸、胃蛋白酶、胆盐和胰酶等损伤食管黏膜,均可促使发生胃食管反流病。其中尤以 LES 功能失调引起的反流性食管炎为主要机制。

二、诊断

(一)临床表现

本病初起,可不出现症状,但有胃食管明显反流者,常出现下列自觉症状。

1.胸骨后烧灼感或疼痛

此为最早最常见的症状,表现为在胸骨后感到烧灼样不适,并向胸骨上切迹、肩胛部或颈部放射,在餐后 1 小时躺卧或增高腹内压时出现,严重者可使患者于夜间醒来,口服抗酸剂后迅速缓解,但一部分长期有反流症状的患者,亦可伴有挤压性疼痛,与体位或进食无关,抗酸剂不能使之缓解,进酸性或热性液体时,则反使疼痛加重。

但胃灼热亦可在食管运动障碍或心、胆囊及胃十二指肠疾病中出现,确诊仍有赖于其他客观检查。

2.胃、食管反流

胃、食管反流表现为酸性或苦味液体反流到口腔,偶尔有食物从胃反流到口内,若严重者夜间出现反酸,可将液体或食物吸入肺内,引起阵发性咳嗽、呼吸困难及非季节性哮喘等。

3.咽下困难

初期多因炎症而有咽下轻度疼痛和阻塞不顺之感觉,进而食管痉挛,多有间歇性咽下梗阻,后期食管狭窄则咽下困难,甚至有进食后不能咽下的间断反吐现象,严重病例可呈间歇性咽下困难,伴有咽下疼痛,此时,不一定有食管狭窄,可能为食管远端的运动功能障碍,继发食管痉挛所致。慢性患者由于持续的咽下困难,饮食减少,摄取营养不足,体重明显下降。

4.出血

严重的活动性炎症,由于黏膜糜烂出血,可出现大便潜血阳性,或吐出物带血,或引起轻度缺铁性贫血,饮酒后,出血更重。

5.消化道外症状

Delahuntg 综合征即发生慢性咽炎、慢性声带炎和气管炎等综合征。这是由于胃食管的经常性反流,对咽部和声带产生损伤性炎症,引起咽部灼酸苦辣感觉;还可以并发 Zenker 憩室和"唇烧灼"综合征,即发生口腔黏膜糜烂和舌、唇、口腔的烧灼感;反流性食管炎还可导致反复发作的咳嗽、哮喘、夜间呼吸暂停、心绞痛样胸痛。

反流性食管炎出现症状的轻重,与反流量,伴发裂孔疝的大小及内镜所见的组织病变程度均无明显的正相关,而与反流物质和食管黏膜接触时间有密切关系。症状严重者,反流时食管 pH 在 4.0 以下,而且酸清除时间明显延长。

(二)辅助检查

1.上消化道内镜检查

上消化道内镜检查有助于确定有无反流性食管炎以及有无并发症,如食管裂孔疝、食管炎性狭窄、食管癌等,结合病理活检有利于明确病变性质。但内镜下的食管炎不一定均有反流所致,还有其他病因如吞服药物、真菌感染、腐蚀剂等需除外。一般来说,远端食管炎常常由反流引起。

2.钡餐检查

反流性食管炎患者的食管钡餐检查可显示下段食管黏膜皱襞增粗、不光滑,可见浅龛影或伴有狭窄等,食管蠕动可减弱。有时可显示食管裂孔疝,表现为贲门增宽,胃黏膜疝入食管内,尤其在头低位时,钡剂可向食管反流。卧位时如吞咽小剂量的硫酸钡,则显示多数 GERD 患者的食管体部和 LES 排钡延缓。一般来说,此项检查阳性率不高,有时难以判断病变性质。

3.食管 pH 监测

24 小时食管 pH 监测能详细显示酸反流、昼夜酸反流规律、酸反流与症状的关系以及患者对治疗的反应,使治疗个体化。其对 EE 的阳性率>80%,对 NERD 的阳性率为 50%~75%。此项检查虽能显示过多的酸反流,也是迄今为止公认的金标准,但也有假阴性。

4.食管测压

食管测压能显示 LESP 低下,一过性 LES 松弛情况。尤其是松弛后蠕动压低以及食管蠕动收缩波幅低下或消失,这些正是胃食管反流的运动病理基础。在 GERD 的诊断中,食管测压除帮助食管 pH 电极定位、术前评估食管功能和预测手术外,还能预测抗反流治疗的疗效和是否需长期维持治疗。

5.食管胆汁反流监测

其方法是将光纤导管的探头放置 LES 上缘之上 5 cm 处,以分光光度法监测食管反流物内的胆红素含量,并将结果输回光电子系统。胆汁是十二指肠内容物的重要成分。其中含有的胆红素是胆汁中的主要的色素成分,在 453 nm 处有特殊的吸收高峰,可间接表明食管暴露于十二指肠内容物的情况。此项检查虽能间接反映十二指肠胃食管的反流情况,但有其局限性,一是胆红素不是唯一的有害物质,二是反流物中的黏液、食物颗粒、血红蛋白等的影响可出现假阳性的结果。

6.其他

对食管黏膜超微结构的研究可了解反流存在的病理生理学基础;无线食管 pH 测定可提供更长时间的酸反流检测;腔内阻抗技术的应用可监测所有反流事件,明确反流物的性质(气体、液体或气体液体混合物),与食管 pH 监测联合应用可明确反流物为酸性或非酸性以及反流物与反流症状的关系。

三、临床诊断

(一)GERD 诊断

1.临床诊断

(1)有典型的胃灼热和反流症状,且无幽门梗阻或消化道梗阻的证据,临床上可考虑为GERD。

(2)有食管外症状,又有反流症状,可考虑是反流相关或可能相关的食管外症状,如反流相关的咳嗽、哮喘。

(3)如仅有食管外症状,但无典型的胃灼热和反流症状,尚不能诊断为 GERD。宜进一步了解食管外症状发生的时间、与进餐和体位的关系以及其他诱因。需注意有无重叠症状(如同时有GERD 和肠易激综合征或功能性消化不良)、焦虑、抑郁状态、睡眠障碍等。

2.上消化道内镜检查

由于我国是胃癌、食管癌的高发国家,内镜检查已广泛开展,因此,对于拟诊患者一般先进行内镜检查,特别是症状发生频繁、程度严重,伴有报警征象,或有肿瘤家族史,或患者很希望内镜检查时。上消化道内镜检查有助于确定有无反流性食管炎及有无并发症,如食管裂孔疝、食管炎性狭窄以及食管癌等;有助于 NERD 的诊断;先行内镜检查比先行诊断性治疗,能够有效地缩短诊断时间。对食管黏膜破损者,可按洛杉矶会议提出的分级标准,将内镜下食管病变严重程度分为 A~D 级。A 级:食管黏膜有一个或几个<5 mm 的黏膜损伤。B 级:同 A 级外,连续病变黏膜损伤>5 mm。C 级:非环形的超过两个皱襞以上的黏膜融合性损伤(范围<75％食管周径)。D 级:广泛黏膜损伤,病灶融合,损伤范围>75％食管周径或全周性损伤。

3.诊断性治疗

对拟诊患者或疑有反流相关食管外症状的患者,尤其是上消化道内镜检查阴性时,可采用诊断性治疗。

质子泵抑制剂(PPI)诊断性治疗(PPI 试验)已被证实是行之有效的方法。建议服用标准剂量 PPI 一天 2 次,疗程 1~2 周。服药后如症状明显改善,则支持酸相关 GERD 的诊断;如症状改善不明显,则可能有酸以外的因素参与或不支持诊断。

PPI 试验不仅有助于诊断 GERD,同时还启动了治疗。其本质在于 PPI 阳性与否充分强调了症状与酸之间的关系,是反流相关的检查。PPI 阴性有以下几种可能:①抑酸不充分;②存在酸以外因素诱发的症状;③症状不是反流引起的。

PPI 试验具有方便、可行、无创和敏感性高的优点,缺点是特异性较低。

(二)NERD 诊断

1.临床诊断

NERD 主要依赖症状学特点进行诊断,典型的症状为胃灼热和反流。患者以胃灼热症状为主诉时,如能排除可能引起胃灼热症状的其他疾病,且内镜检查未见食管黏膜破损,可作出 NERD 的诊断。

2.相关检查

内镜检查对 NERD 的诊断价值在于可排除 EE 或 BE 及其他上消化道疾病,如溃疡或胃癌。

3.诊断性治疗

PPI 试验是目前临床诊断 NERD 最为实用的方法。PPI 治疗后,胃灼热等典型反流症状消失或明显缓解提示症状与酸反流相关,如内镜检查无食管黏膜破损的证据,临床可诊断为 NERD。

(三)BE 诊断

1.临床诊断

BE 本身通常不引起症状,临床主要表现为 GERD 的症状,如胃灼热、反流、胸骨后疼痛、吞咽困难等。但约 25％的患者无 GERD 症状,因此在筛选 BE 时不应仅局限于有反流相关症状的人群,行常规胃镜检查时,对无反流症状的患者也应注意有无 BE 存在。

2.内镜诊断

BE 的诊断主要根据内镜检查和食管黏膜活检结果。如内镜检查发现食管远端有明显的柱状上皮化生并得到病理学检查证实时,即可诊断为 BE。按内镜下表现分型如下。①全周型:红色黏膜向食管延伸,累及全周,与胃黏膜无明显界限,游离缘距 LES 在 3 cm 以上;②岛型:齿状线 1 cm 以上出现斑片状红色黏膜;③舌型:与齿状线相连,伸向食管呈火舌状。

按柱状上皮化生长度分为以下 2 种。①长段 BE:上皮化生累及食管全周,且长度≥3 cm;

②短段 BE:柱状上皮化生未累及食管全周,或虽累及全周,但长度<3 cm。

内镜表现如下。①SCJ 内镜标志:食管鳞状上皮表现为淡粉色光滑上皮,胃柱状上皮表现为橘红色,鳞、柱状上皮交界处构成的齿状 Z 线,即为 SCJ;②EGJ 内镜标志:为管状食管与囊状胃的交界处,其内镜下定位的标志为最小充气状态下胃黏膜皱襞的近侧缘和/或食管下端纵行栅栏样血管末梢;③明确区分 SCJ 及 EGJ:这对于识别 BE 十分重要,因为在解剖学上 EGJ 与内镜观察到的 SCJ 并不一致,且反流性食管炎黏膜在外观上可与 BE 混淆,所以确诊 BE 需病理活检证实;④BE 内镜下典型表现:EGJ 近端出现橘红色柱状上皮,即 SCJ 与 EGJ 分离。BE 的长度测量应从 EGJ 开始向上至 SCJ。内镜下亚甲蓝染色有助于对灶状肠化生的定位,并能指导活检。

3.病理学诊断

(1)活检取材:推荐使用四象限活检法,即常规从 EGJ 开始向上以 2 cm 的间隔分别在 4 个象限取活检;对疑有 BE 癌变者应向上每隔 1 cm 在 4 个象限取活检对有溃疡、糜烂、斑块、小结节狭窄和其他腔内异常者,均应取活检行病理学检查。

(2)组织分型。①贲门腺型:与贲门上皮相似,有胃小凹和黏液腺,但无主细胞和壁细胞;②胃底腺型:与胃底上皮相似,可见主细胞和壁细胞,但 BE 上皮萎缩较明显,腺体较少且短小,此型多分布于 BE 远端近贲门处;③特殊肠化生型:又称Ⅲ型肠化生或不完全小肠化生型,分布于鳞状细胞和柱状细胞交界处,化生的柱状上皮中可见杯状细胞为其特征性改变。

(3)BE 的异型增生。①低度异型增生(LGD):由较多小而圆的腺管组成,腺上皮细胞拉长,细胞核染色质浓染,核呈假复层排列,黏液分泌很少或不分泌,增生的细胞可扩展至黏膜表面;②高度异型增生(HGD):腺管形态不规则,呈分支或折叠状,有些区域失去极性。与 LGD 相比,HGD 细胞核更大、形态不规则且呈簇状排列,核膜增厚,核仁呈明显双嗜性,间质无浸润。

四、鉴别诊断

(一)反流性食管炎

两病可合并存在,在临床上,两者均可出现反流性症状,如胃灼热感、反酸、咽下困难及出血等。也可因腹内压或胃内压增高而加重症状。但反流性食管炎症状仅限于胃食管反流现象。而食管裂孔疝不但影响食管,也侵及附近神经,甚至影响心肺功能,故其反流症状较重,胸骨后可出现明显疼痛,也可出现咽部异物感和阵发性心律不齐。而在诊断上,食管裂孔疝主要依靠 X 线钡餐,而反流性食管炎主要依靠内镜。

(二)食管贲门黏膜撕裂综合征

前者最典型的病史是先有干呕或呕吐正常胃内容物一次或多次,随后呕吐新鲜血液,诊断主要靠内镜。由于浅表的撕裂病损,在出血后 48~72 小时内多数已愈合,因此应及时做内镜检查。

(三)食管贲门失弛缓症

这是一种食管的神经肌肉功能障碍性疾病,也可出现如反流性食管炎样的食物反流、吞咽困难及胸骨后疼痛等症状。但本症多见于 20~40 岁的年轻患者,发病常与情绪波动及冷饮有关。X 线钡餐检查,可见鸟嘴状及钡液平面等特征性改变。食管压力测定可观察到食管下端 2/3 无蠕动,吞咽时 LES 压力比静止压升高 1.33 kPa,并松弛不完全,必要时可做内镜检查,以排除其他疾病。

(四)弥漫性食管痉挛

弥漫性食管痉挛也可伴有吞咽困难和胸骨后疼痛,是一种食管下端 2/3 无蠕动而又强烈收缩的疾病,一般不常见,可发生在任何年龄。食管钡餐检查可见"螺旋状食管",即食管收缩时食管外观呈锯齿状。食管测压试验可观察到反复非蠕动性高幅度持久的食管收缩。

(五)食管癌

食管癌以进行性咽下困难为典型症状,出现胃灼热和反酸的症状较少,但若由于癌瘤的糜烂及溃疡形成或伴有食管炎症,亦可见到胸骨后烧灼痛,一般进行食管 X 线钡餐检查,或食管镜检查,不难与反流性食管炎作出鉴别。

五、并发症

(一)食管并发症

1.反流性食管炎

反流性食管炎是内镜下可见远段食管黏膜的破损,甚至出现溃疡,是胃食管反流病食管损伤的最常见后果和表现。

2.Barrett 食管

Barrett 食管多发生于鳞状上皮与柱状上皮交界处。蒙特利尔定义认为,当内镜疑似食管化生活检发现柱状上皮时,应诊断为 Barrett 食管,并具体说明是否存在肠型化生。

3.食管狭窄和出血

反流性食管狭窄是严重反流性疾病的结果。长期食管炎症由于瘢痕形成而致食管狭窄,表现为吞咽困难,反胃和胸骨后疼痛,狭窄多发生于食管下段。GERD 引起的出血罕见,主要见于食管溃疡者。

4.食管腺癌

蒙特利尔共识意见明确指出食管腺癌是 GERD 的并发症,食管腺癌的危险性与胃灼热的频率和时间成正比,慢性 GERD 症状增加食管腺癌的危险性。长节段 Barrett 食管伴化生是食管腺癌最重要的、明确的危险因素。

(二)食管外并发症

反流性食管炎由于反流的胃液侵袭咽部、声带和气管,引起慢性咽炎、声带炎和气管炎,甚至吸入性肺炎。

六、治疗

(一)改变生活方式

抬高床头、睡前 3 小时不再进食、避免高脂肪食物、戒烟酒、减少摄入可以降低食管下段括约肌(LES)压力的食物(如巧克力、薄荷、咖啡、洋葱、大蒜等)。减轻体质量可减少 GERD 患者反流症状。

(二)抑制胃酸分泌

抑制胃酸的药物包括 H_2 受体阻滞剂(H_2-RA)和质子泵抑制剂(PPI)等。

1.初始治疗

(1)H_2-RA 仅适用于轻至中度 GERD 治疗。H_2-RA(西咪替丁、雷尼替丁、法莫替丁等)治疗反流性 GERD 的食管炎愈合率为 $50\%\sim60\%$,胃灼热症状缓解率为 50%。

(2)PPI 是 GERD 治疗中最常用的药物,伴有食管炎的 GERD 治疗首选。临床奥美拉唑、兰索拉唑、泮托拉唑、雷贝拉唑和埃索美拉唑可供选用。在标准剂量下,新一代 PPI 具有更强的抑酸作用。PPI 治疗糜烂性食管炎的内镜下 4 周、8 周愈合率分别为 80% 和 90% 左右,PPI 推荐采用标准剂量,疗程 8 周。部分患者症状控制不满意时可加大剂量或换一种 PPI。

(3)非糜烂性反流病(NERD)治疗的主要药物是 PPI。由于 NERD 发病机制复杂,PPI 对其症状疗效不如糜烂性食管炎,但 PPI 是治疗 NERD 的主要药物,治疗的疗程应不少于 8 周。

2.维持治疗是巩固疗效、预防复发的重要措施

GERD 是一种慢性疾病,停药后半年的食管炎与症状复发率分别为 80% 和 90%,故经初始治疗后,为控制症状、预防并发症,通常需采取维持治疗。

目前维持治疗的方法有 3 种:维持原剂量或减量、间歇用药、按需治疗。采取哪一种维持治疗方法,主要根据患者症状及食管炎分级来选择药物与剂量,通常严重的糜烂性食管炎(LAC-D 级)需足量维持治疗,NERD 可采用按需治疗。H_2-RA 长期使用会产生耐受性,一般不适合作为长期维持治疗的药物。

(1)原剂量或减量维持:维持原剂量或减量使用 PPI,每天 1 次,长期使用以维持症状持久缓解,预防食管炎复发。

(2)间歇治疗:PPI 剂量不变,但延长用药周期,最常用的是隔天疗法。3 天 1 次或周末疗法因间隔太长,不符合 PPI 的药代动力学,抑酸效果较差,不提倡使用。在维持治疗过程中,若症状出现反复,应增至足量 PPI 维持。

(3)按需治疗:按需治疗仅在出现症状时用药,症状缓解后即停药。按需治疗建议在医师指导下,由患者自己控制用药,没有固定的治疗时间,治疗费用低于维持治疗。

3.Barrett 食管(BE)治疗

虽有文献报道 PPI 能延缓 BE 的进程,尚无足够的循证依据证实其能逆转 BE。BE 伴有糜烂性食管炎及反流症状者,采用大剂量 PPI 治疗,并长期维持治疗。

4.控制夜间酸突破(NAB)

NAB 指在每天早、晚餐前服用 PPI 治疗的情况下,夜间胃内 pH<4 持续时间>1 小时。控制 NAB 是治疗 GERD 的措施之一。治疗方法包括调整 PPI 用量、睡前加用 H_2-RA、应用血浆半衰期更长的 PPI 等。

(三)对 GERD 可选择性使用促动力药物

在 GERD 的治疗中,抑酸药物治疗效果不佳时,考虑联合应用促动力药物,特别是对于伴有胃排空延迟的患者。

(四)手术与内镜治疗应综合考虑,慎重决定

GERD 手术与内镜治疗的目的是增强 LES 抗反流作用,缓解症状,减少抑酸剂的使用,提高患者的生活质量。

BE 伴高度不典型增生、食管严重狭窄等并发症,可考虑内镜或手术治疗。

(王 霞)

第二节 贲门失弛缓症

贲门失弛缓症是一种食管运动障碍性疾病,以食管缺乏蠕动和食管下括约肌(LES)松弛不

良为特征。临床上贲门失弛缓症表现为患者对液体和固体食物均有吞咽困难、体重减轻、餐后反食、夜间呛咳以及胸骨后不适或疼痛。本病曾称为贲门痉挛。

一、流行病学

贲门失弛缓症是一种少见疾病。欧美国家较多,发病率每年为(0.5~8)/10万,男女发病率接近,约为1.00∶1.15。本病多见于30~40岁的成年人,其他年龄亦可发病。

二、病因和发病机制

病因可能与基因遗传、病毒感染、自身免疫及心理-社会因素有关。贲门失弛缓症的发病机制有先天性、肌源性和神经源性学说。先天性学说认为本病是常染色体隐性遗传;肌源性学说认为贲门失弛缓症 LES 压力升高是由 LES 本身病变引起,但最近的研究表明,贲门失弛缓症患者的病理改变主要在神经而不在肌肉,目前人们广泛接受的是神经源性学说。

三、临床表现

患者主要症状为吞咽困难、反食、胸痛,也可有呼吸道感染、贫血、体重减轻等表现。

(一)吞咽困难

几乎所有的患者均有程度不同的吞咽困难。起病多较缓慢,病初吞咽困难时有时无,时轻时重,后期则转为持续性。吞咽困难多呈间歇性发作,常因与人共餐、情绪波动、发怒、忧虑、惊骇或进食过冷和辛辣等刺激性食物而诱发。大多数患者吞咽固体和液体食物同样困难,少部分患者吞咽液体食物较固体食物更困难,故以此征象与其他食管器质性狭窄所产生的吞咽困难相鉴别。

(二)反食

多数患者合并反食症状。随着咽下困难的加重,食管的进一步扩张,相当量的内容物可潴留在食管内达数小时或数天之久,而在体位改变时反流出来。尤其是在夜间平卧位更易发生。从食管反流出来的内容物因未进入过胃腔,故无胃内呕吐物酸臭的特点,但可混有大量黏液和唾液。

(三)胸痛

胸痛是发病早期的主要症状之一,发生率为40%~90%,性质不一,可为闷痛、灼痛或针刺痛。疼痛部位多在胸骨后及中上腹,疼痛发作有时酷似心绞痛,甚至舌下含化硝酸甘油片后可获缓解。疼痛发生的原因可能是食管平滑肌强烈收缩,或食物滞留性食管炎所致。随着吞咽困难的逐渐加剧,梗阻以上食管的进一步扩张,疼痛反而逐渐减轻。

(四)体重减轻

此症与吞咽困难的程度相关。严重吞咽困难可有明显的体重下降,但很少有恶病质样变。

(五)呼吸道症状

由于食物反流,尤其是夜间反流,误入呼吸道引起吸入性感染。出现刺激性咳嗽、咳痰、气喘等症状。

(六)出血和贫血

患者可有贫血表现。偶有出血,多为食管炎所致。

(七)其他

在后期病例,极度扩张的食管可压迫胸腔内器官而产生干咳、气急、发绀和声音嘶哑等。患者很少发生呃逆,为本病的重要特征。

(八)并发症

本病可继发食管炎、食管溃疡、巨食管症、自发性食管破裂、食管癌等。贲门失弛缓症患者患食管癌的风险为正常人的 14～140 倍。有研究报道,贲门失弛缓症治疗 30 年后,19％的患者死于食管癌。因其合并食管癌时,临床症状可无任何变化,临床诊断比较困难,容易漏诊。

四、实验室及其他检查

(一)X 线检查

X 线检查是诊断本病的首选方法。

1.胸部 X 线片检查

本病初期,胸部 X 线片可无异常。随着食管扩张,可在后前位胸片见到纵隔右上边缘膨出。在食管高度扩张、伸延与弯曲时,可见纵隔增宽而超过心脏右缘,有时可被误诊为纵隔肿瘤。当食管内潴留大量食物和气体时,食管内可见液平面。大部分病例可见胃泡消失。

2.食管钡餐检查

动态造影可见食管的收缩具有紊乱和非蠕动性质,吞咽时 LES 不松弛,钡餐常难以通过贲门部而潴留于食管下端,并显示远端食管扩张、黏膜光滑,末端变细呈鸟嘴形或漏斗形。

(二)内镜检查

内镜下可见食管体部扩张呈憩室样膨出,无张力,蠕动差。食管内见大量食物和液体潴留,贲门口紧闭,内镜通过有阻力,但均能通过。若不能通过则要考虑有无其他器质性原因所致狭窄。

(三)食管测压

本病最重要的特点是吞咽后 LES 松弛障碍,食管体部无蠕动收缩,LES 压力升高[＞4.0 kPa(30 mmHg)],不能松弛、松弛不完全或短暂松弛(＜6 秒),食管内压高于胃内压。

(四)放射性核素检查

用^{99m}Tc 标记液体后吞服,显示食管通过时间和节段性食管通过时间,同时也显示食管影像。立位时,食管通过时间平均为 7 秒,最长不超过 15 秒。卧位时比立位时要慢。

五、诊断

根据病史有典型的吞咽困难、反食、胸痛等临床表现,结合典型的食管钡餐影像及食管测压结果即可确诊本病。

六、鉴别诊断

(一)反流性食管炎伴食管狭窄

本病反流物有酸臭味,或混有胆汁,胃灼热症状明显,应用质子泵抑制剂治疗有效。食管钡餐检查无典型的"鸟嘴样"改变,LES 压力降低,且低于胃内压力。

(二)恶性肿瘤

恶性肿瘤细胞侵犯肌间神经丛,或肿瘤环绕食管远端压迫食管,可见与贲门失弛缓症相似的临床表现,包括食管钡餐影像。常见的肿瘤有食管癌、贲门胃底癌等,内镜下活检具有重要的鉴别作用。如果内镜不能达到病变处则应行扩张后取活检,或行 CT 检查以明确诊断。

(三)弥漫性食管痉挛

本病亦为食管动力障碍性疾病,与贲门失弛缓症有相同的症状。但食管钡餐显示为强烈的不协调的非推进型收缩,呈现串珠样或螺旋状改变。食管测压显示为吞咽时食管各段同期收缩,重复收缩,LES 压力大部分是正常的。

(四)继发性贲门失弛缓症

锥虫病、淀粉样变性、特发性假性肠梗阻、迷走神经切断术后等也可以引起类似贲门失弛缓症的表现,食管测压无法区别病变是原发性或继发性。但这些疾病均累及食管以外的消化道或其他器官,借此与本病鉴别。

七、治疗

目前尚无有效的方法恢复受损的肌间神经丛功能,主要是针对 LES,不同程度解除 LES 的松弛障碍,降低 LES 压力,预防并发症。主要治疗手段有药物治疗、内镜下治疗和手术治疗。

(一)药物治疗

目前可用的药物有硝酸甘油类和钙通道阻滞剂,如硝酸甘油 0.6 mg,每天 3 次,餐前 15 分钟舌下含化,或硝酸异山梨酯 10 mg,每天 3 次,或硝苯地平 10 mg,每天 3 次。由于药物治疗的效果并不完全,且作用时间较短,一般仅用于贲门失弛缓症的早期、老年高危患者或拒绝其他治疗的患者。

(二)内镜治疗

1.内镜下 LES 内注射肉毒毒素

肉毒毒素是肉毒梭状杆菌产生的外毒素,是一种神经肌肉胆碱能阻断剂。它能与神经肌肉接头处突触前胆碱能末梢快速而强烈地结合,阻断神经冲动的传导而使骨骼肌麻痹,还可抑制平滑肌的活动,抑制胃肠道平滑肌的收缩。内镜下注射肉毒毒素是一种简单、安全且有效的治疗手段,但由于肉毒毒素在几天后降解,其对神经肌肉接头处突触前胆碱能末梢的作用减弱或消失,因此,若要维持疗效,需要反复注射。

2.食管扩张

球囊扩张术是目前治疗贲门失弛缓症最为有效的非手术疗法,它的近期及远期疗效明显优于其他非手术治疗,但并发症发生率较高,尤以穿孔最为严重,发生率为 1‰～5‰。球囊扩张的原理主要是通过强力作用,使 LES 发生部分撕裂,解除食管远端梗阻,缓解临床症状。

3.手术治疗

Heller 肌切开术是迄今治疗贲门失弛缓症的标准手术,其目的是降低 LES 压力,缓解吞咽困难。同时保持一定的 LES 压力,防止食管反流的发生。手术方式分为开放性手术和微创性手术两种,开放性手术术后症状缓解率可达 80%～90%,但 10%～46% 的患者可能发生食管反流。因此大多数学者主张加做防反流手术。尽管开放性手术的远期效果是肯定的,但是由于其创伤大、术后恢复时间长、费用昂贵,一般不作为贲门失弛缓症的一线治疗手段,仅在其他治疗方法失败,且患者适合手术时才选用开放性手术。

(王　霞)

第三节 急 性 胃 炎

急性胃炎是由多种不同的病因引起的急性胃黏膜炎症,包括急性单纯性胃炎、急性糜烂出血性胃炎和吞服腐蚀物引起的急性腐蚀性胃炎与胃壁细菌感染所致的急性化脓性胃炎。其中,临床意义最大和发病率最高的是以胃黏膜糜烂、出血为主要表现的急性糜烂出血性胃炎。

一、流行病学

迄今为止,目前国内外尚缺乏有关急性胃炎的流行病学调查。

二、病因

急性胃炎的病因众多,大致有外源和内源两大类,包括急性应激、化学性损伤(如药物、乙醇、胆汁、胰液)和急性细菌感染等。

(一)外源因素

1.药物

各种非甾体抗炎药(NSAIDs),包括阿司匹林、吲哚美辛、吡罗昔康和多种含有该类成分复方药物。另外常见的有糖皮质激素和某些抗生素及氯化钾等均可导致胃黏膜损伤。

2.乙醇

主要是大量酗酒可致急性胃黏膜胃糜烂甚或出血。

3.生物性因素

沙门菌、嗜盐菌和葡萄球菌等细菌或其毒素可使胃黏膜充血水肿和糜烂。幽门螺杆菌(Hp)感染可引起急、慢性胃炎,发病机制类似,将在慢性胃炎节中叙述。

4.其他

某些机械性损伤(包括胃内异物或胃柿石等)可损伤胃黏膜。放射疗法可致胃黏膜受损。偶可见因吞服腐蚀性化学物质(强酸或强碱或来苏水及氯化汞、砷、磷等)引起的腐蚀性胃炎。

(二)内源因素

1.应激因素

多种严重疾病如严重创伤、烧伤或大手术及颅脑病变和重要脏器功能衰竭等可导致胃黏膜缺血、缺氧而损伤。通常称为应激性胃炎,如果系脑血管病变、头颅部外伤和脑手术后引起的胃、十二指肠急性溃疡称为库欣溃疡,而大面积烧灼伤所致溃疡称为库欣溃疡。

2.局部血供缺乏

局部血供缺乏主要是腹腔动脉栓塞治疗后或少数因动脉硬化致胃动脉的血栓形成或栓塞引起供血不足。另外,还可见于肝硬化门静脉高压并发上消化道出血者。

3.急性蜂窝织炎或化脓性胃炎

此两者甚少见。

三、病理生理学和病理组织学

(一)病理生理学

胃黏膜防御机制包括黏膜屏障、黏液屏障、黏膜上皮修复、黏膜和黏膜下层丰富的血流、前列腺素和肽类物质(表皮生长因子等)和自由基清除系统。上述结果破坏或保护因素减少,使胃腔中的 H^+ 逆弥散至胃壁,肥大细胞释放组胺,则血管充血甚或出血、黏膜水肿及间质液渗出,同时可刺激壁细胞分泌盐酸、主细胞分泌胃蛋白酶原。若致病因子损及腺颈部细胞,则胃黏膜修复延迟、更新受阻而出现糜烂。

严重创伤、大手术、大面积烧伤、脑血管意外和严重脏器功能衰竭及其休克或者败血症等所致的急性应激的发生机制:急性应激→皮质-垂体前叶-肾上腺皮质轴活动亢进、交感-副交感神经系统失衡→机体的代偿功能不足→不能维持胃黏膜微循环的正常运行→黏膜缺血、缺氧→黏液和碳酸氢盐分泌减少及内源性前列腺素合成不足→黏膜屏障破坏和氢离子反弥散→降低黏膜内 pH→进一步损伤血管与黏膜→糜烂和出血。

NSAIDs 所引起者则为抑制环氧合酶(COX)致使前列腺素产生减少,黏膜缺血、缺氧。氯化钾和某些抗生素或抗肿瘤药等则可直接刺激胃黏膜引起浅表损伤。

乙醇可致上皮细胞损伤和破坏,黏膜水肿、糜烂和出血。另外幽门关闭不全、胃切除(主要是 Billroth Ⅱ式)术后可引起十二指肠-胃反流,则此时由胆汁和胰液等组成的碱性肠液中的胆盐、溶血磷脂酰胆碱、磷脂酶 A 和其他胰酶可破坏胃黏膜屏障,引起急性炎症。

门静脉高压可致胃黏膜毛细血管和小静脉扩张及黏膜水肿,组织学表现为只有轻度或无炎症细胞浸润,可有显性或非显性出血。

(二)病理学改变

急性胃炎主要病理和组织学表现以胃黏膜充血水肿,表面有片状渗出物或黏液覆盖为主。黏膜皱襞上可见局限性或弥漫性陈旧性或新鲜出血与糜烂,糜烂加深可累及胃腺体。

显微镜下则可见黏膜固有层多少不等的中性粒细胞、淋巴细胞、浆细胞和少量嗜酸性粒细胞浸润,可有水肿。表面的单层柱状上皮细胞和固有腺体细胞出现变性与坏死。重者黏膜下层亦有水肿和充血。

对于腐蚀性胃炎若接触了高浓度的腐蚀物质且长时间,则胃黏膜出现凝固性坏死、糜烂和溃疡,重者穿孔或出血甚至腹膜炎。

另外,少见的化脓性胃炎可表现为整个胃壁(主要是黏膜下层)炎性增厚,大量中性粒细胞浸润,黏膜坏死。可有胃壁脓性蜂窝织炎或胃壁脓肿。

四、临床表现

(一)症状

部分患者可有上腹痛、腹胀、恶心、呕吐和嗳气及食欲缺乏等。如伴胃黏膜糜烂出血,则有呕血和/或黑粪,大量出血可引起出血性休克。有时上腹胀气明显。细菌感染致者可出现腹泻等。并有疼痛、吞咽困难和呼吸困难(由于喉头水肿)。腐蚀性胃炎可吐出血性黏液,严重者可发生食管或胃穿孔,引起胸膜炎或弥漫性腹膜炎。化脓性胃炎起病常较急,有上腹剧痛、恶心和呕吐、寒战和高热,血压可下降,出现中毒性休克。

（二）体征

上腹部压痛是常见体征，尤其多见于严重疾病引起的急性胃炎出血者。腐蚀性胃炎因口腔黏膜、食管黏膜和胃黏膜都有损害，口腔、咽喉黏膜充血、水肿和糜烂。化脓性胃炎有时体征酷似急腹症。

五、辅助检查

急性糜烂出血性胃炎的确诊有赖于急诊胃镜检查，一般应在出血后 24～48 小时内进行，可见到以多发性糜烂、浅表溃疡和出血灶为特征的急性胃黏膜病损。黏液糊或者可有新鲜或陈旧血液。一般急性应激所致的胃黏膜病损以胃体、胃底部为主，而 NSAIDs 或乙醇所致的则以胃窦部为主。注意 X 线钡剂检查并无诊断价值。出血者作呕吐物或大便潜血试验，红细胞计数和血红蛋白测定。感染因素引起者，白细胞计数和分类检查，大便常规和培养。

六、诊断和鉴别诊断

主要由病史和症状做出拟诊，而经胃镜检查得以确诊。但吞服腐蚀物质者禁忌胃镜检查。有长期服 NSAIDs、酗酒及临床重危患者，均应想到急性胃炎可能。对于鉴别诊断，腹痛为主者，应通过反复询问病史而与急性胰腺炎、胆囊炎和急性阑尾炎等急腹症，甚至急性心肌梗死相鉴别。

七、治疗

（一）基础治疗

基础治疗包括给予镇静、禁食、补液、解痉、止吐等对症支持治疗。此后给予流质或半流质饮食。

（二）针对病因治疗

针对病因治疗包括根除 Hp、去除 NSAIDs 或乙醇等诱因。

（三）对症处理

表现为反酸、上腹隐痛、烧灼感和嘈杂者，给予 H_2 受体阻滞剂或质子泵抑制剂。以恶心、呕吐或上腹胀闷为主者可选用甲氧氯普胺、多潘立酮或莫沙必利等促动力药。以痉挛性疼痛为主者，可给予莨菪碱等药物进行对症处理。

有胃黏膜糜烂、出血者，可用抑制胃酸分泌的 H_2 受体阻滞剂或质子泵抑制剂外，还可同时应用胃黏膜保护药如硫糖铝或铝碳酸镁等。

对于较大量的出血则应采取综合措施进行抢救。当并发大量出血时，可以冰水洗胃或在冰水中加去甲肾上腺素（每 200 mL 冰水中加 8 mL），或同管内滴注碳酸氢钠，浓度为 1 000 mmol/L，24 小时滴 1 L，使胃内 pH 保持在 5 以上。凝血酶是有效的局部止血药，并有促进创面愈合作用，大剂量时止血作用显著。常规的止血药，如卡巴克络、抗血栓溶芳酸和酚磺乙胺等可静脉应用，但效果一般。内镜下止血往往可收到较好效果。

其他具体的药物请参照"慢性胃炎"一节和"消化性溃疡"章节。

八、并发症的诊断、预防和治疗

急性胃炎的并发症包括穿孔、腹膜炎、水电解质紊乱和酸碱失衡等。为预防细菌感染者选用抗生素治疗,因过度呕吐致脱水者及时补充水和电解质,并适时检测血气分析,必要时纠正酸碱平衡紊乱。对于穿孔或腹膜炎者,则必要时外科治疗。

九、预后

病因去除后,急性胃炎多在短期内恢复正常。相反病因长期持续存在,则可转为慢性胃炎。由于绝大多数慢性胃炎的发生与 Hp 感染有关,而 Hp 自发清除少见,故慢性胃炎可持续存在,但多数患者无症状。流行病学研究显示,部分 Hp 相关性胃窦炎(<20%)可发生十二指肠溃疡。

(李兰英)

第四节　慢 性 胃 炎

慢性胃炎是由各种病因引起的胃黏膜慢性炎症。根据新悉尼胃炎系统和我国 2006 年颁布的《中国慢性胃炎共识意见》标准,由内镜及病理组织学变化,将慢性胃炎分为非萎缩性(浅表性)胃炎及萎缩性胃炎两大基本类型和一些特殊类型胃炎。

一、流行病学

幽门螺杆菌(Hp)感染为慢性非萎缩性胃炎的主要病因。大致上说来,慢性非萎缩性胃炎发病率与 Hp 感染情况相平行,慢性非萎缩性胃炎流行情况因不同国家、不同地区 Hp 感染情况而异。一般 Hp 感染率发展中国家高于发达国家,感染率随年龄增加而升高。我国属 Hp 高感染率国家,估计人群中 Hp 感染率为 40%~70%。慢性萎缩性胃炎是原因不明的慢性胃炎,在我国是一种常见病、多发病,在慢性胃炎中占 10%~20%。

二、病因

(一)慢性非萎缩性胃炎的常见病因

1.Hp 感染

Hp 感染是慢性非萎缩性胃炎最主要的病因,两者的关系符合 Koch 提出的确定病原体为感染性疾病病因的 4 项基本要求,即该病原体存在于该病的患者中,病原体的分布与体内病变分布一致,清除病原体后疾病可好转,在动物模型中该病原体可诱发与人相似的疾病。

研究表明,80%~95%的慢性活动性胃炎患者胃黏膜中有 Hp 感染,5%~20%的 Hp 阴性率反映了慢性胃炎病因的多样性;Hp 相关胃炎者,Hp 胃内分布与炎症分布一致;根除 Hp 可使胃黏膜炎症消退,一般中性粒细胞消退较快,但淋巴细胞、浆细胞消退需要较长时间;志愿者和动物模型中已证实 Hp 感染可引起胃炎。

Hp 感染引起的慢性非萎缩性胃炎中胃窦为主全胃炎患者胃酸分泌可增加,十二指肠溃疡发生的危险度较高;而胃体为主全胃炎患者胃溃疡和胃癌发生的危险性增加。

2.胆汁和其他碱性肠液反流

幽门括约肌功能不全时含胆汁和胰液的十二指肠液反流入胃,可削弱胃黏膜屏障功能,使胃黏膜遭到消化液作用,产生炎症、糜烂、出血和上皮化生等病变。

3.其他外源因素

酗酒、服用 NSAIDs 等药物、某些刺激性食物等均可反复损伤胃黏膜。这类因素均可各自或与 Hp 感染协同作用而引起或加重胃黏膜慢性炎症。

（二）慢性萎缩性胃炎的主要病因

1973 年，Strickland 将慢性萎缩性胃炎分为 A、B 两型，A 型是胃体弥漫萎缩，导致胃酸分泌下降，影响维生素 B_{12} 及内因子的吸收，因此常合并恶性贫血，与自身免疫有关；B 型在胃窦部，少数人可发展成胃癌，与 Hp、化学损伤（胆汁反流、非皮质激素消炎药、吸烟、酗酒等）有关，我国 80％以上的属于第 2 类。

胃内攻击因子与防御修复因子失衡是慢性萎缩性胃炎发生的根本原因。具体病因与慢性非萎缩性胃炎相似，包括 Hp 感染；长期饮浓茶、烈酒、咖啡、过热、过冷、过于粗糙的食物，可导致胃黏膜的反复损伤；长期大量服用非甾体抗炎药如阿司匹林、吲哚美辛等可抑制胃黏膜前列腺素的合成，破坏黏膜屏障；烟草中的尼古丁不仅影响胃黏膜的血液循环，还可导致幽门括约肌功能紊乱，造成胆汁反流；各种原因的胆汁反流均可破坏黏膜屏障造成胃黏膜慢性炎症改变。比较特殊的是壁细胞抗原和抗体结合形成免疫复合体在补体参与下，破坏壁细胞；胃黏膜营养因子（如促胃液素、表皮生长因子等）缺乏；心力衰竭、动脉硬化、肝硬化合并门脉高压、糖尿病、甲状腺病、慢性肾上腺皮质功能减退、尿毒症、干燥综合征、胃血流量不足及精神因素等均可导致胃黏膜萎缩。

三、病理生理学和病理学

（一）病理生理学

1.Hp 感染

Hp 感染途径为粪-口或口-口途径，其外壁靠黏附素而紧贴胃上皮细胞。

Hp 感染的持续存在，致使腺体破坏，最终发展成为萎缩性胃炎。而感染 Hp 后胃炎的严重程度则除了与细菌本身有关外，还决定与患者机体情况和外界环境。如带有空泡毒素（VacA）和细胞毒相关基因（CagA）者，胃黏膜损伤明显较重。患者的免疫应答反应强弱、其胃酸的分泌情况、血型、民族和年龄差异等也影响胃黏膜炎症程度。此外，患者饮食情况也有一定作用。

2.自身免疫机制

研究早已证明，以胃体萎缩为主的 A 型萎缩性胃炎患者血清中，存在壁细胞抗体（PCA）和内因子抗体（IFA）。前者的抗原是壁细胞分泌小管微绒毛膜上的质子泵 H^+，K^+-ATP 酶，它破坏壁细胞而使胃酸分泌减少。而 IFA 则对抗内因子（壁细胞分泌的一种糖蛋白），使食物中的维生素 B_{12} 无法与后者结合被末端回肠吸收，最后引起维生素 B_{12} 吸收不良，甚至导致恶性贫血。IFA 具有特异性，几乎仅见于胃萎缩伴恶性贫血者。

造成胃酸和内因子分泌减少或丧失，恶性贫血是 A 型萎缩性胃炎的终末阶段，是自身免疫性胃炎最严重的标志。当泌酸腺完全萎缩时称为胃萎缩。

另外，近年发现 Hp 感染者中也存在着自身免疫反应，其血清抗体能与宿主胃黏膜上皮及黏液起交叉反应，如菌体 LewisX 和 LewisY 抗原。

3.外源损伤因素破坏胃黏膜屏障

碱性十二指肠液反流等，可减弱胃黏膜屏障功能。致使胃腔内 H^+ 通过损害的屏障，反弥散入胃黏膜内，使炎症不易消散。长期慢性炎症，又加重屏障功能的减退，如此恶性循环使慢性胃炎久治不愈。

4.生理因素和胃黏膜营养因子缺乏

萎缩性变化和肠化生等皆与衰老相关,而炎症细胞浸润程度与年龄关系不大。这主要是老龄者的退行性变-胃黏膜小血管扭曲,小动脉壁玻璃样变性,管腔狭窄导致黏膜营养不良、分泌功能下降。

新近研究证明,某些胃黏膜营养因子(胃泌素、表皮生长因子等)缺乏或胃黏膜感觉神经终器对这些因子不敏感可引起胃黏膜萎缩。如手术后残胃炎原因之一是 G 细胞数量减少,而引起胃泌素营养作用减弱。

5.遗传因素

萎缩性胃炎、低酸或无酸、维生素 B_{12} 吸收不良的患病率和 PCA、IFA 的阳性率很高,提示可能有遗传因素的影响。

(二)病理学

慢性胃炎病理变化是由胃黏膜损伤和修复过程所引起。病理组织学的描述包括活动性慢性炎症、萎缩和化生及异型增生等。此外,在慢性炎症过程中,胃黏膜也有反应性增生变化,如胃小凹上皮过形成、黏膜肌增厚、淋巴滤泡形成、纤维组织和腺管增生等。

1.肠化分型的临床意义与价值用

AB-PAS 和 HID-AB 黏液染色能区分肠化亚型,然而,肠化分型的意义并未明了。传统观念认为,肠化亚型中的小肠型和完全型肠化无明显癌前病变意义,而大肠型肠化的胃癌发生危险性增高,从而引起临床的重视。支持肠化分型有意义的学者认为化生是细胞表型的一种非肿瘤性改变,通常在长期不利环境作用下出现。这种表型改变可以是干细胞内出现体细胞突变的结果,或是表现遗传修饰的变化导致后代细胞向不同方向分化的结果。胃内肠化生部位发现很多遗传改变,这些改变甚至可出现在异型增生前。他们认为肠化生中不完全型结肠型者,具有大多数遗传学改变,有发生胃癌的危险性。但近年越来越多的临床资料显示其预测胃癌价值有限而更强调重视肠化范围,肠化分布范围越广,其发生胃癌的危险性越高。多年来罕有从大肠型肠化随访发展成癌的报道。另一方面,从病理检测的实际情况看,肠化以混合型多见,大肠型肠化的检出率与活检块数有密切关系,即活检块数越多,大肠型肠化检出率越高。客观地讲,该型肠化生的遗传学改变和胃不典型增生(上皮内瘤)的改变相似。因此,对肠化分型的临床意义和价值的争论仍未有定论。

2.关于异型增生

异型增生(上皮内瘤变)是重要的胃癌癌前病变。分为轻度和重度(或低级别和高级别)两级。异型增生和上皮内瘤变是同义词,后者是 WHO 国际癌症研究协会推荐使用的术语。

3.萎缩和肠化发生过程是否存在不可逆转点

胃黏膜萎缩的产生主要有两种途径:一是干细胞区室和/或腺体被破坏;二是选择性破坏特定的上皮细胞而保留干细胞。这两种途径在慢性 Hp 感染中均可发生。

萎缩与肠化的逆转报道已经不在少数,但是否所有病患均有逆转可能,是否在萎缩的发生与发展过程中存在某一不可逆转点。这一转折点是否可能为肠化生,已明确 Hp 感染可诱发慢性胃炎,经历慢性炎症→萎缩→肠化→异型增生等多个步骤最终发展至胃癌(Correa 模式)。可否通过根除 Hp 来降低胃癌发生危险性始终是近年来关注的热点。多数研究表明,根除 Hp 可防止胃黏膜萎缩和肠化的进一步发展,但萎缩、肠化是否能得到逆转尚待更多研究证实。

Mera 和 Correa 等最新报道了一项长达 12 年的大型前瞻性随机对照研究,纳入 795 例具有胃癌前病变的成人患者,随机给予他们抗 Hp 治疗和/或抗氧化治疗。他们观察到萎缩黏膜在 Hp 根除后持续保持阴性 12 年后可以完全消退,而肠化黏膜也有逐渐消退的趋向,但可能需要随访更长时间。他们认为通过抗 Hp 治疗来进行胃癌的化学预防是可行的策略。

但是,部分学者认为在考虑萎缩的可逆性时,需区分缺失腺体的恢复和腺体内特定细胞的再生。在后一种情况下,干细胞区室被保留,去除有害因素可使壁细胞和主细胞再生,并完全恢复腺体功能。当腺体及干细胞被完全破坏后,腺体的恢复只能由周围未被破坏的腺窝单元来完成。

当萎缩伴有肠化生时,逆转机会进一步减小。如果肠化生是对不利因素的适应性反应,而且不利因素可以被确定和去除,此时肠化生有可能逆转。但是,肠化生还有很多其他原因,如胆汁反流、高盐饮食、乙醇。这意味着即使在 Hp 感染个体,感染以外的其他因素亦可以引发或加速化生的发生。如果肠化生是稳定的干细胞内体细胞突变的结果,则改变黏膜的环境也许不能使肠化生逆转。

四、临床表现

流行病学研究表明,多数慢性非萎缩性胃炎患者无任何症状。少数患者可有上腹痛或不适、上腹胀、早饱、嗳气、恶心等非特异性消化不良症状。某些慢性萎缩性胃炎患者可有上腹部灼痛、胀痛、钝痛或胀闷且以餐后为著,食欲缺乏、恶心、嗳气、便秘或腹泻等症状。内镜检查和胃黏膜组织学检查结果与慢性胃炎患者症状的相关分析表明,患者的症状缺乏特异性,且症状之有无及严重程度与内镜所见及组织学分级并无肯定的相关性。

伴有胃黏膜糜烂者,可有少量或大量上消化道出血,长期少量出血可引起缺铁性贫血。胃体萎缩性胃炎可出现恶性贫血,常有全身衰弱、疲软、神情淡漠、隐性黄疸,消化道症状一般较少。

体征多不明显,有时上腹轻压痛,胃体胃炎严重时可有舌炎和贫血。

慢性萎缩性胃炎的临床表现不仅缺乏特异性,而且与病变程度并不完全一致。

五、辅助检查

(一)胃镜及活组织检查

1.胃镜检查

随着内镜器械的长足发展,内镜观察更加清晰。内镜下慢性非萎缩性胃炎可见红斑(点状、片状、条状),黏膜粗糙不平,出血点(斑),黏膜水肿及渗出等基本表现,尚可见糜烂及胆汁反流。萎缩性胃炎则主要表现为黏膜色泽白,不同程度的皱襞变平或消失。在不过度充气状态下,可透见血管纹,轻度萎缩时见到模糊的血管,重度时看到明显血管分支。内镜下肠化黏膜呈灰白色颗粒状小隆起,重者贴近观察有绒毛状变化。肠化也可以呈平坦或凹陷外观的。如果喷撒亚甲蓝色素,肠化区可能出现被染上蓝色,非肠化黏膜不着色。

胃黏膜血管脆性增加可致黏膜下出血,谓之壁内出血,表现为水肿或充血胃黏膜上见点状、斑状或线状出血,可多发、新鲜和陈旧性出血相混杂。如观察到黑色附着物常提示糜烂等致出血。

值得注意的是,少数 Hp 感染性胃炎可有胃体部皱襞肥厚,甚至宽度达到 5 mm 以上,且在适当充气后皱襞不能展平,用活检钳将黏膜提起时,可见帐篷征,这是和恶性浸润性病变鉴别点之一。

2.病理组织学检查

萎缩的确诊依赖于病理组织学检查。萎缩的肉眼与病理之符合率仅为 38%～78%,这与萎缩或肠化甚至 Hp 的分布都是非均匀的,或者说多灶性萎缩性胃炎的胃黏膜萎缩呈灶状分布有关。当然,只要病理活检发现有萎缩,就可诊断为萎缩性胃炎。但如果未能发现萎缩,却不能轻易排除之。如果不取足够多的标本或者内镜医师并未在病变最重部位(这也需要内镜医师的经验)活检,则势必可能遗漏病灶。反之,当在糜烂或溃疡边缘的组织活检时,即使病理发现了萎缩,却不能简单地视为萎缩性胃炎,这是因为活检组织太浅、组织包埋方向不当等因素均可影响萎缩的判断。还有,根除 Hp 可使胃黏膜活动性炎症消退,慢性炎症程度减轻。一些因素可影响结果的判断,如:①活检部位的差异;②Hp 感染时胃黏膜大量炎症细胞浸润,形如萎缩;但根除 Hp 后胃黏膜炎症细胞消退,黏膜萎缩、肠化可望恢复。然而在胃镜活检取材多少问题上,病理学家的要求与内镜医师出现了矛盾。从病理组织学观点来看,5 块或更多则有利于组织学的准确判断,然而,就内镜医师而言,考虑到患者的医疗费用,主张 2~3 块即可。

(二)Hp 检测

活组织病理学检查时可同时检测 Hp,并可在内镜检查时多取 1 块组织做快速尿素酶检查以增加诊断的可靠性。其他检查 Hp 的方法包括:①胃黏膜直接涂片或组织切片,然后以 Gram 或 Giemsa 或 Warthin-Starry 染色(经典方法),甚至 HE 染色,免疫组化染色则有助于检测球形 Hp;②细菌培养,为金标准;需特殊培养基和微需氧环境,培养时间 3~7 天,阳性率可能不高但特异性高,且可做药物敏感试验;③血清 Hp 抗体测定,多在流行病学调查时用;④尿素呼吸试验,是一种非侵入性诊断法,口服 ^{13}C 或 ^{14}C 标记的尿素后,检测患者呼气中的 $^{13}CO_2$ 或 $^{14}CO_2$ 量,结果准确;⑤聚合酶链反应法(PCR 法),能特异地检出不同来源标本中的 Hp。

根除 Hp 治疗后,可在胃镜复查时重复上述检查,亦可采用非侵入性检查手段,如 ^{13}C 或 ^{14}C 尿素呼气试验、粪便 Hp 抗原检测及血清学检查。应注意,近期使用抗生素、质子泵抑制剂、铋剂等药物,因有暂时抑制 Hp 作用,会使上述检查(血清学检查除外)呈假阴性。

(三)X 线钡餐检查

主要很好地显示胃黏膜相的气钡双重造影。对于萎缩性胃炎,常常可见胃皱襞相对平坦和减少。但依靠 X 线诊断慢性胃炎价值不如胃镜和病理组织学。

(四)实验室检查

1.胃酸分泌功能测定

非萎缩性胃炎胃酸分泌常正常,有时可以增高。萎缩性胃炎病变局限于胃窦时,胃酸可正常或低酸,低酸是由于泌酸细胞数量减少和 H^+ 向胃壁反弥散所致。测定基础胃液分泌量(BAO)及注射组胺或五肽胃泌素后测定最大泌酸量(MAO)和高峰泌酸量(PAO)以判断胃泌酸功能,有助于萎缩性胃炎的诊断及指导临床治疗。A 型慢性萎缩性胃炎患者多无酸或低酸,B 型慢性萎缩性胃炎患者可正常或低酸,往往在给予酸分泌刺激药后,也不见胃液和胃酸分泌。

2.胃蛋白酶原(PG)测定

胃体黏膜萎缩时血清 PGI 水平及 PGI/II 比例下降,严重时可伴餐后血清 G-17 水平升高;胃窦黏膜萎缩时餐后血清 G-17 水平下降,严重时可伴 PG I 水平及 PG I / II 比例下降。然而,这主要是一种统计学上的差异(图 5-1)。

日本学者发现无症状胃癌患者,本法 85% 阳性,PG I 或比值降低者,推荐进一步胃镜检查,以检出伴有萎缩性胃炎的胃癌。该试剂盒用于诊断萎缩性胃炎和判断胃癌倾向在欧洲国家应用要多于我国。

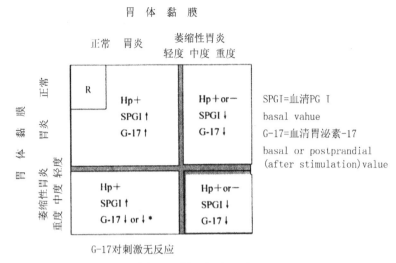

图 5-1　胃蛋白酶原测定

3.血清促胃液素测定

如果以放射免疫法检测血清促胃液素,则正常值应低于 100 pg/mL。慢性萎缩性胃炎胃体为主者,因壁细胞分泌胃酸缺乏、反馈性地 G 细胞分泌促胃液素增多,致促胃液素中度升高。特别是当伴有恶性贫血时,该值可达 1 000 pg/mL 或更高。注意此时要与胃泌素瘤相鉴别,后者是高胃酸分泌。慢性萎缩性胃炎以胃窦为主时,空腹血清促胃液素正常或降低。

4.自身抗体

血清 PCA 和 IFA 阳性对诊断慢性胃体萎缩性胃炎有帮助,尽管血清 IFA 阳性率较低,但胃液中 IFA 的阳性,则十分有助于恶性贫血的诊断。

5.血清维生素 B_{12} 浓度和维生素 B_{12} 吸收试验

慢性胃体萎缩性胃炎时,维生素 B_{12} 缺乏,常低于 200 ng/L。维生素 B_{12} 吸收试验(Schilling 试验)能检测维生素 B_{12} 在末端回肠吸收情况且可与回盲部疾病和严重肾功能障碍相鉴别。同时服用 ^{58}Co 和 ^{57}Co(加有内因子)标记的氰钴素胶囊。此后收集 24 小时尿液。如两者排出率均大于 10% 则正常,若尿中 ^{58}Co 排出率低于 10%,而 ^{57}Co 的排出率正常则常提示恶性贫血;而两者均降低的常常是回盲部疾病或者肾衰竭者。

六、诊断和鉴别诊断

(一)诊断

鉴于多数慢性胃炎患者无任何症状,或即使有症状也缺乏特异性,且缺乏特异性体征,因此根据症状和体征难以做出慢性胃炎的正确诊断。慢性胃炎的确诊主要依赖于内镜检查和胃黏膜活检组织学检查,尤其是后者的诊断价值更大。

按照悉尼胃炎标准要求,完整的诊断应包括病因、部位和形态学三方面。例如,诊断为胃窦为主慢性活动性 Hp 胃炎和 NSAIDs 相关性胃炎。当胃窦和胃体炎症程度相差 2 级或以上时,加上"为主"修饰词,如"慢性(活动性)胃炎,胃窦显著"。当然这些诊断结论最好是在病理报告后给出,实际的临床工作中,胃镜医师可根据胃镜下表现给予初步诊断。病理诊断则主要根据新悉尼胃炎系统如图 5-2 所示。

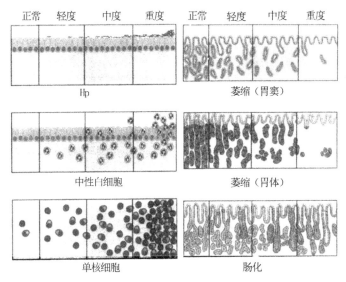

图 5-2　新悉尼胃炎系统

对于自身免疫性胃炎诊断,要予以足够的重视。因为胃体活检者甚少,或者很少开展 PCA 和 IFA 的检测,诊断该病者很少。为此,如果遇到以全身衰弱和贫血为主要表现,而上消化道症状往往不明显者,应做血清促胃液素测定和/或胃液分析,异常者进一步做维生素 B_{12} 吸收试验,血清维生素 B_{12} 浓度测定可获确诊。注意不能仅仅凭活检组织学诊断本病,特别标本数少时,这是因为 Hp 感染性胃炎后期,胃窦肠化,Hp 上移,胃体炎症变得显著,可与自身免疫性胃炎表现相重叠,但后者胃窦黏膜的变化很轻微。另外,淋巴细胞性胃炎也可出现类似情况,而其并无泌酸腺萎缩。

A 型、B 型萎缩性胃炎特点见表 5-1。

表 5-1　A 型和 B 型慢性萎缩性胃炎的鉴别

项目		A 型慢性萎缩性胃炎	B 型慢性萎缩性胃炎
部位	胃窦	正常	萎缩
	胃体	弥漫性萎缩	多然性
血清促胃液素		明显升高	不定,可以降低或不变
胃酸分泌		降低	降低或正常
自身免疫抗体(内因子抗体和壁细胞抗体)阳性率		90%	10%
恶性贫血发生率		90%	10%
可能的病因		自身免疫,遗传因素	Hp、化学损伤

(二)鉴别诊断

1.功能性消化不良

2006 年,《中国慢性胃炎共识意见》将消化不良症状与慢性胃炎做了对比:一方面慢性胃炎患者可有消化不良的各种症状;另一方面,一部分有消化不良症状者如果胃镜和病理检查无明显阳性发现,可能仅仅为功能性消化不良。当然,少数功能性消化不良患者可同时伴有慢性胃炎。这样在慢性胃炎与消化不良症状功能性消化不良之间形成较为错综复杂的关系。但一般说来,消化不良症状的有无和严重程度与慢性胃炎的内镜所见或组织学分级并无明显相关性。

2.早期胃癌和胃溃疡

几种疾病的症状有重叠或类似,但胃镜及病理检查可鉴别。重要的是,如遇到黏膜糜烂,尤其是隆起性糜烂,要多取活检和及时复查,以排除早期胃癌。这是因为即使是病理组织学诊断,也有一定局限性。原因主要是:①胃黏膜组织学变化易受胃镜检查前夜的食物(如某些刺激性食物加重黏膜充血)性质、被检查者近日是否吸烟、胃镜操作者手法的熟练程度、患者恶心反应等诸种因素影响;②活检是点的调查,而慢性胃炎病变程度在整个黏膜面上并非一致,要多点活检才能做出全面估计,判断治疗效果时,尽量在黏膜病变较重的区域或部位活检,如系治疗前后比较,则应在相同或相近部位活检;③病理诊断易受病理医师主观经验的影响。

3.慢性胆囊炎与胆石症

其与慢性胃炎症状十分相似,同时并存者亦较多。对于中年女性诊断慢性胃炎时,要仔细询问病史,必要时行胆囊 B 超检查,以了解胆囊情况。

4.其他

慢性肝炎和慢性胰腺疾病等,也可出现与慢性胃炎类似症状,在详询病史后,行必要的影像学检查和特异的实验室检查。

七、预后

慢性萎缩性胃炎常合并肠上皮化生。慢性萎缩性胃炎绝大多数预后良好,少数可癌变,其癌变率为 $1\%\sim3\%$。目前认为慢性萎缩性胃炎若早期发现,及时积极治疗,病变部位萎缩的腺体是可以恢复的,其可转化为非萎缩性胃炎或被治愈,改变了以往人们对慢性萎缩性胃炎不可逆转的认识。根据萎缩性胃炎每年的癌变率为 $0.5\%\sim1.0\%$,那么,胃镜和病理检查的随访间期定位多久才既提高早期胃癌的诊断率,又方便患者和符合医药经济学要求。这也一直是不同地区和不同学者分歧较大的问题。在我国,城市和乡村由不同胃癌发生率和医疗条件差异。如果纯粹从疾病进展和预防角度考虑,一般认为,不伴有肠化和异型增生的萎缩性胃炎可 $1\sim2$ 年做内镜和病理随访 1 次;活检有中重度萎缩伴有肠化的萎缩性胃炎 1 年左右随访 1 次。伴有轻度异型增生并剔除取于癌旁者,根据内镜和临床情况缩短至 $6\sim12$ 个月随访 1 次;而重度异型增生者需立即复查胃镜和病理,必要时手术治疗或内镜下局部治疗。

八、治疗

慢性非萎缩性胃炎的治疗目的是缓解消化不良症状和改善胃黏膜炎症。治疗应尽可能针对病因,遵循个体化原则。消化不良症状的处理与功能性消化不良相同。无症状、Hp 阴性的非萎缩性胃炎无须特殊治疗。

(一)一般治疗

慢性萎缩性胃炎患者,不论其病因如何,均应戒烟、忌酒,避免使用损害胃黏膜的药物如NSAIDs 等,避免食用对胃黏膜有刺激性的食物和饮品,如过于酸、甜、咸、辛辣和过热、过冷食物,浓茶、咖啡等。饮食宜清淡、规律,少吃油炸、烟熏、腌制食物,不食腐烂变质的食物,多吃新鲜蔬菜和水果,食品要新鲜并富于营养,保证有足够的蛋白质、维生素(如维生素 C 和叶酸等)及铁质摄入,精神上乐观,生活要规律。

(二)针对病因或发病机制的治疗

1.根除 Hp

慢性非萎缩性胃炎的主要症状为消化不良,其症状应归属于功能性消化不良范畴。目前,国内外均推荐对 Hp 阳性的功能性消化不良行根除治疗。因此,有消化不良症状的 Hp 阳性慢性非萎缩性胃炎患者均应根除 Hp。另外,如果伴有胃黏膜糜烂,也该根除 Hp。大量研究结果表明,根除 Hp 可使胃黏膜组织学得到改善;对预防消化性溃疡和胃癌等有重要意义;对改善或消除消化不良症状具有费用-疗效比优势。

2.保护胃黏膜

近年来,有关前列腺素和胃黏膜血流量等成为胃黏膜保护领域的研究热点。这与 NSAIDs 药物的广泛应用带来的不良反应日益引起学者的重视有关。美国加州大学戴维斯分校的 Tarnawski 教授的研究显示,前列腺素保护胃黏膜抵抗致溃疡及致坏死因素损害的机制不仅是抑制胃酸分泌。当然表皮生长因子(EGF)、成纤维生长因子(bFGF)和血管内皮生长因子(VEGF)及热休克蛋白等都是重要的黏膜保护因子,在抵御黏膜损害中起重要作用。

然而,当机体遇到有害因素强烈攻击时,仅依靠自身的防御修复能力是不够的,强化黏膜防卫能力,促进黏膜的修复是治疗胃黏膜损伤的重要环节之一。具有保护和增强胃黏膜防御功能或者防止胃黏膜屏障受到损害的一类药物统称为胃黏膜保护药。包括铝碳酸镁、硫糖铝、胶体铋剂、地诺前列酮(喜克溃)、替普瑞酮(又名施维舒)、吉法酯(又名惠加强-G)、谷氨酰胺类(麦滋林-S)、瑞巴派特(膜固思达)等药物。另外,合欢香叶酯能增加胃黏膜更新,提高细胞再生能力,增强胃黏膜对胃酸的抵抗能力,达到保护胃黏膜作用。

3.抑制胆汁反流

促动力药如多潘立酮可防止或减少胆汁反流;胃黏膜保护药,特别是有结合胆酸作用的铝碳酸镁制剂,可增强胃黏膜屏障、结合胆酸,从而减轻或消除胆汁反流所致的胃黏膜损害。考来烯胺可络合反流至胃内的胆盐,防止胆汁酸破坏胃黏膜屏障,方法为每次 3～4 g,每天 3～4 次。

(三)对症处理

消化不良症状的治疗由于临床症状与慢性非萎缩性胃炎之间并不存在明确关系,因此症状治疗事实上属于功能性消化不良的经验性治疗。慢性胃炎伴胆汁反流者可应用促动力药(如多潘立酮)和/或有结合胆酸作用的胃黏膜保护药(如铝碳酸镁制剂)。

(1)有胃黏膜糜烂和/或以反酸、上腹痛等症状为主者,可根据病情或症状严重程度选用抗酸药、H_2 受体阻滞剂或质子泵抑制剂。

(2)促动力药如多潘立酮、马来酸曲美布汀、莫沙必利、盐酸伊托必利主要用于上腹饱胀、恶心或呕吐等为主要症状者。

(3)胃黏膜保护药如硫糖铝、瑞巴派特、替普瑞酮、吉法酯、依卡倍特适用于有胆汁反流、胃黏膜损害和/或症状明显者。

(4)抗抑郁药或抗焦虑治疗:可用于有明显精神因素的慢性胃炎伴消化不良症状患者,同时应予耐心解释或心理治疗。

(5)助消化治疗:对于伴有腹胀、食欲缺乏等消化不良症而无明显上述胃灼热、反酸、上腹饥饿痛症状者,可选用含有胃酶、胰酶和肠酶等复合酶制剂治疗。

(6)其他对症治疗:包括解痉止痛、止吐、改善贫血等。

(7)对于贫血,若为缺铁,应补充铁剂。大细胞贫血者根据维生素 B_{12} 或叶酸缺乏分别给予补充。

(杨胜楠)

第五节　应激性溃疡

应激性溃疡(SU)又称急性胃黏膜病变(AGML)或急性应激性黏膜病(ASML),是指机体在各类严重创伤或疾病等应激状态下发生的食管、胃或十二指肠等部位黏膜的急性糜烂或溃疡。库欣(Curling)最早在1842年观察到严重烧伤患者易发急性胃十二指肠溃疡出血。1932年,库欣报告颅脑损伤患者易伴发SU。现已证实,SU在重症患者中很常见,75%～100%的重症患者在进入ICU 24小时内发生SU。0.6%～6.0%的SU并发消化道大出血,而一旦并发大出血,会导致约50%患者死亡。SU病灶通常较浅,很少侵及黏膜肌层以下,穿孔少见。

一、病因

诱发SU的病因较多,常见病因包括严重创伤及大手术后、全身严重感染、多脏器功能障碍综合征和/或多脏器功能衰竭、休克及心肺脑复苏后、心脑血管意外、严重心理应激等。其中由严重烧伤导致者又称库欣溃疡,继发于重型颅脑外伤的又称库欣溃疡。

二、病理生理

目前认为SU的发生是由于胃运动、分泌、血流、胃肠激素等多种因素的综合作用,使损伤因素增强,胃黏膜防御作用减弱,不足以抵御胃酸和胃蛋白酶的侵袭,最终导致胃黏膜损害和溃疡形成(图5-3)。

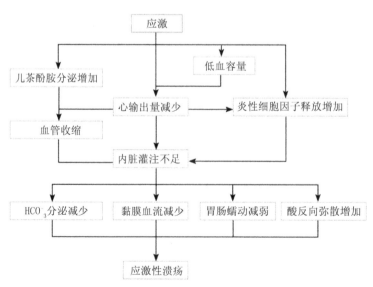

图 5-3　SU 病理生理

正常生理状态下,胃十二指肠黏膜具有一系列防御和修复机制,以抵御各种侵袭因素的损害,维持黏膜的完整性。这些防御因素主要包括上皮前的黏液和碳酸氢盐屏障、上皮细胞及上皮后的微循环。

(一)黏液和碳酸氢盐屏障

胃黏液是由黏膜上皮细胞分泌的一种黏稠、不溶性的胶冻状物,其主要成分为糖蛋白,覆盖在胃黏膜表面形成黏液层,此层将胃腔与黏膜上皮细胞顶面隔开,并与来自血流或细胞内代谢产生的 HCO_3^- 一起构成黏液和碳酸氢盐屏障。黏液层是不流动层,H^+ 在其中扩散极慢,其中的 HCO_3^- 可充分与 H^+ 中和,并造成黏液层的胃腔侧与黏膜侧之间存在 pH 梯度,从而减轻胃酸对黏膜上皮细胞的损伤。

(二)胃黏膜屏障

胃黏膜上皮细胞层是保护胃黏膜的重要组成部分,胃腔面的细胞膜由脂蛋白构成,可阻碍胃腔内 H^+ 顺浓度梯度进入细胞内,避免了细胞内 pH 降低。同时上皮细胞能在黏膜受损后进行快速迁移和增生,加快黏膜修复。

(三)黏膜血流

可为黏膜提供氧、营养物质及胃肠肽类激素等以维持其正常功能,还可及时有效清除代谢产物和逆向弥散至黏膜内的 H^+,维持局部微环境稳定。此外,胃黏膜内存在许多具有细胞保护作用的物质,如胃泌素、前列腺素、生长抑素、表皮生长因子等,有保护细胞,抑制胃酸分泌,促进上皮再生的作用。

在创伤、休克等严重应激情况下,黏膜上皮细胞功能障碍,不能产生足够的 HCO_3^- 和黏液,黏液和碳酸氢盐屏障受损;同时交感神经兴奋,使胃的运动功能减弱,幽门功能紊乱,十二指肠内容物反流入胃,加重对胃黏膜屏障的破坏;应激状态下胃黏膜缺血坏死,微循环障碍使黏膜上皮细胞更新减慢;应激时前列腺素(PGs)水平降低,儿茶酚胺大量释放,可激活并产生大量活性氧,其中的超氧离子可使细胞膜脂质过氧化,破坏细胞完整性,并减少核酸合成,使上皮细胞更新速度减慢,加重胃黏膜损伤。活性氧还可与血小板活化因子(PAF)、白三烯(LTC)、血栓素(TXB_2)等相互作用,参与多种原因所致的 SU 发病过程。

三、临床表现

消化道出血是 SU 的主要表现,可出现呕血和/或黑便,或仅有胃液或大便潜血阳性。出血的显著特点是具有间歇性,可间隔多天,这种间歇特性可能是由于原有黏膜病灶愈合同时又有新病灶形成所致。消化道出血量大时常有血压下降,心率增快,体位性晕厥,皮肤湿冷,尿少等末梢循环衰竭表现,连续出血可导致血红蛋白下降,血尿素氮增多,甚至出现重要脏器功能衰竭。除出血外,SU 可出现上腹痛、腹胀、恶心、呕吐、反酸等消化道症状,但较一般胃、十二指肠溃疡病轻。由于 SU 常并发于严重疾病或多个器官损伤,其临床表现容易被原有疾病掩盖。

四、辅助检查

(一)胃镜检查

胃镜检查是目前诊断 SU 的主要方法。病变多见于胃体及胃底部,胃窦部少见,仅在病情发展或恶化时才累及胃窦部。胃镜下可见胃黏膜充血、水肿、点片状糜烂、出血,以及大小不一的多发性溃疡,溃疡边缘整齐,可有新鲜出血或血斑。库欣溃疡多发生在胃和食管,表现为黏膜局灶性糜烂,糜烂局部可有点片状或条索状出血,或呈现大小不等的瘀点及瘀斑,溃疡常为多发,形态不规则,境界清楚,周围黏膜水肿不明显,直径多在 0.5~1.0 cm。库欣溃疡内镜下表现与其他类型 SU 相似,但病变形态多样,分布较广,病程后期胃黏膜病变处因细菌感染可见脓苔。

(二)介入血管造影

行选择性胃十二指肠动脉造影,当病灶活动性出血量>0.5 mL/min 时,可于出血部位见到造影剂外溢、积聚,有助于出血定位。但阴性结果并不能排除 SU。

(三)其他

X 线钡餐造影不适用于危重患者,诊断价值较小,现已很少应用。

五、诊断

SU 的诊断主要靠病史和临床表现。中枢神经系统病变(颅内肿瘤、外伤、颅内大手术等)、严重烧伤、外科大手术、创伤和休克、脓毒血症和尿毒症等患者出现上腹部疼痛或消化道出血时,要考虑到 SU 可能,确诊有赖于胃镜检查。

六、治疗

(一)抑酸治疗

目标是使胃内 pH>4,并延长 pH>4 的持续时间,从而降低 SU 的严重程度,治疗和预防 SU 并发的出血。目前常用的抑酸药物主要有 H_2 受体阻滞剂和质子泵抑制剂。H_2 受体阻滞剂可拮抗胃壁细胞膜上的 H_2 受体,抑制基础胃酸分泌,也抑制组胺、胰岛素、促胃液素、咖啡因等引起的胃酸分泌,降低胃酸,保护胃黏膜,并通过干扰组胺作用,间接影响垂体激素的分泌和释放,从而达到控制 SU 出血的作用。常用药物有雷尼替丁(100 mg 静脉滴注,2~4 次/天),法莫替丁(20 mg 静脉滴注,2 次/天)。质子泵抑制剂能特异性作用于胃黏膜壁细胞中的 H^+,K^+-ATP 酶,使其不可逆性失活,从而减少基础胃酸分泌和各种刺激引起的胃酸分泌,保护胃黏膜,缓解胃肠血管痉挛状态,增加因应激而减少的胃黏膜血流,显著降低出血率和再次出血的发生率。但质子泵抑制剂减少胃酸同时也降低胃肠道的防御功能,利于革兰阴性杆菌生长,不利于对肺部感染及肠道菌群的控制,长期应用还可引起萎缩性胃炎等,并可能与社区获得性肺炎或医院获得性肺炎相关。常用药物如奥美拉唑和潘妥拉唑,40 mg 静脉滴注,2 次/天。

(二)保护胃黏膜

前列腺素 E_2 可增加胃十二指肠黏膜的黏液和碳酸氢盐分泌,改善黏膜血流,增强胃黏膜防护作用,同时可抑制胃酸分泌。硫糖铝、氢氧化铝凝胶等可黏附于胃壁起到保护胃黏膜的作用,并可以降低胃内酸度。用法可从胃管反复灌注药物。

(三)其他药物

近年研究认为氧自由基的大量释放是 SU 的重要始动因子之一,别嘌醇、维生素 E 及中药复方丹参、小红参等具有拮抗氧自由基的作用,但临床实际效果还需循证医学方法证实。

(四)SU 并发出血的处理

一般先采用非手术疗法,包括输血,留置胃管持续胃肠负压吸引,使用抑酸药物,冰盐水洗胃等。有条件时可行介入治疗,行选择性动脉插管(胃左动脉)后灌注血管加压素。另外,如果患者情况可以耐受,可行内镜下止血,如钛夹止血、套扎止血、局部应用组织黏附剂和药物止血、黏膜内或血管内注射止血剂、高频电和氩离子凝固止血等。若非手术治疗无效,对持续出血或短时间内反复大量出血,范围广泛的严重病变,需及时手术治疗,原则是根据患者全身情况、病变部位、范围大小及并发症等选择最简单有效的术式。病变范围不大或十二指肠出血为主者,多主张行胃大部切除或胃大部切除加选择性迷走神经切断术。若病变范围广泛,弥漫性大量出血,特别是病变波及胃底者,可视情况保留10%左右的胃底,或行全胃切除术,但全胃切除创伤大,应谨慎用于SU患者。

七、预防

预防SU的基本原则是积极治疗原发病,纠正休克和抑制胃酸。具体措施包括:积极治疗原发病和防治并发症;维护心肺等重要器官正常功能;及时纠正休克,维持有效循环容量;控制感染;维持水、电解质及酸碱平衡;预防性应用抑酸药物;避免应用激素及阿司匹林、吲哚美辛(消炎痛)等非甾体抗炎药;对有腹胀及呕吐者留置胃管减压,以降低胃内张力,减轻胃黏膜缺血和十二指肠反流液对胃黏膜的损害。

(王　霞)

第六节　消化性溃疡

消化性溃疡主要指发生在胃和十二指肠的慢性溃疡,即胃溃疡(GU)和十二指肠溃疡(DU),因溃疡形成与胃酸/胃蛋白酶的消化作用有关而得名。溃疡的黏膜缺损超过黏膜肌层,不同于糜烂。

一、流行病学

消化性溃疡是全球性常见病。我国临床统计资料提示,消化性溃疡患病率在近十多年来亦开始呈下降趋势。本病可发生于任何年龄,但中年最为常见,DU多见于青壮年,而GU多见于中老年,后者发病高峰比前者约迟10年。男性患病比女性较多。临床上DU比GU为多见,两者之比为(2~3):1,但有地区差异,在胃癌高发区GU所占的比例有增加。

二、病因和发病机制

在正常生理情况下,胃十二指肠黏膜经常接触有强侵蚀力的胃酸和在酸性环境下被激活、能水解蛋白质的胃蛋白酶。此外,还经常受摄入的各种有害物质的侵袭,但却能抵御这些侵袭因素的损害,维持黏膜的完整性,这是因为胃、十二指肠黏膜具有一系列防御和修复机制。目前认为,胃十二指肠黏膜的这一完善而有效的防御和修复机制,足以抵抗胃酸/胃蛋白酶的侵蚀。一般而言,只有当某些因素损害了这一机制才可能发生胃酸/胃蛋白酶侵蚀黏膜而导致溃疡形成。近年的研究已经明确,Hp和非甾体抗炎药是损害胃十二指肠黏膜屏障从而导致消化性溃疡发病的最常见病因。少见的特殊情况,当过度胃酸分泌远远超过黏膜的防御和修复作用也可能导致消化性溃疡发生。现将这些病因及其导致溃疡发生的机制分述如下。

(一)幽门螺杆菌

确认幽门螺杆菌为消化性溃疡的重要病因主要基于两方面的证据:①消化性溃疡患者的幽

门螺杆菌检出率显著高于对照组的普通人群,在 DU 的检出率约为 90%、GU 为 70%~80%(幽门螺杆菌阴性的消化性溃疡患者往往能找到 NSAIDs 服用史等其他原因);②大量临床研究肯定,成功根除幽门螺杆菌后溃疡复发率明显下降,用常规抑酸治疗后愈合的溃疡年复发率为50%~70%,而根除幽门螺杆菌可使溃疡复发率降至 5% 以下,这就表明去除病因后消化性溃疡可获治愈。至于何以在感染幽门螺杆菌的人群中仅有少部分人(约 15%)发生消化性溃疡,一般认为,这是幽门螺杆菌、宿主和环境因素三者相互作用的不同结果。

幽门螺杆菌感染导致消化性溃疡发病的确切机制尚未阐明。目前比较普遍接受的一种假说试图将幽门螺杆菌、宿主和环境 3 个因素在 DU 发病中的作用统一起来。该假说认为,胆酸对幽门螺杆菌生长具有强烈的抑制作用,因此正常情况下幽门螺杆菌无法在十二指肠生存,十二指肠球部酸负荷增加是 DU 发病的重要环节,因为酸可使结合胆酸沉淀,从而有利于幽门螺杆菌在十二指肠球部生长。幽门螺杆菌只能在胃上皮组织定植,因此在十二指肠球部存活的幽门螺杆菌只有当十二指肠球部发生胃上皮化生才能定植下来,而据认为十二指肠球部的胃上皮化生是十二指肠对酸负荷的一种代偿反应。十二指肠球部酸负荷增加的原因,一方面与幽门螺杆菌感染引起慢性胃窦炎有关,幽门螺杆菌感染直接或间接作用于胃窦 D、G 细胞,削弱了胃酸分泌的负反馈调节,从而导致餐后胃酸分泌增加;另一方面,吸烟、应激和遗传等因素均与胃酸分泌增加有关(详后述)。定植在十二指肠球部的幽门螺杆菌引起十二指肠炎症,炎症削弱了十二指肠黏膜的防御和修复功能,在胃酸/胃蛋白酶的侵蚀下最终导致 DU 发生。十二指肠炎症同时导致十二指肠黏膜分泌碳酸氢盐减少,间接增加十二指肠的酸负荷,进一步促进 DU 的发生和发展过程。

对幽门螺杆菌引起 GU 的发病机制研究较少,一般认为是幽门螺杆菌感染引起的胃黏膜炎症削弱了胃黏膜的屏障功能,胃溃疡好发于非泌酸区与泌酸区交界处的非泌酸区侧,反映了胃酸对屏障受损的胃黏膜的侵蚀作用。

(二)NSAIDs

NSAIDs 是引起消化性溃疡的另一个常见病因。大量研究资料显示,服用 NSAIDs 患者发生消化性溃疡及其并发症的危险性显著高于普通人群。临床研究报道,在长期服用 NSAIDs 患者中 10%~25% 可发现胃或十二指肠溃疡,有 1%~4% 的患者发生出血、穿孔等溃疡并发症。NSAIDs 引起的溃疡以 GU 较 DU 多见。溃疡形成及其并发症发生的危险性除与服用 NSAIDs种类、剂量、疗程有关外,尚与高龄、同时服用抗凝血药、糖皮质激素等因素有关。

NSAIDs 通过削弱黏膜的防御和修复功能而导致消化性溃疡发病,损害作用包括局部作用和系统作用两方面,系统作用是主要致溃疡机制,主要是通过抑制环氧合酶(COX)而起作用。COX 是花生四烯酸合成前列腺素的关键限速酶,COX 有两种异构体,即结构型 COX-1 和诱生型 COX-2。COX-1 在组织细胞中恒量表达,催化生理性前列腺素合成而参与机体生理功能调节;COX-2 主要在病理情况下由炎症刺激诱导产生,促进炎症部位前列腺素的合成。传统的NSAIDs 如阿司匹林、吲哚美辛等旨在抑制 COX-2 而减轻炎症反应,但特异性差,同时抑制了COX-1,导致胃肠黏膜生理性前列腺素 E 合成不足。后者通过增加黏液和碳酸氢盐分泌、促进黏膜血流增加、细胞保护等作用在维持黏膜防御和修复功能中起重要作用。

NSAIDs 和幽门螺杆菌是引起消化性溃疡发病的两个独立因素,至于两者是否有协同作用则尚无定论。

(三)胃酸和胃蛋白酶

消化性溃疡的最终形成是由于胃酸/胃蛋白酶对黏膜自身消化所致。因胃蛋白酶活性是 pH 依赖性的,在 pH>4 时便失去活性,因此在探讨消化性溃疡发病机制和治疗措施时主要考虑胃酸。无酸情况下罕有溃疡发生及抑制胃酸分泌药物能促进溃疡愈合的事实均确证胃酸在溃疡形成过程中的决定性作用,是溃疡形成的直接原因。胃酸的这一损害作用一般只有在正常黏膜防御和修复功能遭受破坏时才能发生。

DU 患者中约有 1/3 存在五肽胃泌素刺激的最大酸排量(MAO)增高,其余患者 MAO 多在正常高值,DU 患者胃酸分泌增高的可能因素及其在 DU 发病中的间接及直接作用已如前述。GU 患者基础酸排量(BAO)及 MAO 多属正常或偏低。对此,可能解释为 GU 患者多伴多灶萎缩性胃炎,因而胃体壁细胞泌酸功能已受影响,而 DU 患者多为慢性胃窦炎,胃体黏膜未受损或受损轻微因而仍能保持旺盛的泌酸能力。少见的特殊情况如促胃液素瘤患者,极度增加的胃酸分泌的攻击作用远远超过黏膜的防御作用,而成为溃疡形成的起始因素。近年来非幽门螺杆菌、非 NSAIDs(也非胃泌素瘤)相关的消化性溃疡报道有所增加,这类患者病因未明,是否与高酸分泌有关尚有待研究。

(四)其他因素

下列因素与消化性溃疡发病有不同程度的关系。

(1)吸烟:吸烟者消化性溃疡发生率比不吸烟者高,吸烟影响溃疡愈合和促进溃疡复发。吸烟影响溃疡形成和愈合的确切机制未明,可能与吸烟增加胃酸分泌、减少十二指肠及胰腺碳酸氢盐分泌、影响胃十二指肠协调运动、黏膜损害性氧自由基增加等因素有关。

(2)遗传:遗传因素曾一度被认为是消化性溃疡发病的重要因素,但随着幽门螺杆菌在消化性溃疡发病中的重要作用得到认识,遗传因素的重要性受到挑战。例如,消化性溃疡的家族史可能是幽门螺杆菌感染的"家庭聚集"现象;O 型血胃上皮细胞表面表达更多黏附受体而有利于幽门螺杆菌定植。因此,遗传因素的作用尚有待进一步研究。

(3)急性应激可引起应激性溃疡已是共识。但在慢性溃疡患者,情绪应激和心理障碍的致病作用却无定论。临床观察发现长期精神紧张、过劳,确实易使溃疡发作或加重,但这多在慢性溃疡已经存在时发生,因此情绪应激可能主要起诱因作用,可能通过神经内分泌途径影响胃十二指肠分泌、运动和黏膜血流的调节。

(4)胃十二指肠运动异常:研究发现部分 DU 患者胃排空增快,这可使十二指肠球部酸负荷增大;部分 GU 患者有胃排空延迟,这可增加十二指肠液反流入胃,加重胃黏膜屏障损害。但目前认为,胃肠运动障碍不大可能是原发病因,但可加重幽门螺杆菌或 NSAIDs 对黏膜的损害。

概言之,消化性溃疡是一种多因素疾病,其中幽门螺杆菌感染和服用 NSAIDs 是已知的主要病因,溃疡发生是黏膜侵袭因素和防御因素失平衡的结果,胃酸在溃疡形成中起关键作用。

三、病理

DU 发生在球部,前壁比较常见;GU 多在胃角和胃窦小弯。组织学上,GU 大多发生在幽门腺区(胃窦)与泌酸腺区(胃体)交界处的幽门腺区一侧。幽门腺区黏膜可随年龄增长而扩大(假幽门腺化生和/或肠化生),使其与泌酸腺区之交界线上移,故老年患者 GU 的部位多较高。溃疡一般为单个,也可多个,呈圆形或椭圆形。DU 直径多<10 mm,GU 要比 DU 稍大。亦可见到直径>2 cm 的巨大溃疡。溃疡边缘光整、底部洁净,由肉芽组织构成,上面覆盖有灰白色或灰黄色纤维渗出物。活动性溃疡周围黏膜常有炎症水肿。溃疡浅者累及黏膜肌层,深者达肌层甚至浆膜层,溃破血管时引起出血,穿破浆膜层时引起穿孔。溃疡愈合时周围黏膜炎症、水肿消退,边缘上皮细胞增生覆盖溃疡面,其下的肉芽组织纤维转化,变为瘢痕,瘢痕收缩使周围黏膜皱襞向其集中。

四、临床表现

上腹痛是消化性溃疡的主要症状,但部分患者可无症状或症状较轻以至不为患者所注意,而以出血、穿孔等并发症为首发症状。典型的消化性溃疡有如下临床特点:①慢性过程,病史可达数年至数十年;②周期性发作,发作与自发缓解相交替,发作期可为数周或数月,缓解期亦长短不一,短者数周、长者数年;发作常有季节性,多在秋冬或冬春之交发病,可因精神情绪不良或过劳而诱发;③发作时上腹痛呈节律性,表现为空腹痛即餐后2~4小时或(及)午夜痛,腹痛多为进食或服用抗酸药所缓解,典型节律性表现在 DU 多见。

(一)症状

上腹痛为主要症状,性质多为灼痛,亦可为钝痛、胀痛、剧痛或饥饿样不适感。多位于中上腹,可偏右或偏左。一般为轻至中度持续性痛。疼痛常有典型的节律性如上述。腹痛多在进食或服用抗酸药后缓解。

部分患者无上述典型表现的疼痛,而仅表现为无规律性的上腹隐痛或不适。具或不具典型疼痛者均可伴有反酸、嗳气、上腹胀等症状。

(二)体征

溃疡活动时上腹部可有局限性轻压痛,缓解期无明显体征。

五、特殊类型的消化性溃疡

(一)复合溃疡

复合溃疡指胃和十二指肠同时发生的溃疡。DU 往往先于 GU 出现。幽门梗阻发生率较高。

(二)幽门管溃疡

幽门管位于胃远端,与十二指肠交界,长约 2 cm。幽门管溃疡与 DU 相似,胃酸分泌一般较高。幽门管溃疡上腹痛的节律性不明显,对药物治疗反应较差,呕吐较多见,较易发生幽门梗阻、出血和穿孔等并发症。

(三)球后溃疡

DU 大多发生在十二指肠球部,发生在球部远段十二指肠的溃疡称球后溃疡。多发生在十二指肠乳头的近端。具 DU 的临床特点,但午夜痛及背部放射痛多见,对药物治疗反应较差,较易并发出血。

(四)巨大溃疡

巨大溃疡指直径>2 cm 的溃疡。对药物治疗反应较差、愈合时间较慢,易发生慢性穿透或穿孔。胃的巨大溃疡注意与恶性溃疡鉴别。

(五)老年人消化性溃疡

近年,老年人发生消化性溃疡的报道增多。临床表现多不典型,GU 多位于胃体上部甚至胃底部,溃疡常较大,易误诊为胃癌。

（六）无症状性溃疡

约 15％消化性溃疡患者可无症状，而以出血、穿孔等并发症为首发症状。可见于任何年龄，以老年人较多见；NSAIDs 引起的溃疡近半数无症状。

六、实验室和其他检查

（一）胃镜检查

胃镜检查是确诊消化性溃疡首选的检查方法。胃镜检查不仅可对胃十二指肠黏膜直接观察、摄像，还可在直视下取活组织作病理学检查及幽门螺杆菌检测，因此胃镜检查对消化性溃疡的诊断及胃良、恶性溃疡鉴别诊断的准确性高于 X 线钡餐检查。例如，在溃疡较小或较浅时钡餐检查有可能漏诊；钡餐检查发现十二指肠球部畸形可有多种解释；活动性上消化道出血是钡餐检查的禁忌证；胃的良、恶性溃疡鉴别必须由活组织检查来确定。

内镜下消化性溃疡多呈圆形或椭圆形，也有呈线形，边缘光整，底部覆有灰黄色或灰白色渗出物，周围黏膜可有充血、水肿，可见皱襞向溃疡集中。内镜下溃疡可分为活动期（A）、愈合期（H）和瘢痕期（S）3 个病期，其中每个病期又分为 1 和 2 两个阶段。

（二）X 线钡餐检查

适用于对胃镜检查有禁忌或不愿接受胃镜检查者。溃疡的 X 线征象有直接和间接两种：龛影是直接征象，对溃疡有确诊价值；局部压痛、十二指肠球部激惹和球部畸形、胃大弯侧痉挛性切迹均为间接征象，仅提示可能有溃疡。

（三）幽门螺杆菌检测

幽门螺杆菌检测应列为消化性溃疡诊断的常规检查项目，因为有无幽门螺杆菌感染决定治疗方案的选择。检测方法分为侵入性和非侵入性两大类。前者需通过胃镜检查取胃黏膜活组织进行检测，主要包括快速尿素酶试验、组织学检查和幽门螺杆菌培养；后者主要有^{13}C或^{14}C尿素呼气试验、粪便幽门螺杆菌抗原检测及血清学检查（定性检测血清抗幽门螺杆菌 IgG 抗体）。

快速尿素酶试验是侵入性检查的首选方法，操作简便、费用低。组织学检查可直接观察幽门螺杆菌，与快速尿素酶试验结合，可提高诊断准确率。幽门螺杆菌培养技术要求高，主要用于科研。^{13}C或^{14}C尿素呼气试验检测幽门螺杆菌敏感性及特异性高而无须胃镜检查，可作为根除治疗后复查的首选方法。

应注意，近期应用抗生素、质子泵抑制剂、铋剂等药物，因有暂时抑制幽门螺杆菌作用，会使上述检查（血清学检查除外）呈假阴性。

（四）胃液分析和血清促胃液素测定

一般仅在疑有促胃液素瘤时作鉴别诊断之用。

七、诊断和鉴别诊断

慢性病程、周期性发作的节律性上腹疼痛，且上腹痛可为进食或抗酸药所缓解的临床表现是诊断消化性溃疡的重要临床线索。但应注意，一方面有典型溃疡样上腹痛症状者不一定是消化性溃疡，另一方面部分消化性溃疡患者症状可不典型甚至无症状。因此，单纯依靠病史难以做出可靠诊断。确诊有赖胃镜检查。X 线钡餐检查发现龛影亦有确诊价值。

鉴别诊断本病主要临床表现为慢性上腹痛，当仅有病史和体检资料时，需与其他有上腹痛症状的疾病如肝、胆、胰、肠疾病和胃的其他疾病相鉴别。功能性消化不良临床常见且临床表现与消化性溃疡相似,应注意鉴别。如做胃镜检查,可确定有无胃、十二指肠溃疡存在。

胃镜检查如见胃、十二指肠溃疡,应注意与引起胃十二指肠溃疡的少见特殊病因或以溃疡为主要表现的胃十二指肠肿瘤鉴别。其中,与胃癌、促胃液素瘤的鉴别要点如下。

(一)胃癌

内镜或 X 线检查见到胃的溃疡,必须进行良性溃疡(胃溃疡)与恶性溃疡(胃癌)的鉴别。Ⅲ型(溃疡型)早期胃癌单凭内镜所见与良性溃疡鉴别有困难,放大内镜和染色内镜对鉴别有帮助,但最终必须依靠直视下取活组织检查鉴别。恶性溃疡的内镜特点为:①溃疡形状不规则,一般较大;②底凹凸不平、苔污秽;③边缘呈结节状隆起;④周围皱襞中断;⑤胃壁僵硬、蠕动减弱(X 线钡餐检查亦可见上述相应的 X 线征)。活组织检查可以确诊,但必须强调,对于怀疑胃癌而一次活检阴性者,必须在短期内复查胃镜进行再次活检;即使内镜下诊断为良性溃疡且活检阴性,仍有漏诊胃癌的可能,因此对初诊为胃溃疡者,必须在完成正规治疗的疗程后进行胃镜复查,胃镜复查溃疡缩小或愈合不是鉴别良、恶性溃疡的最终依据,必须重复活检加以证实。

(二)促胃液素瘤

该病是胰腺非 β 细胞瘤分泌大量促胃液素所致。肿瘤一般很小(直径<1 cm),生长缓慢,半数为恶性。大量促胃液素可刺激壁细胞增生,分泌大量胃酸,使上消化道经常处于高酸环境,导致胃、十二指肠球部和不典型部位(十二指肠降段、横段、甚或空肠近端)发生多发性溃疡。促胃液素瘤与普通消化性溃疡的鉴别要点是该病溃疡发生于不典型部位,具难治性特点,有过高胃酸分泌(BAO 和 MAO 均明显升高,且 BAO/MAO>60%)及高空腹血清促胃液素(>200 pg/mL,常>500 pg/mL)。

八、并发症

(一)出血

溃疡侵蚀周围血管可引起出血。出血是消化性溃疡最常见的并发症,也是上消化道大出血最常见的病因(约占所有病因的 50%)。

(二)穿孔

溃疡病灶向深部发展穿透浆膜层则并发穿孔。溃疡穿孔临床上可分为急性、亚急性和慢性 3 种类型,以第一种常见。急性穿孔的溃疡常位于十二指肠前壁或胃前壁,发生穿孔后胃肠的内容物漏入腹腔而引起急性腹膜炎。十二指肠或胃后壁的溃疡深至浆膜层时已与邻近的组织或器官发生粘连,穿孔时胃肠内容物不流入腹腔,称为慢性穿孔,又称为穿透性溃疡。这种穿透性溃疡改变了腹痛规律,变得顽固而持续,疼痛常放射至背部。邻近后壁的穿孔或游离穿孔较小,只引起局限性腹膜炎时称亚急性穿孔,症状较急性穿孔轻而体征较局限,且易漏诊。

(三)幽门梗阻

幽门梗阻主要是由 DU 或幽门管溃疡引起。溃疡急性发作时可因炎症水肿和幽门部痉挛而引起暂时性梗阻,可随炎症的好转而缓解;慢性梗阻主要由于瘢痕收缩而呈持久性。幽门梗阻临床表现为:餐后上腹饱胀、上腹疼痛加重,伴有恶心、呕吐,大量呕吐后症状可以改善,呕吐物含发酵酸性宿食。严重呕吐可致失水和低氯低钾性碱中毒。可发生营养不良和体重减轻。体检可见胃型和胃蠕动波,清晨空腹时检查胃内有振水声。进一步做胃镜或 X 线钡餐检查可确诊。

(四)癌变

少数 GU 可发生癌变,DU 则否。GU 癌变发生于溃疡边缘,据报道癌变率在 1% 左右。

长期慢性 GU 病史、年龄在 45 岁以上、溃疡顽固不愈者应提高警惕。对可疑癌变者,在胃镜下取多点活检做病理检查;在积极治疗后复查胃镜,直到溃疡完全愈合;必要时定期随访复查。

九、治疗

治疗的目的是消除病因、缓解症状、愈合溃疡、防止复发和防治并发症。针对病因的治疗如根除幽门螺杆菌,有可能彻底治愈溃疡病,是近年消化性溃疡治疗的一大进展。

(一)一般治疗

生活要有规律,避免过度劳累和精神紧张。注意饮食规律,戒烟、酒。服用 NSAIDs 者尽可能停用,即使未用亦要告诫患者今后慎用。

(二)治疗消化性溃疡的药物及其应用

治疗消化性溃疡的药物可分为抑制胃酸分泌的药物和保护胃黏膜的药物两大类,主要起缓解症状和促进溃疡愈合的作用,常与根除幽门螺杆菌治疗配合使用。现就这些药物的作用机制及临床应用分别简述如下。

1.抑制胃酸药物

溃疡的愈合与抑酸治疗的强度和时间成正比。抗酸药具中和胃酸作用,可迅速缓解疼痛症状,但一般剂量难以促进溃疡愈合,故目前多作为加强止痛的辅助治疗。H_2 受体阻滞剂(H_2RA)可抑制基础及刺激的胃酸分泌,以前一作用为主,而后一作用不如 PPI 充分。使用推荐剂量各种 H_2RA 溃疡愈合率相近,不良反应发生率均低。西咪替丁可通过血-脑屏障,偶有精神异常不良反应;与雄性激素受体结合而影响性功能;经肝细胞色素 P450 代谢而延长华法林、苯妥英钠、茶碱等药物的肝内代谢。雷尼替丁、法莫替丁和尼扎替丁上述不良反应较少。已证明 H_2RA 全天剂量于睡前顿服的疗效与一天 2 次分服相仿。由于该类药物价格较 PPI 便宜,临床上特别适用于根除幽门螺杆菌疗程完成后的后续治疗,及某些情况下预防溃疡复发的长程维持治疗。质子泵抑制剂作用于壁细胞胃酸分泌终末步骤中的关键酶 H^+,K^+-ATP酶,使其不可逆失活,因此抑酸作用比 H_2RA 更强且作用持久。与 H_2RA 相比,PPI 促进溃疡愈合的速度较快、溃疡愈合率较高,因此特别适用于难治性溃疡或 NSAIDs 溃疡患者不能停用 NSAIDs 时的治疗。对根除幽门螺杆菌治疗,PPI 与抗生素的协同作用较 H_2RA 好,因此是根除幽门螺杆菌治疗方案中最常用的基础药物。使用推荐剂量的各种 PPI,对消化性溃疡的疗效相仿,不良反应均少。

2.保护胃黏膜药物

硫糖铝和胶体铋目前已少用作治疗消化性溃疡的一线药物。枸橼酸铋钾(胶体次枸橼酸铋)因兼有较强抑制幽门螺杆菌作用,可作为根除幽门螺杆菌联合治疗方案的组分,但要注意此药不能长期服用,因会过量蓄积而引起神经毒性。米索前列醇具有抑制胃酸分泌、增加胃十二指肠黏膜的黏液及碳酸氢盐分泌和增加黏膜血流等作用,主要用于 NSAIDs 溃疡的预防,腹泻是常见不良反应,因会引起子宫收缩故孕妇忌服。

(三)根除幽门螺杆菌治疗

对幽门螺杆菌感染引起的消化性溃疡,根除幽门螺杆菌不但可促进溃疡愈合,而且可预防溃疡复发,从而彻底治愈溃疡。因此,凡有幽门螺杆菌感染的消化性溃疡,无论初发或复发、活动或静止、有无并发症,均应予以根除幽门螺杆菌治疗。

1.根除幽门螺杆菌的治疗方案

已证明在体内具有杀灭幽门螺杆菌作用的抗生素有克拉霉素、阿莫西林、甲硝唑(或替硝唑)、四环素、呋喃唑酮、某些喹诺酮类如左氧氟沙星等。PPI及胶体铋体内能抑制幽门螺杆菌,与上述抗生素有协同杀菌作用。目前尚无单一药物可有效根除幽门螺杆菌,因此必须联合用药。应选择幽门螺杆菌根除率高的治疗方案力求一次根除成功。研究证明以 PPI 或胶体铋为基础加上两种抗生素的三联治疗方案有较高根除率。这些方案中,以 PPI 为基础的方案所含 PPI 能通过抑制胃酸分泌提高口服抗生素的抗菌活性从而提高根除率,再者 PPI 本身具有快速缓解症状和促进溃疡愈合作用,因此是临床中最常用的方案。而其中,又以 PPI 加克拉霉素再加阿莫西林或甲硝唑的方案根除率最高。幽门螺杆菌根除失败的主要原因是患者的服药依从性问题和幽门螺杆菌对治疗方案中抗生素的耐药性。因此,在选择治疗方案时要了解所在地区的耐药情况,近年世界不少国家和我国一些地区幽门螺杆菌对甲硝唑和克拉霉素的耐药率在增加,应引起注意。呋喃唑酮(200 mg/d,分 2 次)耐药性少见、价廉,国内报道用呋喃唑酮代替克拉霉素或甲硝唑的三联疗法亦可取得较高的根除率,但要注意呋喃唑酮引起的周围神经炎和溶血性贫血等不良反应。治疗失败后的再治疗比较困难,可换用另外两种抗生素(阿莫西林原发和继发耐药均极少见,可以不换)如 PPI 加左氧氟沙星(500 mg/d,每天 1 次)和阿莫西林,或采用 PPI 和胶体铋合用再加四环素(1 500 mg/d,每天 2 次)和甲硝唑的四联疗法。

2.根除幽门螺杆菌治疗结束后的抗溃疡治疗

在根除幽门螺杆菌疗程结束后,继续给予一个常规疗程的抗溃疡治疗(如 DU 患者予 PPI 常规剂量、每天 1 次、总疗程 2~4 周,或 H_2RA 常规剂量、疗程 4~6 周;GU 患者 PPI 常规剂量、每天 1 次、总疗程4~6 周,或 H_2RA 常规剂量、疗程 6~8 周)是最理想的。这在有并发症或溃疡面积大的患者尤为必要,但对无并发症且根除治疗结束时症状已得到完全缓解者,也可考虑停药以节省药物费用。

3.根除幽门螺杆菌治疗后复查

治疗后应常规复查幽门螺杆菌是否已被根除,复查应在根除幽门螺杆菌治疗结束至少 4 周后进行,且在检查前停用 PPI 或铋剂 2 周,否则会出现假阴性。可采用非侵入性的 ^{13}C 或 ^{14}C 尿素呼气试验,也可通过胃镜在检查溃疡是否愈合的同时取活检做尿素酶和/或组织学检查。对未排除胃恶性溃疡或有并发症的消化性溃疡应常规进行胃镜复查。

(四)NSAIDs 溃疡的治疗、复发预防及初始预防

对服用 NSAIDs 后出现的溃疡,如情况允许应立即停用 NSAIDs,如病情不允许可换用对黏膜损伤少的 NSAIDs 如特异性 COX-2 抑制剂(如塞来昔布)。对停用 NSAIDs 者,可予常规剂量常规疗程的 H_2RA 或 PPI 治疗;对不能停用 NSAIDs 者,应选用 PPI 治疗(H_2RA 疗效差)。因幽门螺杆菌和 NSAIDs 是引起溃疡的两个独立因素,因此应同时检测幽门螺杆菌,如有幽门螺杆菌感染应同时根除幽门螺杆菌。溃疡愈合后,如不能停用 NSAIDs,无论幽门螺杆菌阳性还是阴性都必须继续 PPI 或米索前列醇长程维持治疗以预防溃疡复发。对初始使用 NSAIDs 的患者是否应常规给药预防溃疡的发生仍有争论。已明确的是,对于发生 NSAIDs 溃疡并发症的高危患者,如既往有溃疡病史、高龄、同时应用抗凝血药(包括低剂量的阿司匹林)或糖皮质激素者,应常规予抗溃疡药物预防,目前认为 PPI 或米索前列醇预防效果较好。

(五)溃疡复发的预防

有效根除幽门螺杆菌及彻底停服 NSAIDs,可消除消化性溃疡的两大常见病因,因而能大大减少溃疡复发。对溃疡复发同时伴有幽门螺杆菌感染复发(再感染或复燃)者,可予根除幽门螺杆菌再治疗。下列情况则需用长程维持治疗来预防溃疡复发:①不能停用 NSAIDs 的溃疡患者,无论幽门螺杆菌阳性还是阴性(如前述);②幽门螺杆菌相关溃疡,幽门螺杆菌感染未能被根除;③幽门螺杆菌阴性的溃疡(非幽门螺杆菌、非 NSAIDs 溃疡);④幽门螺杆菌相关溃疡,幽门螺杆菌虽已被根除,但曾有严重并发症的高龄或有严重伴随病患者。长程维持治疗一般以 H_2RA 或 PPI 常规剂量的半量维持,而 NSAIDs 溃疡复发的预防多用 PPI 或米索前列醇,已如前述。

(六)外科手术指征

由于内科治疗的进展,目前外科手术主要限于少数有并发症者,包括:①大量出血经内科治疗无效;②急性穿孔;③瘢痕性幽门梗阻;④胃溃疡癌变;⑤严格内科治疗无效的顽固性溃疡。

十、预后

由于内科有效治疗的发展,预后远较过去为佳,病死率显著下降。死亡主要见于高龄患者,死亡的主要原因是并发症,特别是大出血和急性穿孔。

(杨胜楠)

第七节 酒精性肝病

一、概述

正常人 24 小时内体内可代谢酒精 120 g,而酒精性肝病(ALD)是由于长期大量饮酒,超过机体的代谢能力所导致的疾病。临床上分为轻症酒精性肝病(AML)、酒精性脂肪肝(AFL)、酒精性肝炎(AH)、酒精性肝纤维化(AF)和酒精性肝硬化(AC)不同阶段。严重酗酒时可诱发广泛肝细胞坏死甚至急性肝功能衰竭。因饮酒导致的 ALD 在西方国家已成为常见病、多发病,占中年人死因的第 4 位。我国由酒精所致肝损害的发病率亦呈逐年上升趋势,酒精已成为继病毒性肝炎后导致肝损害的第二大病因,严重危害人民健康。

ALD 的发病机制较为复杂,目前尚不完全清楚。可能与酒精及其代谢产物对肝脏的毒性作用、氧化应激、内毒素、细胞因子(TNF-α、TGF-β 等)产生异常、免疫异常、蛋氨酸代谢异常、酒精代谢相关酶类基因多态性、细胞凋亡等多种因素有关。

二、诊断

(一)酒精性肝病临床诊断标准

(1)有长期饮酒史,一般超过 5 年,折合酒精量男性不低于 40 g/d,女性不低于 20 g/d,或 2 周内有大量饮酒史,折合酒精量超过 80 g/d。但应注意性别、遗传易感性等因素的影响。酒精量换算公式为:酒精量(g)=饮酒量(mL)×酒精含量(%)×0.8。

(2)临床症状为非特异性,可无症状,或有右上腹胀痛、食欲缺乏、乏力、体重减轻、黄疸等;随着病情加重,可有神经精神、蜘蛛痣、肝掌等症状和体征。

(3)血清天冬氨酸氨基转移酶(AST)、丙氨酸氨基转移酶(ALT)、γ-谷氨酰转肽酶(GGT)、总胆红素(TBIL)、凝血酶原时间(PT)和平均红细胞容积(MCV)等指标升高,禁酒后这些指标可明显下降,通常4周内基本恢复正常,AST/ALT>2,有助于诊断。

(4)肝脏 B 超或 CT 检查有典型表现。

(5)排除嗜肝病毒的感染、药物和中毒性肝损伤等。

符合第(1)、(2)、(3)项和第(5)项或第(1)、(2)、(4)项和第(5)项可诊断酒精性肝病;仅符合第(1)、(2)项和第(5)项可疑诊酒精性肝病。

(二)临床分型诊断

1.轻症酒精性肝病

肝脏生物化学、影像学和组织病理学检查基本正常或轻微异常。

2.酒精性脂肪肝

影像学诊断符合脂肪肝标准,血清 ALT、AST 可轻微异常。

3.酒精性肝炎

血清 ALT、AST 或 GGT 升高,可有血清 TBIL 增高。重症酒精性肝炎是指酒精性肝炎中,合并肝昏迷、肺炎、急性肾衰竭、上消化道出血,可伴有内毒素血症。

4.酒精性肝纤维化

症状及影像学无特殊。未做病理检查时,应结合饮酒史、血清纤维化标志物(透明质酸、Ⅲ型胶原、Ⅳ型胶原、层粘连蛋白)、GGT、AST/ALT、胆固醇、载脂蛋白-A1、TBIL、α_2 巨球蛋白、铁蛋白、稳态模式胰岛素抵抗等改变,这些指标十分敏感,应联合检测。

5.酒精性肝硬化

有肝硬化的临床表现和血清生物化学指标的改变。

三、鉴别诊断

鉴别诊断见表 5-2。

表 5-2　酒精性肝病的鉴别诊断

病种	病史	病毒学检查
非酒精性肝病	好发于肥胖、2 型糖尿病患者	肝炎标志物阴性
病毒性肝炎	无长期饮酒史	肝炎标志物阳性
酒精性肝病	有长期饮酒史	肝炎标志物阴性

四、治疗

(一)治疗原则

包括戒酒、改善营养、治疗肝损伤、防治并发存在的其他肝病、阻止或逆转肝纤维化的进展、促进肝再生、减少并发症、提高生活质量、终末期肝病进行肝移植等措施。

1.戒酒

其中戒酒是 ALD 治疗的最关键措施,戒酒或显著减少酒精摄入可显著改善所有阶段患者的组织学改变和生存率;Child A 级的 ALD 患者戒酒后 5 年生存率可超过 80%,Child B、C 级患者在戒酒后也能使 5 年生存率从 30% 提高至 60%,除戒酒以外尚无 ALD 特异性治疗方法。戒酒过程中应注意戒断综合征(包括酒精依赖者,神经精神症状的出现与戒酒有关,多呈急性发作过程,常有四肢抖动及出汗等症状,严重者有戒酒性抽搐或癫痫样痉挛发作)的发生。

2.营养支持

ALD 患者同时也需良好的营养支持,因其通常并发热量、蛋白质缺乏性营养不良,而营养不良又可加剧酒精性肝损伤。因此,宜给予富含优质蛋白和 B 族维生素、高热量的低脂饮食,必要时适当补充支链氨基酸为主的复方氨基酸制剂。酒精性肝病的饮食治疗可参考表 5-3。

表 5-3　ALD 患者的饮食指导原则

蛋白质＝1.0～1.5 g/kg 体重
总热量＝30～35 kcal/kg 体重(静息状态下的能量消耗最少)
50％～55％为糖类,最好是复合型糖类
30％～35％为脂肪,最好不饱和脂肪酸含量高并含有足量的必需脂肪酸
营养最好是肠内或口服/或经小孔径喂食给予;部分肠道外营养为次要选择;全肠外营养为最后的选择
水、盐摄入以保持机体水、电解质平衡
多种维生素及矿物质
支链氨基酸的补充通常并不需要
许多患者能耐受标准的氨基酸补充
若患者不能耐受标准氨基酸补充仍可补充支链氨基酸
避免仅仅补充支链氨基酸,支链氨基酸并不能保持氮的平衡
有必要补充必需氨基酸,必需氨基酸指正常时可从前体合成而在肝硬化患者不能合成,包括胆碱、胱氨酸、氨基乙磺酸、酪氨酸

3.维生素及微量元素

慢性饮酒者可能因摄入不足、肠道吸收减少、肝内维生素代谢障碍、疾病后期肠道黏膜屏障衰竭等导致维生素 B_1、维生素 B_6、维生素 A、维生素 E、叶酸等、微量元素(锌、硒)的严重缺乏。因此适量补充上述维生素和微量元素是必需的,尤其是补充维生素 B_1(目前推荐应用脂溶性维生素 B_1 前体苯磷硫胺)和补锌在预防和治疗 ALD 非常重要。而维生素 E 是临床上使用较早的抗氧化剂,脂溶性的维生素 E 可以在细胞膜上积聚,结合并清除自由基,减轻肝细胞膜及线粒体膜的脂质过氧化。Sokol 等发现维生素 E 能明显减轻胆汁淤积时疏水性胆汁酸所引起的肝细胞膜脂质过氧化,从而减轻肝细胞损伤。

(二)药物治疗

1.非特异性抗感染治疗

(1)糖皮质激素:多项随机对照研究和荟萃分析,使用糖皮质激素治疗 ALD 仍有一些争议,对于严重 AH 患者,糖皮质激素是研究得最多也可能是最有效的药物。然而,接受激素治疗的患者病死率仍较高,特别在伴发肾衰竭的患者。激素是否能延缓肝硬化进展及改善长期生存率尚不明确。并发急性感染、胃肠道出血、胰腺炎、血糖难以控制的糖尿病者为应用皮质激素的禁忌证。

(2)己酮可可碱(PTX):PTX 是一种非选择性磷酸二酯酶抑制剂,具有拮抗炎性细胞因子的作用,可降低 TNF-α 基因下游许多效应细胞因子的表达。研究表明 PTX 可以显著改善重症 AH 患者的短期生存率,但在 PTX 成为 AH 的常规治疗方法之前,还需进行 PTX 与糖皮质激素联合治疗或用于对皮质激素有禁忌证的 AH 患者的临床试验。

2.保肝抗纤维化

（1）还原型谷胱甘肽：还原型谷胱甘肽由谷氨酸、半胱氨酸组成，具有广泛的抗氧化作用，可与酒精的代谢产物乙醛、氧自由基结合，使其失活，并加速自由基的排泄，抑制或减少肝细胞膜及线粒体膜过氧化脂质形成，保护肝细胞。此外，还可以通过 γ-谷氨酸循环，维护肝脏蛋白质合成。目前临床应用比较广泛。

（2）多稀磷脂酰胆碱（易善复）：多稀磷脂酰胆碱是由大豆中提取的磷脂精制而成，其主要活性成分是 1,2-二亚油酰磷脂酰胆碱（DLPC）。DLPC 可将人体内源性磷脂替换，结合并进入膜成分中，增加膜流动性，同时还可以维持或促进不同器官及组织的许多膜功能，包括可调节膜结合酶系统的活性；能抑制细胞色素 $P450_2E_1$（CYP_{2E_1}）的含量及活性，减少自由基；可增强过氧化氢酶活性、超氧化物歧化酶活性和谷胱甘肽还原酶活性。研究表明，多稀磷脂酰胆碱可提高 ALD 患者治疗的有效率，改善患者的症状和体征，并提高生存质量，但不能改善患者病理组织学，只能防止组织学恶化的趋势。常用多稀磷脂酰胆碱500 mg静脉给药。

（3）丙硫氧嘧啶（PTU）：多个长期疗效的观察研究提示 PTU 对重度 ALD 有一定效果，而对于轻、中度 ALD 无效。RambaldiA 通过随机、多中心、双盲、安慰剂对照的临床研究，发现 PTU 与安慰剂相比，在降低病死率、减少并发症以及改善肝脏组织学等方面没有显著差异。由于 PTU 能引起甲状腺功能减退，因此应用 PTU 治疗 ALD 要慎重选择。

（4）腺苷蛋氨酸：酒精通过改变肠道菌群，使肠道对内毒素的通透性增加，同时对内毒素清除能力下降，导致高内毒素血症，激活枯否细胞释放 TNF-α、TGF-β、IL-1、IL-6、IL-8 等炎症细胞因子，使具有保护作用的 IL-10 水平下调。腺苷蛋氨酸能降低 TNF-α 水平，下调TGF-β 的表达，抑制肝细胞凋亡和肝星状细胞的激活，提高细胞内腺苷蛋氨酸/S-腺苷半胱氨酸比值，并能够去除细胞内增加的 S-腺苷半胱氨酸，提高肝微粒体谷胱甘肽贮量从而阻止酒精性肝损发生，延缓肝纤维化的发生和发展的作用。

（5）硫普罗宁：含有巯基，能与自由基可逆性结合成二硫化合物，作为一种自由基清除剂在体内形成一个再循环的抗氧化系统，可有效清除氧自由基，提高机体的抗氧化能力，调节氧代谢平衡，修复酒精引起的肝损害，对抗酒精性肝纤维化。临床试验显示，硫普罗宁在降酶、改善肝功能方面疗效显著，对抗酒精性肝纤维化有良好的作用。

（6）美他多辛：是由维生素 B_6 和吡咯烷酮羧酸组成的离子对化合物，作为乙醛脱氢酶激活剂，通过增加细胞内酒精和乙醛脱氢酶活性，加快血浆中酒精和乙醛的消除，减少酒精及其代谢产物对肝脏或其他组织的毒性作用时间；在 HepG2 细胞中可预防由酒精和乙醛引起的谷胱甘肽耗竭和脂质过氧化损害的增加，可预防乙醛引起的胶原增加并减少 TNF-α 的分泌，可提高肝脏 ATP 浓度，加快细胞内氨基酸转运，拮抗酒精对色氨酸吡咯酶的抑制作用。研究发现，无论戒酒与否，美他多辛用药 6 周均能显著改善肝脏生化功能，试验组影像学改善的总有效率有高于安慰剂组的趋势，但组间比较并无统计学差异。

（7）二氯醋酸二异丙胺：是维生素 B_{15} 的有效成分，通过抑制合成胆固醇的限速酶-HMG-CoA 还原酶的活性，减少胆固醇的合成；促进肝细胞内线粒体上的脂肪酸与葡萄糖的氧化，抑制糖异生，减少外周血甘油和游离脂肪酸的浓度，有效抑制肝脏三酰甘油的合成；同时还促进胆碱合成，磷脂合成，增加肝细胞膜流动性，加速脂质转运。研究表明二氯醋酸二异丙胺可显著调节血脂代谢，降低血清胆固醇和三酰甘油水平，能明显改善肝功能，对 AFL 有较好的疗效，且具有不良反应少,患者耐受好的特点。

(8)复方甘草酸苷:为含半胱氨酸、甘草酸的甘草酸铵盐制剂,具有保护肝细胞膜、抗感染、调节免疫、预防纤维化和皮质激素样作用。实验结果显示,复方甘草酸苷可降低转氨酶,改善临床症状及体征,对控制 ALD 病情发展、减轻肝纤维化程度有较好的疗效。另外,本实验中治疗组仅 1 例出现轻度水肿,经对症治疗后逐渐恢复正常,无须减药或停药,且不良反应不影响临床疗效。

(9)水飞蓟素:氧应激是 ALD 发生的重要机制。研究证实,水飞蓟素为重要的抗氧化剂,具有保护细胞膜及其他生物膜的稳定性、清除自由基、抑制肝纤维化、刺激蛋白质合成和抑制 TNF-α的产生等作用。可用于酒精性肝纤维化、肝硬化的长期治疗。

(三)肝移植

晚期 ALD 是原位肝移植的最常见指证之一。Child C 级酒精性肝硬化患者的 1 年生存率为 50%～85%,而 Child B 级患者 1 年生存率为 75%～95%。因此,如果不存在其他提示病死率增高的情况如自发性细菌性腹膜炎、反复食管胃底静脉曲张出血或原发性肝细胞癌等,肝移植应限于 Child C 级肝硬化患者。虽然大多数移植中心需要患者在移植前有一定的戒酒期(一般为 6 个月),但移植后患者再饮酒的问题及其对预后的影响仍值得重视。目前统计的移植后再饮酒的比例高达 35%。大多数移植中心为戒酒后 Child-Pugh 积分仍较高的患者提供肝移植治疗。多项研究显示,接受肝移植的酒精性肝硬化患者的生存率与其他病因引起的肝硬化患者相似,5 年和 10 年生存率介于胆汁淤积性肝病和病毒性肝病之间。移植后生活质量的改善也与其他移植指证相似。

(王 霞)

第八节 肝 脓 肿

一、细菌性肝脓肿

(一)流行病学

细菌性肝脓肿通常指由化脓性细菌引起的感染,故亦称化脓性肝脓肿。本病病原菌可来自胆管疾病(占 16%～40%),门静脉血行感染(占 8%～24%),经肝动脉血行感染报道不一,最多者为 45%,直接感染者少见,隐匿感染占 10%～15%。致病菌以革兰阴性菌最多见,其中 2/3 为大肠埃希菌,粪链球菌和变形杆菌次之;革兰阳性球菌以金黄色葡萄球菌最常见。临床常见多种细菌的混合感染。细菌性肝脓肿 70%～83%发生于肝右叶,这与门静脉分支走行有关。左叶者占 10%～16%;左右叶均感染者为 6%～14%。脓肿多为单发且大,多发者较少且小。少数细菌性肝脓肿患者的肺、肾、脑及脾等亦可有小脓肿。尽管目前对本病的认识、诊断和治疗方法都有所改进,但病死率仍为 30%～65%,其中多发性肝脓肿的病死率为 50%～88%,而孤立性肝脓肿的病死率为 12.5%～31.0%。本病多见于男性,男女比例约为2∶1。但目前的许多报道指出,本病的性别差异已不明显,这可能与女性胆管疾病发生率较高,而胆源性肝脓肿在化脓性肝脓肿发生中占主导地位有关。本病可发生于任何年龄,但中年以上者约占 70%。

(二)病因

肝由于接受肝动脉和门静脉双重血液供应,并通过胆管与肠道相通,发生感染的机会很多。但是在正常情况下由于肝的血液循环丰富和单核-吞噬细胞系统的强大吞噬作用,可以杀伤入侵的细菌并且阻止其生长,不易形成肝脓肿。但是如各种原因导致机体抵抗力下降时,或当某些原因造成胆管梗阻时,入侵的细菌便可以在肝内重新生长引起感染,进一步发展形成脓肿。化脓性肝脓肿是一种继发性病变,病原菌可由下列途径进入肝。

1.胆管系统

这是目前最主要的侵入途径,也是细菌性肝脓肿最常见的原因。当各种原因导致急性梗阻性化脓性胆管炎,细菌可沿胆管逆行上行至肝,形成脓肿。胆管疾病引起的肝脓肿占肝脓肿发病率的 $21.6\%\sim51.5\%$,其中肝胆管结石并发肝脓肿更多见。胆管疾病引起的肝脓肿常为多发性,以肝左叶多见。

2.门静脉系统

腹腔内的感染性疾病,如坏疽性阑尾炎、内痔感染、胰腺脓肿、溃疡性结肠炎及化脓性盆腔炎等均可引起门脉属支的化脓性门静脉炎,脱落的脓毒性栓子进入肝形成肝脓肿。近年来由于抗生素的应用,这种途径的感染已大为减少。

3.肝动脉

体内任何部位的化脓性疾病,如急性上呼吸道感染、亚急性细菌性心内膜炎、骨髓炎和痈等,病原菌由体循环经肝动脉侵入肝。当机体抵抗力低下时,细菌可在肝内繁殖形成多发性肝脓肿,多见于小儿败血症。

4.淋巴系统

与肝相邻部位的感染如化脓性胆囊炎、膈下脓肿、肾周围脓肿、胃及十二指肠穿孔等,病原菌可经淋巴系统进入肝,亦可直接侵及肝。

5.肝外伤后继发感染

开放性肝外伤时,细菌从创口进入肝或随异物直接从外界带入肝引发脓肿。闭合性肝外伤时,特别是中心型肝损伤患者,可在肝内形成血肿,易导致内源性细菌感染。尤其是合并肝内小胆管损伤,则感染的机会更高。

6.医源性感染

近年来,由于临床上开展了许多肝脏手术及侵入性诊疗技术,如肝穿刺活检术、经皮肝穿刺胆管造影术(PTC)、内镜逆行胰胆管造影术(ERCP)等,操作过程中有可能将病原菌带入肝形成肝的化脓性感染。肝脏手术时由于局部止血不彻底或术后引流不畅,形成肝内积血积液时均可引起肝脓肿。

7.其他

有一些原因不明的肝脓肿,如隐源性肝脓肿,可能肝内存在隐匿性病变。当机体抵抗力减弱时,隐匿病灶"复燃",病菌开始在肝内繁殖,导致肝的炎症和脓肿。Ranson指出,25%隐源性肝脓肿患者伴有糖尿病。

(三)病理

细菌性肝脓肿的病理变化与细菌的感染途径、种类、数量、毒性、患者全身情况和治疗及时与否等因素密切相关。化脓性细菌侵入肝脏后,发生炎症反应,或形成许多小脓肿,在适当的治疗下,散在的小脓肿多能吸收机化,但在病灶较密集部位由于肝组织的破坏,小的脓肿可融合成一个或数个较大的脓肿。细菌性肝脓肿可以是多发的,也可以是单发的。从病因角度来看,血源性感染者常至多发性,病灶多见于右叶或累及全肝;胆源性肝脓肿亦常为多发且与胆管相通;外伤性和隐源性脓肿多属单发性。细菌性肝脓肿常有肝增大,重量增加,肝包膜有炎性改变,常与周围脏器如膈肌、网膜粘连,脓腔大小不一,相互融合,坏死区域可构成蜂窝状外观。显微镜下见门脉炎症,静脉壁有圆形细胞浸润,管腔内存在白细胞及细胞碎片,脓腔内含有坏死组织。由化脓性胆管炎所致的多发性脓肿,脓腔内有胆汁性脓液。当脓肿转为慢性后,周围肉芽组织和纤维组织增生,脓肿周围形成一定厚度的纤维组织膜。肝脓肿可侵蚀并穿破邻近脏器,可向膈上穿入胸腔,造成脓肿-肺-支气管瘘;可穿入腹腔导致化脓性腹膜炎;胆源性脓肿可并发胆管出血,脓肿愈合后,可能因门静脉血栓形成而导致门静脉高压症。由于肝脏血供丰富,肝脓肿形成发展过程中,大量细菌毒素被吸收,临床上可表现为严重的全身毒血症,如寒战、高热甚至中毒性休克等一系列全身性感染的表现。

(四)临床表现

细菌性肝脓肿并无典型的临床表现,急性期常被原发性疾病的症状所掩盖,一般起病较急,全身脓毒性反应显著。

1.寒战和高热

多为最早也是最常见的症状。患者在发病初期骤感寒战,继而高热,热型呈弛张型,体温在38～40 ℃,最高可达41 ℃,伴有大量出汗,脉率增快,一天数次,反复发作。

2.肝区疼痛

由于肝增大和肝被膜急性膨胀,肝区出现持续性钝痛;出现的时间可在其他症状之前或之后,亦可与其他症状同时出现,疼痛剧烈者常提示单发性脓肿;疼痛早期为持续性钝痛,后期可呈剧烈锐痛,随呼吸加重者提示脓肿位于肝膈顶部;疼痛可向右肩部放射,左肝脓肿也可向左肩部放射。

3.乏力、食欲缺乏、恶心和呕吐

由于伴有全身毒性反应及持续消耗,患者可出现乏力、食欲缺乏、恶心、呕吐等消化道症状。少数患者还出现腹泻、腹胀以及顽固性呃逆等症状。

4.体征

肝区压痛和肝增大最常见。右下胸部和肝区叩击痛;若脓肿移行于肝表面,则其相应部位的皮肤呈红肿,且可触及波动性肿块。右上腹肌紧张,右季肋部饱满,肋间水肿并有触痛。左肝脓肿时上述症状出现于剑突下。并发于胆管梗阻的肝脓肿患者常出现黄疸。其他原因的肝脓肿,一旦出现黄疸,表示病情严重,预后不良。少数患者可出现右侧反应性胸膜炎和胸腔积液,可查及肺底呼吸音减弱、啰音和叩诊浊音等。晚期患者可出现腹水,这可能是由于门静脉炎以及周围脓肿的压迫影响门静脉循环及肝受损,长期消耗导致营养性低蛋白血症引起。

(五)诊断及鉴别诊断

1.病史及体征

在急性肠道或胆管感染的患者中,突然发生寒战、高热、肝区疼痛、压痛和叩击痛等,应高度怀疑本病的可能,做进一步详细检查。

2.实验室检查

白细胞计数明显升高,总数达$(1\sim2)\times10^{10}$/L 或以上,中性粒细胞在 90% 以上,并可出现核左移或中毒颗粒,ALT、碱性磷酸酶升高,其他肝功能检查也可出现异常。

3.B超检查

B超检查是诊断肝脓肿最方便、简单又无痛苦的方法,可显示肝内液性暗区,区内有"絮状回声"并可显示脓肿部位、大小及距体表深度,并用以确定脓腔部位作为穿刺点和进针方向,或为手术引流提供进路。此外,还可供术后动态观察及追踪随访。能分辨肝内直径 2 cm 以上的脓肿病灶,可作为首选检查方法,其诊断阳性率可达 96% 以上。

4.X 线片和 CT 检查

X 线片检查可见肝阴影增大、右侧膈肌升高和活动受限,肋膈角模糊或胸腔少量积液,右下肺不张或有浸润,以及膈下有液气面等。肝脓肿在 CT 图像上均表现为密度减低区,吸收系数介于肝囊肿和肝肿瘤之间。CT 可直接显示肝脓肿的大小、范围、数目相位置,但费用昂贵。

5.其他

如放射性核素肝扫描(包括 ECT)、选择性腹腔动脉造影等对肝脓肿的诊断有一定价值。但这些检查复杂费时,因此在急性期患者最好选用操作简便、安全、无创伤性的 B 超检查。

(六)鉴别诊断

1.阿米巴性肝脓肿

阿米巴性肝脓肿的临床症状和体征与细菌性肝脓肿有许多相似之处,但两者的治疗原则有本质上的差别,前者以抗阿米巴和穿刺抽脓为主,后者以控制感染和手术治疗为主,故在治疗前应明确诊断,阿米巴肝脓肿常有阿米巴肠炎和脓血便的病史,发生肝脓肿后病程较长,全身情况尚可,但贫血较明显。肝显著增大,肋间水肿,局部隆起和压痛较明显。若粪便中找到阿米巴原虫或滋养体,则更有助于诊断。此外,诊断性肝脓肿穿刺液为"巧克力"样,可找到阿米巴滋养体。

2.胆囊炎、胆石症

此类病有典型的右上部绞痛和反复发作的病史,疼痛放射至右肩或肩胛部,右上腹肌紧张,胆囊区压痛明显或触及增大的胆囊,X 线检查无膈肌抬高,运动正常。B 超检查有助于鉴别诊断。

3.肝囊肿合并感染

这些患者多数在未合并感染前已明确诊断。对既往未明确诊断的患者合并感染时,需详细询问病史和仔细检查,亦能加以鉴别。

4.膈下脓肿

膈下脓肿往往有腹膜炎或上腹部手术后感染史,脓毒血症和局部体征较化脓性肝脓肿为轻,主要表现为胸痛,深呼吸时疼痛加重。X 线检查见膈肌抬高、僵硬、运动受限明显,或膈下出现气液平。B 超可发现膈下有液性暗区。但当肝脓肿穿破合并膈下感染者,鉴别诊断就比较困难。

5.原发性肝癌

巨块型肝癌中心区液化坏死而继发感染时易与肝脓肿相混淆。但肝癌患者的病史、发病过程及体征等均与肝脓肿不同,如能结合病史、B 超和 AFP 检测,一般不难鉴别。

6.胰腺脓肿

有急性胰腺炎病史,脓肿症状之外尚有胰腺功能不良的表现;肝无增大,无触痛;B 超以及 CT 等影像学检查可辅助诊断并定位。

(七)并发症

细菌性肝脓肿如得不到及时、有效的治疗,脓肿破溃后向各个脏器穿破可引起严重并发症。右肝脓肿可向膈下间隙穿破形成膈下脓肿;亦可再穿破膈肌而形成脓肿;甚至能穿破肺组织至支气管,脓液从气管排除,形成支气管胸膜瘘;如脓肿同时穿破胆管则形成支气管胆瘘。左肝脓肿可穿破入心包,发生心包积脓,严重者可发生心脏压塞。脓肿可向下穿破入腹腔引起腹膜炎。有少数病例,脓肿穿破入胃、大肠,甚至门脉、下腔静脉等;若同时穿破门静脉或胆管,大量血液由胆管排除十二指肠,可表现为上消化道大出血。细菌性肝脓肿一旦出现并发症,病死率成倍增加。

(八)治疗

细菌性肝脓肿是一种继发疾病,如能及早重视治疗原发病灶可起到预防的作用。即便在肝脏感染的早期,如能及时给予大剂量抗生素治疗,加强全身支持疗法,也可防止病情进展。

1.药物治疗

对急性期,已形成而未局限的肝脓肿或多发性小脓肿,宜采用此法治疗。即在治疗原发病灶的同时,使用大剂量有效抗生素和全身支持治疗,以控制炎症,促使脓肿吸收自愈。全身支持疗法很重要,由于本病的患者中毒症状严重,全身状况较差,故在应用大剂量抗生素的同时应积极补液,纠正水、电解质紊乱,给予B族维生素、维生素C、维生素K,反复多次输入少量新鲜血液和血浆以纠正低蛋白血症,改善肝功能和输注免疫球蛋白。目前多主张有计划地联合应用抗生素,如先选用对需氧菌和厌氧菌均有效的药物,待细菌培养和药敏结果再选用敏感抗生素。多数患者可望治愈,部分脓肿可局限化,为进一步治疗提供良好的前提。多发性小脓肿经全身抗生素治疗不能控制时,可考虑在肝动脉或门静脉内置管滴注抗生素。

2.B超引导下经皮穿刺抽脓或置管引流术

适用于单个较大的脓肿,在B超引导下以粗针穿刺脓腔,抽吸脓液后反复注入生理盐水冲洗,直至抽出液体清亮,拔出穿刺针。亦可在反复冲洗吸净脓液后,置入引流管,以备术后冲洗引流之用,至脓腔直径<1.5 cm时拔除。这种方法简便,创伤小,疗效亦满意。特别适用于年老体虚及危重患者。操作时应注意:①选择脓肿距体表最近点穿刺,同时避开胆囊、胸腔或大血管;②穿刺的方向对准脓腔的最大径;③多发性脓肿应分别定位穿刺。但是这种方法并不能完全替代手术,因为脓液黏稠,会造成引流不畅,引流管过粗易导致组织或脓腔壁出血,对多分隔脓腔引流不彻底,不能同时处理原发病灶,厚壁脓肿经抽脓或引流后,脓壁不易塌陷。

3.手术疗法

(1)脓肿切开引流术:适用于脓肿较大或经非手术疗法治疗后全身中毒症状仍然较重或出现并发症者,如脓肿穿入腹腔引起腹膜炎或穿入胆管等。常用的手术途径有以下几种。①经腹腔切开引流术:取右肋缘下斜切口,进入腹腔后,明确脓肿部位,用湿盐水垫保护手术野四周以免脓液污染腹腔。先试穿刺抽得脓液后,沿针头方向用直血管钳插入脓腔,排出脓液,再用手指伸进脓腔,轻轻分离腔内间隔组织,用生理盐水反复冲洗脓腔。吸净后,脓腔内放置双套管负压吸引。脓腔内及引流管周围用大网膜覆盖,引流管自腹壁戳口引出。脓液送细菌培养。这种入路的优点是病灶定位准确,引流充分,可同时探查并处理原发病灶,是目前临床最常用的手术方式;②腹膜外脓肿切开引流术:位于肝右前叶和左外叶的肝脓肿,与前腹膜已发生紧密粘连,可采用前侧腹膜外入路引流脓液。方法是做右肋缘下斜切口或右腹直肌切口,在腹膜外间隙,用手指推开肌层直达脓肿部位。此处腹膜有明显的水肿,穿刺抽出脓液后处理方法同上;③后侧脓肿切开引流术:适用于肝右叶膈顶部或后侧脓肿。患者左侧卧位,左侧腰部垫一沙袋。沿右侧第12肋稍偏外侧做一切口,切除一段肋骨,在第1腰椎棘突水平的肋骨床区做一横切口,显露膈肌,有时需将膈肌切开到达。肾后脂肪囊区。用手指沿肾后脂肪囊向上分离,显露肾上极与肝下面的腹膜后间隙直达脓肿。将穿刺针沿手指方向刺入脓腔,抽得脓液后,用长弯血管钳顺穿刺方向插入脓腔,排出脓液。用手指扩大引流口,冲洗脓液后,置入双套管或多孔乳胶管引流,切口部分缝合。

（2）肝叶切除术。适用于：①病期长的慢性厚壁脓肿，切开引流后脓肿壁不塌陷，长期留有无效腔，伤口经久不愈合者；②肝脓肿切开引流后，留有窦道长期不愈者；③合并某肝段胆管结石，因肝内反复感染、组织破坏、萎缩，失去正常生理功能者；④肝左外叶内多发脓肿致使肝组织严重破坏者。肝叶切除治疗肝脓肿应注意术中避免炎性感染扩散到术野或腹腔，特别对肝断面的处理要细致妥善，术野的引流要通畅，一旦局部感染，将导致肝断面的胆瘘、出血等并发症。肝脓肿急诊切除肝叶，有使验证扩散的危险，应严格掌握手术指征。

（九）预后

本病的预后与年龄、身体素质、原发病、脓肿数目、治疗及时与合理以及有无并发症等密切相关。有人报道多发性肝脓肿的病死率明显高于单发性肝脓肿。年龄超过 50 岁者的病死率为 79％，而 50 岁以下则为 53％。手术病死率为 10％～33％。全身情况较差，肝明显损害及合并严重并发症者预后较差。

二、阿米巴性肝脓肿

（一）流行病学

阿米巴性肝脓肿是肠阿米巴病最多见的主要并发症。本病常见于热带与亚热带地区。好发于 20～50 岁的中青年男性，男女比例约为 10：1。脓肿以肝右后叶最多见，占 90％以上，左叶不到 10％，左右叶并发者亦不罕见。脓肿单腔者为多。国内临床资料统计，肠阿米巴病并发肝脓肿者占 1.8％～20％，最高者可达 67％。综合国内外报道 4 819 例中，男性为 90.1％，女性为 9.9％。农村高于城市。

（二）病因

阿米巴性肝脓肿是由溶组织阿米巴原虫所引起；有的在阿米巴痢疾期间形成，有的发生于痢疾之后数周或数月。据统计，60％发生在阿米巴痢疾后 4～12 周，但也有在长达 20～30 年或之后发病者。

溶组织阿米巴是人体唯一的致病型阿米巴，在其生活史中主要有滋养体型和虫卵型。前者为溶组织阿米巴的致病型，寄生于肠壁组织和肠腔内，通常可在急性阿米巴痢疾的粪便中查到，在体外自然环境中极易破坏死亡，不易引起传染；虫卵仅在肠腔内形成，可随粪便排出，对外界抵抗力较强，在潮湿低温环境中可存活 12 天，在水中可存活 9～30 天，在低温条件下其寿命可为 6～7 周。虽然没有侵袭力，但为重要的传染源。当人吞食阿米巴虫卵污染的食物或饮水后，在小肠下段，由于碱性肠液的作用，阿米巴原虫脱卵而出并大量繁殖成为滋养体，滋养体侵犯结肠黏膜形成溃疡，常见于盲肠、升结肠等处，少数侵犯乙状结肠和直肠。寄生于结肠黏膜的阿米巴原虫，分泌溶组织酶，消化溶解肠壁上的小静脉，阿米巴滋养体侵入静脉，随门静脉血流进入肝；也可穿过肠壁直接或经淋巴管到达肝内。进入肝的阿米巴原虫大多数被肝内单核-吞噬细胞消灭；仅当侵入的原虫数目多、毒力强而机体抵抗力降低时，其存活的原虫即可繁殖，引起肝组织充血炎症，继而原虫阻塞门静脉末梢，造成肝组织局部缺血坏死；又因原虫产生溶组织酶，破坏静脉壁，溶解肝组织而形成脓肿。

（三）病理

进入肝内的阿米巴原虫，大部分在小叶间静脉内被消灭，在此过程中只出现肝轻度到中等度增大、肝区隐痛而无明显局限性病变。少量未被消灭的原虫，于门静脉小支内继续繁殖，阻塞了门静脉小支末梢，因原虫不断分泌溶组织酶，使肝细胞溶解破坏，致肝组织呈点状或片状坏死，周围充血,以后坏死斑点逐渐融合成团块样病变,此即所谓阿米巴性肝炎或肝脓肿前期。此期若能得到及时有效治疗,坏死灶可被吸收,代以纤维结缔组织。若得不到及时治疗,病情继续发展,使已变性的肝细胞进一步溶解液化形成肝脓肿;脓肿呈巧克力色(即果酱色),较黏稠、无臭味、脓液中除含有变性坏死的肝细胞外,还有红细胞、白细胞、脂肪、阿米巴滋养体及麦克-雷登结晶等,一般是无菌的。原虫在脓液中很难发现,但在脓肿壁上搔刮则容易找到。除肝脏外,原虫还可经过肝静脉进入体循环,停留在肺、脑等器官,形成阿米巴性肺脓肿或脑脓肿。自阿米巴原虫进入肝脏到脓肿形成,平均需要1个月左右。脓肿可分3层:外层早期系炎性肝细胞,随后有纤维结缔组织伸入,最后形成纤维膜;中层为间质;内层中央区为脓液。脓肿部位以肝右叶居多,尤其是右肝的顶部最为多见,或在其下面近结肠肝曲处,这可能与肝的门静脉血流有关。结肠阿米巴病变以右半结肠为主,而右半结肠的血流通过肠系膜上静脉多沿门静脉主干的右侧流入右半肝,故原虫可随静脉血流进入右半肝。据报道阿米巴性肝脓肿位于右肝者占81%～96%,国内资料为90%～94%。典型的阿米巴性肝脓肿多为单发,文献报道一组3406例阿米巴性肝脓肿中,单发脓肿占83%。脓肿如不及时治疗,可逐渐增大,最大者可容纳数百至上千毫升脓液。慢性脓肿常合并有大肠埃希菌、葡萄球菌、链球菌、变形杆菌、产气杆菌等的继发性感染,如发生穿破则感染率更高。如继发细菌感染,则脓液多呈黄色或绿色,并有臭味,患者可有发热等脓毒血症表现。

(四)临床表现

本病的发展过程一般比较缓慢,急性阿米巴肝炎期较短暂,如不能及时治疗,继之为较长时期的慢性期。其发病可在肠阿米巴病数周至数年之后,甚至可长达30年后才出现阿米巴性肝脓肿。

1.急性肝炎期

在肠阿米巴病过程中,出现肝区疼痛、肝增大、压痛明显,伴有体温升高(持续在38～39℃),脉速、大量出汗等症状亦可出现。此期如能及时、有效治疗,炎症可得到控制,避免脓肿形成。

2.肝脓肿期

临床表现取决于脓肿的大小、位置、病程长短及有无并发症等。但大多数患者起病比较缓慢,病程较长,此期间主要表现为发热、肝区疼痛及肝增大等。

(1)发热:大多起病缓慢,持续发热(38～39℃),常以弛张热或间歇热为主;在慢性肝脓肿患者体温可正常或仅为低热;如继发细菌感染或其他并发症时,体温可高达40℃以上;常伴有畏寒、寒战或多汗。体温大多晨起低,在午后上升,夜间热退时有大汗淋漓;患者多有食欲缺乏、腹胀、恶心、呕吐、甚至腹泻、痢疾等症状;体重减轻、虚弱乏力、消瘦、精神不振、贫血等亦常见。

(2)肝区疼痛:常为持续性疼痛,偶有刺痛或剧烈疼痛;疼痛可随深呼吸、咳嗽及体位变化而加剧。疼痛部位因脓肿部位而异,当脓肿位于右膈顶部时,疼痛可放射至右肩胛或右腰背部;也可因压迫或炎症刺激右膈肌及右下肺而导致右下肺肺炎、胸膜炎,产生气急、咳嗽、肺底湿啰音等。如脓肿位于肝的下部,可出现上腹部疼痛症状。

(3)局部水肿和压痛:较大的脓肿可出现右下胸、上腹部膨隆,肋间饱满,局部皮肤水肿发亮,肋间隙因皮肤水肿而消失或增宽,局部压痛或叩痛明显。右上腹部可有压痛、肌紧张,有时可扪及增大的肝脏或肿块。

(4)肝增大:肝往往呈弥漫性增大,病变所在部位有明显的局限性压痛及叩击痛。右肋缘下常可扪及增大的肝,下缘钝圆有充实感,质中坚,触痛明显,且多伴有腹肌紧张。部分患者的肝有局限性波动感,少数患者可出现胸腔积液。

(5)慢性病例:慢性期疾病可迁延数月甚至1~2年。患者呈消瘦、贫血和营养性不良性水肿甚至胸腔积液和腹水;如不继发细菌性感染发热反应可不明显。上腹部可扪及增大坚硬的包块。少数患者由于巨大的肝脓肿压迫胆管或肝细胞损害而出现黄疸。

(五)并发症

1.继发细菌感染

多见于慢性病例,致病菌以金黄色葡萄球菌和大肠埃希菌多见。患者表现为症状明显加重,体温上升至40℃以上,呈弛张热,白细胞计数升高,以中性粒细胞为主,抽出的脓液为黄色或黄绿色,有臭味,光镜下可见大量脓细胞。但用抗生素治疗难以奏效。

2.脓肿穿破

巨大脓肿或表面脓肿易向邻近组织或器官穿破。向上穿破膈下间隙形成膈下脓肿;穿破膈肌形成脓胸或肺脓肿;也有穿破支气管形成肝-支气管瘘,常突然咳出大量棕色痰,伴胸痛、气促,胸部X线检查可无异常,脓液自气管咳出后,增大的肝可缩小;肝右叶脓肿可穿破至心包,呈化脓性心包炎表现,严重时引起心脏压塞;穿破胃时,患者可呕吐出血液及褐色物;肝右下叶脓肿可与结肠粘连并穿入结肠,表现为突然排除大量棕褐色黏稠脓液,腹痛轻,无里急后重症状,肝迅速缩小,X线显示肝脓肿区有积气影;穿破至腹腔引起弥漫性腹膜炎。有学者报道1122例阿米巴性肝脓肿,破溃293例,其中穿入胸腔29%、肺27%、心包15.3%、腹腔11.9%、胃3%、结肠2.3%、下腔静脉2.3%、其他9.25%。国内资料显示,发生破溃的276例中,破入胸腔37.6%、肺27.5%、支气管10.5%、腹腔16.6%、其他7.6%。

3.阿米巴原虫血行播散

阿米巴原虫经肝静脉、下腔静脉到肺,也可经肠道下至静脉或淋巴道入肺,双肺呈多发性小脓肿。在肝或肺脓肿的基础上易经血循环至脑,形成阿米巴性脑脓肿,其病死率极高。

(六)辅助检查

1.实验室检查

(1)血液常规检查:急性期白细胞总数可达$(10\sim20)\times10^9$/L,中性粒细胞数在80%以上,明显升高者应怀疑合并有细菌感染。慢性期白细胞计数升高不明显。病程长者贫血较明显,血沉可增快。

(2)肝功能检查:肝功能多数在正常范围内,偶见谷丙转氨酶、碱性磷酸酶升高,血浆清蛋白下降。少数患者血清胆红素可升高。

(3)粪便检查:仅供参考,因为阿米巴包囊或原虫阳性率不高,仅少数患者的新鲜粪便中可找到阿米巴原虫,国内报道阳性率约为14%。

(4)血清补体结合试验:对诊断阿米巴病有较大价值。有报道结肠阿米巴期的阳性率为15.5%,阿米巴肝炎为83%,肝脓肿期可为92%~98%,且可发现隐匿性阿米巴肝病,治疗后即可转阴。但由于在流行区内无症状的带虫者和非阿米巴感染的患者也可为阳性,故诊断时应结合具体患者进行分析。

2.超声检查

B超检查对肝脓肿的诊断有肯定的价值,准确率在90%以上,能显示肝脓性暗区。同时B超定位有助于确定穿刺或手术引流部位。

3.X线检查

由于阿米巴性肝脓肿多位于肝右叶膈面,故在X线透视下可见到肝阴影增大,右膈肌抬高,运动受限或横膈呈半球形隆起等征象。有时还可见胸膜反应或积液,肺底有云雾状阴影等。此外,如在X线片上见到脓腔内有液气面,则对诊断有重要意义。

4.CT检查

可见脓肿部位呈低密度区,造影强化后脓肿周围呈环形密度增高带影,脓腔内可有气液平面。囊肿的密度与脓肿相似,但边缘光滑,周边无充血带;肝肿瘤的CT值明显高于肝脓肿。

5.放射性核素肝扫描

可发现肝内有占位性病变,即放射性缺损区,但直径<2 cm的脓肿或多发性小脓肿易被漏诊或误诊,因此仅对定位诊断有帮助。

6.诊断性穿刺抽脓

这是确诊阿米巴肝脓肿的主要证据,可在B超引导下进行。典型的脓液呈巧克力色或咖啡色,黏稠无臭味。脓液中查滋养体的阳性率很低(为3%～4%),若将脓液按每毫升加入链激酶10 U,在37 ℃条件下孵育30分钟后检查,可提高阳性率。从脓肿壁刮下的组织中,几乎都可找到活动的阿米巴原虫。

7.诊断性治疗

如上述检查方法未能确定诊断,可试用抗阿米巴药物治疗。如果治疗后体温下降,肿块缩小,诊断即可确立。

(七)诊断及鉴别诊断

对中年男性患有长期不规则发热、出汗、食欲缺乏、体质虚弱、贫血、肝区疼痛、肝增大并有压痛或叩击痛,特别是伴有痢疾史时,应疑为阿米巴性肝脓肿。但缺乏痢疾史,也不能排除本病的可能性,因为40%阿米巴肝脓肿患者可无阿米巴痢疾史,应结合各种检查结果进行分析。应与以下疾病相鉴别。

1.原发性肝癌

同样有发热、右上腹痛和肝大等,但原发性肝癌常有传染性肝炎病史,并且合并肝硬化占80%以上,肝质地较坚硬,并有结节。结合B超检查、放射性核素肝扫描、CT、肝动脉造影及AFP检查等,不难鉴别。

2.细菌性肝脓肿

细菌性肝脓肿病程急骤,脓肿以多发性为主,且全身脓毒血症明显,一般不难鉴别。

3.膈下脓肿

常继发于腹腔继发性感染,如溃疡病穿孔、阑尾炎穿孔或腹腔手术之后。本病全身症状明显,但腹部体征轻;X线检查肝向下推移,横膈普遍抬高和活动受限,但无局限性隆起,可见膈下发现液气面;B超提示膈下液性暗区而肝内则无液性区;放射性核素肝扫描不显示肝内有缺损区;MRI检查在冠状切面上能显示位于膈下与肝间隙内有液性区,而肝内正常。

4.胰腺脓肿

本病早期为急性胰腺炎症状。脓毒症状之外可有胰腺功能不良,如糖尿、粪便中有未分解的脂肪和未消化的肌纤维。肝增大亦甚轻,无触痛。胰腺脓肿时膨胀的胃挡在病变部前面。B超扫描无异常所见,CT可帮助定位。

(八)治疗

本病的病程长,患者的全身情况较差,常有贫血和营养不良,故应加强营养和支持疗法,给予高糖类、高蛋白、高维生素和低脂肪饮食,必要时可补充血浆及蛋白,同时给予抗生素治疗,最主要的是应用抗阿米巴药物,并辅以穿刺排脓,必要时采用外科治疗。

1.药物治疗

(1)甲硝唑(灭滴灵):为首选治疗药物,视病情可给予口服或静脉滴注,该药疗效好,毒性小,疗程短,除妊娠早期均可适用,治愈率70%～100%。

(2)依米丁(吐根碱):由于该药毒性大,目前已很少使用。对阿米巴滋养体有较强的杀灭作用,为根治肠内阿米巴慢性感染。本品毒性大,可引起心肌损害、血压下降、心律失常等。此外,还有胃肠道反应、肌无力、神经疼痛、吞咽和呼吸肌麻痹。故在应用期间,每天测量血压。若发现血压下降应停药。

(3)氯喹:本品对阿米巴滋养体有杀灭作用。口服后肝内浓度高于血液200～700倍,毒性小,疗效佳,适用于阿米巴性肝炎和肝脓肿。成人口服第1、第2天每天0.6 g,以后每天服0.3 g,3～4周为1个疗程,偶有胃肠道反应、头痛和皮肤瘙痒。

2.穿刺抽脓

经药物治疗症状无明显改善者,或脓腔大或合并细菌感染病情严重者,应在抗阿米巴药物应用的同时,进行穿刺抽脓。穿刺应在B超检查定位引导下和局部麻醉后进行,取距脓腔最近部位进针,严格无菌操作。每次尽量吸尽脓液,每隔3～5天重复穿刺,穿刺术后应卧床休息。如合并细菌感染,穿刺抽脓后可于脓腔内注入抗生素。近年来,也加用脓腔内放置塑料管引流,收到良好疗效。患者体温正常,脓腔缩小为5～10 mL后,可停止穿刺抽脓。

3.手术治疗

常用术式有2种。

(1)切开引流术。下列情况可考虑该术式:①经抗阿米巴药物治疗及穿刺抽脓后症状无改善者;②脓肿伴有细菌感染,经综合治疗后感染不能控制者;③脓肿穿破至胸腔或腹腔,并发脓胸或腹膜炎者;④脓肿深在或由于位置不好不宜穿刺排脓治疗者;⑤左外叶肝脓肿,抗阿米巴药物治疗不见效,穿刺易损伤腹腔脏器或污染腹腔者。在切开排脓后,脓腔内放置多孔乳胶引流管或双套管持续负压吸引。引流管一般在无脓液引出后拔除。

(2)肝叶切除术:对慢性厚壁脓肿,引流后腔壁不易塌陷者,遗留难以愈合的无效腔和窦道者,可考虑做肝叶切除术。手术应与抗阿米巴药物治疗同时进行,术后继续抗阿米巴药物治疗。

(九)预后

本病预后与病变的程度、脓肿大小、有无继发细菌感染或脓肿穿破以及治疗方法等密切相关。根据国内报道,抗阿米巴药物治疗加穿刺抽脓,病死率为7.1%,但在兼有严重并发症时,病死率可增加1倍多。本病是可以预防的,主要在于防止阿米巴痢疾的感染。只要加强粪便管理,注意卫生,对阿米巴痢疾进行彻底治疗,阿米巴肝脓肿是可以预防的;即使进展到阿米巴肝炎期,如能早期诊断、及时彻底治疗,也可预防肝脓肿的形成。

(王　霞)

第九节 急性胆囊炎

急性胆囊炎是胆囊发生的急性炎症性疾病,在我国腹部外科急症中位居第二,仅次于急性阑尾炎。

一、病因

多种因素可导致急性胆囊炎,如胆囊结石、缺血、胃肠道功能紊乱、化学损伤、微生物感染、寄生虫、结缔组织病、过敏性反应等。急性胆囊炎中90%～95%为结石性胆囊炎,5%～10%为非结石性胆囊炎。

二、病理生理

胆囊结石阻塞胆囊颈或胆囊管是大部分急性结石性胆囊炎的病因,其病变过程与阻塞程度及时间密切相关。结石阻塞不完全且时间较短者,仅表现为胆绞痛,阻塞完全且时间较长者,则发展为急性胆囊炎,按病理特点可分为4期:水肿期为发病初始2～4天,由于黏膜下毛细血管及淋巴管扩张,液体外渗,胆囊壁出现水肿;坏死期为发病后3～5天,随着胆囊内压力逐步升高,胆囊黏膜下小血管内形成血栓,堵塞血流,黏膜可见散在的小出血点及坏死灶;化脓期为发病后7～10天,除局部胆囊壁坏死和化脓,病变常波及胆囊壁全层,形成壁间脓肿甚至胆囊周围脓肿,镜下见有大量中性粒细胞浸润和纤维增生。如果胆囊内压力持续升高,胆囊壁血管因压迫导致血供障碍,出现缺血坏疽,则发展为坏疽性胆囊炎,此时常并发胆囊穿孔;慢性期主要指中度胆囊炎反复发作以后的阶段,镜下特点是黏膜萎缩和胆囊壁纤维化。

严重创伤、重症疾病和大手术后发生的急性非结石性胆囊炎由胆囊的低血流量灌注引起,胆囊黏膜因缺血缺氧损害和高浓度胆汁酸盐的共同作用而发生坏死,继而发生胆囊化脓、坏疽甚至穿孔,病情发展迅速,并发症率和死亡率均高。

三、临床表现

(一)症状

急性结石性胆囊炎患者以女性多见,起病前常有高脂饮食的诱因,也有学者认为与劳累、精神因素有关。其首发症状多为右上腹阵发性绞痛,可向右肩背部放射,伴恶心、呕吐、低热。当胆囊炎病变发展时,疼痛转为持续性并有阵发性加重。出现化脓性胆囊炎时,可有寒战、高热。在胆囊周围形成脓肿或发展为坏疽性胆囊炎时,腹痛程度加剧,范围扩大,呼吸活动及体位改变均可诱发腹痛加重,并伴有全身感染症状。约1/3患者可出现轻度黄疸,多与胆囊黏膜受损导致胆色素进入血液循环有关,或因炎症波及肝外胆管阻碍胆汁排出所致。

(二)体征

体检可见腹式呼吸受限,右上腹有触痛,局部肌紧张,墨菲征阳性,大部分患者可在右肋缘下扪及肿大且触痛的胆囊。当胆囊与大网膜形成炎症粘连,可在右上腹触及边界欠清、固定压痛的炎症包块。严重时胆囊发生坏疽穿孔,可以出现弥漫性腹膜炎体征。

(三)实验室检查

主要有白细胞计数和中性粒细胞比值升高,程度与病情严重程度有一定的相关性。当炎症波及肝组织可引起肝细胞功能受损,血清 ACT、AST 和碱性磷酸酶(AKP)升高,当血总胆红素升高时,常提示肝功能损害较严重。

(四)超声检查

超声检查是目前诊断肝胆道疾病最常用的一线检查方法,对急性结石性胆囊炎诊断的准确率高达85%~90%。超声检查可显示胆囊肿大,囊壁增厚,呈现"双边征",胆囊内可见结石,胆囊腔内充盈密度不均的回声斑点,胆囊周边可见局限性液性暗区。

(五)CT 检查

可见胆囊增大,直径常>5 cm;胆囊壁弥漫性增厚,厚度>3 mm;增强扫描动脉期明显强化;胆囊内有结石和胆汁沉积物;胆囊四周可见低密度水肿带或积液区(图 5-4)。CT 扫描可根据肝内外胆管有无扩张、结石影鉴别是否合并肝内外胆管结石。

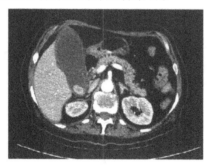

图 5-4　胆囊结石伴急性胆囊炎 CT 所见

(六)核素扫描检查

可应用于急性胆囊炎的鉴别诊断。经静脉注入 ^{99m} Tc-EHIDA,被肝细胞摄取并随胆汁从胆道排泄清除。因急性胆囊炎时多有胆囊管梗阻,故核素扫描时一般胆总管显示而胆囊不显影,若造影能够显示胆囊,可基本排除急性胆囊炎。

四、诊断

结合临床表现、实验室检查和影像学检查,即可诊断。注意与上消化道溃疡穿孔、急性胰腺炎、急性阑尾炎、右侧肺炎等疾病鉴别。当合并黄疸时,注意排除继发性胆总管结石。

五、治疗

(一)非手术治疗

非手术治疗为入院后的急诊处理措施,也为随时可能进行的急诊手术做准备。包括禁食,液体支持,解痉止痛,使用覆盖革兰阴性菌和厌氧菌的抗生素,纠正水、电解质平衡紊乱,严密观察病情,同时处理糖尿病、心血管疾病等并发症。60%~80%的急性结石性胆囊炎患者可经非手术治疗获得缓解而转入择期手术治疗。而急性非结石性胆囊炎多病情危重,并发症率高,倾向于早期手术治疗。

(二)手术治疗

急性结石性胆囊炎最终需要切除病变的胆囊,但应根据患者情况决定择期手术、早期手术或紧急手术。手术方法首选腹腔镜胆囊切除术,其他还包括开腹手术、胆囊穿刺造瘘术。

1.择期手术

对初次发病且症状较轻的年轻患者,或发病已超过 72 小时但无紧急手术指征者,可选择先行非手术治疗。治疗期间密切观察病情变化,尤其是老年患者,还应注意其他器官的并存疾病,如病情加重,需及时手术。大部分患者通过非手术治疗病情可获得缓解,再行择期手术治疗。

2.早期手术

对发病在 72 小时内的急性结石性胆囊炎,经非手术治疗病情无缓解,并出现寒战、高热、腹膜刺激征明显、白细胞计数进行性升高者,应尽早实施手术治疗,以防止胆囊坏疽穿孔及感染扩散。对于 60 岁以上的老年患者,症状较重者也应早期手术。

3.紧急手术

对急性结石性胆囊炎并发穿孔应进行紧急手术。术前应尽量纠正低血压、酸中毒、严重低钾血症等急性生理紊乱,对老年患者还应注意处理高血压、糖尿病等并发症,以降低手术死亡率。

(三)手术方法

1.腹腔镜胆囊切除术

腹腔镜胆囊切除术(LC)为首选术式。

(1)术前留置胃管、尿管。采用气管插管全身麻醉。

(2)患者取头高脚低位,左倾 15°角。切开脐部皮肤 1.5 cm,用气腹针穿刺腹腔建立气腹,CO_2 气腹压力 1.6～1.9 kPa(12～14 mmHg)。经脐部切口放置 10 mm 套管及腹腔镜,先全面探查腹腔。手术采用三孔或四孔法,四孔法除脐部套管外,再分别于剑突下 5 cm 置入 10 mm 套管,右锁骨中线脐水平和腋前线肋缘下 5 cm 各置入 5 mm 套管,三孔法则右锁骨中线和腋前线套管任选其一(图 5-5 和图 5-6)。

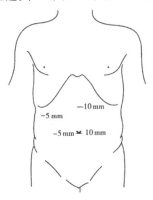

图 5-5 四孔法 LC 套管位置

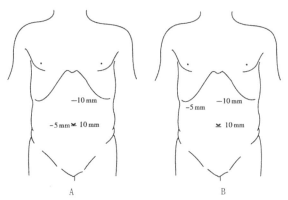

图 5-6 三孔法 LC 套管位置

(3)探查胆囊:急性胆囊炎常见胆囊肿大,呈高张力状态。结石嵌顿于胆囊颈部,胆囊壁炎症水肿,甚至化脓、坏疽,与网膜和周围脏器形成粘连。先用吸引器结合电钩分离胆囊周围粘连,电钩使用时一定要位于手术视野中央。

(4)胆囊减压:于胆囊底部做一小切口吸出胆汁减压,尽可能取出颈部嵌顿的结石。

(5)处理胆囊动脉:用电钩切开胆囊浆膜,大部分急性胆囊炎的胆囊动脉已经栓塞并被纤维束包裹,不需刻意骨骼化显露,在钝性分离中碰到索条状结构,紧贴壶腹部以上夹闭切断即可。

(6)处理胆囊管:沿外侧用吸引器钝性剥离寻找胆囊管,尽量远离胆总管,确认颈部与胆囊管连接部后,不必行骨骼化处理,确认"唯一管径"后,靠近胆囊用钛夹或结扎锁夹闭胆囊管后离断。对于增粗的胆囊管可用阶梯施夹法或圈套器处理。胆囊管里有结石嵌顿则需将胆囊管骨骼化,当结石位于胆囊管近、中段时,可在结石远端靠近胆总管侧胆囊管施夹后离断;当结石嵌顿于胆囊管汇入胆总管部时,需剪开胆囊管大半周,用无创伤钳向切口方向挤压,尝试将结石挤出,不能直接钳夹结石,以避免结石碎裂进入胆总管。确认结石完整挤出后,夹闭胆囊管远端。

(7)处理胆囊壶腹内侧:急性炎症早期组织水肿不严重,壶腹内侧一般容易剥离。但一些肿大的胆囊壶腹会延伸至胆总管或肝总管后壁形成致密粘连无法分离,此时不能强行剥离,可试行胆囊大部分或次全切除,切除的起始部位应选择壶腹-胆囊管交接稍上方,要保持内侧与后壁的完整,切除胆囊体和底部。残留的壶腹部黏膜仍保留分泌功能,需化学烧灼或电灼毁损,防止术后胆漏,电灼时间宜短。

(8)剥离胆囊:胆囊炎症可波及肝脏,损伤肝脏易出现难以控制的出血,应"宁破胆囊,勿损肝脏",可允许部分胆囊黏膜残留于胆囊床,予电凝烧灼即可。剥离胆囊后胆囊床渗血广泛,可用纱块压迫稍许,然后电凝止血。单极电凝无效可改用双极电凝。

(9)取出胆囊:将胆囊及结石装入标本袋,由剑突下或脐部套管孔取出,也可放置引流管后才取出胆囊。遇到巨大结石时,可使用扩张套管。

(10)放引置流管:冲洗手术创面,检查术野无出血、胆漏,于 Winslow 孔放置引流管,由腋前线套管孔引出并固定。解除气腹并缝合脐部套管孔。

(11)术中遇到下列情况应中转开腹:①胆囊组织质地偏硬,不排除癌变可能;②胆囊三角呈冰冻状,组织致密难以分离,或稍作分离即出现难以控制的出血;③胆囊壶腹内侧粘连紧密,分离后出现胆汁漏,怀疑肝总管、左右肝管损伤;④胆囊管-肝总管汇合部巨大结石嵌顿,有 Mirrizi 综合征可能;⑤胆肠内瘘;⑥胆管解剖变异,异常副肝管等。

(12)术后处理:包括继续抗生素治疗,外科营养支持,治疗并存疾病等。24~48 小时后观察无活动性出血、胆漏、肠漏等情况后拔除引流管。

2.其他手术方法

(1)部分胆囊切除术:术中胆囊床分离困难或可能出现大出血者,可采用胆囊部分切除法,残留的胆囊黏膜应彻底电凝烧灼或化学损毁,防止残留上皮恶变、形成胆漏或包裹性脓肿等。

(2)超声或 CT 引导下经皮经肝胆囊穿刺引流术(PTGD):适用于心肺疾病严重无法接受胆囊切除术的急性胆囊炎患者,可迅速有效地降低胆囊压力,引流胆囊腔内积液或积脓,待急性期过后再择期手术。禁忌证包括急性非结石性胆囊炎、胆囊周围积液(穿孔可能)和弥漫性腹膜炎。穿刺后应严密观察患者,警惕导管脱落、胆汁性腹膜炎、败血症、胸腔积液、肺不张、急性呼吸窘迫等并发症。

六、几种特殊类型急性胆囊炎

(一)急性非结石性胆囊炎

指胆囊有明显的急性炎症但其内无结石,多见于男性及老年患者。病因及发病机制尚未完全清楚,推测发病早期由于胆囊缺血及胆汁淤积,胆囊黏膜因炎症、血供减少而受损,随后细菌经胆道、血液或淋巴途径进入胆囊内繁殖,发生感染。急性非结石性胆囊炎往往出现在严重创伤、烧伤、腹部大手术后、重症急性胰腺炎、脑血管意外等危重患者中,患者常有动脉粥样硬化基础。

由于并存其他严重疾病,急性非结石性胆囊炎容易发生漏诊。在危重患者,特别是老年男性,出现右上腹痛和/或发热时,应警惕本病发生。及时行 B 超或 CT 检查有助于早期诊断。B 超影像特点:胆囊肿大,内无结石,胆汁淤积,胆囊壁增厚>3 mm,胆囊周围有积液。当存在肠道积气时,CT 更具诊断价值。

本病病理过程与急性结石性胆囊炎相似,但病情发展更快,易出现胆囊坏疽和穿孔。一经确诊,应尽快手术治疗,手术以简单有效为原则。在无绝对禁忌证时,首选腹腔镜胆囊切除术。若病情不允许,在排除胆囊坏疽、穿孔情况下,可考虑局麻行胆囊造瘘术,术后严密观察炎症消退情况,必要时仍需行胆囊切除术。术后给予抗休克,纠正水、电解质及酸碱平衡紊乱等支持治疗,选用广谱抗生素或联合用药,同时予以心肺功能支持,治疗重要脏器功能不全等。

(二)急性气肿性胆囊炎

临床上不多见,指急性胆囊炎时胆囊内及其周围组织内有产气细菌大量滋生产生气体积聚,与胆囊侧支循环少、易发生局部组织氧分压低下有关。发病早期,气体主要积聚在胆囊内,随后进入黏膜下层,致使黏膜层剥离,随病情加重气体可扩散至胆囊周围组织,并发败血症。本病易发于老年糖尿病患者,临床表现为重症急性胆囊炎,腹部 X 线检查及 CT 有助诊断,可发现胆囊内外有积气。注意与胆肠内瘘,十二指肠括约肌功能紊乱引起的胆囊积气,及上消化道穿孔等疾病相鉴别。气肿性胆囊炎患者病情危重,可并发坏疽、穿孔、肝脓肿、败血症等,死亡率较高,15%~25%,应尽早手术治疗,手术治疗原则与急性胆囊炎相同。注意围术期选用对产气杆菌有效的抗生素,如头孢哌酮与甲硝唑联用。

(三)胆囊扭转

该病指胆囊体以胆囊颈或邻近组织器官为支点发生扭转。胆囊一般由腹膜和结缔组织固定于胆囊床,当胆囊完全游离或系膜较长时,可因胃肠道蠕动、体位突然改变或腹部创伤而发生顺时针或逆时针扭转。病理上主要以血管及胆囊管受压嵌闭为特征,病变严重性与扭转程度及时间密切相关。扭转 180°角时,胆囊管即扭闭,胆汁淤积,胆囊肿大。超过 180°角为完全扭转,胆囊静脉受压回流受阻,表现为胆囊肿大,胆囊壁水肿增厚,继而动脉受累,胆囊壁出现坏疽、穿孔。当扭转达 360°角时,胆囊急性缺血,胆囊肿大,呈暗红甚至黑色,可有急性坏疽,但穿孔发生率较低。

本病临床罕见,误诊率高,扭转三联征有助提示本病:①瘦高的老年患者,特别是老年女性,或者合并脊柱畸形;②典型的右上腹痛,伴恶心、呕吐,病程进展迅速;③查体可扪及右上腹肿块,但无全身中毒症状和黄疸,可有体温脉搏分离现象。扭转胆囊在 B 超下有特殊影像:胆囊锥形肿大,呈异位漂浮状,胆囊壁增厚。由于胆囊管、胆囊动静脉及胆囊系膜扭转和过度伸展,在胆囊颈的锥形低回声区混杂有多条凌乱的纤细光带,但后方无声影。CT 检查见胆囊肿大积液,与肝脏分离。磁共振胆道成像(MRCP)可清晰显示肝外胆管因胆囊管扭转牵拉呈"V"形。

高度怀疑或确诊胆囊扭转均应及时手术,首选腹腔镜胆囊切除术。因胆囊扭转造成胆囊三角解剖关系扭曲,可先复原正常胆囊位置,以利于保护胆总管。

(王　霞)

第十节　溃疡性结肠炎

一、病因和发病机制

(一)病因

本病病因尚不十分明确,可能与基因因素、心理因素、自身免疫因素、感染因素等有关。

(二)发病机制

肠道菌群失调后,一些肠道有害菌或致病菌分泌的毒素、脂多糖等激活了肠黏膜免疫和肠道产酪酸菌减少,引起易感患者肠免疫功能紊乱造成的肠黏膜损伤。

二、临床表现

(一)临床症状

本病多发病缓慢,偶有急性发作者,病程多呈迁延发作与缓解期交替发作。

1.消化系统表现

腹泻、腹痛和便血为最常见症状。初期症状较轻,粪便表面有黏液,以后大便次数增多,粪中常混有脓血和黏液,可呈糊状软便。重者腹胀、食欲缺乏、恶心、呕吐,体检可发现左下腹压痛,可有腹肌紧张、反跳痛等。

2.全身表现

全身表现可有发热、贫血、消瘦和低蛋白血症、精神焦虑等。急性暴发型重症患者,出现发热、水及电解质失衡、维生素和蛋白质从肠道丢失、贫血、体重下降等。

3.肠外表现

肠外表现可有关节炎、结节性红斑、口腔黏膜复发性溃疡、巩膜外层炎、前葡萄膜炎等。这些肠外表现在结肠炎控制或结肠切除后可以缓解和恢复;强直性脊柱炎、原发性硬化性胆管炎及少见的淀粉样变性等可与溃疡性结肠炎共存,但与溃疡性结肠炎本身的病情变化无关。

(二)体征

轻型患者除左下腹有轻压痛外,无其他阳性体征。重症和暴发型患者,可有明显鼓肠、腹肌紧张、腹部压痛和反跳痛。有些患者可触及痉挛或肠壁增厚的乙状结肠和降结肠,肠鸣音亢进,肝脏可因脂肪浸润或并发慢性肝炎而肿大。直肠指检常有触痛,肛门括约肌常痉挛,但在急性中毒症状较重的患者可松弛,指套染血。

(三)并发症

并发症主要包括中毒性巨结肠、大出血、穿孔、癌变等。

三、诊断要点

(一)症状

有持续或反复发作的腹痛、腹泻,排黏液血便,伴里急后重,重者伴有恶心、呕吐等症状,病程多在6周以上。可有关节、皮肤、眼、口及肝胆等肠外表现。需再根据全身表现来综合判断。

(二)体征

轻型患者常有左下腹或全腹压痛伴肠鸣音亢进。重型和暴发型患者可有腹肌紧张、反跳痛，或可触及痉挛或肠壁增厚的乙状结肠和降结肠。直肠指检常有压痛。

(三)实验室检查

血常规示小细胞性贫血，中性粒细胞计数增高。血沉增快。血清蛋白降低，球蛋白比例升高。严重者可出现电解质紊乱，低血钾。大便外观有黏液脓血，镜下见红、白细胞及脓细胞。

(四)放射学钡剂检查

急性期一般不宜做钡剂检查。特别注意的是重度溃疡性结肠炎在做钡灌肠时，有诱发肠扩张与穿孔的可能性。钡灌肠对本病的诊断和鉴别诊断有重要价值。尤其对克罗恩病、结肠恶变有意义。临床静止期可做钡灌肠检查，以判断近端结肠病变，排除克罗恩者宜再做全消化道钡餐检查。钡剂灌肠检查可见黏膜粗糙水肿、多发性细小充盈缺损、肠管短缩、袋囊变浅或消失呈铅管状等。

(五)内镜检查

临床上多数病变在直肠和乙状结肠，采用乙状结肠镜检查很有价值，对于慢性或疑为全结肠患者，宜行纤维结肠镜检查。内镜检查有确诊价值，通过直视下反复观察结肠的肉眼变化及组织学改变，既能了解炎症的性质和动态变化，又可早期发现恶变前病变，能在镜下准确地采集病变组织和分泌物以利排除特异性肠道感染性疾病。检查可见病变，病变多从直肠开始呈连续性、弥漫性分布，黏膜血管纹理模糊、紊乱或消失、充血、水肿、质脆、出血、脓性分泌物附着，亦常见黏膜粗糙，呈细颗粒状等炎症表现。病变明显处可见弥漫性、多发性糜烂或溃疡。重者有多发性糜烂或溃疡，缓解期患者结肠袋囊变浅或消失，可有假息肉或桥形黏膜等。肠镜图片见图5-7、图5-8。

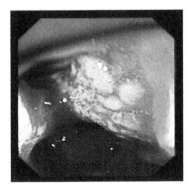

图 5-7　溃疡性结肠炎(一)

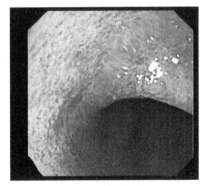

图 5-8　溃疡性结肠炎(二)

(六)黏膜活检和手术取标本

1.黏膜组织学检查

本病活动期和缓解期有不同表现。

(1)活动期表现：①固有膜内有弥漫性慢性炎性细胞、中性粒细胞、嗜酸性粒细胞浸润；②隐窝有急性炎性细胞浸润，尤其是上皮细胞间有中性粒细胞浸润及隐窝炎，甚至形成隐窝脓肿，脓肿可溃入固有膜；③隐窝上皮增生，杯状细胞计数减少；④可见黏膜表层糜烂、溃疡形成和肉芽组织增生。

(2)缓解期表现：①中性粒细胞消失，慢性炎性细胞计数减少；②隐窝大小、形态不规则，排列紊乱;③腺上皮与黏膜肌层间隙增宽;④潘氏细胞化生。

2.手术切除标本病理检查

手术切除标本病理检查可根据黏膜组织学特点进行。

(七)诊断方法

在排除细菌性痢疾、阿米巴痢疾、慢性血吸虫病、肠结核等感染性结肠炎及结肠 CD、缺血性结肠炎、放射性结肠炎等疾病基础上,具体诊断方法如下。

(1)具有临床表现、肠镜检查及放射学钡剂检查三项之一者可拟诊。

(2)如果加上黏膜活检或手术取标本做病理者可确诊。

(3)初发病例、临床表现和结肠镜改变均不典型者,暂不诊断为 UC,但须随访 3~6 个月,观察发作情况。

(4)结肠镜检查发现的轻度慢性直、乙状结肠炎不能与 UC 等同,应观察病情变化,认真寻找病因。

四、治疗原则

UC 的治疗应掌握好分级、分期、分段治疗的原则。分级指按疾病的严重度,采用不同药物和不同治疗方法;分期指疾病分为活动期和缓解期,活动期以控制炎症及缓解症状为主要目标,缓解期应继续维持缓解,预防复发;分段治疗指确定病变范围以选择不同给药方法,远段结肠炎可采用局部治疗,广泛性结肠炎或有肠外症状者则以系统性治疗为主。溃疡性直肠炎治疗原则和方法与远段结肠炎相同,局部治疗更为重要,优于口服用药。

(一)一般治疗

休息,进柔软、易消化、富营养的食物,补充多种维生素。贫血严重者可输血,腹泻严重者应补液,纠正电解质紊乱。

(二)药物治疗

1.活动期的治疗

(1)轻度 UC:可选用柳氮磺吡啶(SASP)制剂,每天 3~4 g,分次口服;或用相当剂量的 5-氨基水杨酸(5-ASA)制剂。病变分布于远端结肠者可酌用 SASP 栓剂 0.5~1.0 g,2 次/天。氢化可的松琥珀酸钠盐100~200 mg保留灌肠,每晚 1 次。亦可用中药保留灌肠治疗。

(2)中度 UC:可用上述剂量水杨酸类制剂治疗,疗效不佳者,适当加量或改口服皮质类固醇激素,常用泼尼松 30~40 mg/d,分次口服。

(3)重度 UC:①如患者尚未用过口服类固醇激素,可用口服泼尼松 40~60 mg/d,观察 7~10 天。亦可直接静脉给药。已使用者应静脉滴注氢化可的松 300 mg/d 或甲泼尼龙 48 mg/d;②肠外应用广谱抗生素控制肠道继发感染,如氨苄西林、硝基咪唑及喹诺酮类制剂;③应嘱患者卧床休息,适当补液、补充电解质,防止电解质紊乱。便血量大者应考虑输血。营养不良病情较重者进要素饮食,必要时可给予肠外营养;④静脉类固醇激素使用 7~10 天后无效者可考虑应用环孢素静脉滴注,每天 2~4 mg/kg。应注意监测血药浓度;⑤慎用解痉剂及止泻剂,避免诱发中毒性巨结肠。如上述药物治疗效果不佳时,应及时予内外科会诊,确定结肠切除手术的时机与方式。

综上所述,对于各类型 UC 的药物治疗方案可以总结见表 5-4。

表 5-4 各类型溃疡性结肠炎药物治疗方案

类型	药物治疗方案
轻度 UC	柳氮磺吡啶片 1.0 g，口服，每天 4 次或相当 5-ASA
中度 UC	柳氮磺吡啶片 1.0 g，口服，每天 4 次或相当 5-ASA 醋酸泼尼松片 10 mg，口服，每天 2 次
重度 UC	甲泼尼龙 48 mg/d(或者氢化可的松 300 mg/d)静脉滴注广谱抗生素(喹诺酮或头孢类＋硝基咪唑类)

2.缓解期的治疗

症状缓解后，维持治疗的时间至少 1 年，一般认为类固醇类无维持治疗效果，在症状缓解后逐渐减量，应尽可能过渡到用 SASP 维持治疗。维持治疗剂量一般为口服每天 1.0～3.0 g，也可用相当剂量的 5-氨基水杨酸类药物。6-巯基嘌呤(6-MP)或硫唑嘌呤等用于对上述药物不能维持或对类固醇激素依赖者。

3.手术治疗

大出血、穿孔、明确的或高度怀疑癌变者；重度 UC 伴中毒性巨结肠，静脉用药无效者；内科治疗症状顽固、体能下降、对类固醇类药物耐药或依赖者应考虑手术治疗。

（王　霞）

第十一节　功能性消化不良

一、概述

功能性消化不良(FD)为一组持续或反复发作的上腹部疼痛或不适的消化不良症状，包括上腹胀痛、餐后饱胀、嗳气、早饱、腹痛、厌食、恶心呕吐等，经生化、内镜和影像检查排除了器质性疾病的临床综合征，是临床上最常见的一种功能性胃肠病，几乎每个人一生中都有过消化不良症状，只是持续时间长短和对生活质量影响的程度不同而已。国内最新资料表明，采用罗马Ⅲ诊断标准对消化专科门诊连续就诊消化不良的患者进行问卷调查，发现符合罗马Ⅲ诊断标准者占就诊患者的 28.52%，占接受胃镜检查患者的 7.2%。FD 的病因及发病机制尚未完全阐明，可能是多种因素综合作用的结果。目前认为其发病机制与胃肠运动功能障碍、内脏高敏感性、胃酸分泌、幽门螺杆菌感染、精神心理因素等有关，而内脏运动及感觉异常可能起主导作用，是 FD 的主要病理生理学基础。

二、诊断

(一)临床表现

FD 的临床症状无特异性，主要有上消化道症状，包括上腹痛、腹胀、早饱、嗳气、恶心、呕吐、反酸、胃灼热、厌食等，以上症状多因人而异，常以其中某一种或一组症状为主，在病程中这些症状及其严重程度多发生改变。起病缓慢，病程长短不一，症状常呈持续或反复发作，也可相当一段时间无任何症状，可因饮食精神因素和应激等诱发，多数无明显诱因。腹胀为 FD 最常见的症状，多数患者发生于餐后或进餐加重腹胀程度，早饱、嗳气也较常见。上腹痛也是 FD 的常见症状,上腹痛无规律性,可表现为弥漫或烧灼样疼痛。少数可伴胃灼热反酸症状,但经内镜及24小时食管pH检测,不能诊断为胃食管反流病。恶心呕吐不常见,一般见于胃排空明显延迟的患者,呕吐多为干呕或呕出当餐胃内食物。有的还可伴有腹泻等下消化道症状。还有不少患者同时合并精神症状如焦虑、抑郁、失眠、注意力不集中等。

(二)诊断标准

依据FD罗马Ⅲ诊断标准,FD患者临床表现个体差异大,罗马Ⅲ标准根据患者的主要症状特点及其与症状相关的病理生理学机制及症状的模式将FD分为两个亚型,即餐后不适综合征(PDS)和上腹痛综合征(EPS),临床上两个亚型常有重叠,有时难以区分,但通过分型对不同亚型的病理生理机制的理解对选择治疗将有一定的帮助,在FD诊断中,还要注意FD与胃食管反流病和肠易激综合征等其他功能性胃肠病的重叠。

FD的罗马Ⅲ诊断标准。①以下1项或多项:餐后饱胀,早饱感,上腹痛,上腹烧灼感;②无可以解释上述症状的结构性疾病的证据(包括胃镜检查),诊断前症状出现至少6个月,且近3个月符合以上诊断标准。

PDS诊断标准必须符合以下1项或2项:①正常进食后出现餐后饱胀不适,每周至少发生数次;②早饱阻碍正常进食,每周至少发生数次。诊断前症状出现至少6个月,近3个月症状符合以上标准。支持诊断标准是可能存在上腹胀气或餐后恶心或过度嗳气。可能同时存在EPS。

EPS诊断标准必须符合以下所有条件:①至少中等程度的上腹部疼痛或烧灼感,每周至少发生1次;②疼痛呈间断性;③疼痛非全腹性,不位于腹部其他部位或胸部;④排便或排气不能缓解症状;⑤不符合胆囊或Oddi括约肌功能障碍的诊断标准。诊断前症状出现至少6个月,近3个月症状符合以上标准。支持诊断标准是疼痛可以烧灼样,但无胸骨后痛。疼痛可由进餐诱发或缓解,但可能发生于禁食期间。可能同时存在PDS。

三、鉴别诊断

鉴别诊断如图5-9所示。

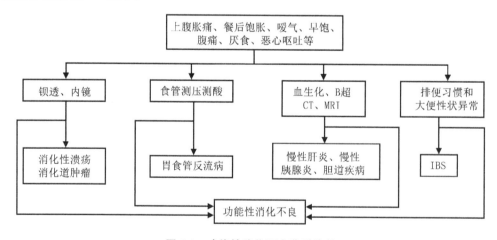

图5-9 功能性消化不良鉴别诊断

四、治疗

FD的治疗措施以对症治疗为主,目的是在于缓解或消除症状,改善患者的生活质量。

2007 年指南对 FD 治疗提出规范化治疗意见,指出 FD 的治疗策略应是依据其可能存在的病理生理学异常进行整体调节,选择个体化的治疗方案。

经验治疗适于 40 岁以下,无报警征象,无明显精神心理障碍的患者。与进餐相关的消化不良(即 PDS)者可首先用促动力药或合用抑酸药;与进餐无关的消化不良/酸相关性消化不良(即 EPS)者可选用抑酸药或合用促动力药。经验治疗时间一般为 2~4 周。无效者应行进一步检查,明确诊断后有针对性进行治疗。

(一)药物治疗

1.抗酸药

抗酸剂如氢氧化铝、铝碳酸镁等可减轻症状,但疗效不及抑酸药,铝碳酸镁除抗酸外,还能吸附胆汁,伴有胆汁反流患者可选用。

2.抑酸药

目前广泛应用于 FD 的治疗,适用于非进餐相关的消化不良中以上腹痛、烧灼感为主要症状者。常用抑酸药包括 H_2 受体阻滞剂(H_2RA)和质子泵抑制剂(PPI)两大类。H_2RA 常用药物有西咪替丁 400 mg,每天 2~3 次;雷尼替丁 150 mg,每天 2 次;法莫替丁 20 mg,每天 2 次,早、晚餐后服,或 40 mg 每晚睡前服;罗沙替丁 75 mg,每天 2 次;尼扎替丁 300 mg 睡前服。不同的 H_2 受体阻滞剂抑制胃酸的强度各不相同,西咪替丁最弱,雷尼替丁和罗沙替丁比西咪替丁强 5~10 倍,法莫替丁较雷尼替丁强 7.5 倍。这类药主要经肝脏代谢,肾脏排出,因此肝肾功能损害者应减量,75 岁以上老人服用药物剂量应减少。PPI 常用药物有奥美拉唑 20 mg,每天 2 次;兰索拉唑 30 mg,每天 1 次;雷贝拉唑 10 mg,每天 1 次;泮托拉唑 40 mg,每天 1 次;埃索美拉唑 20 mg,每天 1 次。

3.促动力药

促动力药可明显改善与进餐相关的上腹症状,如上腹饱胀、早饱等。常用的促动力剂包括多巴胺受体阻滞剂、5-HT_4 受体激动药及多离子通道调节剂等。多巴胺受体阻滞剂常用药物有甲氧氯普胺 5~10 mg,每天 3 次,饭前半小时服;多潘立酮 10 mg,每天 3 次,饭前半小时服;伊托必利 50 mg,每天 3 次,口服。甲氧氯普胺可阻断延髓催吐化学敏感区的多巴胺受体而具有强大的中枢镇吐作用,还可以增加胃肠道平滑肌对乙酰胆碱的敏感性,从而促进胃运动功能,提高静止状态时胃肠道括约肌的张力,增加食管下端括约肌张力,防止胃内容物反流,增强胃和食管的蠕动,促进胃排空及幽门和十二指肠的扩张,加速食物通过。主要的不良反应见于中枢神经系统,如头晕、嗜睡、倦怠、泌乳等,用量过大时,会出现锥体外系反应,表现为肌肉震颤、斜颈、发音困难、共济失调等。多潘立酮为选择性外周多巴胺 D_2 受体阻滞剂,可增加食管下端括约肌的张力,增加胃运动,促进胃排空、止吐。不良反应轻,不引起锥体外系症状,偶有流涎、惊厥、平衡失调、泌乳现象。伊托必利通过拮抗多巴胺 D_2 受体和抑制乙酰胆碱酯酶活性起作用,增加胃的内源性乙酰胆碱,促进胃排空。5-HT_4 受体激动药常用药物为莫沙必利 5 mg,每天 3 次,口服。莫沙必利选择性作用于上消化道,促进胃排空,目前未见心脏严重不良反应的报道,但对 5-HT_4 受体激动药的心血管不良反应仍应引起重视。多离子通道调节剂药物为马来酸曲美布汀,常用量 100~200 mg,每天 3 次口服。该药对消化道运动的兴奋和抑制具有双向调节作用,不良反应轻微。红霉素具有胃动素作用,静脉给药可促进胃排空,主要用于胃轻瘫的治疗,不推荐作为 FD 治疗的首选药物。

4.助消化药

消化酶和微生态制剂可作为治疗消化不良的辅助用药。复方消化酶、益生菌制剂可改善与进餐相关的腹胀、食欲缺乏等症状。

5.根除幽门螺杆菌治疗

根除 Hp 可使部分 FD 患者症状得以长期改善,对合并 Hp 感染的 FD 患者,应用抑酸、促动力剂治疗无效时,建议向患者充分解释根除治疗的利弊,征得患者同意后给予根除 Hp 治疗。根除 Hp 治疗可使部分 FD 患者的症状得到长期改善,使胃黏膜炎症得到消退,而长期胃黏膜炎症则是消化性溃疡、胃黏膜萎缩/肠化生和胃癌发生的基础病变,根除 Hp 可预防胃癌前病变进一步发展。

根据 2005 年欧洲幽门螺杆菌小组召开的第 3 次 MaastrichtⅢ共识会议意见,推荐在初级医疗中实施"检测和治疗"策略,即对年龄小于 45 岁,有持续消化不良症状的成人患者应用非侵入性试验(尿素呼气试验、粪便抗原试验)检测 Hp,对 Hp 阳性者进行根除治疗。包含 PPI、阿莫西林、克拉霉素或甲硝唑每天2次给药的三联疗法仍推荐作为首选疗法。包含铋剂的四联疗法,如可获得铋剂,也被推荐作为首选治疗选择。补救治疗应结合药敏试验结果。

对 PPI(标准剂量,每天 2 次),克拉霉素(500 mg,每天 2 次),阿莫西林(1 000 mg,每天 2 次)或甲硝唑 400 mg 或 500 mg,每天 2 次,组成的方案,疗程 14 天比 7 天更有效,在克拉霉素耐药率小于 15% 的地区,仍推荐 PPI 联合应用克拉霉素、阿莫西林/甲硝唑的三联短程疗法作为一线治疗方案。其中 PPI 联合克拉霉素和甲硝唑方案应当在人群甲硝唑耐药率小于 40% 时才可应用,含铋剂四联治疗除了作为二线方案使用外,还可作为可供选择的一线方案。除了药敏感试验外,对于三线治疗不作特别推荐。喹诺酮类(左氧氟沙星、利福霉素、利福布汀)抗生素与 PPI 和阿莫西林合用作为一线疗法,而不是作为补救的治疗,被评估认为有较高的根除率,但利福布汀是一种选择分枝杆菌耐药的抗生素,必须谨慎使用。

6.黏膜保护药

FD 发病原因中可能涉及胃黏膜防御功能减弱,作为辅助治疗,常用的胃黏膜保护药有硫糖铝、胶体铋、前列腺素 E,复方谷氨酰胺等,联合抑酸药可提高疗效。硫糖铝餐前 1 小时和睡前各服1.0 g,肾功不全者不宜久服。胶体次枸橼酸铋一次剂量 5 mL 加水至 20 mL 或胶囊 120 mg,每天 4 次,于每餐前半小时和睡前一次口服,不宜久服,最长 8 周,老年人及肾功能障碍者慎用。已用于临床的人工合成的前列腺素为米索前列醇(喜克溃),常用剂量 200 mg,每天 4 次,主要不良反应为腹泻和子宫收缩,孕妇忌服。复方谷氨酰胺,常用量 0.67 g,每天 3 次,剂量可随年龄与症状适当增减。

(二)精神心理治疗

抗焦虑、抑郁药对 FD 有一定的疗效,对抑酸和促动力药治疗无效,且伴有明显精神心理障碍的患者,可选用三环类抗抑郁药或 5-HT$_4$ 再摄取抑制剂;除药物治疗外、行为治疗、认知疗法及心理干预等可能对这类患者也有益。精神心理治疗不但可以缓解症状还可提高患者的生活质量。

(三)外科手术

经过长期内科治疗无效的严重患者,可考虑外科手术。一般采用胃大部切除术、幽门成形术和胃空肠吻合术。

(杨胜楠)

第六章

社区健康管理

第一节 以预防为导向的健康照顾

一、概述

(一)概念

1.预防医学的定义与研究内容

预防医学是医学的重要组成部分,是一门综合性的应用科学。预防医学采用宏观与微观相结合的方法,研究健康与疾病的动态变化规律及其影响因素,分析健康决定因素对人群健康和疾病的作用规律,制定疾病防控策略,并通过实施一系列预防措施,达到促进健康、预防疾病、防制伤残和早逝、提高生活质量的目的。预防医学主要包括流行病与卫生统计学、劳动卫生与环境卫生学、营养与食品卫生学、儿少卫生与妇幼保健学、卫生毒理学、社会医学与卫生事业管理、军事预防医学以及临床医学中运用疾病预防的策略等。预防医学的主要研究对象是人群,同时也研究个体的临床预防问题。根据干预对象,预防可分为个体预防、社区预防和群体预防。

2.公共卫生与基本公共卫生服务项目

(1)公共卫生的定义。2009年10月,中华医学会召开第一次全国公共卫生学术会议,会上,我国学者曾光教授等提出:"公共卫生是以保障和促进公众健康为宗旨的公共事业。通过国家和社会共同努力,预防和控制疾病与伤残,改善与健康相关的自然和社会环境,提供预防保健与必要的医疗服务,培养公众健康素养,创建人人享有健康的社会"。该定义明确了我国公共卫生服务的宗旨是保障和促进公众健康。公共卫生的基本任务是:①预防和控制疾病与伤残;②改善与健康相关的自然和社会环境;③提供基本医疗卫生服务;④培养公众健康素养。与公共卫生服务相关的组织机构有政府公共卫生机构、学术机构、媒体、企业、医疗保健服务提供体系和社区。全科医师也是公共卫生服务的提供者之一。

(2)基本公共卫生服务项目。基本公共卫生服务项目是由国家根据特定时期经济社会发展状况、危害国家和公民的主要公共卫生问题和干预措施效果,以及当时国家可供给能力(筹资和服务能力)综合选择确定,并组织免费向城乡居民提供的卫生服务项目。地方各级政府和卫生行政部门可根据国家规范的基本要求,结合当地实际情况增加公共卫生服务内容,制订本地区的基本公共卫生服务规范。国家基本公共卫生服务项目的制定与实施,有助于减少主要健康危险因素,有效预防和控制主要传染病及慢性非传染性疾病,提高公共卫生服务和突发公共卫生事件应急处置能力,促进基本公共卫生服务均等化。2009年,卫健委组织专家制定了《国家基本公共卫生服务规范(2009年版)》。在此基础上,卫健委2011年再次组织专家对服务规范内容进行了修订和完善,形成了《国家基本公共卫生服务规范(2011年版)》。目前,我国基本公共卫生服务项目包括11项内容,即城乡居民健康档案管理、健康教育、预防接种、0～6岁儿童健康管理、孕产妇健康管理、老年人健康管理、高血压患者健康管理、2型糖尿病患者健康管理、重性精神疾病患者管理、传染病及突发公共卫生事件报告和处理以及卫生监督协管服务规范。在各项服务规范中,分别对国家基本公共卫生服务项目的服务对象、内容、流程、要求、考核指标及服务记录表等作出了规定。国家基本公共卫生服务项目主要由乡镇卫生院和社区卫生服务中心负责组织实施。

(二)三级预防的策略

环境因素、人类生物学因素、生活方式和卫生服务可得性的相互作用决定个体和群体的健康状况。病因或危险因素的持续作用和致病效应的累积导致健康问题或疾病发生发展,出现痊愈、缓解、慢性化、加重、死亡等不同的健康结局,该过程被称为疾病自然史。疾病自然史是一个连续的过程,一般可分为易感期、发病前期(潜伏期)、发病期(临床期)和发病后期(转归期)4个阶段。危险因素作用于机体到疾病发生以及促进疾病发展有一个过程,为疾病的预防提供了机会。在疾病发生发展的不同阶段,采取适当的预防措施来延缓或阻止疾病发生发展的策略称为疾病预防策略。H.R.Leavell和E.G.Clark根据疾病自然史,将预防水平分为三级,即第一级、第二级和第三级预防,即三级预防策略。

1.第一级预防

第一级预防又称病因预防,是指在疾病易感期,采取措施去除病因或减少危险因素暴露,提高机体免疫力,阻止疾病发生,降低疾病发病率。第一级预防措施包括健康促进和特殊保护,以保护和改善环境,提高机体特异和非特异抵抗力,保护易感人群。如通过健康咨询与健康教育培养健康的行为与生活方式、预防接种、化学预防、妇幼保健以及婚前检查;以及制定与健康相关的法律、法规、政策、制度,提供安全饮用水、食品、有利于健康的场所与服务设施等,利用报纸、杂志、广播、电视、互联网、手机等媒体开展健康教育,倡导低碳生活方式保护环境,公共场所禁烟,刑法关于"在道路上醉酒驾驶机动车"犯罪的规定等社会措施。

2.第二级预防

第二级预防又称临床前期预防,在发病前期和发病期的早期,采取措施发现处于疾病早期的无症状患者,做到早发现、早诊断、早治疗("三早"),延缓疾病发展,或恢复健康状态。针对传染病,还要做到早报告、早隔离,即"五早"。第二级预防措施主要有普查、筛查、健康体检、定期健康检查和病例发现等。

3.第三级预防

第三级预防又称临床期预防,在发病期和发病后期,采取治疗、护理、康复等有效的医疗措施,减少疾病的危害,预防并发症、防止残疾和早死,促进功能恢复,提高生命质量,延长寿命,特别是延长健康调整期望寿命。

就具体的预防措施而言,针对不同的疾病,可能是第一级预防措施,也可能是第三级预防措施。例如,降压治疗,对高血压患者是第三级预防措施,在预防脑卒中方面则是第一级预防措施。对于戒烟,在出现肺气肿之前属于第一级预防措施;而对于肺气肿患者属于第三级预防措施。

(三)临床预防的概念及其特点

1.临床预防定义与内容

临床预防又称个体预防,是指在临床场所由临床医师等临床医务工作者对健康人和无症状患者采取第一级和第二级疾病预防措施,通过提高健康素养,减少病伤危险因素,发现早期患者以及提高机体抗病能力等来预防控制疾病,维持和促进健康。临床预防的内容包括健康咨询、疾病筛检、免疫接种和化学预防。临床预防是全科医师常规医疗服务的重要组成部分。

2.临床预防的特点

(1)与社区预防和群体预防相区别,临床预防的服务对象是个体,为健康人和无症状患者提供服务。

(2)从预防措施上,临床预防采取第一级预防和第二级预防相结合的措施,在疾病发生易感期、发病前期和早期进行干预,具有更积极的预防作用和较好的健康效益。

(3)临床预防是在临床场所由临床医务工作者为居民提供的个性化预防服务,能更好地把握时机,有的放矢,服务对象的依从性好。

(4)与临床医学相区别,临床预防是通过提高机体抵抗力,识别并干预病伤危险因素以及早期筛查疾病来控制疾病发生发展的,而不是到了疾病中后期采取的治疗和康复措施。因而,实施临床预防更有机会实现不得病、少得病、晚得病、减少医疗费用支出、延长健康寿命、提高生活质量的目的。尤其在防控慢性非传染性疾病方面,临床预防是更积极和具有高成本效益比的措施。

(四)全科医师提供临床预防的优势

全科医师立足于社区,为个人和家庭提供可及性、连续性、综合性、协调性和基于实际环境和背景的照顾,具有区别于其他临床医师独特的核心能力,包括提供首诊服务和基本医疗管理的能力、以人为中心的健康照顾的能力、解决具体健康问题的能力、综合的方法和手段以及运用具有科学基础整体论方法提供全人照顾的能力等。全科医疗服务的基本特征和全科医师在医疗卫生服务体系中的角色和使命决定了全科医师在提供临床预防服务方面具有独特的优势。

1.在服务时间和场所上的优势

全科医师较其他专业的临床医师有更多的机会提供临床预防服务。全科医师在社区为居民提供国家规定的预防服务,也为主动寻求预防性照顾(如健康体检)的居民提供服务,而且为因其他原因就诊的居民提供机会性预防。所谓机会性预防是指医师在每次应诊过程中,采用"机会主义"的方法,根据患者的实际情况,寻找恰当时机,将患者目前的情况与以往不健康行为联系起来,为患者提供促进健康和疾病预防方面的指导。专科医师在大医院为较多的患者提供临床服务,通常就诊时间不超过10分钟,因而难以提供机会性预防服务。而全科医师为社区相对固定的居民提供基本医疗卫生服务,能保证15～20分钟与居民交流的时间,有利于全科医师在处理现患的基础上,恰当地运用临床预防的方法,为居民提供机会性预防服务。

2.在服务内容和方式上的优势

与其他临床学科不同,全科医学是根据服务对象基本医疗卫生服务需要和需求来发展和建设的学科,范围宽而较浅,服务内容宽泛,涉及临床多个学科以及预防医学、心理学、行为科学等内容。全科医师采用综合性照顾的方式提供集预防、保健、诊断、治疗、康复、健康管理一体化的、连续协调、方便可及、人性化的主动服务。全科医师的服务对象不分年龄、性别和病患类型,同时为健康人、高危人群和患者提供服务。全科医师为居民提供长期负责式照顾,了解患者健康状况变化以及存在的危险因素,能为居民提供及时而有针对性的建议,高效、个性化地开展健康促进和疾病预防工作,控制危险因素,早期发现疾病。全科医学接受立足于社区的全科医学专门训练,其不仅承担医师的角色,还承担咨询者、教育者、管理者和协调者等角色。这均决定全科医师提供的临床预防服务更具有专业性,具有更好的服务效果。

3.医患关系上的优势

全科医师是居民健康的"守门人",往往采用签约的方式为居民提供约定的基本医疗卫生服务,与居民建立了良好的伙伴关系。居民非常相信他的全科医师,对全科医师的建议有较好的依从性。在全科医师的倡导下,居民更有可能选择健康的行为和生活方式,更有可能选择定期健康检查等更积极、科学的疾病预防的措施,及早就医、合理用药。而且,全科医师熟悉社区环境,了解社区内影响健康的诸多因素,可以帮助居民有效地利用社区资源,避免或防制社区不利因素对健康的影响。另外,机会性预防的本身会使患者更重视健康行为与疾病的关系,更有可能实现临床预防干预的目标。

二、全科医疗中常用的临床预防服务

(一)健康咨询

健康咨询是指通过向健康人或无症状患者提供有针对性的健康指导,来达到提高人们的健康知识水平,增强健康信念,培养健康生活方式行为能力,建立健康行为与生活方式,降低健康危险因素水平,改善健康状况的目的。不包括对已出现症状和体征的患者提供咨询。咨询不仅仅是向患者传授知识,还要关注患者的态度和能力,帮助居民作出有利于健康的选择,最终采取行动,建立有益于健康的习惯化的行为方式。因此,咨询不是简单地告诉人们做什么,或是给他们发放一些健康教育材料,这些是必要的,但始终是不够的。

1.咨询的原则

(1)根据患者的观念和看法确定咨询的内容和方式。说服患者改变行为的前提是了解患者的健康信念、期望和担忧,并提供信息。健康信念与其健康行为密切相关,患者对健康的关心程度、对疾病严重性等认识程度以及对行为改变利弊的认识等均影响患者就医行为以及健康行为的选择。人们的健康信念受种族、宗教信仰、习俗、年龄、性别、教育程度、社会阶层等影响,医师需要提供个性化的咨询,而不是千篇一律的说教。在日常工作中,全科医师往往通过提问的方式了解患者的健康信念。

(2)充分告知干预措施的目的、预期效果及产生效果的时间。如果干预措施不能很快见效,就需要告诉患者什么时候可以看到行为改变对健康的益处,避免患者失去信心,影响遵医行为。一项关于风湿病患者用药依从性的研究表明,充分了解用药目的后,79%的患者能坚持用药4个月以上。相比那些没有得到明确的信息的患者,只有33%的患者依从性较好。在全科医疗服务中,全科医师常常要告知患者低胆固醇饮食或适量运动可能不会在几个月内产生效果,需要长期坚持。同时还要告知患者可能出现的不良反应,以及处理的方式,是否需要停止干预或是先咨询医务人员。

(3)指导行为改变从小量开始。为患者制定可以达到的行为目标,提供能够做到的实施方案。对于一个身高170 cm,体重95 kg的人,告诉他需要减重25 kg,他会认为这是一个不可能完成的任务,而放弃了控制体重的行动。如果为他设定每周减重0.5 kg的目标,提供每天摄入250 kcal(如少吃一碗米饭),同时每天多消耗250 kcal(如跳绳30分钟)的实施方案,他会很容易实现第一步目标。患者获得成功的体验后,会提高患者的自我效能,增加其对自己行为改变能力的信心,从而达成最终目标。通常结构化的行为干预是一种有效的干预措施。

(4)咨询要具体化。为患者提供具体行为指导,会改善依从性。例如,为患者制定适量运动方案,首先是帮助选择他或她喜欢的运动类型,运动频次可以每周先从 2~3 次开始。然后,每周增加 10%～25%的运动量,直到患者达到理想的运动水平。详细而具体的指导方案需要写下来让患者带回家。对于某些特别不喜欢运动的人还可以启动一个非常温和、短暂的锻炼计划,如每小时进行 1 分钟的体力活动。

(5)以增加新的健康行为开始,逐渐消除不良行为。帮助患者选择首先采取的行为改变措施是什么。通常来讲,建立新的行为比消除已有的行为更容易。例如控制体重,往往建议患者先以适度增加身体活动水平开始,之后是改变现有的饮食习惯,减少能量的摄入。

(6)将行为改变融入日常生活中。例如,全科医师可以建议患者在看晚间新闻的时候,利用跑步机锻炼。或者在每天刷牙后服用降压药等。

(7)恰当运用医师的权威性。患者往往认为医师是健康专家,他们认为医师的话十分重要。因此,可以采用简单、具体的方式告诉患者应该做什么,不应该做什么,目标是什么,如何做,多长时间能取得效果等。重要的是有些患者对自己改变行为缺乏信心,需要医师适时地提供同情、支持和帮助。更为重要的是与患者建立良好的伙伴关系,促使患者接受医师的建议,并付诸行动。

(8)取得患者明确的承诺。询问患者如何实施健康促进计划,并鼓励他将健康促进措施融入到日常生活中,要求患者作出明确的承诺。如什么时候开始实施运动计划,如何做,什么时候达到什么目标等。医师还要询问患者是否确定能否实现预期目标,可以采用 0~10 的数字代表患者自己实现既定目标的确定性。0 为不能肯定,10 为完全肯定。如果患者表示难以确定,医师需要和患者共同客观地估计行为改变可能遇到的障碍,并寻求可能的解决办法,积极帮助患者克服困难,达到目标。

(9)采用综合性的咨询方法。综合运用多种教育与咨询的形式与方法,如面对面个体咨询、小组学习、播放录像、提供阅读材料、网络互动、发送手机短信和参加社区健康教育活动等。咨询的形式和方法也应根据患者的需求进行个性化的定制,并不是在门诊面对面的咨询是唯一有效的方法,用于咨询的健康教育材料也要适合于不同文化和教育背景的人阅读和理解。医师需要不断地与患者加强沟通和反馈,以达到最佳的咨询效果。

(10)团队协作的工作方式。温馨的环境和团队的工作方式有利于患者的教育。咨询是一个团队的责任,需要全科医师、护士、专科医师、公共卫生医师、营养师、接待员和其他医疗人员之间的共同努力。另外,为患者提供温馨的就诊环境和充足的信息资源平台也是必要的。

(11)转诊。事实上,全科医疗诊室的工作是繁忙的,医师不可能为前来就诊的患者解决所有的教育与咨询的问题。医师需要掌握相关的资源,恰当为患者提供转诊服务。例如,鼓励患者参加糖尿病俱乐部,帮助患者掌握技能,做到糖尿病饮食控制。

(12)随访与监测。一旦患者启动了行为改变计划,医师需要通过预约就诊。电话随访、网络互动等方式了解计划执行情况,监测相关指标,评价进展情况,及时处理可能出现的问题,调整方案,对已经取得的进步给予鼓励,以不断提高依从性和咨询效果。

2.咨询的内容

针对健康人和无症状患者咨询的内容重点是如何建立健康的行为与生活方式,识别各种疾病的症状,预防和控制常见传染病、伤害以及心脑血管病、恶性肿瘤、呼吸系统疾病、糖尿病等慢性非传染性疾病。建立基本健康行为的咨询内容有合理饮食、适量运动、戒烟限酒、疫苗接种、日常卫生、合理用药等。预防常见慢性非传染性疾病的咨询内容见表 6-1。

表 6-1 预防常见慢性非传染性疾病的咨询内容

项目	咨询内容
成人肥胖的预防	合理饮食;适量运动;经常测量体重、腰围;预防妇女产后肥胖;老年人预防体重持续增长等
高血压的预防	合理饮食,特别是低盐饮食;坚持适量运动;戒烟限酒;跤轻体重;定期监测血压;避免情绪过于激动等
糖尿病的预防	帮助患者判断是否是糖尿病高危人群;监测血糖;合理饮食;适量运动;保持健康体重,BMI 控制在 24 以下等
心血管疾病的预防	预防和控制高血压;预防和控制高血糖;养成合理膳食习惯;戒烟限酒;适度运动。避免过度劳累;注意身体保暖与气温变化;避免情绪过于激动;进行定期健康检查;识别突发症状,及时就医等
脑卒中的预防	预防和控制高血压;预防和治疗各种心血管疾病;进行定期健康检查;预防和治疗糖尿病;预防和控制血脂异常;戒烟限酒;控制体重;识别突发症状,及时就医等
癌症的预防	健康的饮食;戒烟限酒;适量运动;保持正常体重;改善居室通风条件;预防和治疗人类乳头瘤病毒、乙肝病毒、丙肝病毒、幽门螺杆菌等有关病毒和细菌感染;职业防护;避免长时间强烈阳光照射;保持周围环境卫生;定期健康检查;识别可疑症状,及时就医;采取针对性措施预防不同癌症等

(二)筛检

筛检,又称筛查,是指采用快速、简便、经济的检查方法,从无症状的人群中发现可能患病的人。筛检阳性者需要做进一步的确诊检查,以明确是否患病。筛检属于第二级预防的范畴,以期能早期发现患者,给予及时的诊断和治疗。但筛检试验不能等同于诊断试验,对有症状者的筛检也不属于临床预防范畴。根据不同的性别年龄人群存在危险因素的不同,易患疾病和高死亡原因的差异,设计在不同年龄段应做的健康检查项目,从而早期发现患者被称为定期健康检查。定期健康检查与传统的年度体检相比,针对性强,涉及范围较小,能提高检出率,节省医疗费用。

1.筛检的原则

(1)考虑疾病的严重性和发病率。选择发病率高、死亡率高、致残率高、疾病负担严重等危害严重的疾病进行筛检。

(2)清楚了解疾病的自然史。选择的疾病要有足够的易感期和发病前期或潜伏期,以有机会采用筛查方法,达到早发现、早诊断、早治疗的目的。

(3)要有适宜的筛检技术。要求有安全、经济、方便、有效的筛检方法,有较高的敏感性、特异性和阳性预测值,患者易于接受。选择筛检方法要考虑不良反应的影响,包括躯体上、精神上和经济上的损伤和损失,权衡利弊,以确定某种筛检方法是否决定推广。

(4)有明确的早期筛检的效果。通过筛检早期发现患者的临床治疗和预防的效果要明显优于经常规诊断发现患者的治疗效果。有确切的治疗和预防的方法来阻止或延缓疾病的发生发展,筛检才有实际意义。

2.常见慢性非传染性疾病的筛检方法

(1)高血压筛检。《国家基本公共卫生服务规范(2011 年版)》建议对社区内 35 岁及以上居民,每年在其第一次就诊时测量血压;建议高危人群每半年至少测量 1 次血压,并接受有针对性的健康教育咨询。USPSTF 建议对 18 岁及以上成人进行高血压筛查(推荐等级:A 级)。社区高血压患者的检出有如下途径:建立健康档案、体检、门诊就诊、流行病学调查等其他机会性筛查家庭自测血压以及场所提供测量血压的装置等。针对正常高值血压人群[16.0～18.5 kPa(120～139 mmHg)和/或10.7～11.9 kPa(80～89 mmHg)、超重和肥胖者、酗酒者、高盐饮食者等高血压高危人群应加强筛查。

(2)2型糖尿病筛检。《国家基本公共卫生服务规范(2011年版)》建议在社区2型糖尿病高危人群每年至少测量1次空腹血糖,并接受有针对性的健康教育咨询。《中国2型糖尿病防治指南(2010版)》建议2型糖尿病的筛检方法应用OGTT(空腹血糖和糖负荷后2小时血糖),进行OGTT有困难的情况下可仅监测空腹血糖,但仅监测空腹血糖会有漏诊的可能性。针对高危人群,如果筛查结果正常,3年后重复检查。2型糖尿病发生的风险主要取决于不可改变危险因素和可改变危险因素的数目和严重度。在我国主要依靠机会性筛检(如在健康体检中或在进行其他疾病的诊疗时)发现高危人群。2型糖尿病高危人群包括:有糖调节受损史;年龄≥45岁;超重、肥胖(BMI≥24),男性腰围≥90 cm,女性腰围≥85 cm;2型糖尿病者的一级亲属;高危种族;有巨大儿(出生体重≥4kg)生产史,妊娠糖尿病史;高血压[血压≥18.7/12.0 kPa(140/90 mmHg)],或正在接受降压治疗;血脂异常(HDL-C≤0.91 mmol/L(35 mg/dL)及TG≥2.22 mmol/L(200 mg/dL),或正在接受调脂治疗;心脑血管疾病患者;有一过性糖皮质激素诱发糖尿病病史者;BMI≥28的多囊卵巢综合征者;严重精神病和/或长期接受抗抑郁症药物治疗的患者;静坐生活方式者。其中年龄、家族史或遗传倾向、种族、妊娠糖尿病史或巨大儿生产史、多囊卵巢综合征和宫内发育迟缓或早产为不可改变危险因素。

(3)血脂异常筛检。《中国成人血脂异常防治指南》建议20岁以上的成年人至少每5年测量1次空腹血脂,包括TC、LDL-C、HDL-C和TG测定。对于缺血性心血管病及其高危人群,建议每3～6个月测定1次血脂。USPSTF建议35岁及以上男性和45岁及以上冠心病高风险的女性均应进行血脂异常筛检(推荐等级:A级)。USPSTF建议对20～35岁冠心病高风险的男性及20～45岁冠心病高风险的女性也应进行血脂异常筛查(推荐等级:B级)。

(4)肥胖症筛检。建议对所有成年人均应采用体质指数(BMI)进行肥胖症的筛检。

(5)腹主动脉瘤筛检。USPSTF建议65～75岁有吸烟史的男性应采用超声检查方法进行腹主动脉瘤一次性筛查(推荐等级:B级)。

(6)颈动脉狭窄筛检。USPSTF建议在一般成年人群中,不必进行无症状颈动脉狭窄筛查(推荐等级:D级)。

(7)冠心病筛检。USPSTF认为尚无充分的证据支持或反对常规应用心电图、平板运动试验或电子束CT对存在重度冠状动脉狭窄或成人冠心病事件预测风险增加者筛检冠状动脉钙化(推荐等级:I级)。可导致冠心病事件风险增加的因素有:较大的年龄、男性、高血压、吸烟、血脂异常、糖尿病、肥胖和静坐生活方式。

(8)骨质疏松症筛检。双能X线吸收法(DXA)测量骨密度值是目前公认的骨质疏松症诊断的金标准。适合于全科医师在社区筛检骨质疏松症的初筛方法有:国际骨质疏松症基金会骨质疏松症风险一分钟测试题、亚洲人骨质疏松症自我筛查工具(OSTA)、超声骨密度检测、X线摄片筛查。根据我国《原发性骨质疏松症诊治指南(2011年)》,建议对以下人群进行骨质疏松症筛检:①女性65岁以上和男性70岁以上,无论是否有其他骨质疏松危险因素;②女性65岁以下和男性70岁以下,有一个或多个骨质疏松危险因素;③有脆性骨折史和/或脆性骨折家族史的男、女成年人;④各种原因引起的性激素水平低下的男、女成年人;⑤有影响骨代谢疾病或使用影响骨代谢药物史。USPSTF建议对65岁及以上的女性应常规进行骨质疏松症的筛检;建议对骨质疏松性骨折高风险的女性从 60 岁起开始常规筛检(推荐等级:B 级)。骨质疏松的危险因素包括:人种、老龄、女性绝经、母系家族史、低体重、性腺功能低下、吸烟、过度饮酒、饮过多咖啡、体力活动缺乏、制动、饮食中营养失衡、蛋白质摄入过多或不足、高钠饮食、钙和/或维生素 D 缺乏(光照少或摄入少)、有影响骨代谢的疾病和应用影响骨代谢的药物。

(9)乳腺癌自查和筛检。建议成年已婚女性在月经周期来潮后 7～10 天每月一次进行乳腺癌自查。乳腺自我检查不能提高乳腺癌的早期诊断率,也不能降低其死亡率,但有助于提高妇女的防癌意识。因此,建议全科医师向社区妇女传授乳腺自我检查技能。美国预防医学专家组建议 50～74 岁的女性每 2 年接受 1 次乳腺 X 线检查。《中国抗癌协会乳腺癌诊治指南与规范(2011 版)》对一般人群妇女乳腺癌筛检建议是:①20～39 周岁,不推荐对非高危人群进行乳腺筛查;②40～49 周岁,应主动或自愿到提供乳腺筛查的医疗机构进行相关检查,每年 1 次乳腺 X 线检查,推荐与临床体检联合;致密型乳腺推荐与 B 超检查联合;③50～69 周岁,建议每 1～2 年进行 1 次乳腺癌筛查,此年龄段为群体普查的推荐年龄;④70 周岁或以上,每 2 年 1 次乳腺癌筛查。对乳腺癌高危人群,筛查起始年龄可提前到 40 岁前,部分高危人群可提前到 20 岁,每半年 1 次,建议采用临床体检、B 超、乳房 X 线检查以及 MRI 等新的影像学手段。该指南确定乳腺癌高危人群的定义为有明显的乳腺癌遗传倾向者;既往有乳腺导管或小叶中重度不典型增生或小叶原位癌患者;既往行胸部放疗的淋巴瘤患者。目前,乳腺癌的病因尚不清楚。一般认为雌酮及雌二醇与乳腺癌发病有直接关系,以下因素可能与乳腺癌发病风险增加有关:20 岁以后发病率增加、月经初潮年龄早、绝经年龄晚、不孕及初次足月产的年龄、家族史、营养过剩、肥胖、脂肪饮食等。

(10)宫颈癌筛检。建议有性生活史成年女性每年做 1 次宫颈刮片检查,建议 30 岁及以上有性生活史女性增加人乳头瘤病毒检测,筛检宫颈癌。

(11)结直肠癌(CRC)筛检。筛检是预防和早期发现(CRC)最有效的方法,常用的筛检方法是便潜血试验(FOBT)或结肠镜(CLN)检查。我国学者建议:消化门诊、社区全科门诊及健康体检者常规采用 FOBT 进行初筛,连续 3 次检查为宜,阳性者建议行结肠镜检查,阴性者每年进行 1 次初筛;询问受检者既往病史及家族史,判定其是否属于高危个体。高危个体应作为重点筛检对象,即使 FOBT 阴性,也建议接受结肠镜检查;对于有疑似结直肠肿瘤症状的患者及自愿要求结肠镜检查的个体,即使 FOBT 阴性,若本人同意,也可行结肠镜检查。美国预防服务工作组建议,对于一般人群,应在 50 岁开始采用 FOBT 和 CLN 方法进行筛查;对于 75 岁以上者、无结直肠癌家族史、且在 50 岁开始筛查、无腺瘤、癌症及任何异常发现者,可考虑停止筛查。美国癌症学会建议有个人或家族 CRC 病史的患者:对于 1 名一级亲属或 2 名二级亲属有 CRC 者,应在 40 岁时开始筛检,或较家庭成员确诊 CRC 的年龄提前 10 年开始筛检。美国消化内镜学会建议:①家族性腺瘤性息肉病(FAP)患者:对所有结肠腺瘤样息肉病(APC)基因突变的 FAP 患者从 10～12 岁起,每年进行 1 次乙状结肠镜检查,直至 40 岁。如果在此期间未发现息肉,可改为每 3～5 年进行 1 次筛查。对于衰减型 FAP,应每年进行结肠镜检查;②遗传性非息肉病性 CRC(HNPCC)患者:20～25 岁开始筛检,或较家庭成员中最早患 CRC 者的患病年龄提前 10 年开始,筛查间隔时间为 1～2 年。对于>40 岁的患者,推荐每年进行 1 次结肠镜检查;③炎性肠病(IBD)患者:从诊断 IBD(至少有 1/3 结肠受累)后 8～10 年开始,每 1～2 年进行 1 次结肠镜筛查。一般认为有如下情况者为结直肠癌高危人群:有便血、便频、大便带黏液、腹痛等肠道症状的人群;大肠癌高发区的中老年人;大肠腺瘤患者;有大肠癌病史者;大肠癌患者的家庭成员;家族性大肠腺瘤病;溃疡性结肠炎;克罗恩病;有盆腔放射治疗史者。结肠癌的高危因素还包括动物脂肪及动物蛋白摄入过多、新鲜蔬菜及纤维素摄入不足及体力活动缺乏等。

(12)肺癌筛检。目前尚无充分的证据显示低剂量CT、胸部X线检查或是痰细胞学检查筛检肺癌利大于弊。2011年发表于《美国医学会杂志》一项癌症筛检研究(PLCO)显示,采用胸部X线检查进行肺癌筛检是无效的。同年发表于《新英格兰医学杂志》的低剂量CT筛检肺癌(NLST)研究结果显示,采用针对高危人群,低剂量螺旋CT筛查肺癌与胸片相比可使肺癌死亡率降低达20%,并使各种原因导致的总体死亡率下降7%。有吸烟史和/或肺癌高危职业接触史(如石棉、铬、镍、锡、砷、放射性物质),年龄在45岁以上者,是肺癌的高危人群,多年每天吸烟40支以上者,肺癌的发病率比不吸烟者高4～10倍。人体免疫状态、代谢活动、遗传因素、肺部慢性感染等内在因素也可能与肺癌的发病有关,暴露于污染大气环境的人群,肺癌的发病也可能因致癌物质含量较高而增加。

(13)前列腺癌筛检。前列腺特异性抗原(PSA)检查和直肠指诊(DRE)是目前最常用的前列腺癌筛检方法。单独改用DRE方法筛查的准确性仅为30%～50%,与PSA联合筛检能提高前列腺癌的发现率。但PSA为基础筛检可能导致过度诊断和治疗,增加患者损伤、精神负担和医疗费用;约25%前列腺癌患者的PSA在正常范围内,单靠PSA筛查可能致部分患者漏诊。另外,PSA不是前列腺癌特异性抗原,受急性尿潴留、前列腺活检、膀胱镜检、直肠指检、射精、经尿道手术等因素影响。由于循证医学证据还不充分,各专家组的建议不同。我国学者和欧洲泌尿外科学会不推荐对所有人群行PSA筛查,建议为患者制定个性化的预防和诊疗方案。2010年美国癌症学会《前列腺癌早期筛查指南》建议:①在决定是否进行前列腺癌筛检前,要充分考虑患者总体健康状况而不仅是年龄,中危、高危、极高危人群应分别在50岁、45岁和40岁时被告知;预期生存期少于10年,75岁及以上,以及小于75岁但患充血性心力衰竭、中度至重度慢性阻塞性肺疾病、晚期肾脏疾病、中度至重度痴呆或致死性肿瘤者,不能从前列腺癌筛检中获益,不建议接受常规前列腺癌筛检;②使患者了解前列腺癌筛检的不确定性、风险和潜在益处,由其自己决定是否接受筛检。前列腺癌的发生和发展可能与种族、遗传、动物脂肪摄入过多、环境和性激素等有关,绝大多数前列腺癌为雄激素依赖型。

(三)化学预防

化学预防是指使用天然的、合成的或生物化学制剂预防疾病发生的第一级预防措施。目前,国内外学者比较公认的化学预防项目有孕前及怀孕早期服用叶酸预防神经管缺陷、使用小剂量阿司匹林预防心脑血管疾病、食用富含铁的食物或强化铁剂的食物预防缺铁性贫血等。近50年来,化学预防逐渐成为肿瘤学研究的一个重要的领域。癌症化学预防是指利用天然的或合成的化学物质来阻止、延缓或逆转癌症发生发展或者复发过程,达到降低癌症发生率和死亡率的预防策略。

1.USPSTF关于化学预防的推荐建议

(1)阿司匹林/非甾体抗炎药预防结直肠癌。USPSTF反对结直肠癌一般风险人群常规使用阿司匹林和非甾体抗炎药预防结直肠癌(推荐等级:D级)。一般风险人群包括无症状成年人和有结直肠癌家族史者,但不包括有家族性腺瘤性息肉病、遗传性非息肉性结肠癌综合征(林奇综合征Ⅰ或Ⅱ),或大肠癌或腺瘤史。有明确的证据显示,冠心病风险增加者预防冠心病使用的小剂量阿司匹林不能减少结直肠癌的发病率,但能减少全死因死亡率。新近另有一项随机对照研究显示阿司匹林可使遗传性非息肉性结肠癌综合征基因携带者结直肠癌发生风险减低60%。

(2)乳腺癌化学预防。USPSTF(2002 年)反对在乳腺癌低风险和一般风险妇女中常规使用他莫昔芬和雷诺昔芬预防乳腺癌(推荐等级:D 级)。USPSTF 建议临床医师对乳腺癌高风险者提供化学预防咨询,对乳腺癌低风险者告知化学预防的不良反应,并进行利弊分析(推荐等级:B 级)。关于乳腺癌化学预防最新研究成果的系统评价结果正在更新中。

(3)维生素预防癌症和心血管疾病。USPSTF(2003 年)的建议指出没有充分的证据推荐或反对使用维生素 A、维生素 C、维生素 E、含有叶酸的复合维生素或抗氧化制剂预防癌症或心血管疾病(推荐等级:I 级)。USPSTF(2003 年)反对单独或联合使用 β-胡萝卜素补充剂预防癌症或心血管疾病(推荐等级:D 级)。关于此方面的最新研究成果的系统评价结果正在更新中。

(4)阿司匹林预防心血管疾病。USPSTF(2010~2011)建议 45~79 岁的男性使用阿司匹林预防心肌梗死(推荐等级:A 级);推荐 55~79 岁的女性使用阿司匹林预防缺血性脑卒中(推荐等级:A 级)。目前尚无充分的证据评价 80 岁及以上的人使用阿司匹林的利弊(推荐等级:I 级)。USPSTF 反对 55 岁以下女性使用阿司匹林预防脑卒中(推荐等级:D 级);反对 45 岁以下的男性使用阿司匹林预防心肌梗死(推荐等级:D 级)。

(5)叶酸预防神经管缺陷。USPSTF(2010~2011)建议所有计划怀孕的妇女每天补充 0.4~0.8 mg 的叶酸以预防神经管缺陷(推荐等级:A 级)。全科医师应为计划怀孕的妇女提供孕前咨询以预防遗传性疾病,避免环境中有害因素的不良影响,提高出生人口素质。孕前咨询一般应在受孕前 4~6 个月进行,咨询内容除了建议在孕前 3 个月开始服用叶酸外,还包括了解遗传史和既往生育史;放射线与有害化学物质(铅、汞、苯等)接触史;用药史;评估健康状况,维护计划怀孕妇女健康,避免病毒感染,预防性传播疾病等;调整避孕方法;选择适宜的受孕年龄和季节;指导建立健康的行为和生活方式,如合理营养,戒烟戒酒,远离宠物以避免弓形虫感染,做好心理准备等。必要时可转诊至从事医学遗传的专业人员或咨询医师进行咨询。

(6)激素疗法预防绝经后妇女慢性健康问题。USPSTF(2010~2011)反对常规联合使用雌、孕激素预防绝经后妇女慢性健康问题(推荐等级:D 级);反对常规单用雌激素预防子宫切除术后、绝经后妇女慢性健康问题(推荐等级:D 级)。中华医学会妇产科学分会绝经学组提出《绝经过渡期和绝经后期激素补充治疗临床应用指南(2009 版)》,该指南指出激素疗法是针对绝经相关健康问题而采取的一种医疗措施,可有效缓解绝经相关症状,从而改善生活质量。适应证如下:有潮热、盗汗、睡眠障碍、疲倦、情绪障碍等绝经相关症状;阴道干涩、疼痛、排尿困难、性交痛、反复发作的阴道炎、反复泌尿系统感染、夜尿多、尿频和尿急等泌尿生殖道萎缩相关的问题;有骨质疏松症的危险因素(如低骨量)及绝经后期骨质疏松症。禁忌证为:已知或可疑妊娠;原因不明的阴道流血;已知或可疑患有乳腺癌;已知或可疑患有性激素依赖性恶性肿瘤;最近 6 个月内患有活动性静脉或动脉血栓栓塞性疾病;严重肝及肾功能障碍、血卟啉症、耳硬化症、脑膜瘤(禁用孕激素)等。慎用情况包括:子宫肌瘤、子宫内膜异位症、子宫内膜增生史、尚未控制的糖尿病及严重高血压、有血栓形成倾向、胆囊疾病、癫痫、偏头痛、哮喘、高催乳素血症、系统性红斑狼疮、乳腺良性疾病、乳腺癌家族史。使用激素疗法的妇女需要进行随访和管理,旨在评估 HRT 的疗效和可能出现的不良反应,并再次评估适应证、禁忌证和慎用情况。一般在开始使用激素疗法后 1~3 个月内,以后随诊间隔可为 3~6 个月,1 年后的随诊间隔可为 6~12 个月。若出现异常的阴道流血或其他不良反应,应随时复诊。总的来说,绝经后妇女慢性疾病不是长期激素疗法的适应证。对于绝经后妇女是否使用激素疗法需要在充分评估的基础上,判断有无适应证、禁忌证和慎用情况,并使患者充分了解激素疗法的利弊,使其在最低风险下获得最大的健康受益。

(7)儿童和孕妇补铁。USPSTF(2010～2011)建议 6～12 月龄、缺铁性贫血风险增加的儿童常规补铁(推荐等级:B 级);没有充分的证据评价 6～12 月龄、处于缺铁性贫血一般风险状况的儿童常规补铁(推荐等级:Ⅰ级);没有充分的证据推荐或反对没有贫血的孕妇常规补铁(推荐等级:Ⅰ级)。

2.癌症化学预防的利弊

癌症预防一直是人们关注的焦点问题。由于癌症的发生发展是一个多步骤、多阶段以及多基因参与的过程,从细胞到癌变的推进,需要 10 年以上较为长期的时间,为癌症的化学预防提供了可能。近年来,关于癌症化学预防研究进展迅速,例如美国国家癌症研究有 85％以上关于癌症预防研究的临床试验是化学预防试验。尽管目前在乳腺癌、前列腺癌和结肠癌等的化学预防取得了显著成果,但关于利弊分析尚难取得一致意见,癌症化学预防在临床实际工作中的应用受到很大的局限。同样药物对癌症患者治疗的利弊分析与对健康人进行化学预防的利弊分析可能是截然不同的。例如他莫昔芬在乳腺癌的预防试验中表明能减少浸润性和非浸润性乳腺癌的风险,但也能导致子宫内膜癌和静脉血栓栓塞的发病率增加。塞来昔布等环氧化酶-2 抑制剂能够减少结直肠癌风险,但在随机试验中发现这些药物具有心血管不良反应,严重不良事件的发生使得人们难以接受,临床试验研究也会因此而中断。因此,化学预防研究仍面临着重要的挑战,需要强调个性化化学预防的重要性。研制有效的化学预防药物,减少不良反应事件的发生,选择真正高风险的应用对象是该领域的未来研究重点之一。

三、慢性病患者的预防服务

全科医师的应诊对象不仅包括无症状的个体,也包括诊断明确的患者,尤其是慢性病患者。全科医师为慢性病患者提供预防服务不仅是慢性病综合防控的主要措施之一,也是全科医师在基层开展慢性病管理的主要内容之一。本节以 2 型糖尿病为例简单介绍全科医师为社区常见慢性病患者提供以预防为导向健康照顾的策略和内容。

(一)慢性病的定义与防控策略

慢性病是慢性非传染性疾病的简称,是一类起病隐匿、病程长且病情迁延不愈、缺乏明确的传染性生物病因证据、病因复杂或病因尚未完全确认的疾病的概括性总称。其特点为潜伏期长,病程长,导致患者功能衰弱或丧失,发病率、致残率和死亡率高,严重耗费社会资源,危害人类健康,但可预防、可控制。慢性病是我国目前最主要的健康威胁,在每年约 1030 万种各种原因导致的死亡中,因慢性病死亡所占的比例超过 80％,在疾病负担中占 68.6％。在我国,目前重点防控的慢性病是心血管疾病、恶性肿瘤、慢性呼吸系统疾病和糖尿病。因为这些疾病在慢性病总体负担中占较高的比例,有一些共同的、可控制的生物和行为危险因素,并有成本效益高的有效干预措施。

我国慢性病防控的总体策略是面向一般人群、高风险人群和患病人群;重点关注危险因素控制、早诊早治和规范化管理;注重运用健康促进、健康管理和疾病管理;干预烟草使用、不合理膳食、身体活动不足 3 种行为危险因素;降低超重/肥胖、血压升高、血糖升高和血脂异常 4 种主要生物学危险因素,防控心脑血管疾病、恶性肿瘤、慢性呼吸系统疾病和糖尿病等重点慢性病。

(二)2 型糖尿病患者的预防服务

针对 2 型糖尿病患者,全科医师提供的预防服务以第三级预防(即临床期预防)为主,通过教育、监测、随访、治疗、护理、康复等措施和手段,增强患者自我管理的能力,改善遵医行为,提高治疗、监测与管理的依从性,提高治疗率和控制率,减少或延缓糖尿病并发症的发生,预防冠心病、脑卒中等心血管病事件的发生,从而降低致残率和死亡率,控制医疗费用支出,并改善患者的生命质量。

1.患者的健康教育

全科医师应对每一位糖尿病患者提供有针对性的、个体化的咨询,使患者充分认识糖尿病及其危险因素,指导患者养成健康的生活方式,掌握血糖自我监测等糖尿病的自我管理能力,改善遵医行为。为 2 型糖尿病患者提供健康咨询的内容主要包括:①临床表现与疾病的自然进程;②糖尿病危害与急慢性并发症防治方法;③个性化治疗目标;④生活方式干预与规范化管理计划与实施方案;⑤口服药的使用与不良反应;⑥自我血糖监测、尿糖监测和胰岛素注射的具体操作技巧;⑦口腔护理、足部护理、皮肤护理等的具体技巧;⑧低血糖、应激或手术等特殊情况发生时的应对措施;⑨糖尿病妇女受孕期间的注意事项等。

2.血糖、血压、血脂控制和阿司匹林的使用

研究表明对于没有明显糖尿病血管并发症但具有心血管疾病危险因素的 2 型糖尿病患者,早期强化血糖、血压、血脂控制和应用阿司匹林能显著减少心血管疾病和糖尿病微血管病变发生的风险。对于已经发生了心血管疾病的患者,在个性化血糖控制的基础上,无论是采用单独的降压、降脂或阿司匹林治疗,还是联合治疗,均能减少患者再次发生心血管疾病和死亡的风险。因此,预防 2 型糖尿病患者并发症的发生发展不但依赖于高血糖的控制,还依赖于其他心血管疾病危险因素的控制,其中生活方式干预是 2 型糖尿病的基础治疗措施,需要贯穿糖尿病治疗的始终。

3 提高患者自我管理能力

糖尿病是一种终身性疾病,患者的自我管理能力是糖尿病综合防控是否成功的关键因素之一。全科医师及其所在基层医疗卫生服务机构应争取村(居)委会支持,提供专业指导,组织患者建立自我管理小组,学习健康知识和防治技能,交流经验,提高自我管理效能,改善 2 型糖尿病患者的整体健康状况。

(韩坤博)

第二节 以社区为基础的健康照顾

一、社区及社区常见健康问题

(一)社区的定义

德国学者 F.Tonnies 曾将社区定义为:"是以家庭为基础的历史共同体,是血缘共同体和地缘共同体的结合"。美国学者 Goeppinger 认为:"社区是以地域为基础的实体,由正式或非正式的组织、机构或群体等社会系统组成,彼此依赖,行使社会功能"。我国著名的社会学家费孝通对社区定义是:"若干社会群体(家庭、氏族)或社会组织(机关、团体)聚集在某一地域里所形成的一个生活上相互关联的大集体"。综上所述,社区是社会的基本构成单位,是人们生活的基本区域。社区是一定数量的人群组织,他们一般有共同的地理环境、共同的文化、共同的利益、共同的问题及共同的需求等。社区的范围可大可小,人群的数量也可多可少,从管理的角度讲,一个社区应是一个完整的管理单元。我国的社区原则上是按行政区域来划分的,在城市是指街道、居委会,在农村是指乡镇、村。社区又可划分为地域型社区(如街道、乡、镇、村)和功能型社区(如机关、企事业单位、军队等)。

(二)社区的构成要素

构成社区的基本要素有人群、地域、生活服务设施、文化背景和管理机构等。

1.具有某种社会关系的一定数量的人群

一定数量和质量的人群是构成社区的主体,他们既是社会产品的创造者和消费者,又是社会关系的承担者。了解社区首先要明确社区的人口学特征和社会关系特征。

2.一定范围的地域

一定大小的地域是社区成员的活动场所,是人群生存的必要条件。地域条件是指地理位置、资源、气候、交通、经济等,是社区各种活动的自然基础,是影响社区人群活动的性质及特点的重要因素。

3.一定的生活服务设施

提供社区存在的物质基础,是衡量社区发展程度的重要标志。包括生活设施,如住房、服务机构等;生产设施,如工厂等;公共设施,如交通、通信、文化娱乐设施等。

4.特定的文化背景和生活方式

每个社区都有自己的历史传统和社会条件,形成特有的文化、生活方式,社区人群具有情感上和心理上的认同感及其对社区的归属感。

5.一定的社会制度和管理机构

社区有一定的生产、生活制度和相应的管理机构,能起到协调各种社会关系,维护社会生活秩序的作用。

(三)社区因素与健康

在社区层面,健康的影响因素包括社区自然环境因素、社会环境因素、社区人口因素、社区组织机构因素等。

1.社区自然环境因素

无论是地域型社区还是功能型社区,其成员均有一定的生活或生产的地域范围和环境,每个成员的健康都会受到自然环境中的物理、化学和生物等因素影响,自然环境因素包括空气、水、土壤和食物等,特别是区域内生产排放的有毒有害物质。

2.社会环境因素

影响健康的社会因素有经济、文化、公共政策等。经济发展水平提高可为居民带来丰富的物质文明,如提供生活所必需的营养、较好的工作和生活环境、必要的卫生保健费用的投入等。但同时也应看到,经济发达会给社区带来相应的健康问题,如营养过剩(导致肥胖、高血压、冠心病等)、心理紧张、工业污染和意外事故等。落后的经济状况可能产生落后的社区环境,缺乏理想的饮食、住房、教育、公共卫生设施和卫生保健服务,可能造成学生失学、工人失业、家庭资源贫乏和社会治安混乱等一系列问题,会明显影响社区的健康状况。

每个社区都有其特征性的文化背景,这种文化背景在某种程度上决定着人群对健康的认识、就医行为和对健康维护的态度以及所采取的生活习惯、行为方式和自我保健能力等。教育对健康的影响也是多方面的,教育可通过培养人的文化素质来指导人们的生活,如感知疾病和掌握卫生知识,改变不良卫生习惯,参与社会卫生和提高卫生服务的利用。风俗习惯是人们在长期生活中形成的一种规范性行为,它贯穿于人们的衣、食、住、行、娱乐、体育、卫生等各个环节,风俗习惯的好坏必然会对当地居民健康产生影响。

3.社区组织机构因素

社区组织机构包括社区的领导或管理机构、社区活动机构、文化教育机构、社区团体(协会、工会、宗教团体等)、生活服务机构、医疗保健机构和福利慈善机构等,这些机构是维护健康的重要资源,也是全科医师提供协调性服务的重要资源。

社区医疗保健机构如医院、社区卫生服务中心、卫生院、疗养院、红十字站等的数量、分布、可用程度、可及性和有效性对社区健康有明显的影响。其中,社区卫生服务团队的服务理念与模式、服务能力与水平等影响社区公共卫生与基本医疗服务的供给数量和质量,影响与社区内外其他医疗保健机构协调的程度和结局,从而影响个人、家庭和社区的健康水平。

4.社区人口因素

社区人口数量、质量和再生产的速度决定着人们的生活水平和生活质量,也影响着人们的健康。在一定范围内人口密度越高,表明环境和经济条件越好,人们的健康水平越高。相反,则自然条件恶劣,经济较落后,往往缺乏教育资源和卫生资源,居民健康受到影响,如边远的山区农村等。但人口过于稠密必将引起人口质量下降、生活空间拥挤、公共卫生设施不足、资源贫乏、人际关系紧张、家庭问题增多和卫生服务明显不足等问题,也会影响社区的健康状况。

(四)社区常见健康问题及其服务的需求特点

1.社区常见健康问题

社区常见健康问题是全科医学的研究对象,也是全科医疗服务的主要内容,全科医师通过了解社区常见健康问题,并且在社区就解决这些常见健康问题,为全体居民提供综合性、连续性、协调性的卫生保健服务,同时,合理地引导患者就医行为,实施有序的分级医疗,做到小病进社区,大病进医院,在一定程度上有效缓解医疗费用的上涨。全科医师通过确认社区居民常见健康问题,立足于社区,开展以社区为基础的健康照顾,是全科医疗区别于其他专科医疗的重要特点之一。

根据我国 2008 年国家卫生服务调查结果显示,城乡居民两者患病率排序在前十位的疾病分别为高血压、急性上呼吸道感染、急性鼻咽炎、胃肠炎、类风湿关节炎、椎间盘疾病、糖尿病、脑血管病、流行性感冒、慢性阻塞性肺病。社区常见健康问题不仅可以是诊断明确的疾病,也包括疾病、心理行为问题。

2.社区常见健康问题的特点

(1)社区常见健康问题的特征以常见病、多发病为主,疾病多处于早期或未分化状态。据调查,社区门诊有医学无法解释症状(medically unexplained sy mptoms,MUS)的患者占 30%～50%,患者因躯体症状就诊,经过详细检查后,其结果无异常或轻微异常,无法解释或不足以解释躯体症状的严重程度。MUS 不能用某种器质性疾病来解释,也与精神疾病有着本质的区别,属于生理、心理、社会因素相互影响、相互作用的健康问题。

(2)社区常见健康问题的识别对特殊的仪器设备依赖性低。

(3)80%～90%的人可以在社区通过全科医师解决。英国学者 Kerr White 等研究了社区居民患病及其对卫生资源的利用情况,结果发现,在 1 000 个 16 岁以上的居民中,1 个月内有750 人有不同程度的健康问题,其中 250 人(33.3%)到医疗机构就医,有 5 人转诊,8 人住院,1 人到医学中心住院治疗,236 人(94%)在社区得到解决。另外还有 60%左右有自觉症状的人没有利用卫生服务,依靠自我保健或家人帮助得以康复。未就诊的原因与自我保健水平、健康观、健康知识掌握程度、经济状况或对卫生服务的满意度等因素有关。可见,通过全科医师提供以社区为基础的照顾,可以解决社区居民中绝大部分的健康问题,同时还应关注未就诊者,全面促进个人和社区健康水平。

(4)不同城市由于经济发展水平、地理环境等因素,社区常见健康问题存在一定的差异。即使同一城市的社区,由于年龄、性别、种族、职业、经济水平、教育程度以及行为与生活方式的不同,社区间的常见健康问题也存在差异。因此全科医师提供以社区为基础的健康照顾,首先应掌握常见健康问题的分布及其影响因素,了解社区可利用的资源和服务能力,才能制定适宜的服务策略和方法,为社区居民提供有效、可及的卫生保健服务。以下案例介绍了某社区卫生服务中心对社区常见健康问题的调查、分析以及采取相应的策略。

二、社区卫生诊断

(一)概念

社区卫生诊断是运用社会学和流行病学的研究方法,发现和分析社区主要健康问题及其影响因素,并对与这些问题有关的社区卫生服务的供给与利用情况进行分析,评价社区资源现状,提出优先干预项目,为科学地制定社区卫生服务工作规划提供依据。

社区卫生诊断是科学制订社区卫生服务计划、组织社区预防保健的前提。要想提供良好的社区卫生服务,就需要有一个正确、完整的社区卫生诊断,了解社区的健康问题及其需求,制定出有效的卫生服务计划。就如同医师诊治患者,需要正确的诊断后才能开出处方。

社区卫生诊断以社区人群为对象,通过询问社区内的人群,查阅各种资料,应用定性和定量的方法实施各种调查,经过科学的分析、综合和归纳,对人群的主要健康问题、影响因素以及处理策略提出建议。在开展社区卫生诊断之前,必须要掌握大量的资料,如生命统计、健康问题、家庭结构、生活周期等,同时还要了解社区居民对卫生服务的认识、态度及卫生资源、卫生服务利用情况等资料,社区卫生诊断确立之后,应制定社区卫生服务工作目标和计划,确定优先提供的卫生服务和重点对象。在计划实施后需进行效果的评价,了解计划的有效性,然后再进行新一轮的社区卫生诊断,提出新的社区卫生服务工作计划。

(二)目的与意义

社区卫生诊断的目的是了解社区人口学、社会与自然环境的特征、社区资源状况和社区解决卫生问题的能力;掌握社区健康问题及其影响因素;明确社区居民的卫生服务需要、需求以及卫生服务的供给和利用、社区需要优先解决的卫生问题及其影响因素。社区卫生诊断是社区卫生服务工作的重要环节和制定社区卫生干预计划的主要依据。社区卫生诊断不仅是社区卫生工作的基础,为制订干预计划、评价干预效果提供基线资料,也为政府和卫生行政部门制定社区卫生相关政策、配置卫生资源提供重要依据。社区卫生诊断对促进社区卫生服务可持续发展,构建新型城市卫生服务体系,推进公共卫生服务均等化,实施全科医师制度,提高社区居民健康水平等均具有重要意义。

(三)社会诊断

1.社区特点

社区类型:居民社区、企业社区、城市社区、农村社区、生活社区、功能社区;地形、地貌、地理位置;自然资源;风俗习惯;宗教状况及其影响程度。

2.社区自然环境状况

如自来水普及率,周围环境的污染情况,家庭或工作地点的卫生状况等。

3.社区人文社会环境状态

如教育水平、家庭结构分布、社区文化生活基本状况等。

4.社会经济状况

人均收入和消费支出构成;医疗费用支付方式和比例;社区的社会、经济发展状况等。

5.卫生服务需求与群众满意度

居民对卫生服务的需求与利用情况;卫生服务的及时性、可及性和群众的满意度。

(四)流行病学诊断

1.人口学特征

包括:①人口数量,户籍、常住与流动人口数;②人口构成,年龄、性别、职业、文化程度、民族、就业人口、抚养人口和人均期望寿命等。

2.发病情况

传染病、慢性非传染性疾病、各类伤害的发病率、死亡率、死因构成和死因顺位,婴幼儿死亡率、孕产妇死亡率等。

3.居民疾病现患情况

人群慢性病现患率及其顺位;居民两周患病情况分析;年龄、性别不同病因住院率与平均住院天数;年龄、性别不同病因就诊率与日门诊量排序。

4.疾病负担状况

不同病因的潜在减寿年数(PYLL)、残疾生存人年(YLDs)、伤残调整寿命年(DALY)、残疾现患率和伤残调整期望寿命(DALE)等。

(五)行为与环境诊断

(1)社区居民关于慢性病的知识、态度、行为现状。

(2)常见与慢性病有关的危险因素分布现况。吸烟、饮酒、超重、不参加体育锻炼、不合理膳食结构、高血压、高血脂、生活与工作的紧张度、性格特征等。

(3)自然环境:地理、地貌、自然植被、气象、生态、生物、自然灾害等。

(4)工作、生活环境:居住条件、卫生设施、饮用水、生活用燃料、工作环境的污染等。

(六)教育与组织诊断

(1)社区行政管理组织、机构及其功能分工。

(2)各种组织、机构之间的关系如何。

(3)教育与文化环境:宗教信仰、传统社会风俗习惯、受教育水平与行为观念。

(4)疾病防治工作的机构:慢性病防治工作中需要依靠的主要组织、机构,卫生防疫、防病机构、人员的现状分析。

(七)管理与政策诊断

(1)现有社会经济发展政策。

(2)现有社区卫生政策、发展政策,现有慢性病防制政策和管理状况。

(3)现有卫生政策的受益面及实际覆盖面,政策的受损面及可能。

(4)现有社区卫生服务的组织与管理能力。

(5)卫生防病资源及可利用的状况分析。

三、社区卫生诊断的步骤与流程

社区卫生诊断的流程一般包括设计准备、资料收集、资料统计和分析报告。

(一)确定社区卫生诊断的目的

社区卫生诊断的目的可以是普适性的,也可以是特异性的,前者是指对整个社区卫生工作开展全面的社区卫生诊断,后者则是针对某个特定社区或某个特定时期的社区卫生诊断。社区卫生诊断在不同时期、不同地区,其工作目标和诊断内容可以不相同,如甲社区需要重点开展社区高血压病的防治,而乙社区需要解决孕产期妇女的保健,则两者的社区卫生诊断的目的和内容是不完全相同的。

一般说来,社区卫生诊断的主要内容包括:①了解社区居民的健康需要与需求,确定社区的主要健康问题;②找出影响社区居民健康的主要原因和影响因素;③了解和评价社区资源,评估解决社区健康问题的能力;④根据社区居民的健康状况、意愿和社区资源的可利用性,确定优先解决问题的顺序;⑤提供符合社区需要和需求的卫生服务计划,并评价卫生服务计划的执行情况。

(二)确定社区和目标人群

目标社区可以根据地理区域或特点人群来界定,如城市的街道或机构单位等可以作为目标社区,目标人群根据社区卫生诊断的目的和内容来界定,如社区全人口或某个年龄段的人口等。

(三)收集资料

根据社区卫生诊断的目的,要尽可能收集到翔实可靠的资料,为社区卫生诊断提供较高利用价值的客观数据。资料收集方法包括收集现有资料和进行社区卫生专项调查。社区卫生诊断中的专项调查主要包括居民卫生调查、服务对象满意度调查和社区卫生服务机构调查,可以是定量资料,也可以是定性资料。

1.现有资料的收集

现有资料包括日常统计报表,如疾病统计资料、病历档案、人口资料等;经常性工作记录,如医院病历记录、社区居民健康档案、卫生监督记录;既往做过的调查,如普查资料、筛查资料、定期健康体检资料等。利用现有资料时,应首先对资料的质量进行客观评价,经确定为可靠、可用资料后再进行进一步的数据分析,得出项目所需的信息。

2.定量资料的收集

定量资料收集一般采用流行病学现况调查方法,可以普查,也可以通过抽样调查。一般采用问卷调查、体格检查和实验室检查等测量方法来收集资料。问卷调查首先要编制调查表,调查方式有以下几种:①面访调查收集所需的信息和资料;②通过邮寄或互联网进行问卷调查;③电话调查;④自填式问卷调查,是由调查员集中发放问卷,解释调查目的,说明填表要求,由被调查对象自己填写,统一回收。

3.定性资料的收集

多采用个别深入访谈、专题小组讨论、选题小组、鱼骨图法等社会学调查技术以获得人们想法、感受等方面的较深层反应的信息,了解当地的疾病情况、居民接受卫生服务的愿望和需求、对卫生服务的满意度、生活质量,了解社区居民对社区常见健康问题及其影响因素的看法,需要优先解决的健康问题、解决的方法及其有利和不利因素等。在社区卫生诊断中,经常将定性研究与定量研究相结合运用,定性研究是对定量研究结果的补充,在有些情况下还可以解决定量研究不能解决的问题。

(四)整理和分析资料,确定优先需要解决的健康问题

通过对资料审核、输机录入后,利用统计软件进行统计分析。客观描述社区环境特征、社区人群特征以及社区主要健康问题及影响因素,针对不同人群的卫生需求,通过多种途径与方式,展示初步的研究结果,其目的引起人们的关注,以此进一步拓宽所提出问题的范围和加深对该问题的认识。

确定社区内主要健康问题和干预的重点疾病,首先应注意:①所确定的主要健康问题或重点疾病的流行因素已基本清楚;②有行之有效的防治方法;③有切实可行的社会保障措施。在此基础上,综合根据健康问题的普遍性、严重性、紧迫性、可干预性、效益性来确定需要解决的具体健康问题的优先级别。

1.普遍性

即所确定的优先要解决的健康问题在社区人群中普遍存在,而不仅限于某一区域或某一人群。通常以某种健康问题发生频率及相关指标来表示,如发病人数、发病率、就诊人数(率)、住院人数(率)、平均住院天数、死亡率、死因构成比等。

2.重要性

即该健康问题对社区内居民的健康状况影响很大,造成的后果较为严重。如慢性病所致生活自理能力丧失、生活质量下降,家庭负担过重,某种传染病所致的终身残疾等。

3.紧迫性

即该健康问题已经引起了政府和公众的强烈关注,国家出台了相应的政策,要求必须在近期内解决的问题,如对儿童青少年进行麻疹疫苗的强化免疫。

4.可干预性

即该健康问题能够通过某些特定的措施或活动加以解决或改善,该健康问题不仅是可以预防控制的,且干预措施易于接受、干预效果可以测量和评价。如通过宣传教育和定期为居民测量血压,可以改变社区居民的不良生活习惯和发现高血压患者,以达到控制高血压和减低心脑血管疾病发生率的作用。

5.效益性

即在相同固定的资源条件下,解决该健康问题所取得的社会效益与经济效益均最佳,也就是具有较高的成本效益。如给新生儿接种乙肝疫苗可以预防乙型肝炎的发生,减少乙型肝炎的发病率,这一干预措施被公认为具有较高的成本效益。

确定社区主要健康问题和重点疾病的依据是以对人群健康不良影响的大小来确定,常用的指标有:发病率、死亡率、PYLL、DALY、残疾、死亡构成比等。主要健康问题一般具有以下特点:①可引起大量人口死亡的疾病,或死亡顺位中的前几位病种;②造成较大疾病负担(一般用一定人群损失的健康寿命年数的多少进行评价)的主要原因和疾病;③在本社区内流行情况较为严重,发病、死亡率高于全国平均水平的疾病。

(五)撰写诊断报告

通过对收集资料的统计结果,全面总结分析本社区人群的主要健康问题及其危险因素、评价卫生资源的供给与利用效率以及社区环境的支持保障能力,确定本社区优先干预项目。社区卫生诊断结果为制定社区卫生服务工作计划提供了重要依据。社区卫生诊断报告的基本内容有以下内容。

(1)社区的基本情况:包括社区总面积、人口总数、家庭数、男女性别比、年龄分层、民族分布等;社区的经济文化情况,包括社区人均收入、低收入人数、医疗保险覆盖率、学历分布等;社区的环境状况。

(2)调查的目的、内容、方法及调查人群。

(3)调查的结果与分析:包括社区居民的健康状况,居民的卫生需求和服务利用情况;疾病的死亡率与死因顺位,患病率与疾病顺位,孕产妇/新生儿死亡率,疫苗接种率;居民不良行为比例,健康知识知晓率等。

(4)诊断出的主要卫生问题及其影响因素和可干预的高危人群。

(5)确定解决主要卫生问题时社区可利用的资源。医院与卫生机构的数目,医护人员的数目,床位数,居委会或社会志愿人员数目,学校或大型企事业单位等。

(6)提出解决问题的策略、方法和建议:包括对卫生政策的改进建议,对目前社区主要疾病的一、二、三级预防,与相关部门的合作,以及在目前社区背景下对社区居民健康的干预计划或干预措施等。

(官　平)

第三节　患者健康教育

一、概述

健康教育是全科医疗服务的重要内容之一。全科医疗中的健康教育往往贯穿在患者就诊的过程之中,但有时全科医师为了节约时间、提高工作效率,往往针对患者的共同需求兼做一些群体性健康教育。主要围绕患者个体化健康教育(即患者健康教育)的概念、内容、原则、教育活动的组织、实施等内容进行介绍。

(一)患者教育的概念

1.教育

教育是一种活动过程,是人类社会独有的活动。广义的教育是指一切有目的地培养人的社会活动。凡是有目的地对受教育者的身心施加影响,使之养成教育者所期望的品质和行为的活动,无论是有组织的或无组织的、系统的或零散的,都是教育。如家长告诉子女要懂礼貌讲卫生,老师教学生守纪律,医师告诉患者不吸烟等都是教育。教育的三个基本因素是教育者,即凡是对受教育者在知识、技能、思想品德等身心方面起到影响作用的人;受教育者(学习者),即在教育活动中承担学习责任和接受教育的人;教育措施,即教育内容和教育方法等。

狭义的教育通常是指学校教育,是教育者根据一定的社会和阶段的要求,对受教育者所进行的一种有目的、有计划、有组织的传授知识、技能、培养品德、发展智力和体力的活动。

2.健康教育

健康教育是通过有计划、有组织、有系统的社会教育活动,使人们自觉地采纳有益于健康的行为生活方式,消除或减轻影响健康的危险因素,预防疾病,促进健康,提高生活质量,并对教育效果作出评价。健康教育的核心是教育人们树立健康意识、促使人们改变不利于健康的行为生活方式,养成良好的行为生活方式,以降低或消除影响健康的危险因素。通过健康教育,能帮助人们了解哪些行为是影响健康的,并能自觉地选择有益于健康的行为生活方式。

健康教育不同于其他教育,其实质是一个干预过程,其核心问题是改变教育对象的不良生活方式和行为习惯。卫生宣传是健康教育的重要手段,健康教育应提供改变行为所必需的知识、技能与服务。

3.患者教育

患者教育是指以患者的健康为中心,以医疗保健机构为基础,为改善患者及其家属、医院员工、社区居民的健康相关行为所进行的有目的、有计划、有组织的健康教育,如医师告诉患者应该做什么或不应该做什么。

我们所强调的患者教育应该是一种有目的、有计划、有组织的系统活动,是使患者的行为或态度发生可以观察到变化的一种积极过程,而且我们强调的是患者必须积极主动参与教育活动的全过程;教育活动应是一系列有组织有计划的活动;可观察到的变化是根据教育的目标而发生的变化如健康知识的掌握程度、健康价值观和健康行为的形成等的变化。

(二)患者教育的原则

1.科学性的原则

健康教育的目的是通过有计划、有目的的教育活动,促使人们自愿地采纳有利于健康的行为和生活方式,消除或减少影响健康的危险因素,从而预防疾病、促进健康、提高生活质量。因此,在制定健康教育计划时,教育内容一定要严格遵循科学性、准确性,引用数据是可靠的,举例实事求是,具有说服力;同时也应按照教学内容的逻辑性和患者认知能力的发展顺序,由浅入深、由易到难、由简到繁、由感性到理性、由具体到抽象,循序渐进地开展教育,要做到这一点,就要求我们的教育者必须加强学习,通过各种途径努力提高自身业务素质,在掌握科学的健康教育知识后,才能面对患者进行科学的、严谨的健康教育,切忌将似是而非,甚至违背科学的知识传授给患者,以免误导患者。患者只有接受并且掌握了科学性的健康教育知识,才可对恢复健康、促进健康起到积极作用。例如,向患者介绍疾病发生发展相关知识、各种检查目的和意义、饮食起居指导、心理疏导及康复锻炼指导等知识。

2.针对性的原则

健康教育的针对性原则不仅体现在教育内容的针对性,还包括教育对象、教育方法和教育时间。由于健康教育内容多,患者要掌握全部健康教育内容尚需一定时间,因此,在进行健康教育时应首先对患者进行评估,找出患者急需解决的健康问题及最迫切想了解和掌握的健康相关知识,优先满足患者的需要,根据轻重缓急对患者开展有重点、有针对性的健康教育。在实施中还应注意健康教育时间的合理分配,对重点问题重点教育,反复教育,长时间教育,避免泛泛空谈及短时间内填鸭式地向患者灌输,不要使患者感到茫然,抓不住重点,这会造成一定的心理压力,从而不利强化患者的遵医行为。教育的方法也应根据不同年龄、不同性别、不同职业和文化程度、不同疾病阶段进行有针对性的健康教育,要因人施教。因为由于这些差异使得他们在认知水平、心理状态及对卫生保健的需求等方面也各不相同。另外,还可以有针对性地对患者进行一些中医、中西医结合等有特色的健康教育,如药膳调护指导,起居、节气调护指导等,发挥中医药在疾病预防、健康促进中的独特作用。

3.合理性的原则

确定健康教育目标,是健康教育活动程序之一,它是患者通过健康教育后思想、感情和行为改变的表现。教育者在确定健康教育目标时,一定要综合患者生理、心理、社会、文化、精神等多方面因素,制定出符合患者实际情况、合理和可行的健康教育目标。目标的达到要循序渐进,切忌制定出过高、过难、一步到位、不易衡量与评价的教育目标。在进行健康教育后的不同阶段,应适时采用询问、观察操作、小测验、问卷调查等方式收集信息进行分析评价,以了解患者对健康教育内容的掌握程度,目标实现的程度,从而判断目标之合理性,为进一步修订健康教育目标,重审教育计划,改进教育方式提供依据。

4.通俗性的原则

由于患者对健康教育内容的理解、掌握会不尽相同,在进行健康教育时,一定要使用大众化语言,通俗易懂,简单明了,生动形象。因为教育的对象是非专业人员,如果不注意语言的通俗性,而生搬硬套医学专业术语,必定会让患者费解,达不到健康教育目的。另外,还应注意使用有效的交流沟通技巧,针对不同个体,使用不同的语言技巧与交流方法,让患者产生高度的信任,从而愉快地接受健康教育,并按健康教育的要求去做。

5.多样性的原则

在健康教育过程中,若仅采用单一的教育方式,患者会感到单调和枯燥无味,导致其接受健康教育积极性不高,所以应该采用多种形式的健康教育方式,如文字资料、图片资料、专题讲座、挂图、墙报、示范操作、电视录像等。例如,把"吸烟有害健康"的医学科学理论,通过深入浅出、通俗易懂的方式进行宣传,使烟民自觉采纳戒烟的行为,患者接受健康教育的兴趣和实效都将大大提高。除此之外,还可建立同病种患者互助小组,让患者能相聚并相互交流预防疾病、战胜疾病的经验。通过多渠道、多形式的健康教育,使患者学到更多的自我保护知识,加强医患配合,促进疾病早日康复。

6.激励的原则

患者学习由于受兴趣、动机、求知欲的影响,学习态度和学习效果不尽相同。对健康教育有浓厚兴趣、有明确动机和良好求知欲的患者,其学习行为一定是积极的、主动的、自觉自愿的。健康教育就是要充分利用影响患者学习的积极因素,激发患者的学习兴趣,促进患者主动参与,所以必须坚持激励的原则,利用激励的手段激发患者的学习动机,提高患者的学习兴趣和求知欲,利用反馈机制对患者学习效果作出评价,肯定患者的学习效果,利用以往学习的经历和现实学习过程的每一点进步,激发患者的学习动机,形成良好的学习机制。

7.患者家属参与原则

教育是教育者与患者互动的过程,患者及家属是否积极参与学习对教学效果有直接影响。对不能积极参与学习的患者,应以患者家属作为教育对象,尤其是需要家庭照顾的患者。

(三)患者教育的途径

1.候诊教育

在患者候诊期间,教育者可以根据疾病的好发季节、流行规律准备健康教育资料,可以采用集中宣讲或进行个别解答的方式,向患者及家属传播卫生科学常识及自我保健措施;同时还可以给候诊患者发放健康教育宣传资料和健康教育处方,在候诊大厅设置健康教育专栏、橱窗灯箱片、墙报、展板、录像等,让患者在等待中获取有关的疾病预防保健知识和健康生活方式的相关信息。

2.门诊咨询教育

门诊咨询教育不仅针对的是患者和家属,还应面向社会各人群开展综合性的咨询。由于咨询的内容除了疾病的知识外,还包括疾病相关的知识以及有关的社会心理方面的问题,所以要求教育者必须具备宽广的知识面、有效的沟通能力和清晰的表达能力。这样才能解答患者的提问,满足患者的需要,同时也可以协调医患的关系,树立良好的形象。医务人员在对患者检查、治疗过程中,针对病情随时进行的面对面的口头传授,如心理咨询、优生优育、常见病、医疗服务、预防保健、疾病护理等,认真准确地解答患者及家属提出的有关健康和疾病问题。

3.健康教育处方

健康教育处方是患者教育中的主要环节,也是一种行之有效的特殊治疗手段。教育者将专业的医药知识及医学科学发展的新动向,用居民易于接受的形式,从生理、病理、心理、精神、物质、家庭、社会等方式传播防病治病和自我保健的科学知识,使人们掌握健康的相关知识,建立起积极、正确的健康信念与态度,主动地形成有益于健康的行为,改变危害健康的行为,达到有病即治、无病早防,提高生活质量的目的。目前的健康教育处方种类繁多,如糖尿病健康教育处方、高血压健康教育处方、生活方式健康教育处方、中医健康教育处方等。居民在候诊室、门诊大厅和诊疗室等处都可以免费获得。

4.随访教育

患者的随访教育是全科医疗连续性服务的主要方式,通过随访教育可以连续动态地观察患者的健康状态的变化过程,及时调整健康照顾的计划,有利于疾病的恢复,同时也可以提高患者的遵医行为。随访可以采用电话随访,也可以是上门随访;可以是定期的,也可以是随机的。随访的内容可以是病情的进展,也可以是生活方式的干预以及健康照顾计划的实施评价等。

5.住院教育

住院教育是在患者入院后就立即开展的,包括住院期间和出院后的追踪健康教育。主要是使患者尽快熟悉住院环境,稳定心理情绪,遵守医院制度,服从医嘱,积极配合治疗等。住院教育一般采用个别谈话教育和医嘱的形式实施;而追踪健康教育是向患者交代住院治疗的结果、病情的现状及预后、出院后的注意事项,指导患者合理的饮食、锻炼和生活起居,使患者在出院后巩固和发展住院治疗的结果,防止疾病复发和意外情况的发生。其方法包括:书信指导、定期或不定期家访、电话咨询等。这种形式有助于医务人员针对患者需求,给予相应的保健指导和教育,促进康复。

6.专题讲座与学习班

根据患者需求,针对某种疾病或某个健康问题以普及防治、康复、保健知识和技能为目的而举办的专题讲座或学习班。一般是针对特定的有保健服务需求的人群或慢性病患者及其家属。例如,教育者以预约的方式将高血压患者及其家属集合起来,对疾病的症状、预防和治疗方法、转归、注意事项等问题进行系统讲解。也可以举办患者教育学习班或健康教育的沙龙,让患者自我教育和相互教育,以切身患病的经历教育自己和他人,患者可以在这样轻松的环境中获得疾病和健康的相关知识。

7.社会性健康教育

社会性的健康教育活动主要包括各种临时性的社会宣传教育活动,如各种"卫生主题日"的宣传咨询、义诊,"专家服务基层"活动等。此外,还要积极为当地报纸、刊物、电台编写卫生科普稿件,与报刊、电台、电视台等大众传播媒体共同开办健康教育专栏节目;开设电话咨询服务,让医师解答居民有关心理卫生、家庭保健、饮食与营养卫生、母乳喂养、疾病防治等诸多方面的问题。

健康教育是一门涉及医学、教育学、行为学、传播学、心理学、社会学、经济学、管理学等多学科的综合性应用科学。健康教育是一种特殊的教学活动,教育者的职责不仅仅是传授知识,而更重要的是帮助患者树立健康信念、消除和减轻影响健康的危险因素,预防疾病、促进健康和提高生活质量的知识,达到健康教育的目的。

(四)全科医疗中开展患者教育的意义

1.体现全科医疗人性化服务的特点

全科医疗服务是以人为中心的服务,由于疾病的因果关系的复杂性和患者的需求是多方面的,加之患者的疾病经历、生活方式和工作家庭背景的不同,全科医师所提供照顾应是有针对性的,因此在实施患者的健康教育中可以帮助教育者收集患者的健康相关资料,制订出有个性化的健康照顾计划,有利于疾病的恢复。

2.实现全科医疗连续性服务的重要途径

患者因健康问题进入医疗服务提供体系后,全科医师就和患者建立了长期合作的伙伴关系,全科医师可以在患者不同的生命周期通过对患者实施的就诊教育、随访教育、健康教育处方、专题讲座等多种健康教育,患者可以不断地获得疾病和健康的知识和信息,有利于强化健康教育的内容,促成健康行为的形成,实现全科医疗服务的连续性。

3.有利于早期发现疾病的征象,做到尽早预防

在实施门诊教育和随访教育等过程中,通过交流和观察,发现患者或家属本次就诊目的以外的疾病征象和影响健康的危险因素,全科医师就可以针对这些问题开展疾病的早期预防,做到"早发现、早诊断、早治疗",提高疾病的治愈率和患者的生活质量。

4.有利于医患关系的改善

医患关系是医务人员与患者在医疗过程中产生的特定医治关系,是医疗人际关系中的关键。解除疾病的痛苦既要靠医师精湛的医术,又要靠患者战胜疾病的信心和积极配合,通过患者教育让其认识到医患之间要相互尊重、相互配合、相互依存、相互鼓励,共同战胜病魔。全科医疗是一种相对固定的医患关系,因此构建和谐、融洽、相互理解信任医患关系,是全科医师和教育者应尽的职责。

5.有利于提高患者的依从性

患者的依从性是指患者按医师的规定进行治疗、与医嘱一致的行为。在与患者建立相互信任的基础上,全科医师在实施患者健康教育时,向患者详细说明病情、诊断及治疗的措施与预期后果,用药的原则和方法,并达成共识;处理时考虑患者的个性与健康信念,进行适当引导,这也是全科医疗高情感投入的意义所在。

(五)实施患者教育对社区医护人员的要求

社区医护人员在实施患者教育时,首先是一个合格的健康教育者,应该具备健康教育者所有的能力,包括患者需求的评估能力,健康教育项目的设计能力,健康的组织和实施能力,评估健康教育效果的能力,组织与协调能力,开拓健康教育资源的能力,健康传播的能力。

1.实施患者教育对社区医护人员的职业道德要求

在疾病的威胁下,患者需要医护人员健康教育的帮助和关注。在社区,患者不仅期待着医务人员的精心治疗,更需要细致真情的服务。因此,在向患者提供健康教育的过程中,必须具备高尚的职业道德和高度的责任心,以人为本,以健康为中心,密切关注患者,了解和掌握患者的心理特点,运用语言的艺术、情感的交流技巧,有针对性地对患者进行指导、说教和安慰。

2.实施患者教育对社区医护人员的业务素质的要求

患者的健康教育内容是多方面的,包括防病治病知识的教育、常见医学检查和化验的知识教育、健康危险因素致病的健康教育、良好生活方式的指导教育以及医疗服务相关知识的教育等。这就要求社区的医护人员不仅要有疾病的临床和护理的技术,还要有指导患者提高自我防治疾病的能力。对慢性病患者,全科医师除了诊治疾病外,还要调适患者心理,干预患者行为习惯,指导患者做有益健康的活动等。这些不单靠医嘱就能促成的,而必须依靠社区医护人员的耐心说服和反复指导才能使患者积极主动配合,促进疾病的康复。与此同时,还要有为患者提供家庭保健和护理的知识和能力。这种集预防、保健、治疗、康复于一体的服务,使得社区的医护人员应具备医师、护士,健康保健者,健康教育者等多重角色所具备的能力。

3.实施患者教育对社区医护人员的心理素质的要求

在患者健康教育实施中,社区医护人员除了具备良好的职业道德、精湛的业务技术和宽广的医学知识,还应具有良好的心理素质。一是要具有良好的观察力和独立思考能力。从患者的言谈、行为和情绪的变化中,发现他们的心理活动,可以及时对患者进行健康教育指导。二是要保持稳定积极的工作热情。患者来自社会的各个层面,社区医护人员应一视同仁,用细心、耐心、热心和责任心来帮助患者树立战胜疾病的信心。三是要具备坚韧的毅力,克服个人心理和生理方面的各种困难,承受来自患者、患者家庭,乃至社会的种种压力,一如既往地开展患者教育。

社区医护人员通过为患者提供具有针对性和形式多样化的健康信息,帮助患者确定存在的健康问题,对患者开展心理健康教育以及指导患者采纳健康行为的各项健康教育服务,使健康教育渗透于临床治疗和社区健康教育活动中。一方面为患者找出病因和诱因并加以控制,纠正患者的不良生活习惯和不健康行为,使患者掌握相应的防病知识和获得真挚关怀和爱护,激发其对诊治疾病的参与热情和增强康复的信心;另一方面,向广大群众传播健康知识和技能,开展社区预防工作,帮助群众建立自觉自愿的健康生活方式,建设和维护一个有益于身心健康的生活社区,不断提高社区居民的生活质量。

二、患者教育程序

(一)评估患者需要

1.评估患者和家属的学习需求和能力

在评估阶段,可以通过直接与患者和家属交谈、查阅患者以往的关于健康与疾病的记录以及通过与患者接触的医务人员的交谈等评估患者和家属对健康知识的需求和所具备的学习能力。

(1)直接同患者和家属交谈。这是最为常用的一种评估方法,其内容包括一是了解患者患病史或以往疾病的经历、患病时愿意接受谁的照顾,这有助于了解患者比较愿意接受何人指导以及是否自觉地维护健康,以此评估患者已经具备了哪些健康知识;二是询问患者目前的疾病状况,了解患者是否准确知道自己的病情,以确定患者还要了解哪些健康知识;三是询问患者对健康如何理解的,了解患者对此次生病是否会影响到今后的生活和工作,以帮助你判断患者对诊断和预后的理解是否正确;四是询问家属对患者生病的反应,是否了解疾病的严重程度、治疗的理由和原则、可能的预后、患者的习惯和性格等;五是确认患者及家属是否需要精神或心理上的支持,如是否有恐惧、焦虑、抑郁、内疚、愤怒、孤独等反应。交谈时应注意:①耐心倾听患者和家属的陈述,不要急于作出判断或解释,注意从患者或家属的叙述中找出需要纠正或给予教育的内容;②谨慎地提问题,一般情况下应采用"开放性问题",以便较多地收集信息;③注意自己的语言,要尽量采用通俗易懂的语言和患者或家属交谈,而不应该用太多的专业术语,同时要注意你和患者或家属对某一词汇的了解是否一致;④注意患者或家属的语言,通过仔细倾听患者或家属的陈述及使用的词汇,可以帮助你间接了解教育对象的文化水平和思维能力,这对决定教育内容和教学方法有很大的帮助;⑤注意非语言交谈所传递的信息,注意观察患者或家属的动作、表情、身体姿势、语流、语速、目光等,以此帮助你理解其语言交流的含义(患者说听懂了你的话,但表情或目光仍表示疑惑),同时你也可以从中评估患者或家属的情绪、心理状态等;⑥注意自己的态度,在交谈中要表现出诚恳、平等、愿意帮助对方的态度,因此应集中精力、和蔼可亲、善解人意;⑦注意环境,交谈时应尽量选择安静的环境,在无治疗或探视少的时间进行,同时应能保护患者或家属的隐私权。

(2)查阅患者已有的健康服务记录。健康服务记录包括患者在诊疗中的门诊病历、住院病历以及健康档案等,一是了解患者常去就诊的主要原因、就诊的频率和就诊的时间等;二是了解患者主要就诊的机构和接诊的医师;三是了解患者常采用何种方式寻求帮助;四是患者主要的生活行为方式以及对健康的影响等;五是了解患者家庭的主要状况、家庭可以利用的资源以及家族疾病史等,这样可以帮助你选择最需要、最合适的有针对性的健康知识,满足患者的需求,同时也可利用患者的家庭资源帮助患者获得健康知识和提高健康生活的能力等。

(3)与患者有关的医务人员交谈和沟通。与提供相关服务的医务人员的交谈和沟通一是了解患者的健康意识和求医的意愿;二是了解患者对自身疾病的认识和重视程度;三是了解患者能够接受服务的时间、种类和方式;四是了解患者的遵医行为以及患者在改变不良生活行为方式中的角色;五是了解患者在疾病预防中的积极性和角色功能的发挥情况等。

2.评估患者或家属的心理和情绪准备

(1)患者常见的情绪反应。①焦虑:几乎所有的患者都有不同程度的焦虑,即对已经发生或即将发生的事情有一种不明原因的紧张和忐忑不安。轻度的焦虑可以变成一种积极寻求解决的动力,但中度的焦虑不仅影响患者的生理功能,还会让患者不能集中精力、不能客观地评价自己的病情;②愤怒:愤怒的情绪常出现在那些不能客观地接受自己的病情,而对治疗和护理的效果抱有不切实际想法的人,也可以常出现于在家庭和工作场所处于中心地位的人。对于此类人,首要的任务是先让他平静下来,再考虑开展适合的健康教育;③恐惧或害怕:患者不了解疾病的本质、远离亲属和朋友、不清楚治疗过程等都可以引起不同程度的恐惧和害怕,此时也应该先平定情绪再开展健康教育;④不信任:不信任通常是由以前生病或住院时发生的不愉快的经历所引起,也可能会由于医院内部信息不协调产生,如医师和护士的建议不一致时等。

(2)评估患者的心理适应程度。每一个人对自己的患病事实都有一个适应、接受的过程。因疾病的严重程度不同、经历不同所表现的心理反应和出现的时间有较大的差异。心理适应过程包括否认、怀疑或警觉、调整、转变、适应和成功适应,患者进入转变期时,开展健康教育是比较合适和有效的。

3.评估患者的学习能力

(1)生理状况:患者的意识、定向力、感觉、疼痛、呼吸和智力等。

(2)文化程度:评估患者的文化程度和受教育背景,注意患者的理解力、逻辑思维能力、抽象思维能力等。

(3)学习方法:理论学习、操作性学习、主动学习、被动学习等。

(4)经济和社会状况:一般来说经济状况好的患者学习积极性高于经济状况较差的。

(5)家庭或影响较大的人对其支持程度:较多的或强有力的家庭及朋友的支持,会使人更加充满信心学习与自己健康有关的知识。

(二)制订教育计划

1.确定患者需要学习的内容

在评估的基础上,首先要进一步分析患者已经具备了哪些知识,还需要进一步学习哪些知识和技能,以便制订出切实可行的健康教育计划。

(1)患者可能会感兴趣的内容

如人体的正常解剖、生理知识;疾病的病因及主要病理改变;治疗计划的原则及可能的结果;疾病引起的并发症、可能带来的限制及生活方式的改变;疾病的预期后果;药物治疗的目的、安全剂量范围、应用注意事项、不良反应;诊断性检查的原理、意义、应做的准备、注意事项及一般过程;预期住院的时间、费用及主要活动;克服并发症、促进健康的知识;出院后的生活指导(饮食、运动等)、预防原则、用药指导和异常体征的监测;医院周围环境、规章制度、医务人员分工等;同新病友的结识、被新集体接纳的途径和方法等。

(2)确定教育内容的先后顺序。在评估的基础上教育内容必须根据患者对这些知识需求的急切程度,排出先后顺序。①按照马斯洛的基本需要层次论确定优先教育的内容:根据马斯洛的基本需要层次论,可以把生理需要即维持人的生命所需要的知识放在优先位置,然后再根据安全上的需求,如人身安全、健康保障、工作职位保障和家庭安全需要;第三位是情感和归属的需求,如从亲人和朋友那得到相互的关心和照顾;第四位是尊重的需求,如希望自己有稳定的社会地位、得到尊重;个人的能力和成就能够得到社会的承认;第五位才是自我实现的需求的教育内容;②根据患者的实际情况确定优先教育内容:为了使健康教育真正落到实处,我们在实际工作中也往往根据患者的实际需求来确定健康教育的内容,如高血压患者的健康教育内容,在利用合理膳食、适量运动以及戒烟戒酒等方式控制患者血压同时,还要重视患者的心理因素对血压的影响,因为患者的工作环境、社会对其的认可度等因素如果得不到满足,在很大程度上也会同样影响患者的血压控制,最终会影响健康教育的效果。

2.制订患者健康教育计划

(1)确定学习目标。由于教育目标是对教育目的一种具体的描述,即对学习者经过教育后所表现的行为描述,而不是教育者所表现的行为的描述,因此也称为学习目标。①制定学习目标的顺序:不论是制定每一次具体教育活动要达到的目标,还是制定患者在整个照顾期间要达到的总的学习目标,制定教育的目标应遵循的步骤:找出期望患者在学习结束后表现出的行为,并用行为动词来描述,以便于评价学习的效果;确定患者要表现出哪些方面的行为,即具体的内容,如用药注意事项、戒烟等;提出患者应达到的标准,如初步、熟练、独立完成、在他人的指导下完成等;提出患者要达到该目标的时间要求,如在学习结束时、照顾后等;完整地写出患者的学习目标;②制定学习目标时应注意的事项:目标一定要根据患者的行为制定、目标便于评价、目标制定必须考虑患者的实际情况,目标不应只局限在认知方面,还应包括情感和操作技能,制定目标时应让患者共同参与,目标要有阶段性和整体性,而且具体便于操作。如高血压患者的低盐饮食教育:主要目标是学习结束后患者能主动、有效地服用低盐饮食;具体目标是说出日常饮食中含盐较多的食物名称、提出限盐摄入的饮食计划、能采用简单的容器确认每天允许的盐摄入量、明确表示同意限制盐对自身健康有益、说出在家庭以外的场合下进餐如何控制盐的摄入、能自觉遵循低盐饮食要求。

（2）确定教学内容和教学方法。根据确定的学习目标，可以选择为达到学习目标应包括的内容及最有效的学习方法。如高血压患者的教育内容包括：高血压的形成和诱发因素、高血压病的常见症状、降压药物的应用、高血压病患者的护理、自测血压和高血压患者家属测量血压的方法、高血压患者的生活指导等。

（3）确定教学所需要的资源。①教育者：能否胜任教育的任务，是否需要进一步充实自己或找更合适的人来试试教育；②资料或教具：是否需要文字材料、挂图、模型、各种实物或幻灯、录像等；③场所或环境：门诊、家庭、社区、医院、参观的场所、其他等。

（4）形成教学计划。在以上三个步骤的基础上，提出患者的教学计划，教学计划应包括：①患者的一般情况，如姓名、性别、年龄、文化程度等；②教学（学习）主要目标，一般指患者在学习教育实施期间或以后应达到的目标；③具体的教学计划，包括每次教育的大体时间、具体的目标、教学内容、教学活动、所需要的条件及评价方法等。

（三）实施教育计划

按照教育的程序，在系统地、客观地评估患者的学习需求和学习能力基础上，教育者制订出具体的患者健康教育计划后，再进一步制订实施患者健康教育计划，这是患者教育的关键步骤。

1.实施健康教育常用的方法

（1）讲授法。讲授法是教师通过口头语言向学生传授知识、培养能力、进行思想教育的方法，在以语言传递为主的教学方法中应用最广泛，且其他各种方法在运用中常要与讲授法结合。讲授法有多种具体方式。①讲述：侧重在生动形象地描绘某些事物现象，叙述事件发生、发展的过程，使学生形成鲜明的表象和概念，并从情绪上得到感染，如慢性病的患病情况等；②讲解：主要是对一些较复杂的问题、概念、定理和原则等，进行较系统而严密的解释和论证，如讲解糖尿病的病因、发生发展、并发症以及防治方法等；在教学中，讲解和讲述经常是结合运用的；③讲演：教师就教材中的某一专题进行有理有据首尾连贯的论说，中间不插入或很少插入其他的活动。

讲授法的特点：①健康和疾病的信息量大，能使患者通过教育者的说明、分析、论证、描述、设疑、解疑等教学语言，短时间内获得大量的系统科学知识；②灵活性大，适应性强，无论是候诊教育、门诊教育，还是住院教育，讲授法都可运用，而且在教学进程中也便于调控，随时可与其他教学等环节结合；③利于教师主导作用的发挥，教师在教学过程中要完成传授知识、培养能力、思想教育三项职能，同时要通过说明目的、激发兴趣、教会方法、启发自觉学习等调动患者学习的积极性，这些都能通过讲授方法来体现自己的意图，表达自己的思想。讲授法也易于反映教师的知识水平、教学能力、人格修养、对患者的态度等，这些又对患者的遵医行为和疾病的康复起着不可估量的作用；④讲授法缺乏患者直接实践和及时作出反馈的机会，有时会影响患者学习积极性的发挥和忽视个别差异的存在。

讲授法的基本要求：①认真备课熟练掌握健康教育内容，对讲授的知识要点、结构、各相关知识间的联系等做到胸有成竹、出口成章、熟能生巧，讲起来才精神饱满、充满信心，同时要注意患者反馈，调控教学活动的进行；②教学语言准确，有严密的科学性、逻辑性，吐字清楚，音调和语速适中，有感染力，注意感情投入；③充分贯彻启发式教学原则，调动患者学习的积极性；④讲授的内容要具体形象，对抽象的概念和原理讲解时，要尽量结合其他方法，使之形象化，易于理解。对内容要进行精心组织，使之条理清楚，主次分明，重点突出；⑤讲授过程中要结合板书与直观教具提示教学要点，显示教学进程，使讲授内容形象化。直观教具如图片、图表、模型等，可边讲边演示，以加深患者对讲授内容的理解和接受。

(2)患者小组讨论法。患者小组讨论法是将一组患者集中在一起就某个话题展开讨论,是患者自我教育常用的一种方法。患者小组讨论法基本要求:①认真分析参加小组讨论的患者特点及所关注的问题;②选择讨论的提纲,提纲尽量做到明确、具体,不宜太多太大,就某个患者关心的健康和疾病问题展开讨论;③小组讨论的方式最好设计成类似于辩赛的形式,将患者分成2个小组,小组之间展开竞争,小组内部相互协作,让每个患者有充分的发言机会;④小组讨论通常以 10～15 人为宜,患者太多,每个患者的发言机会少,患者太少,竞争性的讨论不易开展;⑤全科医师应在讨论正式开始之前向大家公布讨论的题目和内容,讲明发言规则和内容,并负责解答大家的疑问。患者可以自由地发言,针对讨论的主题和所关心的问题讲述患病的经历和感受,以达到教育自己和他人的目的。

(3)演示法。演示法是教师上课时,配合讲授或谈话,把实物、教具(标本、模型、图表、幻灯、多媒体等)呈示给学生,或者向学生作示范性的实验,来说明或印证所传授的知识和理论的方法。运用演示法的基本要求:①根据教学内容确定演示目的,选好演示教具,做好演示准备;②演示要适时,并使参加者都能看到演示的对象;③演示时,全科医师应对患者加以必要的说明,要指导患者观察演示的主要内容和特征,并尽可能让患者运用多种感官去感知;④演示时要配合讲解,最后要进行总结。

(4)参观法。参观法是根据教学目的任务,组织患者到现场对实际存在的事物和发生的事件进行观察和研究,从而获得知识和观念的一种教学方法。参观法的基本要求:①参观前教师要作好充分准备;②参观时,首先要对患者进行具体指导。一方面要明确具体要求,另一方面要对患者作必要的讲解,或请有关人员进行讲解,并鼓励患者提问题,做到理论联系实际;③参观后,要进行总结,并检查参观计划完成情况。

(5)榜样示范法。榜样示范法是指用他人的优秀思想品质和模范行为来影响患者的思想感情和行为的一种教育方法,其实质就是用人格的力量教育人,用高大的形象感化人。在患者教育中,示范作用的榜样主要有三类:①具有良好的健康行为的人,他们健康意识强,注重自我保健,身体素质好,生活质量高;②经过全科医师诊疗服务后,疾病得以好转,危险因素得以控制,生活质量得以改善的人,让他们比较诊疗服务前后的患病感受以及遵医行为的重要性;③教师、家长及其周围的其他长者也是患者最直接的榜样。榜样示范法的基本要求:首先,所选择的榜样必须具有先进性、典型性和楷模性;其次,要向患者提出学习榜样的目的和要求;再次,要引导患者把学习典型人物的目标落实到自己的学习和日常生活之中。

2.患者健康教育计划实施的注意事项

(1)根据患者实际情况选择教学方法。可以根据患者的文化水平、学习能力、健康需求等选择不同的教学方法,对文化水平高,学习能力强和有健康需求的患者可以提供尽可能多的健康教育的信息,使他们可以通过各种渠道如报刊、网络等获得关于防病、促进健康的知识和技能,相反的则要求全科医师积极主动开展交谈,了解他们所关心的健康问题利用授课、小组讨论等方法传授健康教育的知识和技能,同时还有加强监督。

(2)实施中应不断调整教学计划。健康教育贯穿于生命的全过程,重点是落实在行为的改变上。一般来讲,健康教育的内容是针对患者的某个生命阶段或某种状态而设定的目标和教育内容,因此在健康教育实施后,应当及时对健康教育的效果进行评估,如未能达到预期目标就应找出影响的效果因素,如达到预期目标的就应设定下一个教育目标,这样才能做到有的放矢。

(四)评价

1.患者健康教育评价的含义

患者健康教育评价是指患者健康教育的过程中或教育结束后,对患者学习的进步程度和收效进行连续的、系统的鉴定和判断。通过不断地将患者的行为和态度同预先制定的学习目标相比较,才能确定教学和学习的效果。评价是整个患者教育过程中的重要环节。

(1)评价的重点是患者行为和态度的改变。教学是双方的活动,即教与学共同参与的活动,而这个活动的最终目标是使学生发生预期的行为改变。因此在健康教育中,评价教育活动是否成功主要是评价患者学习后发生的行为以及态度的改变。虽然在评价阶段,也会涉及评价教师的教学方法、教学材料是否适宜,但其最终目的仍然是为了更好地帮助患者达到预期的学习目标。因此教学评价实际上是学习的评价,是对学习后行为和态度的评价。

(2)评价的依据是学习目标。评价是不断地将患者的行为和态度同预期先制定的学习目标相比较来判断其进步程度。学习目标就是我们作出判断的参照标准。如果这个标准制订的越清晰、越仔细,评价就会越准确、越客观。例如,我们制定的目标是:学习结束后,患者能独立地列出含盐较高的5种以上的食物,通过这个目标我们就很容易判断出学习目标是否达到;反之,如果我们的学习目标是患者学习结束后减少了高盐食物的摄入,我们就很难清晰判断减少高盐食物的摄入。

(3)评价应是连续地、系统地进行。由于学习所产生的行为和态度的改变应是较为持久的改变,在评价患者的学习效果时也必须注意患者所发生的行为或态度的改变是持久的还是暂时的。如果是暂时改变,就不能说明患者已经达到学习目标。因此,要准确地判断患者是否达到了学习目标,就必须对患者的行为和态度进行连续的、系统的评价,以确定患者行为和态度的改变是否是持久的改变。随意的、偶然的评价无法了解患者的真实情况,也无法判断患者的改变是迫于环境的还是出于自觉的。

2.患者健康教育评价的作用

(1)提供教学反馈,调整教学方向和进度。连续地对教学效果进行评价,可以及时发现教学过程中存在的不足,保证全部的教学活动都始终按照预定的计划执行,朝预期的目标前进。通过评价患者学习后出现的行为和态度的改变,可以为教育者提供反馈,肯定和坚持有效的教学方法和教学内容,调整不适宜的手段和内容,使之更加符合患者的实际情况,保证学习目标的实现。

(2)衡量患者学习的进步。患者通过学习或教育获得必要的健康知识和技能,及时地评价患者掌握这些知识和技能的程度,会使患者看到自己的进步,增强自信心,一方面可以提高继续学习的积极性,另一方面也会使患者振奋起精神,感到自己有力量和能力克服疾病所带来的压力,增强患者战胜疾病的信心。

(3)强化预期行为,纠正非预期行为。连续评价可以不断地提醒患者哪些行为是有益于健康的,是预期要达到的,哪些是不应该再持续或出现的。通过不断的、及时的反馈,可以使患者纠正自己不良的行为,逐步形成所期望的行为和态度。

(4)不断调整患者健康教育计划。计划-执行-评价是一种连续的、不断循环的过程,患者健康教育计划评价的过程既是对已有计划实施效果的总结,又是新的评估的开始。评价阶段通过系统地收集患者和家属的新的信息需求,可以调整或重新制订更为适宜的健康教育计划,不断改进教学活动,达到教学和学习的效果。

3.患者健康教育评价的内容

(1)评价患者的行为和态度。评价患者的行为和态度主要是评价他是否达到了预期的学习目标,即是否在行为和态度上发生了预期的变化,如原有的正确的态度和行为是否被强化了,原有的不正确的行为和态度是否被纠正了,不正确的态度和行为是否朝着预期目标有所改变,他们有哪些新的需求,疾病带来的心理压力是否得到缓解,预期的学习目标是否达到,预期目标未能达到的主要原因是什么,是主观的还是客观的等。在评价时还应注意:①不断重复和强调已制订的学习目标,特别强调这个目标是患者、家属和教育者个体制订的;②告诉患者和家属评价的时间和方式;③应以评价患者的进步和行为习惯改变为主,鼓励其继续努力;④提供积极的反馈,让患者和家属树立信心。

(2)评价教师。评价患者和家属对教育过程满意度(如讲解的清晰性、条理性、材料准备充分程度、教学态度、语言的表达和技巧等);评价教师的个人感受(如内容的熟悉程度、教学目标的完成情况、教学的满意度等)。

(3)评价教学手段和教材教具。评价教学过程中所采用的方法和手段,教材教具的应用(教学方法和教材是否有针对性、所准备的材料是否恰当和生动易懂、教学环境和时间是否合适等)。

4.评价的方法

(1)直接观察法:观察法主要用于评价患者学习操作技能的情况,如深呼吸练习,糖尿病患者的血糖测定等;观察法也可用于患者非语言交流信息所表现的情感方面的学习目标,即评价患者的态度和行为,如是否愿意服从饮食的限制、是否主动地进行适当的体育运动、减少吸烟和戒烟等。

(2)书面小测验:书面测验主要用于评价认知方面的学习目标。书面测验可以在教学前、教学中和教学后多次使用(可以是同样的测验内容),这样可以了解患者的基础情况,教学中的进步情况以及教学后达到目标的情况。在应用书面测验时要注意对象的文化水平、视力和体力情况,测试题目不宜太多、太大及太复杂,最好采用选择题。

(3)口头提问:口头提问可以评价认知和情感方面的学习目标。由于口头提问比观察法和书面测验更节省时间和易于实施,所以是较常用的评价方法,同时还可以直接为患者和家属提供反馈意见。但是,应注意首先要准备提问提纲,提问时口气自然得体亲切,也可以假设一个情景进行提问。

(4)交谈:交谈适用于评价患者比较深层次的想法、态度。交谈前也应准备好交谈提纲,同时注意积极主动地聆听。

(5)评价表:评价表是用画钩的方式记录学习进步情况,特别适用于学习内容有很强的序列性的时候。如检查患者掌握胰岛素自己注射的情况,可将学习皮下注射技术的所有步骤分别列出,根据患者逐步掌握的程度进行记录,学会了、做到了就在该项目上画钩。这种方法简单、明了,也比较容易让患者了解自己学习进展情况,评价自己所取得的进步。

(6)情景模拟:情景模拟一般可以根据患者可能会遇到的问题来设置,在这种情景下要求患者综合地应用已学过的知识和技能来解决某一问题,这种情景一般不会让患者感到有压力或紧张,而且会得到及时反馈和指导,容易帮助患者确认自己学习目标是否已经达到。

(7)网络:随着现代信息技术的发展,网络评价已经被广泛利用。网络评价可以根据患者遇到的问题,也可以根据评价者的目的设计评价内容,由于网络评价收集的信息量大、内容丰富、节约时间、覆盖面广、保护患者的隐私等特点,所以在评估中可以达到预期的效果。

三、社区为基础的健康教育

社区人群的健康教育是针对一般健康人群的教育,即针对所有人群的健康教育,主要有健康教育和健康促进。

(一)健康教育与健康促进

健康教育在患者健康教育一节中已叙述,本节不再阐述。健康促进是健康教育的发展与延伸,其含义要比健康教育更为广义。健康促进的定义很多,但目前国际比较公认的有两个,其一是《渥太华宪章》中提出的"健康促进是促使人们提高、维护和改善他们自身健康的过程"。另一定义是美国健康教育学家格林教授等定义的:"健康促进是指一切能促使行为和生活条件向有益于健康改变的教育与生态学支持的综合体。"其中生态学指对健康教育产生有效支持的人类物质社会环境及与其健康息息相关的自然环境,包括有政府的承诺、法规、政策、组织和环境的支持以及群众的参与,是对健康教育强有力的加强。在这一定义中,健康教育在健康促进中起主导作用,因为健康教育不仅能促进行为改变而且能激发领导者拓展健康教育与健康促进的政治意愿,促进群众的积极参与及寻求社会的全面支持,促成健康促进氛围的形成。我们认为,没有健康教育也就没有健康促进,但健康促进的概念比健康教育更完整,健康促进是健康教育的延伸和发展。

(二)社区人群健康教育的目的和任务

健康教育与健康促进的目的就是实现全球性健康与公平,不分民族、种族、经济水平等不同,使人人都享有最高且能获得的健康。健康教育与健康促进的任务是使人们随时随地都能更早、更方便、更愉快地作出健康选择。

1.社会动员

社会动员是一项以人民群众需求为基础,社区参与为原则,自我完善为手段,发动人民群众广泛参与依靠自身力量把社会目标转化为社会行动的过程。教育和引导人们破除迷信,摒弃陋习,养成良好的卫生习惯,提倡文明、健康、科学的生活方式,培养健康的心理素质,提高全民健康素养。

2.转变观念

主动争取和有效促进领导和决策层转变观念,对健康需求和有利于健康的活动给予支持,并制定各项促进健康的政策。积极推动卫生部门观念和职能的转变。

3.协调

健康的必要条件和前景不能只靠卫生部门承诺,更为重要的是需要协调所有相关部门包括政府、非政府组织和志愿者、新闻媒体部门等的行动。发展强大的支持体系以保证更广泛、更平等地实现健康目标。

(三)社区人群健康教育的内容

1.健康观念的形成

(1)健康意识教育:健康意识主要是指个人和群体对健康的认知态度和价值观念。开展健康意识教育帮助人们认识现代健康的理念。健康是人类生存和发展的基础,因此维护健康是每个公民应尽的职责等。

(2)卫生法律、法规教育:开展卫生法律、法规教育,宣扬卫生公德,使人们提高卫生法制意识和卫生道德观念,自觉维护社会秩序,参与社区卫生管理、环境管理和精神文明建设。

2.传播健康知识

(1)健康保健及疾病防治知识教育:建立良好生活行为方式,不吸烟、不饮酒、合理膳食、适量运动、定期健康检查、保持心理平衡;保持良好的人际关系等;传播危害人群的高血压病、糖尿病、冠心病、脑血管病、恶性肿瘤等慢性非传染性疾病的预防知识和自我筛检等知识;开展艾滋病、结核病、病毒性肝炎等重大传染性疾病的防治知识,尤其是加强传染源、传播途径和防治方法的宣传教育。

(2)突发事件的预防及安全知识教育:开展如何预防突发事件发生和急救处理的知识教育,如冠心病、脑血管病急性发作,触电、溺水、煤气中毒的急救,心脏按压和人工呼吸操作方法,烧伤、烫伤、跌打损伤等意外事故的简单处理;教育人们提高自我防护意识,加强交通安全、食品安全、家庭合理用药、及时合理利用卫生服务知识的教育等。

(3)环境保护知识教育:开展居住(包括室内外)环境健康知识教育、避免大气污染、水污染、食品污染、烹调油烟等对健康的影响;公共场所、小区公共环境的维护教育、公共服务设施正确使用和维护教育等;生活垃圾的处理,噪声对人体健康的危害及预防方法,提倡绿化美化环境,保护环境等知识教育。

(4)特殊人群保健知识教育:根据中老年人的生理特点和心理特点;进行饮食、运动、学习、工作、娱乐、休息等方面的保健知识;中老年人常见疾病防治知识等;妇幼保健知识如计划生育、优生优育优教知识;妇女经期、孕期、产期、哺乳期的生理特点和保健知识;妇科常见病防治知识等;婴幼儿的喂养、护理方法;母乳喂养的好处;婴幼儿的常见病、多发病防治知识;儿童卫生习惯的早期训练和培养等。

(四)社区人群健康教育的实施

社区人群健康教育的实施包括人群健康教育的需求评估、确定优先开展的教育项目、制订健康教育的计划、干预策略和措施、实施方式和质量控制等。

1.需求评估

在制订人群健康教育与健康促进计划时,重要的不是我们主观上要解决什么问题,而是该人群需要我们解决什么,哪些问题能通过健康教育和健康促进的手段得到解决,目前应该优先解决的健康问题是什么,要解决以上这些问题就需要进行需求评估。

(1)需求评估的方法:人群需求评估多采用社会学调查方法,如召开知情人座谈会、群众听证会、德尔菲法、专题小组讨论等方法。此外,可以利用卫生部门提供的各种资料,如死亡统计资料、疾病监测数据、妇幼保健记录、医院病案资料和既往在本社区开展的各种专项调查资料。也可以从相关的文献回顾中获取对社会诊断有价值的信息。当缺乏相关资料或资料缺乏代表性时,可进行现场调查获取所需的资料。

(2)需求评估的内容:一是评估人群的需求与愿望,生活质量,包括客观指标(如失业率、教育、经济、卫生政策与卫生服务、居住密度及空气质量指标等)和主观指标(如生活的适应度和生活的满意度等)。人群需求评估必须争取广泛人群的参与,只有人群积极主动地参与,主动配合,才能全面了解人群的需求。另外在人群需求评估中,不仅要考虑人群健康资料,同时还要考虑影响人群健康的各种因素。二是评估人群的主要健康问题,可以通过流行病学调查客观地确定哪些健康问题最严重,哪些行为因素和环境因素引起这些健康问题。比如,威胁人群生命与健康的疾病或健康问题是什么,对该疾病或健康问题有影响的是哪些危险因素,其中最重要的危险因素是什么,找出因某健康问题受累的是哪一类人群,他们的性别、年龄、种族、职业有什么特征,这些疾病或健康问题在地区、季节、持续时间上有什么规律可循,对哪些(或哪个)问题进行干预可能最敏感? 预期效果和效益可能最好,提出完善健康促进计划目标的行为与环境问题。

2.优先项目的确定

人群需求往往是多方面、多层次的,而资源有限不可能全部满足,因此必须选择确定优先项目。确定优先项目要真实地反映社会存在的、群众最关心的健康问题和反映各种特殊人群存在的特殊健康问题。找到哪些是最重要、最有效的,所用的人力和资金最少却能达到最高效益的项目。确定优先项目主要依据重要性、可行性、有效性、成本效益等原则。

3.计划目标的确定

一个健康教育和健康促进计划必定要有明确的目标,并且是可测量的,否则计划的实施过程及效果都将不能评价,这样的计划也就失去了意义。计划的总体目标是指在执行某项健康教育和健康促进规划后预期应达到的理想影响和效果。它是宏观的,甚至计划者并不能亲自看到这种结果。例如,青少年的控烟计划,其总目标可以提出:"造就不吸烟的新一代。"

计划的具体目标是为了实现总体目标而要达到的具体结果,要求是明确的、具体的、可测量的指标。具体目标必须回答以下几个问题(4 个 W 和 2 个 H),即 Who——对谁? What——实现什么变化(知识、信念、行为)? When——在多长时间内实现这种变化(1 年、3 年)? Where——在什么范围内实现这种变化? How much——变化程度多大(增加或减少多少)? How to measure——如何测量这种变化(指标或标准)?

除规划的具体目标外,还可有教育的具体目标和行为的具体目标。以青少年控烟教育为例。行为具体目标为:执行该计划 1 年后,①60％青少年吸烟者戒了烟;②40％的青少年能劝阻家人不吸烟。教育具体目标为:执行该计划 1 年后达到以下目标:①80％的青少年能说出 3 项及以上吸烟对健康的危害;②60％的青少年能说出吸烟成瘾的主要原因;③50％吸烟的青少年相信自己能把烟戒掉;④70％的青少年相信不吸烟的行为能得到家长的支持;⑤70％的青少年表示非但现在不吸烟,以后长大工作了也不吸烟;⑥80％的青少年更喜欢与不吸烟的人交朋友;⑦50％的青少年认为健康最为重要,为了健康应摒弃烟草;⑧70％吸烟的青少年认为,即使戒烟要失去要好的朋友亦在所不惜等。

4.制订干预策略

(1)确定目标人群。根据计划的目标决定应该对谁进行教育,如计划的目标是预防中小学生吸烟,教育的主要对象应是中小学生及其家长、教师、学校及教育系统的领导。确定了正确的教育对象能够使教育计划达到事半功倍的效果。

(2)确定人群健康教育(干预)策略。理想的教育策略包括健康教育策略、社会策略和环境策略 3 个方面。常用的健康教育策略有:①信息交流类,如人际传播中的讲课、小组讨论、个别咨询;电视讲座、广播讲座、广告以及各种文字资料、健康日历、挂图等;②技能培训类,例如开展的技能培训讲座、组织观摩学习、设计示范家庭和示范学校等;③组织方法类,例如社区开发、社会运动等。社会策略包括政府制订的各项政策和法规以及学校、商业机构制订的正式和非正式的规定。如吸烟干预计划的社会策略,包括政府制订公共场所禁止吸烟,禁止商店向未成年人售烟的政策或地方法律,出台学校鼓励禁烟和惩罚吸烟的规定等。环境策略如一项关于控烟的社区健康促进计划和政策,包括公共场所不设立售烟亭,在一定场所设立明显的吸烟区等。

(3)确定干预场所。常见的干预场所有以下 5 类,而任何健康教育和健康促进项目,均可同时选用 5 类场所或根据条件和需要选择其中的几类。教育机构[包括幼儿园、小学、中学(包括职业学校)、大学等各级各类从事教育的场所)];卫生机构(包括各级医院、诊所、康复机构、体检机构等);工作场所(包括工厂、车间、办公室等);公共场所(包括街道、商场、公园、车站、机场、港口等);居民家庭等。

(4)确定教育活动日程。任何健康教育和健康促进计划都要包括以下4个方面的日程时间:①项目计划、制订监测和评价计划;②项目准备阶段,包括制作健康教育材料和预试验、人员培训、物质资源准备等;③执行(干预)阶段,包括争取领导,各种媒介渠道应用,监测与评价计划的执行等;④总结阶段,包括整理、分析所收集的材料和数据,撰写项目总结评价报告,规划今后工作等。计划一般以年为单位,多使用图或日程表的形式列出该年的行动计划,日程表应该包括活动内容、活动执行时间、各个步骤的负责人和经费等内容。

(5)确定组织网络与执行人员。执行人员可以专业人员为主体,吸收政府各部门、大众传播部门、各级医药卫生部门、中小学校等参加。组织具有多层次、多部门、多渠道特点的网络,确保计划目标的实现。对于执行计划的各类人员要根据工作性质分别给予培训,提高执行计划和评价计划的多种技能。

(6)质量控制。建立健全各级项目执行机构、人员,建立一个严密的、系统的监测与评价系统,对监测与评价的活动、指标、方法、工具、时间、监测人、评价人、负责人作出明确的计划。及时发现计划、材料、策略及实施中的问题并进行调整。

(五)社区为基础健康教育的案例

社区健康教育是健康教育工作的一个重要领域,它是指以社区为单位,以社区人群为教育对象,以促进社区居民健康为目标,有组织、有计划的健康教育活动。其目的是发动和引导社区居民树立健康意识,关心自身、家庭和社区的健康问题,积极主动参与社区健康教育与健康促进规划的制订和实施,养成良好的行为生活方式,以提高自我保健能力和群体健康水平。根据《国家基本公共卫生服务规范》的要求,利用提供健康教育资料如健康教育折页、健康教育处方和健康手册;播放音像资料;设置健康教育宣传栏;利用各种健康主题日或针对辖区重点健康问题开展公众健康咨询活动;定期举办健康知识讲座等形式开展以下健康教育活动:①宣传普及《中国公民健康素养——基本知识与技能(试行)》。配合有关部门开展公民健康素养促进行动;②对青少年、妇女、老年人、残疾人、0~6岁儿童家长、农民工等人群进行健康教育;③开展合理膳食、控制体重、适当运动、心理平衡、改善睡眠、限盐、控烟、限酒、控制药物依赖、戒毒等健康生活方式和可干预危险因素的健康教育;④开展高血压、糖尿病、冠心病、哮喘、乳腺癌和宫颈癌、结核病、肝炎、艾滋病、流感、手足口病和狂犬病、布氏菌病等重点疾病健康教育;⑤开展食品安全、职业卫生、放射卫生、环境卫生、饮水卫生、计划生育、学校卫生等公共卫生问题健康教育;⑥开展应对突发公共卫生事件应急处置、防灾减灾、家庭急救等健康教育;⑦宣传普及医疗卫生法律法规及相关政策。社区健康教育的常规工作一种是针对一般健康人群的健康教育,另一种是针对各种慢性病患者的健康教育,本节以实例阐述两类健康教育的内容。

1.社区人群健康教育

社区人群健康教育的目的是传播自我保健知识,转变社区居民的健康观念,激励社区居民为自身健康负责,自觉改变不良行为生活方式。为加强社区健康教育工作,提高居民卫生知识知晓率和健康行为形成率,根据国家公共卫生服务规范并结合社区的特点开展健康教育活动,提高居民的健康水平。

(1)目标。为提高社区居民的健康水平和素养,本年度居民基本卫生知识知晓率≥85%以上和健康行为形成率≥70％以上。

（2）主要措施。以社区卫生服务中心为实施单位,在街道居委会的协助下,加强健康教育宣传力度,包括宣传橱窗、讲座、各种主题日宣教活动、宣传资料和宣教处方的发放。真正把居民卫生知识的宣传工作做实,落实到位。

（3）主要内容和任务。①加强组织网络建设:以全科医师为核心,组成由公共卫生人员、社区护士、街道工作人员和社区志愿者所组成的团队,制订全年健康教育工作计划,负责健康教育人员的培训以及健康知识的传授等。②宣传栏:设置2块宣传栏,全年共12期,内容包括健康素养基本知识和技能、烟草危害、传染病、慢性非传染性疾病以及当时重点卫生服务项目,配合各种卫生节日开展妇女儿童保健、预防接种、血吸虫病、结核病、艾滋病防治等有关知识的宣传活动。③宣传资料:在候诊区、诊室、咨询台等场所向居民免费提供健教折页、健教处方和健康手册等。④健康咨询与教育:由聘请相关专家或全科医师等在社区卫生服务中心或社区举办健康教育讲座12次。讲座结束进行效果评价,了解居民对健康知识的掌握情况。⑤组织开展有关卫生宣传日健教活动:如结核病日、世界无烟日、全国高血压日、世界糖尿病日、艾滋病防治日等。

（4）监督与考核。在健康教育实施过程中,要随时进行监督与考核,以保证健康教育的效果,监督与考核的内容包括:①健康教育的覆盖率;②健康教育讲座和咨询的受众人数;③健康教育资料的发放;④问卷调查居民健康知识的知晓率;⑤调查和观察健康行为的形成率等。

（5）保障措施及其他。在健康教育实施前,为保证健康教育的顺利实施,还要制定一些保障措施:①健康教育实施的组织;②健康教育人员落实和培训;③健康教育设备和资料的准备;④健康教育经费保证;⑤健康教育场地、时间及居民的组织等。

2.患者健康教育的案例

（1）目标:通过健康教育和药物控制患者的血压值在正常值范围,避免并发症的发生。

（2）主要措施:通过健康教育改变不良的生活方式,利用药物和心理调适控制血压值,提高患者的生活质量。

（3）主要内容和任务。①生活方式的教育内容。a.控制体重与减肥:合理膳食,适度运动,使体质量指数保持在18.5～22.9;多吃新鲜蔬菜和瓜果,蛋白质以禽类为主,如鱼、虾;主食以粗粮为主,少吃甜食。b.膳食限盐:人均限盐量5～6 g/d,少吃腌制食物,蔬菜加工熟后再放盐,可以一天或周来控制食盐的总量。c.限制饮酒与咖啡,提倡戒烟。d.合理膳食,食物多样,谷类为主,增加新鲜蔬菜和水果,喝牛奶,每天所吃脂肪的热量<30％总热量,饱和脂肪<10％(高血压患者<7％)。e.增加及保持适量有氧运动,学会一种适合自己的有氧运动方法:散步、慢跑、倒退行、骑车、游泳、太极拳、有氧舞,跳绳、爬山、踢踢毽,形式自便。保持理想体重,通常掌握:"三、五、七"原则是很安全的。f.控制情绪,对容易激动的患者,指导其保持平静的心境,避免情绪激动及过度紧张、焦虑。②药物治疗中的注意事项。严格按照医嘱坚持终生服药,不可突然停药,教育患者提高遵医行为。经常测量血压,在全科医师指导下合理调整用药剂量、种类,维持血压正常。注意观察药物的不良反应,遵医嘱定期复查。出现头晕头疼,恶心呕吐,心悸、胸闷、心前区疼痛,视物模糊,四肢发麻等症状时,应及时去医院就诊。

（4）定期随访和效果评价。根据健康教育干预的情况每半个月或一个月随访或效果评价,主要内容有测量血压、患者服药情况和遵医的行为、不良生活方式的改善情况、满足其他的需求等。

（官 平）

255

第四节　医患关系与伦理学问题

一、全科医疗中的医疗人际关系

(一)医疗人际关系

1.医疗人际关系的概念

我国的全科医疗是以社区卫生服务的形式体现的,全科医疗中的医疗人际关系是在医疗活动中互动产生的一种特殊社会关系,它是医疗活动的基本条件。在生物、心理、社会因素相统一的现代医学模式下,和谐的医疗人际关系本身就具有积极的医疗意义。

2.医疗人际关系的种类

医疗人际关系主要有以下5种类型。

(1)医患关系(包括护患关系)。医患关系是医务人员与患者在医疗过程中产生的特定人际关系,是贯穿于整个医疗活动过程中,并在较大程度上决定了医院服务质量的特殊人际交往过程,它是医疗人际关系的核心。医患关系是一种社会人际关系,有狭义和广义之分。狭义的医患关系是指医师与患者之间为维护和促进健康而建立起来的一种医学人际关系。广义的医患关系是指以医师为中心的群体和以患者为中心的群体之间为维护和促进健康而建立起来的一种社会关系。其中的"医",是指提供医疗保健服务的整个群体,包括了医师、护士、医技人员、卫生管理人员等;而"患"则首先是指前来接受医疗保健服务的人和其家属、亲戚、朋友、监护人、同事等,其次是指社会上的其他人群。因此,医患关系更社会化的定义应该是指整个医疗卫生系统与整个社会人群之间的互动关系。

(2)医际关系。医际关系指医师之间的共事关系。从医疗实践的现代规模来说,医师在本质上是一种要与其他医师密切合作,才能实现其自身功能的职业。医师之间的关系还有另一个重要方面,即互相交流学术经验,提高学术水平。

(3)护际关系。指护士与护士之间的共事关系。通常分为三类:上下级护际关系、同级护际关系、教学护际关系。

(4)医护关系。指医师和护士在医疗过程中的相互关系。医师的诊疗过程和护士的护理过程是有联系、有区别、有分工的共事过程。这种共事关系体现在对患者的治疗和护理上。

(5)患际关系。指患者与患者的关系。它分为医院内的患际关系和社会上的患际关系两种。在有些国家中,患者成立了正式的组织,并发起某些社会性的患者运动,对医疗过程和社会产生一定的影响。

(二)医患关系的特征

医患关系是一种特殊的人际关系,除具有一般人际关系的一般特征(社会性、历史性、客观性等)外,医患关系还具有其特殊性。

1.目的的专一性

医患交往与一般的人际交往不同,它本身不仅具有明确的目的性,而且表现出高度的专一性。尽管医患交往的形式、层次多种多样,但其目的只有一个,即为了诊治疾病,确保机体的健康,而且这一目的是医患交往双方所共同期望的。在此,交往本身只是手段而不是目的。当然,也不能排除部分人为了别的目的如获取假的医疗证明、寻求医疗赔偿等与医方交往的情况,但这毕竟是极少数。而一般的人际交往并非都具有明确的目的性,甚至交往本身就是目的,如儿童之间的交往、同事之间的交往等,人们通过交往获得快乐、消磨时光、增进友谊。同时,那些带有目的性的人际交往,其目的多种多样,交往目的决定着交往的形式、内容等方面,交往双方往往表现出不同的目的,甚至双方都难以把握对方的目的。

2.知识的不对称性

在医患关系中,由于存在着无法改变的知识拥有上的不平等,患方常常处于被动的地位。特别是在医学科技迅猛发展、高度分化与高度综合的今天,任何人都不可能精通各方面的医学知识,即使作为患方身份出现的医学工作者也不能摆脱这种实际上的不对称状态。医方在其中担当主导的角色,常常处于主动的地位;患方为了治病常常处于被动的服从地位,而且患方的疾病越严重,从属性就越大。

3.特殊的亲密性

患者在求医的过程中,出于诊治的需要,可能会将一些从来没有告诉过任何人的隐私、秘密等告诉医者,对医者(无论首次接触与否)表现出高度的信任。医者也会以诊治疾病为根本,认真听取患者与疾病有关的隐私和秘密,从而构成了医患之间特殊的亲密关系。在一般的人际交往中,彼此之间的信任要以长期的交往为基础,而且个人隐私或秘密他人无权了解,个人也没有向他人透露的义务。

(三)全科医疗中医患关系的特点

全科医疗的服务对象是常见病、多发病、慢性病及健康人群,这就决定了全科医疗医患关系的特点。美国功能学派社会学家帕森斯和福克斯认为医患关系和父母与子女的关系有相似性,故此他们将医患关系的特点归纳为四点:支持、宽容、巧妙地利用奖励和拒绝互惠。

1.支持

在医患关系中,由于接受了对患者提供保健照顾的义务,医师变成了在患者生病期间依靠的支柱。支持包括使自己可以被患者利用,并且尽力为处于依赖状态的患者提高所需要的保健照顾。

2.宽容

在医患关系中,患者被允许有某种方式的行为举止,而这些举止在正常情况下是不允许的。患者的某些行为和举止之所以得到宽容是因为生病期间患者对他的疾病不负责任,只要他继续承担患者角色并承担希望和尽力恢复健康的义务。

3.巧妙地利用奖励

在医患关系中,为了在获得患者的服从时提供另外的支持,医师有能力建立并巧妙地利用一种奖励结构。通过控制患者非常重视的奖励,就可以增加医师的权威和患者的依赖性。

4.拒绝互惠

在医患关系中,尽管医师给患者以支持,并且比较宽容患者的偏离常规的行为,但医师通过在人际反应中保持一定的距离来保证医患关系的不对称性。也就是说,医师了解患者的真实感情,但不以允许患者了解自己的真实感情作为回报。

(四)医患关系模式及影响因素

1.医患关系的模式

(1)主动-被动型医患关系。主动-被动型医患关系是长期以来占据主要地位的传统的医患关系的模式,这种模式的特点是只考虑"为患者做什么"。传统的医疗活动中,医务人员是具有权威性的人,这种力量培植了医疗中的家长制作风,在这种模式中医师经常处于主导地位,而患者则只有被动地服从,医患之间缺少互动作用,患者没有主动参与。这种模式与生活中父母与婴幼儿之间的照顾关系相同,在医疗活动中,这种模式仅适用于全依赖型的患者,如昏迷患者、全麻患者、休克患者及婴幼儿患者等,所以要求医务人员务必具备高度的责任感、高尚的医德和精湛的技术,一切措施必须慎重考虑,认真负责地执行。如果将此模式用于其他患者,则不能发挥患者的自主性和调动患者的自身潜力,没有尊重患者的权利,不能适应医学模式的转变和健康观念的变化,也不利于医患关系的可持续发展。

(2)指导-合作型医患关系。指导-合作型医患关系是指医患之间存在着互动的关系,这种模式的特点是"医师告诉患者做什么",是适应全科医疗实践的一种医患关系。患者由"被动"变为"自愿与自主",患者主动寻求医师帮助而且自愿将医师置于权威地位,自己乐于合作并提高依从性。该模式适用于急性病或慢性病的急性期,患者处于清醒、有感觉和有自我意志的,同时又迫切需要医师的帮助和指导。这种模式相当于生活中父母与青少年之间的关系。指导-合作型医患关系强调了患者的自主性与选择的权利,有利于发展新型的、长期照顾的、能够体现患者的权利与义务的医患关系,有利于医患关系的可持续发展。

(3)共同参与型医患关系。该关系中患者的独立性与自主性更强,这种模式的特点是"医师与患者讨论怎么做"。在医疗实践中,医师和患者有着近似相等的权利和地位,有着治好疾病的共同愿望和积极性。患者有一定的自我诊治能力,不仅主动配合而且积极参与诊治过程,从而达到心理与社会适应完好的最佳状态。这种模式相当于现实生活中成人与成人之间的关系,适合于慢性病患者和生活方式病的防治。这要求患者能认识到,维护与促进健康的责任应主要由自己来承担,医护人员应对患者及其家庭起到帮助、教育和指导的作用,该模式符合新医学观的要求,也是全科医疗服务中最常见的医患关系模式。因此,运用共同参与型医患关系模式,可以不断地提高患者进行疾病自我管理和改变健康危险因素的意识与技能,有利于医师对慢性患者高危人群的健康管理。

2.影响医患关系的主要因素

在全科医疗实践中医患关系是两个平等主体之间的关系,是由患者和医师双方自愿建立起来的,这种关系也可以随着双方的意愿而中断。医患关系并不像一般合同中简单的"二体"关系,或仅仅体现在经济关系方面的契约关系,但由于医患双方的医疗信息不均,医疗决策能力有差异,患者和医师双方具有不同的价值和信念、不同的利益和目标,因此,它有着更深刻的伦理内容和社会功能,是镶嵌在社会系统之内的,相互需求的一种特殊的人与人之间的供求关系。这种关系是建立在一定的社会、文化、经济、伦理道德和宗教信仰基础之上,并且明显受到这些因素的影响。除此之外,以下因素也可以影响医患关系。

(1)医务人员方面的因素。主要取决于医务人员的道德水平、个人的人格特征、行为模式、人际交流的能力与技巧、服务能力、业务素质、服务态度、心理状态,与服务团队的协调与合作以及对医疗纠纷的处理方法等。

(2)患者方面的因素。主要取决于患者的道德观念、健康与医疗服务的需求层次、价值观、人格特征、个人品质、文化修养、社会地位、理解问题的能力、心理状态、患病体验、就医期望和以往的就医经验等。

(3)医疗管理方面的因素。主要取决于医疗过程设置的合理与否,是否有人性化的考虑;医疗资源的可及性和可利用性是否体现以人为本;医疗机构的服务能力、服务质量和管理程序是否到位;医疗机构的管理制度与监督机制的完善程度;收费的合理、透明与监管机制的完善程度等。

(4)医学科学与技术的发展水平方面的因素。医学科学与技术的发展水平方面的因素包括医学观念的进步,医学方法的进展,先进的医疗技术与先进的医疗设备的应用等。

3.医患关系的作用

所有患者在就医过程中都希望得到倾听,希望得到尊重;希望医师是称职的,具备精湛的医学知识与技术;希望充分地把自己的担心讲出来,并希望医师对其所担心的事情给予合理的解释,和告知今后可能发生的事情;每个患者都非常担心被医师忽视或放弃。因此,良好医患关系的作用体现在以下 6 个方面。

(1)可以使患者具有安全感,心情愉快,提高和增强患者的依从性。

(2)可以充分地发挥患者的主观能动性,提高患者的自我保健意识和自我保健能力。

(3)可以增加患者对自身健康问题的了解与责任,从而提高患者的遵医性,提高医疗服务的效果,改善预后。

(4)可以了解到完整的病史和收集到准确的资料,全方位地了解患者状况及其家庭背景,进行准确的诊断、妥善的处理和有效的治疗。

(5)可以减少因为沟通不善而引起的医患纠纷和医疗差错,从而提升医疗服务质量和提高患者的满意度。

(6)可以给医师创造一个良好的执业环境,增强医师这一职业的社会价值与威望,有利于医师提高自身的职业自豪感和提高生活的满意度,有利于医师身心健康,增强医师职业自信与进取的积极性。

在全科医疗中,需要用敬业的伦理道德标准和理性的法制手段规范医疗服务过程,创造良好的医患关系对医患双方都是有利的。

二、医患关系中患者的基本权利和义务

全科医疗是全科医师所实施的医疗活动。在全科医疗活动中,全科医师必须了解自己的使命、职责和权利。同时,全科医师必须具有一定的专业知识和能力,在履行医学人道主义职责同时,行使临床医疗权利,对服务对象进行预防、医疗、保健等综合服务,和促进人体健康。

(一)医师的使命、基本职责和权利

在医疗实践中,医师是救死扶伤、防病治病的主要执行者,在疾病的诊断、治疗、痊愈、康复或健康促进的过程中始终处于中心和主导的地位。所以,贯彻治病救人、以人为本的思想,充分了解患者就医期望、疾病行为特点,熟悉患者的心理需求和就医行为,尊重患者的权利与义务,对于一名合格的全科医师来说至关重要。

1.医师的使命

医师因为治病救人和救死扶伤而受到社会的高度重视和人们的普遍赞誉。把医师比作"白衣天使",不仅蕴含着人们对医师的赞美,也承载着人们对医师的希望和要求。因为医师承担着挽救生命与维护健康之重任,所以,社会赋予医师这个职业太多的责任与义务。1991 年,国家教育委员会颁布的"医学生誓言"中就强调"健康所系,性命相托。……竭尽全力除人类之病痛,助健康之完美,维护医术的圣洁和荣誉。救死扶伤,不辞艰辛,执着追求,为祖国医药卫生事业的发展和人类身心健康奋斗终生。"这是对医师神圣使命最好的注释。医师必须牢记自己的使命,在

执业过程中,以人为重,以生命为重。

2.医师的基本职责

医师承担着增进公众健康,促进社会发展的社会责任,履行着救死扶伤、挽救生命的职业操守。在医疗实践中,医师必须无条件地维护患者的利益,解除患者的痛苦。在医疗过程中不断发现、不断总结、不断进取,为发展医学科学而努力。

(1)医师应当承担对患者的职责。医师应当把解除患者的痛苦,挽救患者的生命,促进患者早日康复作为自己的崇高职责和首要任务。这些职责体现在以下方面:①积极为患者治疗的职责:医师应该用自己所掌握的全部医学知识和医疗手段,尽最大的努力治疗患者的疾病和维护患者的健康;②解除患者痛苦的职责:患者的痛苦不仅有躯体的痛苦,而且有精神的痛苦。躯体的痛苦可以通过药物和非药物的手段去解除,但患者精神的痛苦则需要医师具有同情心,理解和关心患者才能减轻。名医林巧稚曾经这样描述:医师对待患者应该是三分治疗、七分关怀和十分同情。这是对医师如何关心患者痛苦的最好解释;③向患者及家属解释说明的职责:医师有责任向患者及其家属说明患者的病情、诊断、治疗、预后等有关的医疗情况。这样做不仅仅是为了争取患者的合作,提高患者的遵医性,更重要的是按照执业医师法的规定,做到知情同意,维护患者自主选择的权利;④为患者保密的职责:为患者保密既是医师要遵守的法律,也是对医师的道德要求。《国际医学伦理准则》中规定:"由于患者的信任,一个医师必须绝对保守所知患者的隐私。"我国卫健委 1985 年颁布的《医务人员道德规范和实施办法》也规定医师必须:"为患者保守秘密,不泄露患者的隐私和秘密。"全科医师因为工作在社区,在全科医疗中遵循的是以人为中心的临床思维模式,与患者形成了长期的信托关系,充当着服务人群的朋友、咨询者、教育者和管理者的角色,对患者及其家庭背景更加了解与熟悉,故而更要遵守相关的法律法规和道德标准,绝对保守所知患者的隐私与秘密。

(2)医师应当承担发展医学科学的职责:全科医师工作在社区,有着丰富的人群现场资源,有着长期健康管理的资料积累。除了认真负责地工作,还应该积极参加医学科学研究,承担起发展医疗卫生保健事业的责任。

(3)医师应当承担开展预防保健工作的职责:全科医疗中倡导的主动为社区人群服务,更多地体现在开展社区公共卫生,促进与维护社区人群健康方面。积极开展社区的卫生保健工作,开展社区健康教育,预防疾病,提高社区人群的健康水平和生活质量。全科医师应该承担起这一神圣使命。

3.医师的权利

医师作为普通公民,与其他公民一样享有宪法和法律赋予公民的基本权利。另一方面,职业的特殊性还赋予了医师特殊的权利。《中华人民共和国职业医师法》规定:"阻碍医师依法执业,侮辱、诽谤、威胁、殴打医师或者侵犯医师人身自由,干扰医师正常工作、生活的,依照治安管理处罚条例的规定处罚,构成犯罪的,依法追究刑事责任。"因此,由于医师职业的特殊性,医师的执业权利是受到法律保护的。

临床医师的执业权利可分为行医权和证明权。行医权包括诊断权、处方权和处置权。诊断权是指医师具有确定患者是否有病或者患有什么病的权利;处方权规定了只有医师才有开处方的权利;处置权指的是医师可以直接接触患者,可以对患者进行直接的治疗。医师的证明权则赋予了医师能够开具与自己医疗活动相关的各种业务证明的权利。

具体地说,与临床医师相关的执业权利按照《中华人民共和国执业医师法》的规定,包括:

①在注册的执业范围内,进行医学检查、疾病调查、医学处置、出具相应的医学证明文件,选择合理的医疗、预防、保健方案;②按照国务院卫生行政部门规定的标准,获得与本人执业活动相当的医疗设备基本条件;③从事医学研究、学术交流,参加专业学术团体;④参加专业培训,接受继续医学教育;⑤在执业活动中,人格尊严、人身安全不受侵犯;⑥获取工资报酬和津贴,享受国家规定的福利待遇;⑦对所在机构的医疗、预防、保健工作和卫生行政部门的工作提出意见和建议,依法参与所在机构的民主管理。

由于医疗活动的特殊性,医师的权利与社会的和谐有着互动的作用,也隐含着一系列的利益冲突。所以,全科医师在行使权利的时候,一定要按照法律的要求,遵循医疗职业道德的标准,做到公正、合理与准确。

(二)患者的基本权利和义务

当服务对象到医疗卫生机构寻求医疗保健服务时,便与提供服务的医务人员形成了事实上的医患关系。即具有病患行为和求医行为的一部分人,其社会角色为患者角色。患者角色如同一切社会角色一样,不但享有权利,而且要有相应的义务。这些权利和义务来源于患者的主观需要和社会的客观要求,规范了患者的行为模式和明确了患者的角色定位。

1.患者的基本权利

患者的权利是患者在就医过程中依法行使的权利和享受的利益。主要体现在以下几个方面。

(1)身体权。患者对自身正常或非正常的肢体、器官、组织拥有支配权,医务人员不经患者同意、家属签字不能随意进行处理。患者生前的身体权不容侵犯,患者去世后的身体权也不容侵犯。没有患者的遗嘱或未征得患者的家属同意,医务人员不论出于何种目的,都不能摘取患者的眼角膜、内脏等器官。

(2)平等的医疗保障权。我国公民患有疾病或损伤时,享有从医疗保健机构获取医疗保健服务的权利。患者在享受医疗服务的全过程中,享有充分、平等、有效的医疗服务权。不论患者民族、性别、年龄、疾病类型、贫富状况如何,医师都应一视同仁。

(3)疾病认知权。患者对自身所患疾病的性质、严重程度、治疗情况、预后及医疗费用等有知悉的权利。医师在不影响治疗效果的前提下,应让患者知悉病情。

(4)知情同意权。患者有权利知道医师对自己采取的诊治方法,并对方法的有效率、成功率及并发症有获知的权利。在获知各情况后决定是同意还是拒绝。患者对疾病的诊疗有知情同意权,这是法律赋予每个患者的基本权利。知情同意权是由知情、理解、同意三个要素所构成。

(5)患者自主决定权。患者自主决定权是指,具有行为能力并处于医疗法律关系中的患者,在寻求医疗服务的过程中,经过自主思考,就关于自己疾病和健康问题所作出的合乎理性和价值观的决定,并根据决定采取负责的行动。

(6)医疗隐私权和保密权。隐私权是人们对自己身体和精神独处的享受权。患者有权要求对自己生理、心理状况、病情讨论、病程记录、医疗方案等有关情况加以保密。更不能够允许医师或护士将患者的生理缺陷、隐私秘密在任何环境与任何场合谈论。异性医务人员在对患者进行查体和治疗时,患者有权要求第三者在场。

(7)患者有监督自己医疗权利实现的权利。患者在享有平等的医疗权的同时,还享有维护这种权利实现的权利,在患者的医疗权受到侵犯,生命受到威胁而又被拒绝治疗时,患者有权直接提出疑问,寻求解释或通过社会舆论提出批评,要求有关医疗单位或人员改正错误,求得解决。

（8）诉讼和求偿权。患者和家属有权对医疗机构和医师的诊治方法和结果提出质疑，对其造成的工作差错有权向卫生行政部门和法律部门提出诉讼和要求赔偿的权利。

（9）免除一定社会责任的权利。指患者在获得医疗机构证明后，其原有的社会角色部分或全部被患者角色所替代，无法履行的原有的社会责任和义务，有权根据病情的性质、程度、发展和预后情况免除一定社会责任，同时，还有权得到休息和各种福利保障。

2.患者的义务

患者的义务是患者在医疗活动中所应承担的责任，是对患者提出的与其权利相对应的要求和规范。主要包括以下几方面。

（1）遵守医疗机构规章制度义务。患者由于疾病因素或恢复、维持健康状况就医，而医疗机构则是通过正常的医疗管理制度运行来保证就医者的就医权利得到实现。因此，患者就医时必须自觉遵守医院的规章制度。

（2）尊重医务人员人格的义务。医务人员是提供医疗服务行为的主体，他们在医疗活动中履行救死扶伤、治病救人的使命，依法行使医疗裁量权。患者应该相信科学，理解和尊重医护人员在医疗活动中付出的辛勤劳动。

（3）诊疗协力义务。寻医就诊是患者的自由选择结果，而且医疗服务活动是需要医务人员与就医者相互配合才能顺利开展，患者应主动、诚实、全面、及时地向医护人员提供病情经过、症状和体征、诊疗效果等信息，正确回答和充分配合医护人员的询问和检查，听从医护人员的劝告、教育、遵照处方和医嘱进行观察、护理和治疗，保证诊断和治疗的效果，如果患者不给予协力，医师即使有再高明的医术也无法实现合同的目的。

（4）接受强制治疗的义务。强制性治疗是针对就医者患有医疗法律法规规定必须对患者的人身自由加以限制，进行专门性隔离治疗的一种特殊行为。在发生传染病和中毒等公共卫生事件时，患者有义务接受和服从政府和医疗部门采取的强制性医学措施，如医学隔离、医学检疫与治疗等，以保护社会人群健康。

（5）支付医疗费用的义务。医疗服务与其他行业一样，需要在保证社会效益的前提下，获得合法的经济效益。因此，患者在享受到相应的医疗服务之后，有责任及时、依法缴纳相关的费用。

（6）主动参与医学研究的义务。社会成员应该增强健康意识，自觉参加保证大众健康的事业。患者在不损害本人利益和自身健康的前提下，有参与和接受医学研究的义务，如接受某些新药的疗效观察，接受医学生的临床教学等。

三、医学伦理学的基本原则

医学伦理学的基本原则是在医疗卫生工作中调整医务人员的医疗行为、医疗人际关系、维护医疗卫生社会秩序和促进人群身体健康而形成的准则，是衡量医务人员品行的基本道德标准。它为医务人员确立医德观念、指导医德行为、进行医德评价和加强医德修养指明了方向。

（一）有利与不伤害原则

有利原则是对患者"确有助益"，把有利于患者健康放在第一位，并切实为患者谋利益的伦理原则。不伤害原则是指在临床诊治过程中，医务人员的医疗行为，其动机与结果均应该避免对患者伤害的伦理原则，是一系列具体原则中的底线原则。例如由于医疗中疏忽大意造成的伤害。

医疗技术本身存在两重性，因为医疗实践具有高度的不可预知风险，而且生命瞬息万变。所以,生命因其复杂性不能用简单的标准去评估,也不能靠抽象的制度去保护。在目前的医疗实践活动中,任何医疗措施都是与患者的健康利益及医疗伤害相伴而来的。为达到治疗疾病、保全生命的目的,要求医师在选择治疗方案、作出医疗决定时进行代价-效益分析,应该树立不伤害的医疗理念,全面衡量利害得失,恪守不伤害的道德原则,一切考虑是否对患者有利,把医疗的伤害性降低到最小限度,做到以最小的损伤代价获取患者最大的利益,确实体现医学"行仁性"的伦理特性。不伤害原则的道德要求包括做到不滥施辅助检查、不滥用药物和不滥施手术。

(二)尊重患者自主性原则

自主性原则是指患者个人的自我控制权和自我决定权。患者有权决定自己的手术及各种特殊诊治手段。在全科医疗中,患者的想法和行动在没有伤害他们自己的前提条件下,医师应尊重患者的选择权利;医师的治疗方案和检查要求应取得患者"知情同意",即应尊重患者的自我决定权。在全科医疗的诊断与治疗的过程中,应该充分尊重患者的意见,尊重患者的感受,尊重患者的选择,让患者的自主性得以体现。另外,患者的自主权不是绝对的,当患者由于行使其自主权而与患者的其他权利或利益发生冲突的时候,经过权衡,可以不优先考虑患者的自主权,甚至可以放弃患者的自主权。

(三)知情同意原则

"知情同意"的概念源于第二次世界大战后的纽伦堡审判。审判中揭露了纳粹医师强迫受试者接受不人道的野蛮试验。这些令人发指的事实,使人们严重关注没有征得同意就利用受试者进行人体试验的问题。从那以后,知情同意逐渐成为涉及人体试验的医学研究中最受关注的伦理学问题之一,并逐渐应用于医患关系和临床医学领域之中。现代医疗实践中的"知情同意"有两个来源:一是患者的权利运动;二是医师协会的"医学防御",医师用"知情同意书"作为"医学防御"的手段来应付患者的诉讼。进行医学防御需要保留完整的包括一切与患者有关的重要资料:书面记录、操作程序、诊断检查申请与报告、医嘱、手术与麻醉的知情同意书等。在法律上病历本身是医院或医师的财产,但病历中的信息是患者本人的财产。按患者的要求,医师应该把病历中的内容告诉患者或允许患者复印病历的内容。

在医疗过程中,知情同意就是向患者讲明其疾病或伤残的性质以及医师所建议的检查和治疗措施会有什么样的效果和风险等,从而征得患者的同意,然后方可实施治疗。也就是说,医师的诊断权与处置权的具体实施,需要患者知道并了解,进而同意,医师方能实施。

知情的伦理条件:提供信息的动机和目的完全是为了患者利益;提供让患者作出决定的足够信息;向患者作充分必要的说明和解释。同意的伦理条件:患者有自由选择的权利;患者有同意的合法权利;患者有充分的理解能力。

知情同意有四个要素,缺一不可:①信息的告知,即一定要事实完全地告诉患者,不要有所遗漏和隐瞒;②信息的理解,即将信息告知患者后要保证患者对信息的完全理解;③同意的能力,即如果患者不具有同意的能力,要取得其家属或监护人的同意;④自由表示的同意,即患者在表示同意时不受外界的压力和干扰。签"知情同意书"是体现医患关系的"契约性"的一种方式,必须是四个要素都落实之后才有法律效应。征得患者同意的最好方式是根据医患之间的约定进行有效的私人交谈,不能仅仅采取草率地签署"合法的"知情同意书的办法。体贴患者的医师是以热情、关怀、坦率的方式与患者交谈,从中体现出自己的信心、诚恳和对患者的尊重,这是一种能够取得患者信任的态度和方式。

（四）公正原则

医学伦理学中的"公正"是指公平、合适地对待一个人。医疗实践中的公正原则有两个层面：即"形式上的公正原则"和"内容上的公正原则"。形式上的公正原则是指：任何情况下相同的情况应当同等地对待。但由于资源有限，不可能对所有的需要都能做到同等分配，即现阶段还不可以按需分配。这就要求内容上的公正原则来补充。公正的内容原则是指哪些方面来分配负担和受益。人们提出根据以下有关方面进行公正分配：①根据个人的需要；②根据个人的能力；③根据对社会的贡献；④根据家庭的角色地位；⑤根据疾病的科研价值等。

（五）讲真话和保密原则

讲真话主要含义是医师与患者之间的交流应当是诚实的，这是医患之间真诚关系的基础。讲真话原则是指医师有义务说出真相，不欺骗患者。但在临床实践中，当讲真话的原则与其他义务发生冲突时，不说出真相甚至善意地欺骗或说谎也可以在伦理学上证明是正当的。如一个癌症患者如果知道他的诊断和预后可能会产生焦虑、抑郁甚至导致自杀的时候，不告诉患者真相实际上是为了保护患者的生命。因此讲真话是有例外的、有条件的，要依据不同疾病的患者而定，依据患者的不同文化水平和社会地位而定，依据不同心理特征的患者而定。

保守秘密是指医务人员在医疗中不向他人泄露能造成医疗不良后果的有关患者疾病的隐私，为患者保守秘密是医务工作中的最根本的原则，体现了对患者隐私权，对患者人格和尊严的尊重，同时也是良好医患关系维系的重要保证。医师对其所了解到的患者的一切信息必须保密，未经患者允许不能够泄露任何情况。在医患关系中，患者的病情以及与此相关的个人信息应属于保密范围。但是医疗保密不是绝对的，而是相对的、是有条件的，必须保证以不伤害患者自身的健康与生命利益、不得伤害无辜者的利益、不得损害社会利益为前提，否则就不给予保密。

四、全科医疗服务中常见伦理学问题

并不是所有的临床医师都能认识到，当对一个前来就诊或住院的患者作临床判断或诊断、治疗决定时，同时也就作出了一个伦理判断或伦理决定。因为医师在对患者作出一个诊断、治疗决定之前，就不仅要考虑患者的身体状况如何，还要对患者今后的健康、生活、幸福，对其家庭乃至社会方面可能产生什么后果作出估量。因为患者秉持的价值观念未必与医师完全相同，因此医师要考虑到患者及其对这一决定的意见，考虑到患者的价值观念。医学伦理学能够帮助临床医师自觉地更妥善地处理他们所面临的医学伦理问题。

医疗行为是在医师与患者的关系中进行的行为模式。当患者前去就医时，患者就与医师进入一种专业关系。医师在维护患者的尊严的同时，工作的主要目的是减轻疾病给患者带来的痛苦，防止过早死亡并增进他们的健康，为此所采取的各种措施都要通过医师与患者之间的不断沟通与交流来实现。一个和谐而密切的医患关系是医学的核心部分，也是医疗活动的基本需要。它是将患者作为整体的人而置于医疗活动之中，也应该是医学教育的核心内容之一。在全科医疗实践中医师们常常被告诫："对医患间亲密关系的重要性的强调永远不会过分"。因为在许许多多的病例中，诊断和治疗成败直接依赖于此，对治疗的失败也常常源于未能建立起这种必需的医学人际关系。全科医疗中常见的伦理学问题有以下几方面。

（一）隐私权和保密性问题

隐私权是指自然人享有的私人生活安宁与私人信息秘密依法受到保护，不被他人非法侵扰、知悉、收集、利用和公开的一种人格权。隐私通常直接关系着患者的社会地位和尊严，一旦将患者的隐私泄露,可能为患者带来巨大的精神压力和生活压力,甚至更为严重的后果。

保密是控制一个人有关自己的信息的权利。而侵权是指医务人员有意无意地泄露患者的秘密,或因外部的压力迫使医师泄露患者的秘密。患者有要求保密的权利。患者在就医过程中,对由于医疗需要而提供的个人的各种秘密和隐私,有要求保密的权利。

(1)在临床上保密主要包括:①患者身体存在的生理特点、生殖系统、生理缺陷和会影响其社会形象、地位、从业的特殊疾病;②患者既往的疾病史、生活史、婚姻史;③患者的家族疾病史、生活史、情感史;④患者的人际关系状况、财产及其他经济能力状况等。

(2)对于患者隐私权的保护,在临床医学上还应注意:①患者有权对接受检查的环境要求具有合理的声音与形象方面的隐蔽性;②由异性医务人员进行某些部位的体检、治疗时,有权要求有第三者在场;③在进行涉及其病案的讨论或会诊时,可以要求不让未涉及其医疗的人员参加;④有权要求其病案资料只能由直接涉及其治疗或监督病案质量的人阅读;⑤临床医学报告及研究,未经患者本人同意,不得用真实姓名和真实病历方式对外公开报道,也不得作为文学作品的方式报道;⑥临床医学摄影资料应充分征求患者同意。不得随意拍摄可暴露患者身份或特征的资料。更不能将能暴露患者身份或特征的医学摄影资料作为艺术摄影作品对外公开。患者坚持要求取回摄影底片的要求,应当予以尊重;⑦临床手术直播或电视播放必须征得患者或者其亲属的同意及授权,并应坚持尽量避免暴露患者身份或隐蔽部位的原则。

在全科医疗中,全科医师保护患者的隐私和为患者保守秘密,对建立相互尊重、相互信任、和谐和长期的医患关系十分重要。但保密也是相对的,也存在例外情况,如涉及社会和公众的安全、会导致第三方的人身损害、患者涉嫌违法行为等,应该放弃保密原则。

(二)知情同意权问题

患者有权了解有关各种诊断手段与诊疗的情况,如治疗的可能结果,有何不良反应,对健康的影响,可能发生的意外及并发症、预后等,并有权要求对此作出通俗易懂的解释。从医疗角度不宜相告的或当时尚未明确诊断的,应向其家属解释。有关患者的治疗未经患者及家属的理解和同意,医务人员不得私自进行。

《医疗机构管理条例》规定:"医疗机构实行手术、特殊检查或特殊治疗时,必须征得患者本人的同意,并应当取得家属或者关系人的同意并签字;无法取得患者意见时,应当取得家属或者关系人同意并签字;无法取得患者意见又无家属或者关系人在场,或者遇到其他特殊情况时,经治医师应当提出医疗处置方案,在取得医疗机构负责人或者被授权负责人员的批准后实施"。由于医患之间信息的不均等,以及目前社会上医患关系的不和谐,医师行使知情同意往往被患者认为是医师免责的手段。在全科医疗实践中,尽管建立了长期的医患关系,充分的告知也是必需的。知情同意对医师来讲具有"医学防御"的功能,可以用来应付患者的诉讼。"医学防御"中的知情同意涉及:①手术操作;②诊断检查;③药物治疗;④书面记录;⑤各种治疗操作记录。医师在实施上述医疗措施时,要保留完整的资料,使它们真正发挥"医学防御"的功能。例如家庭输液,社区医务人员要出示患者及家属输液的知情同意书,上面要详细写明可能发生的危险,征得他们的同意并签字。输液过程中还要书写家庭治疗操作记录单,复写一式两份,操作者和患者都要签字,一份留在患者家中,一份由操作者带回放在患者的病历中。

医师要做到让患者知情同意,并不意味着要把医师知道的所有信息都告诉患者,医师需要对信息进行选择,选择的标准有两种:①专业服务标准,即从医师出发,所有医师提供的信息都基本相同。这种标准在现代社会已经比较陈旧了,因为它不是从患者出发的;②理智人的标准,即从患者出发。例如在实施有风险的诊疗措施前,提供给患者或其家属相关信息,并解答他们的疑问。对于是否与医师合作,是否承担诊疗过程中的风险,由他们自行决定。例如在发达国家,确诊高血压也要让患者知情同意,并让患者在知情同意书上签字。目的是要征得患者的同意和理解,让患者明白高血压是个需要终身管理的慢性病,从一开始就保证与医师合作,遵守医嘱。在这个过程中要提供给患者的信息有六个方面:患者情况的性质,告诉患者所患高血压是原发性的,即病因不明,需要终身管理,管理不好会有什么后果;建议疗法的描述,如果用降压药物,应对药物的性状和作用机制进行描述;建议疗法的益处,例如所用药物的针对性,对并发症的预防作用等;建议疗法的风险,如药物的不良反应;替代方法,如果患者要求更换药物或者不用药物疗法,是否有可选择的替代疗法;建议疗法的花费。

(三)如何对待不遵医嘱的患者

改善患者的就医行为、疾病行为和遵医行为是全科医师基本医疗活动的一部分。全科医师使用的诊疗模式区别于生物医学模式的关键,在于他不仅追求科学的方法与严格的临床医学的诊断标准,还要考虑患者及其背景等一系列问题,如患者就诊的原因和背景,患者情绪与家庭等。因此,解决问题的方法就不仅仅是简单地开一张药物处方让其去进行对症治疗。对于不遵医嘱的患者,既不能顺其自然,也不能弃之不管。需要进行引导和进行患者教育,以期改善患者的就医、遵医行为。

1.遵医行为的影响因素

(1)患者对医疗信息认识欠缺,对医嘱的措施没有理解。

(2)患者的健康信念较差,没有认识到疾病的危害性和可能引起的合并症以及可能造成的严重后果。

(3)药物的毒副作用让患者难以接受,行为和生活习惯的改变难以坚持。

(4)经济的承受能力,家庭、亲友与社会环境的支持。

(5)医患关系与医师的指导方式。

(6)国家的医疗与基本医疗保险的政策的影响等。

2.评估患者遵医行为及其影响因素

可将影响因素归结为3类(表6-2),在巩固和肯定正向的积极的因素的同时,把干预的重点放在负向的消极因素方面。

表6-2 影响患者遵医行为的因素

因素	内容
倾向因素	健康观念与健康需求
	价值观念与经济状况
	对全科医师的认识与态度
促成因素	全科医疗的可及性
	全科医师接诊与处理问题的能力与技巧
	全科医师亲和力与口碑
	医患交流的可持续性家庭的支持
强化因素	对疾病进程或用药方法理解或不理解,能够配合或不能配合
	治疗与期望值的统一,对药物毒、不良反应的承受力

因素	内容
	经济上能否承受
	医师接诊的态度与语言
	医患间力量抗衡试图否定对方
	团队成员是否具有共同目标和指示患者的默契
	家庭成员对患者教育所持的态度

3.改善遵医行为的策略

患者发生了不遵医行为,原因较多。可能因为对疾病不理解,对症状的判断不正确,不知道疾病的严重性,也可能无法估计疾病的发展与预后。也会因为自我感觉不错,觉得自己年富力强、身强力壮,疾病与死亡离自己甚远。这些实际上都是由于患者的医学知识欠缺造成的。改善患者的遵医行为可以实施以下策略。

(1)医师方面:若发生患者遵医行为不良,医师应根据上述原因查找各种影响因素,并以此与患者进行诚恳的讨论交流,耐心解释引导,如果效果不佳,应在指导患者行为方法方面进行自我调整,采取必要的措施让患者理解与记忆相关医嘱内容,以期达到目的,纠正患者不良遵医行为。例如:①最先提供最重要的内容,因其最容易记住;②重要的内容必须强调2~3遍,使患者易于回忆和记忆;③每次告知的内容尽量不要太多,便于记忆;④较复杂的内容应写在纸上,或请患者复述,以保证其正确理解和容易记忆。医师还需要不断地提高自身的业务能力、交流技巧和职业道德,尊重、关心患者,努力改善医患关系,取得患者的信任,提高患者的满意度。

(2)患者方面:进行患者教育,改善患者对健康的认知水平和行动的能力。①让患者了解已经发生的疾病和健康问题的严重程度和预后情况;②最好的处理方法是什么,应该如何做;③告诫患者珍惜生命与健康,并为自己的健康负责是重要的,提高自我保健管理的能力;④在治疗疾病和解决健康问题时,强调患者个人的重要性以及患者需要承担的责任和扮演的角色;⑤需要采取个性化的晓之以理、动之以情的方法,给患者以思考和改进的空间与机会;⑥患者教育宜采取面谈方式,注意交流与沟通技巧,建立一种相互平等和互相协作、共同参与氛围,有利于患者的自我改变。

(3)医疗行政方面:检讨营销策略和教育目标,强调以"整体人"为服务对象,注意保护患者权益。向医护人员提供医疗行为科学的知识和人际交流培训,使医患间交流通畅。适当组织特定患者团体并传递有关健康信息(如肿瘤患者俱乐部、糖尿病患者协会等)。加强医患间的整体交流和患者的自我教育等。

(四)转诊中的伦理问题

转诊是全科医疗中全科医师为了患者的需要和患者的利益,协调各种医疗资源和医疗服务的一项重要的工作内容。全科医疗转诊的目的包括:①对疑难病进一步地诊断与治疗;②对危重病进行急诊急救;③对需要其他临床专科治疗的患者进行专科治疗;④满足患者需要作某些特殊检查的机会等。

《医疗事故处理条例》规定:"医疗机构对危重患者应当立即抢救,对限于设备或者技术条件不能诊治的患者,应当及时转诊。"全科医师作为社区人群健康的代言人和健康利益的维护者,必须把患者的利益放在首位,在诊断与治疗中,作出符合患者利益的决策。在社区卫生服务中,全科医师是首诊医师,应该具有以症状学为导向的临床思维模式。主要任务是常见病、多发病和已经确诊的慢性病的诊治,急诊与急救由院前急救人员完成。

因此,全科医师应该提高对生命的伦理学的认识高度,时时督促和要求自己认真了解病情,科学进行临床思维,正确进行诊断与鉴别诊断。准确判断转诊的时机,迅速作出转诊决定和熟练掌握转诊的程序。为患者选择正确的专科与正确的专科医师,为接诊的专科医师提供患者的有关资料,为患者参谋和协调治疗过程。相关部门也应该负起责任,建立规范的转诊制度和转诊渠道,对转诊的过程进行规范化的管理。

(五)与遵医行为相关的伦理问题

遵医行为亦称依从性,是指患者对医护人员的要求与建议遵守的程度。包括服药、注射、预约复诊以及饮食治疗、运动治疗和其他不利于健康的行为的改变等。遵医行为在全科医疗服务中至关重要。因为全科医疗对患者进行长期、综合与以人为中心的健康管理与健康照顾,需要充分调动服务对象的自身潜力和积极参与的主动性。在临床实践中,因为种种原因,可能会出现患者不遵医嘱的情况。有资料显示,有 $40\%\sim50\%$ 的糖尿病患者和 $20\%\sim50\%$ 的高血压患者没有按照医嘱服药。以人为中心的全科医疗需要全科医师应诊过程中关注患者的遵医行为,改进患者的遵医行为,承担起提高患者遵医行为的责任,以期达到促进与维护患者健康的目的。因此,作为一个全科医师应该充分与患者交流有关的医疗照顾信息,分析、发现患者不遵医行为的原因和影响因素,以改变患者不遵医的行为。

1.全科医师应该重视与患者的沟通与交流

全科医师应对患者的症状、病情和诊疗方案进行详尽合理的解释和提供必要的咨询,并进行充分的沟通,使患者去除疑虑和减轻精神负担。还要对患者提供有关预防、合理用药、治疗及预后的信息。这已经成为基层全科医师进行医疗活动的重要特征和区别于其他临床专科的诊疗模式。为建立起以患者为中心的新型医患关系,全科医师与服务对象就服务内容进行沟通与交流时,应该热情、宁静、开朗、敏行、通达,力戒冷漠、浮躁、抑郁、迟钝、褊狭。必须注重以下 5 个方面:①尊重患者选择诊断和治疗以及转诊的一切权利;②提供充分的、客观的医疗信息供患者选择并帮助患者协调各种医疗资源;③关注患者面对疾病和选择治疗的情感反应;④对患者的情绪与态度及时作出适当的反应;⑤有效地传播有关健康教育、自我保健和疾病危险因素自我管理等信息。

2.全科医师需要全面了解患者

全科医师的首诊角色和促进与维护健康的任务决定了他们的工作态度与价值观,即:平等接纳所有的服务对象,对其进行首次健康评价与处理。社区就诊者大部分是常见病、多发病、慢性非传染性疾病和亚健康状态等,全科医师只有对患者的症状、体征与不同需求高度敏感和充分了解,尊重患者的基本医疗护理权。自主权与知情同意权,才有可能正确判断并适当回应。

(1)服务对象无疾病时:医师应理解他(她)的病患体验与苦恼,并作出适当处置(咨询、预防、关系协调、心理疏导、生活方式改善等以人为中心的整体性照顾)。

(2)疾病未分化、有早期症状时:医师应能识别问题,提供早期干预与实施转诊,逆转"健康→亚健康→疾病"的发展进程。

(3)常见病、多发病或慢性病已被确诊时:医师应充分了解患者的病患状况、患病体验以及患者的生活态度与价值观,通过教育使患者了解疾病的过程、治疗的过程和可能的预后,经过医患互动,双方商定其治疗的最佳方案和带病健康生存的最佳状态,并制订长期疾病管理计划,在实施计划过程中不断提高其遵医性和改善其疾病危险因素,预防并发症的发生。　　**(杨胜楠)**

第五节　社区常见慢性病的预防

一、代谢综合征的预防

(一)概述

代谢综合征(metabolic syndrome,MS)是指在个体中多种代谢异常情况集结存在的现象，这些异常包括肥胖、血甘油三酯升高、高密度脂蛋白胆固醇(HDL-C)低下、血压升高、血糖异常、微量清蛋白尿、高尿酸血症等。

2004 年公布的中华医学会糖尿病分会建议代谢综合征的诊断标准为符合以下 4 个组成成分中的 3 个或全部者：①超重或肥胖，体重指数(BMI)≥25.0 kg/m²；②高血糖，空腹血糖≥110 mg/dL(6.1 mmol/L)和/或糖负荷 2 小时血糖≥140 mg/dL(7.8 mmol/L)，和/或已确诊为糖尿病并治疗者；③高血压，收缩压/舒张压≥18.7/12.0 kPa(140/90 mmHg)，和/或已确诊为高血压并治疗者；④血脂紊乱，空腹血甘油三酯≥150 mg/dL(1.70 mmol/L)；和/或空腹血HDL-C：男性<35 mg/dL(0.9 mmol/L)，女性<39 mg/dL(1.0 mmol/L)。

随着我国居民生活方式的变化，代谢综合征患病率呈增长趋势。上海社区人群代谢综合征患病率为 17.3%。代谢综合征增加了糖尿病和心血管病发生的危险。

(二)危险因素

代谢综合征的大多数组成成分是心血管疾病的危险因素。

(三)预防及管理

主要是改变不良生活方式，包括：①超重或肥胖者减轻体重；②适当增加体力活动；③适当减少脂肪摄入量；④必要时调节血脂及血糖。

积极的改善生活方式，有助于代谢综合征有关成分的改善，有利于预防糖尿病和心血管病的发生。

二、高血压的预防

(一)概述

高血压是发病率最高、对人民健康危害最大的疾病之一，据 2002 年全国居民营养与健康状况调查资料显示，我国 18 岁及以上居民高血压患病率为 18.8%，全国有高血压患者约 1.6 亿。高血压病是一种以动脉压升高为主要特征，可并发心脏、血管、脑与肾脏等靶器官损害及代谢改变的全身性疾病，因病因迄今未完全阐明，故又称原发性高血压，占所有高血压患者的 90%。另一类高血压为某些疾病的一部分表现，故又称症状性或继发性高血压，占所有高血压患者的 10%。高血压通过造成血管病变危害心、脑、肾等器官，成为心脑血管疾病和肾病的重要危险因素，是脑卒中、高血压性心脏病、冠状动脉粥样硬化、心力衰竭、肾衰竭的主要原发病，使患者致残、致死率升高。我国由于高血压的"三率"(知晓率、治疗率和控制率)不高，脑卒中年发病率和病死率高于国际平均水平。我国高血压患者 50%～70% 因发生脑卒中致死。要使高血压患病率得到有效控制，就应从高血压的预防做起，采取措施提高群众对高血压的防治知识和自我保健能力,达到预防、控制高血压,减少并发症的发生。

根据《中国高血压防治指南》,高血压定义为:在未用抗高血压药情况下,收缩压≥18.7 kPa(140 mmHg)和/或舒张压≥12.0 kPa(90 mmHg),按血压水平将高血压分为1、2、3级。收缩压≥18.7 kPa(140 mmHg)和舒张压<12.0 kPa(90 mmHg)单列为单纯性收缩期高血压。患者既往有高血压史,目前正在用抗高血压药,血压虽然低于18.7/12.0 kPa(140/90 mmHg),亦应该诊断为高血压。

高血压根据血压水平作如下分类,见表6-3。

表6-3　血压水平的定义和分类

类别	收缩压(mmHg)	舒张压(mmHg)
正常血压	<120	<80
正常高值	120~139	80~89
高血压	≥140	≥90
1级高血压(轻度)	140~159	90~99
2级高血压(中度)	160~179	100~109
3级高血压(重度)	≥180	≥110
单纯收缩期高血压	≥140	<90

注:若患者的收缩压与舒张压分属不同的级别时,则以较高的分级为准。单纯收缩期高血压也可按照收缩压水平分为1、2、3级。

(二)危险因素

1.年龄

心血管发病随年龄而升高。如北京35~74岁居民,年龄每增长10岁,冠状动脉粥样硬化发病率增高1~3倍,脑卒中发病率增高1~4倍。这是由于多数危险因素水平随年龄的增长而升高,虽然年龄越大增高的速度有所减慢,但由于老年发病率高,故绝对危险仍很高。

2.性别

男性心血管发病率高于女性,我国14个人群监测5年结果显示,25~74岁男性冠状动脉粥样硬化,脑卒中发病率分别为女性的1.1~6.2和1.2~3.1倍。

3.吸烟

吸烟是公认的心脑血管疾病发生的重要危险因素。我国10组队列人群前瞻性研究表明,吸烟者冠状动脉粥样硬化发病的相对危险比不吸烟者增高2倍,缺血性卒中危险增高1倍,癌症死亡危险增高45%,总病死率危险增高21%。有资料表明,吸烟总量每增加1倍,急性心肌梗死发病危险就增加4倍。

4.血脂异常

血清总胆固醇(TC)和低密度脂蛋白胆固醇(LDL-C)升高是冠状动脉粥样硬化和缺血性卒中的危险因素。有一组职工资料也表明,TC为200~239 mg/dL者,冠状动脉粥样硬化发病危险为TC<200 mg/dL者的2倍,>240 mg/dL者的发病危险为<200 mg/dL者3倍。另外,一组职工资料也表明,虽然血TC水平低于西方,但其与冠状动脉粥样硬化死亡的相对危险仍呈对数线性关系。说明血TC作为冠状动脉粥样硬化发病的危险因素,没有最低阈值。另一方面,也有资料提示如血TC过低(<140 mg/dL),有可能增加出血性卒中的发病危险。我国14组人

群研究显示,人群中 HDL-C 均值与冠状动脉粥样硬化发病率呈显著负相关。

5.超重和肥胖

超重和肥胖是高血压发病的危险因素,同时也是冠状动脉粥样硬化和脑卒中发病的独立危险因素。我国人群 BMI 水平虽低于西方,但近年来增长较快。我国人群 BMI 水平与心血管病发病密切相关。基线时 BMI 每增加 $1~kg/m^2$,冠状动脉粥样硬化发病危险增高 12%,缺血性卒中危险增高 6%。提示超重和肥胖是我国人群冠状动脉粥样硬化和缺血性卒中发病的独立危险因素。

6.糖尿病和胰岛素抵抗

糖尿病是动脉粥样硬化性疾病的明确危险因素,也是冠状动脉粥样硬化的等危险因素。糖尿病患者的 BMI,腰臀围比例,血压水平均高于非糖尿病者。我国资料还显示,血清胰岛素水平与心血管病的许多危险因素显著相关,如高甘油三酯、低 HDL-C、超重和肥胖、高血压、高血清胆固醇和高尿酸等。有研究资料表明糖尿病组冠状动脉粥样硬化发患者数是糖耐量正常者的10 倍以上。餐后血糖浓度与冠状动脉粥样硬化发病呈正相关。

7.C 反应蛋白

不少研究表明 C 反应蛋白与心血管发病有关,可预测心血管事件的发生,其预测的能力与LDL-C 一样强。C 反应蛋白还与代谢综合征密切相关。

8.缺少体力活动

体力活动减少是造成超重和肥胖的重要原因之一。有随访研究表明,转向乡镇企业当工人或非农业劳动的农民与持续田间劳动者比较,BMI 显著增高,心血管其他危险因素也显著增高。缺少体力活动可增加高血压患者心血管病发生危险。

9.心血管病病史

病史中有心血管病家族史,患者本人有心血管病史(如脑卒中、心肌梗死、心力衰竭等)或肾脏疾病史者,可增加心血管病发病危险。

(三)预防与管理

1.早期发现

中国高血压防治指南修订委员会的高血压分级,无疑使更多的人被划归为"正常高值",但对那部分可能发展为高血压的危险人群提前敲响了警钟,促使他们及时调整生活方式,尽早采取干预措施,有效降低高血压病的发生。同时,要正确指导患者定期测量血压,治疗初期应每周测量血压一次,当血压得到较稳定的控制后,每 1~3 个月测量一次。血压正常者,尤其是有高血压病家族史者每年至少测量一次血压,以便及早发现,及时治疗。

2.严格控制血压

血压患者的平均寿命较正常人群缩短了 15~20 年,因此,维持高血压患者的血压在正常范围内,是预防和延缓高血压状态对心、脑、肾损害的必要措施。告知患者改变不良的生活方式是控制高血压最重要、最廉价,但也是需要持之以恒才能奏效的最基础的非药物治疗方法。对于低危患者,仅通过生活方式的改变就有可能使血压降至正常水平;对于必须接受药物治疗的中、高危患者,良好的生活方式可以增加药物治疗的疗效,减少治疗的费用。

3.改善生活方式

改善生活方式在任何时候对任何患者(包括血压为正常高值和需要药物治疗的患者)都是一种合理的治疗,其目的是降低血压、控制其他危险因素和并存临床情况。改善生活方式对降低血压和心血管危险的作用已得到广泛认可,所有患者都应采用,这些措施包括:戒烟、减轻体重、减少过多的酒精摄入、适当运动、减少盐的摄入量、多吃水果和蔬菜,减少食物中饱和脂肪酸的含量和脂肪总量、减轻精神压力,保持心理平衡(表 6-4)。

表 6-4　高血压的非药物预防措施

措施	目标	收缩压下降范围
减重	减少热量,膳食平衡,增加运动,BMI 保持 20～24 kg/m²	每减重 10 kg 下降 0.7～2.7 kPa (5～20 mmHg)
膳食限盐	北方首先将每人每天平均食盐量降至 8 g,以后再降至 6 g;南方可控制在 6 g 以下	0.3～1.1 kPa(2～8 mmHg)
减少膳食脂肪	总脂肪小于总热量的 30%,饱和脂肪<10%,增加新鲜蔬菜每天 400～500 g,水果 100 g,肉类 50～100 g,鱼虾类 50 g,蛋类每周 3～4 个,奶类每天 250 g,每天食油 20～25 g,少吃糖类和甜食	—
增加及保持适当体力活动	一般每周运动 3～5 次,每次持续 20～60 分钟。如运动后自我感觉良好,且保持理想体重,则表明运动量和运动方式合适	0.5～1.2 kPa(4～9 mmHg)
保持乐观心态,提高应激能力	通过宣教和咨询,提高人群自我防病能力。提倡选择适合个体的体育、绘画等文化活动,增加老年人社交机会,提高生活质量	—
戒烟、限酒	不吸烟,不提倡饮酒;如饮酒,男性每天饮酒精量不超过 25 g,即葡萄酒<100 mL,或啤酒<250 mL,或白酒<25 mL;女性则减半量,孕妇不饮酒。不提倡饮高度烈性酒。高血压及心脑血管疾病患者应戒酒	0.3～0.5 kPa(2～4 mmHg)

(1)减重:建议 BMI 应控制在 24 以下。减重对健康的利益是巨大的,如在人群中平均体重下降 5～10 kg,收缩压可下降 0.7～2.7 kPa(5～20 mmHg)。高血压患者体重减少 10%,则可使胰岛素抵抗、糖尿病、高脂血症和左心室肥厚改善。根据文献报道收缩压平均降低 0.3 kPa (2 mmHg)即能显著降低冠状动脉粥样硬化和卒中的发生率这一事实,可以认为减轻体质量除了降低高血压发生率外,对降低与高血压相关的心脑血管疾病也有意义。

(2)合理膳食:①减少钠盐,大量的实验、临床和流行病学资料证实,钠的代谢与本病有密切关系。WHO 建议每人每天食盐量不超过 6 g。我国膳食中约 80% 的钠来自烹调或含盐高的腌制品,因此,限盐首先要减少烹调用盐及含盐高的调料,少食各种咸菜及盐腌食品。如果北方居民减少日常用盐一半,南方居民减少 1/3,则基本接近 WHO 建议;②减少膳食脂肪,补充适量优质蛋白质有的流行病学资料显示,即使不减少膳食中的钠和不减体重,如果将膳食脂肪控制在总热量 25% 以下,连续 40 天可使男性收缩压和舒张压下降 12%,女性下降 5%。我国一组北京与广州流行病学的资料对比,广州男女工人血压均值、患病率、发病率明显低于北京,除北京摄取高钠、高脂肪外,可能与广州膳食蛋白质特别是鱼类蛋白质较高有关,有研究表明每周吃鱼 4 次以上与吃鱼最少的相比,冠状动脉粥样硬化发病率减少 28%。建议改善动物性食物结构,减少含脂肪高的猪肉,增加含蛋白质较高而脂肪较少的禽类及鱼类。蛋白质占总热量 15% 左右,动物蛋白占总蛋白质 20%。蛋白质质量依次为:奶、蛋、鱼、虾、鸡、鸭、猪、牛、羊肉;植物蛋白,其中豆类最好;③多吃蔬菜和水果,研究证明增加蔬菜或水果摄入,减少脂肪摄入可使收缩压和舒张压有所下降。素食者比肉食者有较低的血压,其降压的作用可能基于水果、蔬菜、食物纤维和低脂肪的综合作用。人类饮食应以素食为主,适当肉量最理想。

（3）戒烟限酒：尽管有研究表明非常少量饮酒可能减少冠状动脉粥样硬化发病的危险,但是饮酒和血压水平及高血压患病率之间却呈线性相关,大量饮酒可诱发心脑血管事件发作。因此,不提倡用少量饮酒预防冠状动脉粥样硬化,提倡高血压患者应戒酒,因饮酒可增加服用降压药物的抗性。

（4）适量运动：运动不足被认为是高血压、糖尿病、高脂血症等成人患病的重要原因。流行病调查结果表明,高血压患者身体活动量对疾病的预后有重要影响。为取得运动训练的良好效果,要确定运动的方式,强调时间和频度,增加有氧运动,最好能做到每天运动 30～45 分钟,量要适度（如每天快走 30～45 分钟）,不要短时间大运动量锻炼,强度必须因人而异,按科学锻炼的要求,常用运动强度指标可用运动时最大心率达到 180 次/分（或 170 次/分）减去年龄（如 50 岁的人运动心率为 120～130 次/分）,频度一般要求每周 3～5 次,每次持续 20～60 分钟即可,可根据运动者身体状况和所选择的运动种类等而定。

（5）减轻精神压力,保持平衡心理：高血压病是心身疾病,长期精神压力和心情抑郁是引起高血压和其他一些慢性病的重要原因之一。当机体受到内外环境的不良刺激时,可引起情绪激动,使交感神经兴奋,血管收缩,血压增高。对于高血压患者,这种精神状态常使他们较少采用健康的生活方式,如酗酒、吸烟等,并降低对抗高血压治疗的依从性。有研究观察到高血压患者比健康人更内向、情绪不稳、人际关系敏感、焦虑抑郁以及偏执等。所以,对于精神压力大、心情抑郁的患者,需有针对性地对其进行心理调节,以保持良好的心情,稳定的血压。

4.健康教育

高血压防治最重要的措施是加强高血压病患者的健康教育。有研究显示,每花 1 元于患者健康教育服务上就会节省 6 元的医疗费用支出。

（1）提高患者对高血压病的认识：有研究认为,在非心内科就诊的高血压患者中 83.9% 是因体检被发现的。在检出的高血压患者中约有 1/4 的患者自己知道有高血压,但接受过治疗者不到半数;接受治疗的患者中能系统治疗并使血压控制在理想水平者仅占约 3%。究其原因,一是患者对高血压病缺乏认识,不知道高血压病将会引起严重后果,认识不到治疗的重要性,二是由于受某些不正确宣传的误导,服用的是保健药而不是有效的降压药,这就需要长期对群众进行健康教育,使他们接受治疗,正确治疗,坚持治疗。

（2）加大高血压病知识宣传力度：加强高血压病的健康指导以提高自我保健能力。调查显示:79.30% 的患者表示需要接受高血压防护知识指导,但只有 11.52% 的患者曾接受过此方面的详细指导。大部分患者认为,医护健康教育侧重点在于药物使用、饮食和运动指导等,而对高血压病的防护知识欠具体,不足以引起患者对高血压病的高度重视。文献报道,高血压病患者在健康教育前,人们对高血压的知晓率为 26.6%,服药率为 12.2%,控制率为 2.9%,在健康教育后,人们对高血压的知晓率为 77.6%,服药率为 38.6%,控制率为 20.9%。

5.社区防治

（1）医疗与预防资金重新分配,加强预防资金的比例。

（2）将高血压防治的"三率"等指标列入社区卫生服务常规考核体系中。

（3）医疗保险应支持社区卫生服务的发展,激励高质量低成本的医疗保健服务。

（4）基层医院与上级医院应建立畅通、互利的双向转诊渠道和运行机制,社区和各级医院应发展高血压防治的临床网络,通过规范化管理提高医疗保健质量。

三、糖尿病的预防

(一)概述

糖尿病是由遗传和环境因素相互作用而引起的临床综合征。因胰岛素分泌绝对或相对不足以及靶组织细胞对胰岛素敏感性降低,引起糖、蛋白质、脂肪、水和电解质等一系列代谢紊乱。临床以高血糖为主要共同标志,可出现多尿、多饮、体重减轻,有时尚可伴多食及视物模糊。久病可引起多个系统损害。视网膜病变可导致视力丧失;肾病变可导致肾衰竭;外周神经病变可导致下肢溃疡、坏疽、截肢和关节病变的危险;自主神经病变可引起胃肠道、泌尿生殖系及心血管等症状与性功能障碍;外周血管及心脑血管并发症明显增加,并常合并有高血压、脂代谢异常。如不进行积极防治,将降低糖尿病患者的生活质量,寿命缩短,病死率增高。

随着生活方式的改变和老龄化进程的加速,我国糖尿病的患病率正在呈快速上升趋势,成为继心脑血管疾病、肿瘤之后的另一个严重危害人民健康的重要慢性非传染性疾病。据 WHO 的估计,目前全球已有糖尿病患者 1.75 亿左右,至 2025 年将达 3 亿。中国估计现有糖尿病患者 3 000 万~4 000 万。

值得注意的是,我国糖尿病患者的检出率、知晓率和控制率均较低,科学防治知识尚未普及,疾病的管理水平与卫生服务需求尚存在较大差距。

糖尿病主要分为 1 型糖尿病、2 型糖尿病、其他特殊类型糖尿病和妊娠期糖尿病。

(二)危险因素

1 型糖尿病及 2 型糖尿病均有遗传及环境因素参与。近年糖尿病患病率剧增主要是指 2 型糖尿病的患病率快速增加。体力活动减少和/或能量摄入增多而致肥胖病(总体脂或局部体脂增多)。肥胖病是 2 型糖尿病患者中最常见的危险因素,其他 1 型及 2 型糖尿病的危险因素见表 6-5。

表 6-5　糖尿病的危险因素

类型	危险因素
1 型糖尿病	遗传易感性
	自身免疫
	病毒感染
	牛乳喂养
	药物及化学物
2 型糖尿病	遗传易感性
	体力活动减少和/或能量摄入增多
	肥胖病(总体脂增多或腹内体脂相对或者绝对增多)
	胎儿及新生儿期营养不良
	中老年
	吸烟、药物及应激(可能)

(三)预防与管理

1.筛查

(1)利用分期分批进行特殊人群体检,如单位集中体检。

（2）利用其他个别的体检方式，如司机体检、婚前体检、出国前体检。

（3）通过各级医院门诊检查。

（4）加强对非内分泌专科医师的培训，使之能尽早发现糖尿病。

（5）对于一些因大血管病变、高血脂、肥胖及其他与糖尿病有关的疾病住院者，进行常规筛查。

2.健康教育

糖尿病是慢性疾病，控制血糖是治疗的关键。糖尿病教育可使患者正确掌握饮食治疗，配合药物治疗，达到理想控制血糖，减少药物用量，减少并发症发生和发展，减少医疗费用。

社区应建立糖尿病教育小组，由糖尿病专科医师、全科医师、营养医师或营养师组成，定期举办糖尿病教育。各级卫生行政部门应支持社区糖尿病教育小组，在经费上给以一定的帮助。教育内容包括糖尿病的临床表现、并发症、饮食治疗、药物治疗、病情监测、自身保健等。教育手段采用授课、讨论、幻灯、录像片，观看各种食物模型、糖尿病防治资料。建立糖尿病患者档案，长期随访。重视家庭护理，糖尿病患者长期生活在家庭里，家庭人员应鼓励患者树立信心，尽量做好营养配餐，制订患者运动锻炼计划，并协助做好。保持家庭和睦，经常掌握患者心理状态，做好口腔、皮肤、足的护理，病情变化应尽量与医师联系，争取早期处理，控制病情。

3.饮食治疗

（1）限制总热量：合理控制热能摄入是糖尿病的基础治疗。总热量应根据患者的标准体重、生理条件、劳动强度、工作性质而定。对正常体重的糖尿病患者，热能应维持或略低于理想体重。每天每千克体重成年休息者为 105～125 kJ(25～30 kcal)、轻体力或脑力劳动为主者为 125～146 kJ(30～35 kcal)、中度体力劳动者为 146～167 kJ(35～40 kcal)、重体力劳动者 167 kJ(40 kcal)、4 岁以下儿童为 209 kJ(50 kcal)、4～10 岁为 167～188 kJ(40～45 kcal)、0～15 岁为 146～167 kJ(35～40 kcal)。肥胖者应限制热能摄入，热量每天应该限制在 5 020 kJ(1 200 kcal)以内，以减轻体重，使体重逐渐下降至正常标准的±5%。孕妇、乳母、营养不良及消瘦者、伴消耗性疾病而体重低于标准体重者，应适当提高热量摄入，热量可增加 10%～20%。

（2）合理供给碳水化合物：碳水化合物能改善葡萄糖耐量，提高胰岛素的敏感性，而不增加胰岛素的需要量。另外，碳水化合物是构成身体组织的一种重要物质，如肝内及肌肉内糖原、体内的糖蛋白、核蛋白、糖脂等。人体器官时刻不能离开糖，尤其是脑细胞为维持其功能，在休息状态下，每天将消耗 100～150 g 葡萄糖。人们必须定时进食一定量的碳水化合物维持正常血糖水平以保障大脑的功能。糖尿病供给碳水化合物应占总热量的 55%～60%。人体如摄入碳水化合物不足，体内供能时则需动用脂肪和蛋白质，一旦体内脂肪分解酮体产生增多而胰岛素不足，不能充分利用酮体时，可引起酮症酸中毒。每天碳水化合物进量控制在 250～350 g，折合主食 300～400 g。肥胖者酌情可控制在 150～200 g，折合主食 150～250 g。含碳水化合物的食物有蜂蜜、白糖和红糖等精制糖。前者约含葡萄糖 3.42%、果糖 40.5%，后两者所含碳水化合物属双糖类，含量约 90%。这类糖易吸收、升血糖作用快，故糖尿病患者应忌食。当患者发生低血糖时例外。土豆、山药等块根类食物，因所含淀粉为多糖类，含量在 20% 左右，可代替部分主食。含糖量为 10%～20% 的水果，因其吸收较快，对空腹血糖控制不理想者应忌食，对空腹血糖控制较好者应限制食用。部分喜欢食甜患者可选用甜叶菊、木糖醇、糖蛋白或糖精。

（3）蛋白质适量摄入：患者由于体内糖原异生旺盛，蛋白质消耗量大，故应保证蛋白质摄入。蛋白质供给量与正常人相似，具体根据机体需要酌情增减，成年人每天每千克体重 1 g。目前主张蛋白质所供热能占总热能的 12%～15%。儿童、孕妇、乳母、营养不良及消耗性疾病者，可酌情增加 20%。糖尿病肾病时，因尿中丢失蛋白质较多，在肾功能允许条件下酌情增加蛋白质摄入，但在氮质血症及尿毒症期，须减少蛋白质摄入，一般每天不超过 30～40 g。每天摄入蛋白质尽可能保证有 1/3 来自动物食物，因其含有丰富的必需氨基酸，保证人体营养中蛋白质代谢的需要。谷类含蛋白质 7%～10%，因每天用量较多，故也是提供蛋白质不可忽视的来源。如每天食谷类 300 g，相当于摄入蛋白质 21～30 g，占全天供量的 1/3～1/2。

(4) 限制脂肪摄入：为防止或延缓糖尿病的心脑血管并发症，必须限制脂肪的摄入。目前主张脂肪所供热能应占总热量的 30%～35%，每天每千克体重 0.6～1.0 g。宜用不饱和脂肪酸，限制饱和脂肪酸的摄入。如肥胖患者伴血脂蛋白增高者，或者有冠状动脉粥样硬化等动脉粥样硬化者，脂肪摄入量宜控制在总热量的 30% 以下。血胆固醇与心血管病有密切关系，每天摄入量应低于 300 mg。富含饱和脂肪酸的有牛油、羊油、猪油、奶油等动物性脂肪，不饱和脂肪酸有植物油如豆油、花生油、芝麻油、菜籽油等可适当选用。

(5) 提倡粗纤维饮食：粗纤维饮食可缓慢胃排空，改变肠转运时间。可溶性纤维在肠内形成凝胶时，可减慢糖的吸收，从而降低空腹血糖和餐后血糖，改善葡萄糖耐量，还可通过减少肠激素，如胰高血糖素或抑胃肽的分泌，减少对 β 细胞的刺激，减少胰岛素释放与增高周围胰岛素受体的敏感性，加速葡萄糖代谢。粗纤维饮食是指每天粗纤维摄入量 35～40 g。一般纤维在蔬菜中的含量为 20%～60%，在水果和谷类中含 10% 左右。可在正常膳食基础上多用富含食物纤维食品，如玉米皮、南瓜、米糠、麸皮、麦糟等，以利延缓肠道葡萄糖吸收及减少血糖上升的幅度，改善葡萄糖耐量。

(6) 注意维生素、微量元素供给，减少酒和钠的摄入。患者应保证正常人的维生素 B_1、维生素 B_2、维生素 C 的每天摄入量供给。中国营养学会建议维生素 B_1：成年男子每天 1.3 mg，成年女子每天 1.2 mg；维生素 B_2：成年男子 1.3 mg，成年女子 1.2 mg，维生素 C：成年男子、女子均 60 mg。

维生素是调节生理功能不可缺少的营养素，尤在糖尿病病情控制不好，易并发感染和酮症酸中毒的患者，更应注意维生素的补充。β 胡萝卜素有较强的抗氧化及调节免疫的作用。维生素 B 族对糖代谢有重要作用。维生素 B_1 在代谢中起辅酶作用，是丙酮酸氧化脱羧必需的物质。维生素 B_6 不足可伴发葡萄糖耐量下降，胰岛素和胰高血糖素分泌受损。维生素 B_{12} 缺乏可导致神经细胞功能障碍，与多腺体自身免疫病和糖尿病神经病变有关。维生素 C 是人体血浆中最有效的抗氧化剂。维生素 D 补充可改善营养状况，增加血清钙水平，增加胰岛素分泌。维生素 E 是强抗氧化剂，长期补充能抑制氧化应激，有助于糖尿病控制，并能预防和延缓糖尿病并发症的发生。糖尿病患者因葡萄糖和糖基化蛋白质自动氧化等可产生大量自由基，大量自由基若不及时清除则可积聚在组织，引发生物膜上磷脂成分中不饱和脂酸的一系列自由基反应，即脂质过氧化，膜的流动性发生不可逆的改变，脆性增加，细胞膜的正常功能受损。人体中的维生素 C、维生素 E、β 胡萝卜素是清除积聚自由基的重要物质，能阻断和防止自由基引发的氧化和过氧化反应，保护生物膜，还可参与调节清除自由基的超氧化物歧化酶、过氧化氢酶、谷胱甘肽酶等抗氧化酶活性。提倡食用富含维生素 B_1 和维生素 B_2 的食物，如芦笋、牛肝、牛奶、羔羊腿、小牛肉等。富含维生素 C 的食物，如花椰菜、芽甘蓝、柠檬汁、葡萄汁、橘子汁、木瓜、草莓、辣椒等。

微量元素对人体很重要，与胰岛功能有相关关系。①锂能促进胰岛素的合成和分泌，能提高 β 细胞有丝分裂过程中的 DNA 系列和细胞数目增多，能改善外周血组织胰岛素敏感性；②锌参与构成人体的新生细胞和蛋白质合成，能协助葡萄糖在细胞膜上转运，并与胰岛素活性有关。临床实践补锌能加速愈合老年糖尿病患者的下肢溃疡。富含锌的食物有瘦牛肉、瘦猪肉、牡蛎、羔羊肉、牛奶、蛋、麸皮等;③镁缺乏时导致 2 型糖尿病对胰岛素不敏感,在补充镁后胰岛素分泌能力得到改善,缺镁与部分糖尿病视网膜病与缺血性心脏病有关;④锰代谢障碍可引起葡萄糖不耐受。

长期饮酒对肝脏有损害,因每克酒精虽可供给 29 kJ(7.1 kcal)热量,但它不含其他营养素,而且容易引起高甘油三酯血症,对应用胰岛素治疗患者易发生低血糖。糖尿病患者多数伴有高血压或肥胖症,应低钠饮食,每天钠摄入以 5~6 g 为宜。

4.体育锻炼

根据年龄、性别、病情、体力、爱好等不同条件,量力而行坚持有规律的运动。尤其对 2 型糖尿病合并肥胖症者,应持之以恒。适当运动不仅可减轻体重,还可提高胰岛素敏感性,改善血糖和脂代谢紊乱。但在运动期间要正确处理好用餐、运动量及有否发生低血糖症状,应及时做好调整。

5.改变生活方式的目标

(1)使 BMI 达到或接近 24,或体重至少减少 5%。

(2)至少减少每天总热量 400~500 kcal。

(3)饱和脂肪酸摄入占总脂肪酸摄入的 30% 以下。

(4)体力活动增加到 250~300 分钟/周。

四、COPD 的预防

(一)概述

慢性阻塞性肺病(chronic obstructive pulmonary disease,COPD)是一组以肺实质与小气道受到病理损害后,导致慢性不可逆性气道阻塞、呼气阻力增加、肺功能不全为共同特征的肺疾病的统称,主要指慢性支气管炎、慢性阻塞性肺疾病、支气管哮喘、支气管扩张。由于其患者数多,病死率高,社会经济负担重,已成为一个重要的公共卫生问题。COPD 居当前全世界死亡原因的第四位。根据世界银行与 WHO 发表的研究报道,至 2020 年,COPD 将成为世界疾病经济负担的第五位。在我国,COPD 同样是严重危害人民群体健康的重要慢性呼吸系统疾病,近年来对我国北部及中部地区农村 102 230 成年人群调查,COPD 约占 15 岁以上人口的 3%,患病率之高是十分惊人的。

COPD 是一种具有气流受限特征的疾病,气流受限不完全可逆,呈进行性发展,与肺部对有害气体或有害颗粒的异常炎症反应有关。

(二)危险因素

引起 COPD 的危险因素有个体易感因素以及环境因素两个方面,两者相互影响。

1.个体因素

某些遗传因素可增加 COPD 发病的危险性。已知的遗传因素为 α_1-抗胰蛋白酶缺乏。重度 α_1-抗胰蛋白酶缺乏与非吸烟者的慢性阻塞性肺疾病形成有关。支气管哮喘和气道高反应性是 COPD 的危险因素,气道高反应性可能与机体某些基因和环境因素有关。

2.环境因素

(1)吸烟:吸烟为 COPD 重要发病因素,吸烟能使支气管上皮纤毛变短、不规则,纤毛运动发生障碍,降低局部抵抗力,削弱肺泡吞噬细胞的吞噬、灭菌作用,又能引起支气管痉挛,增加气道阻力。吸烟者肺功能的异常率较高,开始呼吸以后的第一秒用力呼气量(forced expiratory volumein the first second after the start of expiration,FEV-1sec,测量肺功能的指标)的年下降率较快,吸烟者死于 COPD 的较非吸烟者为多。被动吸烟也可能导致呼吸道症状以及 COPD 的发生。孕期妇女吸烟可能会影响胎儿肺脏的生长及在子宫内的发育,并对胎儿免疫系统功能有一定影响。

(2)职业性粉尘和化学物质:当职业性粉尘及化学物质(烟雾、变应原、工业废气及室内空气污染等)的浓度过大或接触时间过久,均可导致与吸烟无关的 COPD 发生。接触某些特殊的物质、刺激性物质、有机粉尘及变应原能使气道反应性增加。

(3)空气污染:化学气体,如氯、氧化氮、二氧化硫等,对支气管黏膜有刺激和细胞毒性作用。空气中的烟尘或二氧化硫明显增加时,COPD 急性发作显著增多。其他粉尘如二氧化硅、煤尘、棉尘、蔗尘等也刺激支气管黏膜,使气道清除功能遭受损害,为细菌入侵创造条件。COPD 的危险因素还可能与烹调时产生的大量油烟和燃料产生的烟尘有关。

(4)感染:呼吸道感染是 COPD 发病和加剧的另一个重要因素,肺炎链球菌和流感嗜血杆菌可能为 COPD 急性发作的主要病原菌。病毒也对 COPD 的发生和发展起重要作用,肺炎衣原体和肺炎支原体与 COPD 发病的直接关系仍有待进一步阐明。儿童期重度呼吸道感染和成年时的肺功能降低及呼吸系统症状发生有关。

(5)社会经济地位:COPD 的发病与患者社会经济地位相关。这也许与室内外空气污染的程度不同、营养状况或其他和社会经济地位等差异有一定内在的联系。

(三)预防与管理

1.宣传教育方式

(1)通过开办 COPD 患者学习班、俱乐部、联谊会等多种生动活泼的形式集中进行系统的教育,这样做效率比较高,讲授比较系统全面,医患双方可以面对面进行交流、讨论。

(2)组织患者观看电视、录像、VCD 或听录音带;阅读有关 COPD 防治的科普图书,报纸、杂志上刊登的有关科普文章。

(3)利用网络媒体技术可以更迅速地传播防治 COPD 的知识。

(4)组织 COPD 患者召开防治疾病讨论会、交流会,患者可以在会上介绍其防控疾病的心得体会,充分发挥某些患者在防控疾病中的示范和辐射作用。

(5)利用患者每一次就诊或住院,把宣传教育工作贯穿于日常医疗工作中。每位 COPD 患者初诊时,全科管医师应当向其介绍一些有关 COPD 的基本知识,教会其基本的防控技术,以后还需要不断重复和强化。

2.教育管理具体内容

(1)让患者了解 COPD 的概况,包括 COPD 的定义,防控 COPD 的社会经济意义。

(2)了解 COPD 的病因,特别是吸烟的危害以及大气污染、反复发生上呼吸道感染等因素的作用。

(3)了解 COPD 的主要临床表现、诊断手段,以及如何评价相关检查结果。

(4)知道 COPD 的主要治疗原则,了解常用药物的作用、用法和不良反应,包括掌握吸入用药技术。

(5)根据我国制定的 COPD 防治指南,结合患者的病程和病情,医患双方制定出治疗方案。

(6)了解 COPD 急性加重的原因,临床表现及预防措施。发生急性加重时能进行紧急自我处理。

（7）帮助至今仍吸烟者尽快戒烟并坚持下去，包括介绍戒烟方法，必要时推荐相关药品。

（8）介绍并演示一些切实可行的康复锻炼方法，如腹式呼吸、深呼吸、缩唇呼吸。

五、恶性肿瘤的预防

（一）概述

半个世纪以来，医学科学取得了巨大的进展，人类应用化学、免疫、抗生素疗法三大防治手段，基本上控制以往主要威胁人类健康的传染病，而肿瘤、心脑血管等非传染性疾病逐渐成为人类健康的主要敌人。肿瘤的发病呈逐年上升趋势，恶性肿瘤发病数以年均 3%～5% 的速度递增，目前已居死亡前三位。在欧美一些国家，癌症的病死率仅次于心脑血管疾病而居第二位，已成为人类的"第一杀手"。

目前全国恶性肿瘤的死因顺位前 10 位的是肺癌、肝癌、胃癌、结肠癌、乳腺癌、食管癌、白血病、膀胱癌、宫颈癌和鼻咽癌。

（二）危险因素

1.人口老龄化

全国第五次人口普查显示，2000 年我国人口平均寿命达 71.4 岁（男 69.6 岁，女 73.3 岁）。恶性肿瘤多数在中老年期发病，其发病及死亡也将随着人口的老龄化及人们的不良生活习惯或环境的污染而有所增加。肿瘤病死率与疾病死亡谱的顺位，已从 20 世纪 50 年代的第九位，升至 90 年代的第二位，甚至在某些城市已居首位。

2.吸烟

现今约 1/3 癌症的发生与吸烟有关。由于吸烟对肺癌人群归因危险度为 75%（男），尤其 20 世纪 80 年代以后农村男性吸烟呈急骤增加，甚至某些地区已超过城市，更以 50 岁以下的各年龄组为甚，考虑到吸烟者的比例及吸烟人群的暴露量，对全人口肺癌的延迟效应，以肺癌为主与吸烟有关的癌症将在今后 30 年内会大幅度增加。

3.不良生活方式和膳食

美、欧西方国家的乳腺癌、发病率居高不下，这与其饮食习惯及结构有着极大的关系。随着我国经济的发展，人们的生活方式及膳食结构发生了很大的变化。

有研究显示：北京人的粮、薯、豆类在食物结构中的比例，已从 1962 年的 66.3% 降至 1992 年的 34.9%，而动物及油脂类在此 30 年间也相应地明显增加，从 2.8% 升至 28.1%，脂肪的摄入量也从每天 31.3 g 升至 87.2 g。我国城市的乳腺癌及结肠癌的发病率及病死率的急剧上升显然与此有关。随着农村城市化的趋势，乳腺癌等类癌症的病死率也将会增加。

（三）预防与管理

1.早发现早治疗

恶性肿瘤的早期发现，是指在癌或肉瘤的发生、发展过程中，其病变尚局限于器官组织的一小部分，并未侵及周围器官组织，也无局部淋巴结或远处转移。在这一阶段的早期癌症，如果能够及时发现并获得规范化的治疗，几乎所有患者的 5 年生存率在 90% 以上。美国国立癌症研究所和美国癌症学会等有关学者认为，恶性肿瘤在早期是完全可以治愈的。他们认为结肠癌的早期治愈率为 92%；卵巢癌达 80%；前列腺癌为 92%。日本学者报道早期发现的位于黏膜层的微小胃癌，手术切除后 5 年生存率几乎近 100%。我国有学者报道，早期发现的小肝癌，手术切除后 5 年生存率可达 75％以上。

早期发现的癌症与进展期癌症的治愈率是截然不同的,早期胃癌、结肠癌的治愈率可达 92％～100％,而中晚期胃癌、结肠癌的治愈率仅为 20％～40％;早期卵巢癌的治愈率为 80％,而 Ⅲ、Ⅳ 期卵巢癌的 5 年生存率仅为 5％～10％;早期前列腺癌的治愈率为 92％,而晚期患者的 5 年生存率仅为 20％～31％。早期发现的小肝癌,手术切除后 5 年生存率可达 75％以上,而中晚期肝癌经各种治疗后其 5 年生存率仍不足 20％。因此,只要做到了早期发现就意味着抓住了生机。

2.普及防癌知识

开展防癌宣传教育,使群众知道患癌症的最初症状,对于癌前病变保持必要的警惕性。每位医师都应熟悉癌前病变和早期癌症的临床表现,从癌前疾病如黏膜上皮异常增生、黏膜白斑等演变成癌要相当长一段时间,在此期间作出早期诊断、早期治疗,疗效较佳。提倡社区居民学会一些简单的自我检查方法,关注以下癌症的警告信号。

(1)大便习惯或膀胱功能的改变:患者常常不意识到因大便习惯改变而及时进行检查的重要性。患者不去看医师,直到意识到因大便不通而用泻药效果不佳或大便细得像铅笔样,则病期已相当晚了。为了早期发现结肠癌和直肠癌,医师应鼓励患者及时报告甚至是微小的大便习惯的改变。膀胱功能的改变、排尿困难或血尿常常是感染的症状,但也可能表明是前列腺癌或膀胱癌。

(2)溃疡不愈:皮肤溃疡不愈常表明有基底细胞癌或鳞状细胞癌,虽然这些病变生长缓慢,但应当及时处理。口腔溃疡不愈应及早评估并进行活检,对诸如吸烟、咀嚼烟草或酗酒者等口腔癌高危人群,这尤其重要。黏膜白斑病(一种癌前病变)患者应做活检以排除鳞状细胞癌。同样地,阴道、阴茎或口腔溃疡应及时做活检而不要延误时间。总之,假如小的口腔癌能及时处理,则有很大的可能被治愈。

(3)少见的出血或分泌物:少见的出血或分泌物可能是早期或晚期病变的信号。便血是大肠癌的早期信号,当检查直肠时应做大便潜血试验。咯血可能是肺癌或呼吸道其他癌症的信号。绝经之后或异常的阴道出血的妇女均应及时作妇科检查,因为这可能是子宫内膜癌或宫颈癌的早期症状。乳头血性溢液可能是乳腺癌的信号。血尿可能是膀胱癌的早期信号,不应当忽视。肾癌也可能发生血尿。

(4)乳房或身体其他部位的增厚或肿块:乳房和身体其他部位的增厚或肿块可能是早期癌症或癌播散的信号。乳腺、睾丸或软组织单一孤立的肿块很可能是肿瘤可被治愈的重要特征。单一淋巴结的增厚或肿块也可能是可治愈的淋巴瘤的表现。总之,任何持续存在、不能确定其为良性的肿块都应做活检。

(5)消化不良或吞咽困难:消化不良或吞咽困难可能是食管癌、胃癌或咽癌的晚期症状。

(6)疣和痣的新近变化:在黑色素瘤病变表浅时被检出,则有很大可能被治愈。黑色素瘤在一个很长的时期内仍局限于皮肤,故容易被患者或医师发现。

(7)咳嗽或声音嘶哑:咳嗽或声音嘶哑通常是癌症晚期的症状。但声音嘶哑可能是喉癌、肺癌或甲状腺癌的一个征象,应作喉镜和胸部 X 线检查。

3.肿瘤筛查

对某些癌症的高危人群进行肿瘤筛查,癌症的检出率比普通人要高。如对 40 岁以上的 HBsAg 阳性及有慢性肝炎史者进行肝癌筛查,据报道肝癌的检出率达 10 万人中 501 人。此外,对于长期大量吸烟者应作为肺癌的高危人群而进行肺癌筛查,其他患有癌前期病变,如胃溃疡、慢性胃炎、直肠息肉、子宫颈糜烂等,均应作为所在脏器癌症的高危人群而进行筛查。

4.定期体检

对 40 岁以上者提倡定期的健康检查,并在检查中加入一些肿瘤筛查检测项目,这也是早期发现的重要途径之一。有文献报道,约 50% 的早期肝癌患者是由健康检查发现的,由此可见,健康检查在癌症早期发现中有着重要的地位。另外,还可以通过学习班、健康咨询、科普读物等不同方式,掌握一些如乳腺、直肠的自我检查方法。

(李兰英)

参 考 文 献

[1] 陈强,李帅,赵晶,等.实用内科疾病诊治精要[M].青岛:中国海洋大学出版社,2022.

[2] 黄少鹏,黄飞霞,裴霞.中医内科临床治疗学[M].北京/西安:世界图书出版有限公司,2022.

[3] 王宇,王涛,苏红军,等.急诊急救与重症监护[M].哈尔滨:黑龙江科学技术出版社,2022.

[4] 刘晓明,郝园园,魏玉成,等.临床中西医结合治疗内科疾病[M].哈尔滨:黑龙江科学技术出版社,2022.

[5] 赵广阳.实用心内科疾病诊疗与介入应用[M].北京:中国纺织出版社,2022.

[6] 岳桂华,杨小英,徐先增.心血管内科新医师手册[M].北京:化学工业出版社,2022.

[7] 张奉春,李雪梅.北京协和医院内科大查房[M].北京:中国协和医科大学出版社,2022.

[8] 翟晓波,张誉艺.呼吸内科用药相关问题病例与评析[M].北京/西安:世界图书出版上海有限公司,2022.

[9] 王晓彦.内科常见病诊治指南[M].济南:山东大学出版社,2022.

[10] (西班牙)米格尔·菲奥尔·萨拉,(美国)优柴·伯恩鲍姆,(芬兰)基尔·尼库斯,等.缺血性心脏病心电图[M].北京:中国科学技术出版社,2022.

[11] 安健,陈洁,王日军,等.心脑血管疑难危重症专科大查房[M].北京:科学出版社,2022.

[12] 冯念苹.常见内科疾病治疗与用药指导[M].北京:中国纺织出版社,2022.

[13] 席淑华,李蕊,彭飞.临床专科护理技术丛书实用急诊护理[M].上海:上海科学技术出版社,2023.

[14] 孙雪茜,梁松岚,孙责.内科常见病治疗精要[M].北京:中国纺织出版社,2022.

[15] 刘玮.现代内科学诊疗要点[M].北京:中国纺织出版社,2022.

[16] 杨定瑶.全科医学概论[M].北京:高等教育出版社,2022.

[17] 胡春荣.神经内科常见疾病诊疗要点[M].北京:中国纺织出版社,2022.

[18] 夏健,陈华,袁叶.神经内科疾病全病程管理[M].北京:化学工业出版社,2022.

[19] 曹庆东,单鸿.全科医学临床操作[M].广州:中山大学出版社,2022.

[20] 张卓伯,徐严明.神经内科疑难病例解析[M].北京:科学出版社,2022.

[21] 刘学政,刘可征.全科医学概论[M].北京:科学出版社,2022.

[22] 陈力,师伟,王莉荔.健康中国全科医学系列全科医学实践[M].北京:科学出版社,2022.

[23] 王留义.全科医学概论[M].郑州:郑州大学出版社,2022.

[24] 尚斌芳,单鸿.全科医学系列教材全科医学辅助检查[M].广州:中山大学出版社,2022.

[25] 临床路径治疗药物释义专家组.临床路径治疗药物释义[M].北京:中国协和医科大学出版社,2022.

[26] (爱尔兰)帕特里夏·凯西,布伦丹·凯利.费希临床精神病理学精神科症状和体征[M].北京:北京大学医学出版社,2022.

[27] 彼得·福斯特,吉娜·格雷戈里.双相情感障碍自救手册双相情感障碍Ⅱ型与躁郁症实用治愈指南[M].北京:中国工人出版社,2022.

[28] 俞志沛.潜意识与精神病学[M].北京/西安:世界图书出版公司,2022.

[29] 肖波.临床实用癫痫病学[M].北京:人民卫生出版社,2022.

[30] 王刚.神经病学诊断思路[M].上海:上海交通大学出版社,2022.

[31] (美)戴维 A.卡普.医学人文诉说忧伤抑郁症的社会学分析[M].上海:上海教育出版社,2022.

[32] 刘铁桥,赵敏.镇静催眠药临床使用指南[M].北京:人民卫生出版社,2022.

[33] 王静.老年健康护理与管理[M].北京:中国纺织出版社,2021.

[34] 陈家伦,宁光.临床内分泌学[M].上海:上海科学技术出版社,2022.

[35] 夏维波,李梅.遗传性内分泌代谢疾病[M].北京:人民卫生出版社,2022.

[36] 袁燕,郭双喜,王聪聪.心肌肌钙蛋白Ⅰ、神经元特异性烯醇酶及 S-100β 蛋白对急性一氧化碳中毒后迟发性脑病的预测价值[J].安徽医药,2022,26(4):714-717.

[37] 王林,黄璨,窦学军.老年晚期肺癌并发急性非大面积肺栓塞的高危因素分析[J].安徽医药,2023,27(1):100-103.

[38] 陈洋,范存存,王锦坤.合肽素、同型半胱氨酸及心肌型脂肪酸结合蛋白检测在急性肺栓塞病情评估中的应用分析[J].实用医院临床杂志,2023,20(1):56-58.

[39] 李静,杨政.经桡动脉途径介入治疗冠状动脉分叉病变的临床效果[J].中文科技期刊数据库(引文版)医药卫生,2022(7):57-61.

[40] 平虎,蒲燕,汤进,等.心肌型脂肪酸结合蛋白、红细胞分布宽度、半胱氨酸天冬氨酸蛋白酶-3、基质金属蛋白酶-9、胱抑素 C、肿瘤坏死因子-α 联合检测对急性一氧化碳中毒患者预后的预测价值[J].陕西医学杂志,2022,51(11):1432-1436.